FORSCHUNGSBERICHTE DES LANDES NORDRHEIN-WESTFALEN

Nr. 3252 / Fachgruppe Geisteswissenschaften

Herausgegeben vom Minister für Wissenschaft und Forschung

Interdisziplinäre nordrhein-westfälische Forschungs-
arbeitsgemeinschaft ,Sterben und Tod'
(Herausgeber)

Sterben und Tod

Annotierte Auswahlbibliographie

Springer Fachmedien Wiesbaden GmbH

Die Deutsche Bibliothek – CIP-Einheitsaufnahme

Sterben und Tod: annotierte Auswahlbibliographie / Interdisziplinäre nordrhein-westfälische Forschungsarbeitsgemeinschaft ‚Sterben und Tod' (Hrsg.) – Opladen: Westdt. Verl., 1996
(Forschungsberichte des Landes Nordrhein-Westfalen; Nr. 3252 : Fachgruppe Geisteswissenschaften)

NE: Interdisziplinäre nordrhein-westfälische Forschungsarbeitsgemeinschaft Sterben und Tod; Nordrhein-Westfalen: Forschungsberichte des Landes ...

Der Westdeutsche Verlag ist ein Unternehmen der Bertelsmann Fachinformation.

ISBN 978-3-531-03252-8 ISBN 978-3-663-06755-9 (eBook)
DOI 10.1007/978-3-663-06755-9

Herstellung: Westdeutscher Verlag

Lengericher Handelsdruckerei, 49525 Lengerich

VORWORT

Sterben und Tod, traditionell Themen der Medizin, Theologie und Philosophie, sind heute angemessen nur multi- und interdisziplinär behandelbar. Ein erster, hierzu notwendiger Schritt ist ein Einblick in Diskussion und Ergebnisse der thanatologischen Forschung einschlägiger Wissenschaften. Zu diesem Zweck hat die interdisziplinäre nordrhein-westfälische Forschungsarbeitsgemeinschaft 'Sterben und Tod', in der Wissenschaftlerinnen und Wissenschaftler aus neun verschiedenen Fächern (Medizin, Soziologie, Philosophie, evangelische und katholische Theologie, Geschichtswissenschaft, Volkskunde, Erziehungs-, und Pflegewissenschaft) zusammenarbeiten, 1994 eine umfängliche annotierte Bibliographie erarbeitet. Obwohl diese Forschungsbibliographie von vornherein nicht auf Vollständigkeit, wohl aber auf Repräsentativität des Forschungs- und Diskussionsstandes zum Thema Sterben und Tod in der jeweiligen Disziplin abzielte, ergab sich ein umfangreiches Werk von fast 1000 Seiten. Dasselbe soll - im Zuge der bisher erfolgten und noch weiter laufenden Forschungsarbeiten - zum gegebenen Zeitpunkt veröffentlicht werden.

Die Mitglieder der Forschungsarbeitsgemeinschaft haben das Angebot des Ministeriums für Wissenschaft und Forschung des Landes Nordrhein-Westfalen, zwischenzeitlich einen Auszug aus ihrer Forschungsbibliographie vorzulegen, gerne angenommen. Die im folgenden vorgelegte Kurzfassung soll interessierten Wissenschaftlern und Praktikern einen ersten Einblick in die gegenwärtige Diskussion zentraler Fragen und Probleme betreffend 'Sterben und Tod' vermitteln. Die bibliographischen Beiträge der einzelnen Disziplinen konnten angesichts der Umfangsbeschränkung dieses Bandes nur paradigmatisch aufgenommen werden. Gleichwohl vermögen sie Einblick in Ansatz, Struktur und Untersuchungshorizont der bisher erfolgten Arbeit zu geben.

Die folgenden Beiträge sind unter der Verantwortung der jeweils genannten Wissenschaftler erarbeitet worden. Ihnen sei hierfür nochmals gedankt. Ganz besonderer Dank gilt den Arbeitsgemeinschaftskollegen Prof. Dr. Dr. h.c. G. Weber und Privatdozent Dr. A. Nassehi (Universität Münster), unter deren Anleitung Herr M. Schroer die textliche Vereinheitlichung und die Indizierung der Einzelbibliographien vorgenommen hat. Herrn Schroer sei insbesondere für seine Expertise und auch Geduld bei der Umsetzung dieser Aufgaben gedankt.

Nicht zuletzt gilt unser Dank dem Ministerium für Wissenschaft und Forschung des Landes Nordrhein-Westfalen für die Förderung und die Aufnahme des vorliegenden Bandes in die Reihe der Forschungsberichte des Landes.

Prof. Dr. med.Ulrich Gerlach Prof. Dr. phil. Jan P. Beckmann

Sprecher der Forschungsarbeitsgemeinschaft

INHALT

HINWEISE FÜR DEN BENUTZER

Die vorliegende annotierte, interdisziplinäre Bibliographie ist wie folgt aufgebaut: Jeder Einzelbibliographie ist eine Einleitung vorangestellt, die einen Überblick über die fachspezifische Diskussion zum Thema Sterben und Tod vermittelt, die Entstehung und Plausibilität der Systematik erläutert, nach der die aufgenommene Literatur geordnet ist, und über die Kriterien Auskunft erteilt, nach denen die einzelnen Titel ausgewählt wurden.

Das am Ende des Buches befindliche Sachregister ermöglicht die Verknüpfung der einzelnen Teilbibliographien. Anhand des Registers kann sich der Leser schnell einen Überblick darüber verschaffen, wie viel Literatur es zu dem gesuchten Thema gibt und von welchen Fächern es bearbeitet wurde. Hinter jedem Stichwort steht ein oder stehen mehrere Buchstaben, die auf die einzelnen Disziplinen verweisen. Die dahinter angeordneten Ziffern beziehen sich auf die laufende Nummer des Titels in der jeweiligen Teilbibliographie. Für die einzelnen Fächer wurden dabei die folgenden Siglen benutzt:

E = Erziehungswissenschaft
G = Geschichte
M = Medizin
Pf = Pflegewissenschaft
P = Philosophie
S = Soziologie
T = Theologie
V = Volkskunde

Erziehungswissenschaft

Franco Rest

Einleitung

Die folgenden Annotationen zum Bereich "Erziehungswissenschaften" wurden vom 1.1.1993 bis 31. 12. 1994 erstellt von Dipl.theol. Jutta Breuer, unter Anleitung von Prof. Dr. Franco Rest. Dieser relativ kurze Zeitraum hat Vorläufigkeit und Unabgeschlossenheit zur Folge. Die Bibliographie und die Annotationen haben demnach einen exemplarischen Charakter und dienen dazu, weitere wissenschaftliche Arbeiten anzuregen und vorzubereiten.

Die Vorgaben lauteten zu Beginn: Der "Transport" von Sterbe-, Todes und Trauerkonzepten verläuft in erster Linie pädagogisch durch die verschiedenen Altersstufen und auch in der Vermittlung von Kompetenzen bei den professionellen Begleitern (Aus-, Fort, Weiterbildung). Die internationalen Vorarbeiten zur sogn. Death-Education müßten aufbereitet werden. Dabei ist auf die schulischen und Außerschulischen Lernfelder zu achten. Ein besonderes Augenmerk sollte auf die curriculare Arbeit an der Nachqualifizierung von Ärzten, Pflegekräften u.a. gelegt werden.

Abgesehen von einigen wenigen pädagogischen Vorläufern im Anschluß an Seneca, Johann Amos Comenius oder Xaver Schmid aus Schwarzenberg[1] begann sich die Erziehungswissenschaft, erst Anfang der 70er Jahre mit der Thematik der Bewältigung von Sterben-Tod-Trauer, der Sterbeerziehung und den Qualifizierungsmaßnahmen von Professionellen (Ärzten, Pflegekräften, Seelsorgern, Lehrern u.a.) für die Thematik zu befassen. Die Thanatologie[2], Orthothanasie, Thanatagogik[3] und Sterbebeistandsforschung[4] fanden erst allmählich Eingang in die Forschung und (universitäre) Bildung. Ein wichtiger Wendepunkt

---

1 Vgl. F. Rest, Praktische Orthothanasie (Sterbebeistand) im Arbeitsfeld sozialer Praxis Bd. 1. Opladen 1977, 6 ff.

2 Vgl. Artikel "Thanatologie". In: A. Eser, M.v. Lutterotti, P. Sporken (Hg.), Lexikon Medizin-Ethik-Recht. Freiburg 1989, 1155 ff.

3 Vgl. die Durchführung des Internationalen Symposions für Thanatologie und Thanatagogik unter Leitung von F. Rest in Schwerte vom 17. - 19. Oktober 1977.

4 Vgl. F. Rest, Praxisanwendung von Sterbebeistandsforschung für berufliche Helfer und Familien. In: J. Howe/R. Ochsmann (Hg.), Tod-Sterben-Trauer. Bericht über die 1. Tagung zur Thanato-Psychologie 1982 in Vechta. Fachbuchhdlg. Psychologie: Frankfurt/M. 1984, 89-100.

wird markiert durch die erste umfangreiche annotierte Bibliographie aus dem Jahr 1978 [5], durch welche der folgenden wissenschaftlichen Arbeit die wichtigsten Vorbedingungen auch des internationalen Gesprächs aufbereitet worden waren, an die angeknüpft werden konnte. Die Themen wissenschaftlicher und didaktisch-methodischer Arbeiten sind seit dieser Zeit im Großen und Ganzen gleichgeblieben:

1. Lernen von Sterbe- und Todeskonzepten im Lebenslauf incl. Einstellungsfragen zu Sterben, Tod, Trauer vor allem in den jeweiligen Altersstufen

   Stichworte: Todesvorstellungen; Todesbilder; Todeswahrnehmung; Todesbewußtsein; Psychologie des Todes; Verdrängung des Todes; Verarbeitung von Verlusten; Sterben, Tod und Trauer in den Altersstufen; Umgang mit der Leiche

2. Death-Education - Lernenen der Sterblichkeit. Entwürfe zum schulischen und außerschulischen Lernen der Sterblichkeit

   Stichworte: Pädagogik des Sterbens und des Todes; Lernfelder der Todeserziehung; Trauer und Verlust in den Altersstufen; Einübung ins Alter in den Religionen; Sterben lernen - Leben lernen (ars moriendi)

3. Qualifizierungsmaßnahmen der berufliche Handelnden (Helfer)

   Stichworte: Methodik/Didaktik zum Umgang mit Sterben und Tod; Fort-, Aus- und Weiterbildung im Umgang mit Sterben und Tod (z.B. bei Studenten); Aufnahme des Sterbens und Todes in die Curricula des medizinisch-pflegerischen Personals; Curricula der Telefonseelsorge

Durchgängig in der erziehungswissenschaftlichen Literatur ist das Bemühen um eine Re-Integration der Thematik Sterben, Trauer, Tod in das Lebenskonzept. Der Verlust des allgemein anerkannten Sinnhorizontes ist derart präsent, daß die

---

5 F. Rest, Praktische Orthothanasie (Sterbebeistand) im Arbeitsfeld sozialer Praxis. Bd. II: Dokumentation in- und ausländischer Literatur zur multidisziplinären Auseinandersetzung mit Tod und Sterben unter besonderer Berücksichtigung des Umgangs mit Sterbenden. Westdeutscher Verlag: Opladen 1978 (Forschungsberichte des Landes NRW 2763). Es handelt sich um 811 Annotationen aus allen Randgebieten.

Bewältigung der Kontingenzerfahrung individualisiert ist. Das bedeutet, daß heute jeder für sich allein eine je eigene Antwort auf die damit zusammenhängenden Fragen finden muß. Wo der religiöse Rahmen verloren gegangen scheint (oder ist), werden Werte wie Freiheit, Selbstbestimmung, Selbstverwirklichung, Unabhängigkeit, sanftes Sterben u.a. betont, allerdings in durchaus ambivalenter Betrachtung. Zwar werden immer wieder Hilfen zum Verständnis und zur Bewältigung der Eigen- und Fremderfahrung angeboten wie Phasenlehren, Gesprächstechniken, Methoden der Krisenintervention, aber gleichzeitig wächst die Erkenntnis der Belastungen, denen besonders die beruflichen "Helfer" und die (pflegenden) Angehörigen ausgesetzt sind. Das verlangt nach einer Psychohygiene für die Betroffenen (Begleitung der Begleiter). Sofern das Recht auf Selbstbestimmung auch ein Recht auf so etwas wie den eigenen Tod einschließt, beinhaltet dies die Zurückhaltung von Todesbildern bei den Begleitern, damit keine Fremdbestimmung entsteht.

Neben durchgehenden Tendenzen behandelt die Literatur zunehmend auch wichtige Einzelfragen wie Elternverluste in früher Kindheit, Tod von Geschwistern, Sterben und Tod von Kindern im Vergleich zu Sterben und Tod von Eltern, Verkehrstod, Kinderselbstmord u.a. Bei den Krankheitsbildern stehen AIDS und Krebs (alle Formen der Tumorerkrankung und besonders bei Kindern Leukämie) im Vordergrund des Interesses; andere Erkrankungen treten in den Hintergrund. Daraus resultiert eine Forderung nach Verstärktem Interesse für die Aufbereitung der pädagogischen Aspekte der anderen Krankheitsbilder, wie z.B. auch der Behinderungen und finaler Erkrankungen.

Durchgängig ist die Erkenntnis der Autoren, die Integration des Sterbe- und Todesthemas in den erzieherischen Lebensplan setze Energien frei, die ohne deren Pädagogisierung durch Todesangst und Verdrängungen besetzt blieben. Trotz dieses "Lerneffektes" und dieser Funktionalisierung der Sterbethemas ist jedoch seine Aufoktroyierung im Pädagogischen für die Entwicklung des Menschen kontraproduktiv; im Mittelpunkt muß die selbstbestimmte Persönlichkeit stehen. Trotzdem gilt es, in der Erziehung die Gelegenheiten zu nutzen, die sich für eine Reintegration des Sterbens bieten, in der Alltagspädagogik wie in der Ausbildung der Helfer. Abschiedliche Existenz verhilft zu freierem Leben, heißt es. Das damit zusammenhängende pädagogische Handeln benötigt jedoch wohl noch einige Jahre zu seiner Ausfaltung.

INHALTSVERZEICHNIS

0. Bibliographien und Vorarbeiten

1. Fulton, Robert (Ed.): Death and Identity. New York 1965, rev. Ed. 1976 Bowie, Maryland.
Robert Fultons fundamentale Sammlung von Beiträgen über Tod und Verlust mit umfangreichem Herausgeberkommentar gehört auch heute noch zu den wichtigsten Grundlagen jeder künftigen Auseinandersetzung mit dem gesamten Problembereich unter besonderer Berücksichtigung soziologischer Aspekte und der psychologischen Grundlagen des Verhaltens. Eine umfangreiche Bibliographie informiert über die amerikanischen Vorarbeiten auf diesem Gebiet.
2. Koch, Gerhard: Euthanasie, Sterbehilfe. Eine dokumentierte Bibliographie. Erlangen ^{2}1990.
Die Bibliographie umfaßt 2146 Literaturhinweise, die nach übergreifenden Aspekten geordnet sind: Definitionshinweise, Veröffentlichungen bis 1920, 1920-1932, 1933-1945, seit 1945, pränatale Euthanasie, Euthanasie in der Geriatrie. Vor allem werden Lexikonartikel gesichtet und großenteils auch wörtlich abgedruckt. Die Entwicklungen lassen sich leicht nachzeichnen und aus den Quellen erheben. Aspekte der Sterbebegleitung bleiben völlig unberücksichtigt. Ein Gesamtvorwort gibt überblickhaften Einblick in die Gesamtentwicklung.
3. Rest, Hans O. Franco: Praktische Orthothanasie (Sterbebeistand) im Arbeitsfeld sozialer Praxis. Teil 1. Entwicklung von Verhaltensmerkmalen für den Umgang mit Sterbenden auf der Grundlage partizipierender Feldforschung in Einrichtungen der Altenhilfe. Opladen 1977. (vgl. Pflegewissenschaft)
Bei diesem Werk handelt es sich um eine der ersten wissenschaftlichen Arbeiten zur Sterbebegleitung aus dem Jahre 1977. Mit teilnehmender Beobachtung und umfangreichen Fragebögen wird das Verhalten von Pflegekräften bei Sterbenden in Altenpflegeeinrichtungen erhoben. Die Untersuchung wurde im Auftrag des Wissenschaftsministeriums in Nordrhein-Westfalen durchgeführt. Sie erfaßt in zahlreichen Fallbeispielen alle wichtigen Aspekte des Umgangs mit Sterbenden: Dimensionen des Sterbens, Identitätsverluste, soziale Komponenten des Sterbens, Zusammenhänge mit der Alterslage, Einstellungen der Pflegekräfte, strukturelle Aspekte, Auswirkungen von Raum und Zeit, Sterbeprozeß, Hilfeprozeß, Persönlichkeit der Begleiter, Beziehungssystem. Die Untersuchung löste kontinuierliche Forschungen auf diesem Gebiet in der Bundesrepublik aus;

die Pflegewissenschaft erhielt durch diese Untersuchung einen neuen Impuls.

4. Rest, Hans O. Franco: Praktische Orthothanasie (Sterbebeistand) im Arbeitsfeld sozialer Praxis. Teil 2. Dokumentation in- und ausländischer Literatur zur multidisziplinären Auseinandersetzung mit Tod und Sterben unter besonderer Berücksichtigung des Umgangs mit Sterbenden. Opladen 1978.
   Diese Bibliographie umfaßt 811 alphabetisch geordnete internationale Literaturangaben mit ausführlichen Kommentaren, sowohl Monographien als auch Zeitschriften. Eine Systematik ermöglicht den Zugriff aus dem Blickwinkel der verschiedenen Disziplinen der Thanatologie: anthropologisch, historisch, soziologisch, individual-personal, medizinisch, pflegerisch, kommunikativ, bezogen auf die einzelnen Lebensalterstufen ebenso wie auf die unterschiedlichen Gruppen der am Sterbeprozeß beteiligten Personen (Sterbender, Angehörige, Helfer). Die meisten Kommentare erfolgen aus dem Blickwinkel praktischer Sterbebegleitung und theoretischer Stützung des praktisch- pflegerischen Handelns. Die Untersuchung gilt als Grundlage aller folgenden Forschungsansätze auf dem Gebiet Sterben und Tod seit 1977/78.
5. Zentralstelle für Psychologische Information und Dokumentation, Universität Trier (Hg.): Suizid. Teil I: Risikogruppen, Ätiologie, Erklärungsansätze. Eine Spezialbibliographie deutschsprachiger psychologischer Literatur. Zsgest. von Udo Wolff. Trier: ZPID, Universität Trier, 1993.
   Beschreibt 476 Publikationen aus den Jahren 1977 bis 1992 in Kurzreferaten, gegliedert nach folgenden Inhaltsschwerpunkten: Generelle und einführende Darstellungen, Definitionen, Modelle und Theorien in der Suizidologie, Suizid bei bestimmten Altersgruppen, bei bestimmten sozialen Gruppen, bei bestimmten klinischen Gruppen, Persönlichkeit und soziales Umfeld, Einflüsse von Wetter und Jahreszeit, Ausführungsformen, Literatur und Massenmedien, Geographische Verteilung. - Autorenregister.
6. Zentralstelle für Psychologische Information und Dokumentation, Universität Trier (Hg.): Suizid. Teil II: Diagnostik, Prophylaxe, Therapie. Eine Spezialbibliographie deutschsprachiger psychologischer Literatur. Zsgest. von Udo Wolff. Trier: ZPID, Universität Trier, 1993.
   Beschreibt 373 Publikationen aus den Jahren 1977 bis 1992 in Kurzreferaten, sortiert nach folgenden inhaltlichen Schwerpunkten: Diagnose und Messung von Suizidrisiko und - persönlichkeit, Suizidprophylaxe, Krisen-

intervention, Behandlung im Krankenhaus, Psychotherapie, Nachsorge und Katamnese, Juristische und kriminologische Aspekte. - Autorenregister.

1. Lernen von Sterbe- und Todeskonzepten im Lebenslauf incl. Einstellungsfragen zu Sterben und Tod in den Altersstufen

1.1 Tod und Leben

7. Ebeling, Hans (Hg.): Der Tod in der Moderne. Königstein 1979.
Die Zusammenstellung der überwiegend philosophischen Texte erfolgt unter dem Einfluß der Erkenntnis, daß der Tod nicht mehr als Problem der Unsterblichkeit der Seele angesehen wird, sondern unter dem Eindruck der möglichen Selbstvernichtung der Menschheit durch den Rüstungswettlauf abgehandelt wird. Die anhaltende Todesbedrohung schafft ein verändertes Verhältnis zu Leben und Sterben. Die Verfasser (Heidegger, Löwith, Jaspers, Sartre, Kolakowski, Bloch, Marcuse, Adorno, Fink, Fuchs, Apel u.a.) stellen einen Spiegel der geistigen Auseinandersetzung ihrer Zeit mit dem Problem des bedrohten Lebens und des gewaltsamen Todes dar.

8. Ebeling, Hans: Rüstung und Selbsterhaltung. Kriegsphilosophie. Paderborn 1980.
Das Buch ist ein philosophischer Aufschrei gegen den Mißbrauch der Philosophie für eine Rüstungslehre. Das menschliche Bewußtsein wird angesichts der Anomalie des Todes umgeprägt. Gegen die Willkür des Todes begehrt das Bewußtsein auf und versucht, einen Widerstand der Vernunft zu initiieren. Denn Vernunfttätigkeit dient in allem dem Fortbestand der menschlichen Gattung, also dem Widerstand gegen den Tod, zumal wenn er, wie im "Grab Europa", kollektiv droht.

9. Feifel, Hermann (Ed.): New Meanings of Death. New York 1977 (The Meaning of Death, New York/Toronto/London [1]1959).
Die bekannte Aufsatzsammlung von Hermann Feifel beleuchtet den Tod aus verschiedenen Gesichtspunkten einschließlich Kunst, Musik, Literatur, Psychologie, Philosophie, Theologie und Medizin.

10. Howe, Jürgen/Ochsmann, Randolph (Hgg.): Tod - Sterben - Trauer. Bericht über die 1. Tagung zur Thanato-Psychologie vom 4.- 6.11.1982 in Vechta. Frankfurt/Main 1984.

Mit dieser Veröffentlichung beginnt die Etablierung einer Thanatopsychologie in Deutschland, zumal durch den Überblicksbeitrag von Robert Kastenbaum über den Stand der Thanatopsychologie in den USA. Der Tagungsbericht erfaßt alle Beiträge aus dem Jahre 1982, die in neun Symposien gehalten wurden. Jeder Abschnitt beginnt mit einem Überblicksreferat über das jeweilige Gebiet: Thanatopsychologie (ethisch, theoretisch, methodisch), Sterbebeistand/Sterbebegleitung, Interaktion mit Sterbenden, ausgewählte Aspekte der Thanatopsychologie I/II, Suizid/-Suizidprävention, Kognition über Tod und Sterben, Trauer und das sterbenskranke Kind - Angst vor Sterben und Tod. Vorgestellt werden Resultate laufender Forschungen.

11. Luyten, Norbert A. (Hg.): Tod - Ende oder Vollendung? Freiburg i.Br./München 1980.
    Dieser Sammelband behandelt die Deutung des Todes als Ende oder Vollendung überwiegend aus philosophisch-theologischer Sicht. Einleitend referiert Alfred Schieb über den Einfluß der Technik auf unsere Einstellung zu Leben und Tod.
12. Marx, Reiner/Stebner, Gerhard (Hgg.): Perspektiven des Todes. Interdisziplinäres Symposion I. Heidelberg 1990.
    Der Sammelband veröffentlicht die Beiträge des interdisziplinären Symposions "Perspektiven des Todes" vom 16.- 17. Februar 1989, das von der Philosophischen Fakultät der Universität des Saarlandes in Saarbrücken veranstaltet wurde. Er umfaßt 12 Beiträge aus den Bereichen Philosophie, Germanistik, Geschichte, Psychologie, Theologie und Medizin sowie die abschließende Podiumsdiskussion. Die für den Bereich der Erziehungswissenschaften relevanten Aufsätze sind einzeln aufgenommen.
13. Paus, Ansgar (Hg.): Grenzerfahrung Tod. Graz/Wien/Köln 1976.
    Dieser Band vereinigt wichtige Beiträge aus den Salzburger Hochschulwochen 1975, die in der Zeit vom 28. Juli bis 9. August unter dem Leitthema "Grenzerfahrung Tod" an der Universität Salzburg abgehalten wurden. Behandelt wird die theologische, philosophische, psychologische und marxistische Dimension des Todesproblems. Dargestellt wird die Todeserfahrung in der Antike, in der religiösen Vorstellungswelt der Zeiten und Kulturkreise und in der Dichtung des 20. Jahrhunderts.
14. Wagner, Harald (Hg.): Grenzen des Lebens. Wider die Verwilderung von Sterben, Tod und Trauer. Frankfurt/Main 1991.
    Der Umgang mit Sterben, Tod und Trauer erzeugt bei den meisten Menschen tiefe Rat- und Hilflosigkeit. In den Beiträgen dieses Buches, die einer Vorlesungsreihe der Philipps-Universität Marburg im Sommer-

semester 1990 zu den "Grenzen des Lebens" entstammen, werden historische, medizininsche, ethische, juristische und religiöse Aspekte der Probleme der Hilfe beim Sterben erörtert. Die für den Bereich der Erziehungswissenschaften relevanten Aufsätze sind einzeln aufgenommen.

1.1.1 Der Mensch im Angesicht des Todes

15. Ariès, Philippe: Studien zur Geschichte des Todes im Abendland. dtv-Wissenschaft. München ^{2}1982. (Essai sur l'histoire de la mort en Occident du moyen-âge à nos jours. Éditions du Seuil. Paris 1975).
Die Studien zur Geschichte des Todes im Abendland umfassen in einigen kürzeren Beiträgen wesentliche Grundgedanken der "Geschichte des Todes", die drei Jahre später zusammenhängend erschienen ist. Dargestellt wird die Todeseinstellung der Menschen in Geschichte und Gegenwart sowie die Geschichte der Friedhöfe, Gräber, Testamente, Verbote und Vorschriften, die den abendländischen Umgang mit Sterben und Tod geprägt haben.
16. Bloching, Karl-Heinz: Tod. Mit einem Beitrag von Dr. Hans Müller-Fahlbusch. Mainz 1973.
Ziel dieses Projektes zur theologischen Erwachsenenbildung ist es, das Phänomen des Todes in seiner ganzen Komplexität und Differenziertheit jenseits aller emotionalen und ideologischen Vorbehalte glaubwürdig zu erfassen und verständlich zu machen. Die Deutungsmuster der Medizin, Psychologie, Soziologie, Medienkritik, Literatur, Philosophie, Religion, Theologie und der Todeserfahrung des Menschen sollen den Teilnehmern der Erwachsenenbildung dazu verhelfen, zu einer eigenen, persönlich lebbaren Deutung des Todes zu finden. Im einzelnen werden die Bereiche Verhaltensweisen gegenüber dem Tod, Todesdarstellung und -deutungen (I.), Sterben und Tod aus ärztlicher Sicht (II.), philosophische Deutung des Todes (III.), Einstellungen zum Todeserlebnis und zum Sterben im Spiegel neuerer Literatur (IV.) und christliche Deutung des Todes (V.) thematisiert. Eine klare Strukturierung in Vorüberlegungen (didaktische Analyse, Ziele, methodische Hinweise), thematische Darstellung und Arbeitsmaterialien (Gesprächsanregungen, Medien, Literatur) lassen das Werkbuch von 1973 auch für eine heutige pädagogische Aufbereitung des Todes für die Erwachsenenbildung noch anregend erscheinen. In einem dritten Teil ist, nach den einzelnen Arbeitseinheiten geordnet, Material für die Hand der Teilnehmer zusammengestellt.

17. Condrau, Gion: Der Mensch und sein Tod. Certa moriendi condicio. 2., überarb. Aufl., Zürich 1991 ([1]1984).
Certa moriendi condicio, das Los des Sterbens ist jedem Menschen gewiß, dennoch erfährt jeder Mensch die Tatsache seiner Endlichkeit auf seine ganz persönliche Art und Weise, die bestimmt wird durch seine individuelle Lebensgeschichte, durch Religion und Gesellschaft. Andererseits haben Todes- und Jenseitsvorstellungen seit jeher die kulturelle Entwicklung der Völker entscheidend mitbestimmt. Ziel dieses kenntnisreichen und reich bebilderten Buches ist es, diese beiden Aspekte der Frage nach dem Verhältnis des Menschen zu Sterben und Tod zu hinterfragen, um das "Sein zum Tode" bewußt gestalten zu können. Im einzelnen wird der Bogen vom naturwissenschaftlich geprägten Seinsverständnis unserer Zeit über die religiösen, philosophischen und psychologischen Aspekte des Todes und seine Darstellung in Literatur und Kunst bis hin zu den aktuellen Kontroversen um das "Recht auf den eigenen Tod" gespannt. Trotz der Fülle an Informationen und Anregungen zum weiteren Nachdenken bleibt die Frage nach dem Sterblichsein und dem Tod weiterhin offen. Doch ist dies nicht das Entscheidende: "Der Mensch besinnt sich auf seine 'Endlichkeit', nicht um diese tatenlos und gleichgültig zu akzeptieren, sondern um aus solcher Erkenntnis Motivation für sein Leben zu schöpfen. Sich mit der Endlichkeit des Daseins auseinanderzusetzen bedeutet, das Leben zu bedenken. Ein Buch über den Tod ist ein Buch über das Leben." (10)
18. Condrau, Gion: Todesfurcht und Todessehnsucht. In: Paus, Ansgar (Hg.): Grenzerfahrung Tod. Graz/Wien/Köln 1976, 201-240.
Ausgehend von seinen Erfahrungen als Psychiater und Psychotherapeut sowie aufgrund seiner Auseinandersetzung mit dem Tod als menschlicher Grundbefindlichkeit unterscheidet Gion Condrau in diesem Artikel Todesangst und Todessehnsucht, wobei er auf die Unterscheidung zwischen Angst und Furcht, wie sie bei Freud, Kierkegaard und Heidegger vorgezeichnet ist, Bezug nimmt. Seiner Ansicht nach liegt die Todesangst in der Schuldangst und Entborgenheit des modernen Menschen begründet, und entstehe somit bei Menschen, die ihre Selbstverwirklichung entweder verfehlt oder noch nicht erreicht haben und bei Menschen, die in Ungeborgenheit und Lieblosigkeit leben. Im zweiten Teil seiner Überlegungen betrachtet er die Todessehnsucht als individuelles und kollektives Phänomen unserer, eventuell aber auch jeder Zeit. In den psychotischen Prozessen stellt sich ein Zusammenfallen von Todesangst und Todessehnsucht heraus, weil beide das "Verfallen" gemeinsam haben. Weil es sich bei

beiden um Motive der Absage an das Leben handelt, stellen sie eine Herausforderung nicht nur an unsere Zeit allgemein, sondern besonders an die Helfer (Arzt, Psychotherapeut u.a.) dar.

19. Leuenberger, Robert: Der Tod. Schicksal und Aufgabe. Zürich 1971.
Robert Leuenberger hat in diesem Werk eine intensive, theologisch fundierte Arbeit über die menschliche Seite des Todes und die Aspekte des Glaubens vorgelegt, die in Gedanken zum Beistandsverhalten münden. Dieser Beistand muß seiner Meinung nach vom Aspekt der Brüderlichkeit gekennzeichnet sein.

20. Levine, Stephen: Wer stirbt? Wege durch den Tod. Üerarb. Aufl., Bielefeld [2]1993 ([1]1991).
Das Buch ist pädagogisch außerordentlich interessant, weil es von zahlreichen (belegten oder gut erfundenen) Beispielen ausgehend schildert, wie die Projektion eines sanften, schönen Sterbens, eines "Eingehens in den Ozean des Seins", bei jenen Menschen herzustellen ist, die sich mit dem Sterben befassen. Nicht immer wird dabei die Instrumentalisierung des Sterbenden zur Erreichung von Erfahrungen, die der Begleiter mit ihm machen möchte, vermieden. Ebenso sind esoterische Anwandlungen außerordentlich beherrschend, womit der Sterbende als Individuum entmachtet, aber als Ausfluß von Energien aufrecht erhalten werden soll. Die Sprache ist dabei außerordentlich suggestiv, wodurch viele Menschen dann angeregt werden, wenn sie sich von den überlieferten Antworten nicht mehr angesprochen fühlen. Tod wird hier verbunden mit Expansion, Hinausfließen, Hineinschmelzen usw. Die Tragik des Todes wird so jedoch letztlich geleugnet, bzw. als etwas Ordinäres deklariert, das mit dem Schmelz pansophischer Einheit aufgelöst werden soll (und kann). Insofern ist die hier vermittelte Pädagogik "gefährlich", weil sie antirational und suggestiv arbeitet.

21. Lifton, Robert Jay: Der Verlust des Todes. Über die Sterblichkeit des Menschen und die Fortdauer des Lebens. München/Wien 1986 (The Broken Connection. On Death and the Continuity of Life. New York: Simon and Schuster, 1979).
Ziel dieses Buches ist es, den Ort des Todes in der menschlichen Vorstellungswelt zu erkunden und den Bezug zu unserem Empfinden von Endlichkeiten, Veränderungen und Anfängen zu erforschen. Nach Robert Jay Lifton ist die moderne Gedankenwelt von einem weitgehenden "Verlust des Todes" geprägt. In diesem Werk sucht er nach Grundsätzen, die generell mit den Vorstellungen und Bildern von Tod und dem Streben nach Fortdauer befaßt sind. Diese Grundsätze werden dann zur Erfor-

schung des individuellen Lebenszyklus, der verschiedenen psychischen Störungen und auf Aspekte des historischen Prozesses angewandt. Danach beschreibt Lifton einige mögliche Konsequenzen unserer Bilder von Auslöschung oder dem, was er "nukleare Bilder" nennt. Inhaltlich gliedert sich sein Buch in drei Abschnitte. Im ersten Teil "Tod und Unsterblichkeit" diskutiert er das Wissen des Menschen um seine Sterblichkeit als seine Fähigkeit zur Symbolisierung und als sein Schaffen von Kultur. Der zweite Teil "Tod und Emotion - Grenzen der Psychiatrie" verwendet dieses offene System auf Konzepte fundamentaler Gefühle (wie Zuneigung und Liebe, Angst und Spannung, Bewußtsein und Schuld, Wut und Gewalttätigkeit) bis hin zu den klassischen Neurosen, der Schizophrenie und dem Phänomen des Selbstmords. Der dritte Teil "Tod und Geschichte - die nukleare Vorstellung" untersucht breitgefächerte historische Phänomene des Themas Tod und Lebensfortdauer wie den kollektiven "Verlust des Todes" und dem Verlust der Empfindung von Fortdauer bzw. Unsterblichkeit.

22. Winau, Rolf: Der eigene und der fremde Tod. Wandlungen der Einstellung zu Tod und Sterben in der europäischen Geschichte. In: Wagner, Harald (Hg.): Wider die Verwilderung von Sterben, Tod und Trauer. Frankfurt/Main 1991, 14-42.

Rolf Winau erinnert in diesem Beitrag an den langsamen Wandel der Einstellung zu Sterben und Tod im Laufe der europäischen Geschichte, den er in groben Zügen nachzeichnet. War die Antike noch von einer strikten Trennung zwischen Lebenden und Toten gekennzeichnet, so war der Tod dem mittelalterlichen Menschen als natürlicher Teil des Daseins vertraut. An der Wende zur Neuzeit wurde aus einem kollektiven Verhalten der eigene Tod. Im Barock tritt hierzu die Verbindung von Eros und Thanatos, während in der Romantik in erster Linie der fremde Tod und das eigene Verlassenwerden betrauert wird. Doch vollzog sich die dramatischste Veränderung der Einstellung zu Tod und Sterben in seiner Tabuisierung in den letzten 40 Jahren. Mit dem Wandel der Einstellung zu Tod und Sterben änderte sich zugleich auch die Einstellung zur Verfügbarkeit des Todes. Doch erst am Ende des 19. Jahrhunderts wurde die Verfügbarkeit des menschlichen Sterbens unter dem Einfluß darwinistischer Ideen in aller Offenheit diskutiert. Die weitere Entwicklung hat dabei gezeigt, daß die Freigabe der Tötung auf Verlangen durch den Kranken selbst schnell zur Entscheidung über den Wert anderen menschlichen Lebens führt, was im Dritten Reich zu einer grausamen Realität geworden ist. Für die derzeitige Diskussion um die Sterbehilfe bedeutet das, daß Entscheidungen hier nie normativ, sondern nur im Rahmen einer Verantwortungsethik von Arzt und Patient gemeinsam gefälltwerden können.

1.1.2 Psychologie des Todes

23. Kastenbaum, Robert/Aisenberg, Ruth: The Psychology of Death. New York 1972.
    Soweit dies übersehen werden kann, handelt es sich bei dieser Darstellung mit einem sozialwissenschaftlichen Standpunkt um das erste Buch zum Thema Psychologie des Todes, womit ein bedeutendes Defizit der damaligen Psychologie aufgearbeitet wurde. Im einzelnen werden Todeskonzepte und Verhaltensweisen einander gegenübergestellt und kulturelle, halbwissenschaftliche und wissenschaftliche Todesbilder aufgezeigt. Alle Kapitel sind so aufbereitet, daß ein verständlicher und gegliederter Überblick schnell möglich wird.
24. Meyer, Joachim Ernst: Tod und Neurose. Göttingen 1973.
    In diesem Buch untersucht Joachim Ernst Meyer das Verhältnis von Todesangst und der Entstehung von Neurosen, wobei ein Verursachungszusammenhang angenommen wird. Todeserfahrungen sind oft auslösend für Neurosen. Einzelne Neurosen zeigen zum Zeitpunkt ihrer Manifestation massive Todesangst. Der Schweregrand der Neurose beeinflußt auch die Verarbeitung der Sterblichkeit.
25. Wittkowski, Joachim: Psychologie des Todes. Darmstadt 1990.
    In den achtziger Jahren hat sich der Erkenntnisstand der Psychologie zum Erleben und Verhalten des Menschen gegenüber Sterben und Tod erheblich ausgeweitet und verbessert. Unter Berücksichtigung dieses Forschungsstandes führt Joachim Wittkowski in diesem Buch in allgemeinverständlicher Form in alle wichtigen Problemkreise der Psychologie des Todes ein, wobei er eine integrative Zusammenschau der inzwischen sehr verstreuten Einzelpublikationen zu dieser Thematik leistet. Im einzelnen behandelt er die inhaltlichen Schwerpunkte Theoriebildung sowie methodologische und ethische Fragen in der Thanatopsychologie, Entwicklung des Todeskonzeptes beim gesunden Kind, Angst vor Tod und Sterben, Abwehrstrategien bei der Begegnung mit oder dem Gedanken an Tod und Sterben, Akzeptieren von Tod und Sterben, psychische Verfassung unheilbar Kranker und Sterbender mit besonderer Berücksichtigung sterbenskranker Kinder, psychische Situation des Pflegepersonals bei der Betreu-

ung Sterbender sowie Fragen der psycho-sozialen Betreuung unheilbar Kranker und Sterbender. Hier werden nach einer allgemeinen Kennzeichnung von psychologischer Sterbehilfe beispielhaft Inhalte von Unterrichtsveranstaltungen für den Umgang mit Sterbenden vorgestellt, und es wird die Effizienz derartiger Veranstaltungen untersucht. Interessant und hilfreich ist dieses Buch nicht nur für Psychologen, sondern für alle, die im medizinischen, pflegerischen, theologischen, therapeutischen und pädagogischen Bereich mit Sterben und Tod konfrontiert sind.

26. Wittkowski, Joachim: Tod und Sterben. Ergebnisse der Thanatopsychologie. Heidelberg 1978.
    In diesem Buch hat Joachim Wittkowski eine umfassende Darstellung der psychologischen Forschungsergebnisse zu Sterben und Tod vorgelegt, wobei er besonders die psychischen Veränderungen, die Dimensionen der Angst, die Mechanismen der Abwehr und des Akzeptierens näher ausführt. Der neueste Stand der Thanatopsychologie liegt in seiner "Psychologie des Todes" aus dem Jahre 1990 vor. (s.o.)

1.1.3 Todesbewußtsein und Todeswahrnehmung

27. Berndt-Jeschke, Michaela: Erfahrungen von Angehörigen im Umgang mit Sterbenden. Eine empirische Untersuchung. Diplomarbeit. Universität Hamburg, Fachbereich Psychologie, 1984; und
28. Rau, Angelika: Hilfreiches und belastendes Erleben beim Tod von Angehörigen. Eine empirische Untersuchung. Diplomarbeit. Universität Hamburg, Fachbereich Psychologie, 1984; und
29. Skibowski, Regina: Berufliche Helfer im Umgang mit sterbenden Patienten. Eine empirische Untersuchung. Diplomarbeit, Fachbereich Psychologie, 1984; und
30. Walther, Wendula: Erfahrungen medizinischer Helfer mit sterbenden Patienten. Eine empirische Untersuchung. Diplomarbeit. Universität Hamburg, Fachbereich Psychologie, 1984.
    Ausgangspunkt dieser vier psychologischen Diplomarbeiten ar jeweils die persönliche Betroffenheit durch den Tod von Angehörigen oder von Patienten bei einer früheren Arbeit im Krankenhaus. Ziel der Untersuchungen war die Frage, welche Erfahrungen Menschen bei der Begleitung Sterbender machten und welche Bedeutung diese Erfahrung für ihr Leben gehabt hatte. Befragt wurden fast 200 Angehörige und medizinische Helfer. 94 Personen im Alter von 17 bis 69 Jahren berichteten über den

Tod eines Angehörigen, der wenige Wochen bis zweieinhalb Jahre zurücklag. Ferner teilten 83 medizinische Helfer im Alter von 18 bis 34 Jahren ihre Erfahrungen mit, davon waren 72 Prozent Krankenschwestern und Pfleger, 13 Prozent Ärzte und 15 Prozent Medizinstudenten. Angestrebt wurde dabei keine repräsentative Erhebung über das allgemeine Erleben von Sterben und Tod anderer bei Angehörigen und Helfern, sondern die Ermittlung dessen, was von Begleitenden und Sterbenden als besonders hilfreich bzw. besonders beeinträchtigend erlebt wurde. Die Ergebnisse dieser Untersuchung sind im zweiten Teil des Buches "Sanftes Sterben" (Anne-Marie und Reinhard Tausch: Sanftes Sterben. Was der Tod für das Leben bedeutet. Reinbek bei Hamburg 1985) veröffentlicht.

31. Landsberg, Paul Ludwig: Die Erfahrung des Todes. Frankfurt/M. in 1973 (Luzern 1937).

Im Mittelpunkt dieses Werkes stehen vier Annahmen: 1. Die Geschichte ist durch zunehmende Individualisierung der Menschen gekennzeichnet, die eine Zunahme der Rätselhaftigkeit des Todes bewirkt. 2. Die Angst vor dem Tod ist nicht gleichzeitig eine Angst vor dem Sterben, d.h. eine Angst vor den Schmerzen, sondern eine Angst vor dem "Sein zum Tode". 3. Indem die auf Plato zurückgehende Philosophie "den körperlichen Tod tief unter sich, niedrig und ohnmächtig" sieht, indem sie den Unterschied zwischen Ich und Du aufhebt, erlangt der Philosoph "schon in diesem Leben beginnend geistige Unsterblichkeit". 4. Der Tod ist nur schrecklich als Tod des Anderen, da hier Liebe zerstört wird. Die so von einem Nächsten Getrennten ertragen den Tod am leichtesten durch Mitleiden. So ist auch der Ausspruch eines Lazarettarztes, daß der Tod eine Erfindung der Zivilisation ist, verständlich.

32. Meyer, Joachim E.: Todesangst und Todesbewußtsein in der Gegenwart. Berlin/Heidelberg/New York ²1982.

Das medizinische Interesse hat sich zunehmend auf die psychosomatischen bzw. psychologischen Probleme bei unheilbarer Krankheit konzentriert. Zusätzlich hat sich die Frage nach der Wahrheit neu gestellt. Meyer konstatiert aber auch eine Fokussierung auf das Sterben und ein Aus-dem-Blick-Geraten des Todes bei den wissenschaftlichen Untersuchungen. Deshalb untersucht er vor allem die Zusammenhänge der thanatophoben Neurosen in kulturphilosophischen und anthropologischen Zusammenhängen, wobei ihm die Erfahrungen der AIDS-Erkrankung noch fehlen. Dabei stellt er fest, daß die Tatsache der Sterblichkeit als Kulturtatsache zu gelten hat, die heute anders gedeutet wird als früher: Tod als endgültiges Ende statt Sterben als schreckliche Durchgangsphase. Die Verbindung von Psychiatrie, Psychoanalyse, Philosophie und reflektierter ärztlicher Praxis machen das Buch zu einer Einführungsschrift in die Psychodynamik von Sterben und Tod.

33. Schultze-Rhonhof, Friedrich-Carl/Sprinz, Reinhold (Hgg.): Der Tod in unserem täglichen Leben. Dokumententation der VHS Münster zur Seminarreihe "Tod und Sterben in unserem täglichen Leben" 1986-1989. Münster 1990.
Diese Dokumentation umfaßt alle einführenden Beiträge zu den Gesprächen der Seminarreihe "Tod und Sterben in unserem täglichen Leben", die die VHS Münster von 1986-1989 veranstaltet hat. Im einzelnen werden die Bereiche Sterbebegleitung (Einsamkeit des Sterbens (K.-D. Marxmeier), Gemeindeseelsorge angesichts des Todes (E. Spieker), Im Kindergarten über das Sterben und den Tod sprechen (R. Oestreich), Zur Begleitung sterbender Kinder und ihrer Eltern durch den Seelsorger (G. Fasselt), Begleitung des Sterbenden am Krankenbett aus der Sicht der Krankenschwester (I. Sicking)); Deutungen des Todes in Philosophie und Theologie (Deutungen des Todes bei Epikur, Platon, Kant und Sartre (R. Sprinz), Alttestamentliche Auffassungen vom Tode (M. Plieth), Theologie des Todes (E. Alt), Jenseitsvorstellungen in der neueren Theologie (H. Vorgrimler)); Sterben und Tod in fremden Religionen und Kulturen (Islam (L. Hagemann), Buddhismus (E. Meier), Hinduismus (S. Kuthukallunkal) und afrikanische Kulturen (S. Steinbrich)) sowie Fragen medizinischer Ethik im Umgang mit Sterben und Tod (Ethische Konsequenzen der wissenschaftliche Erkenntnisse über den Beginn und das Ende des menschlichen Lebens (U. Wiesing), Verantwortung im Umgang mit den Grenzen des Lebens (W.H. Pleger)) thematisiert. Ziel dieser Dokumentation ist es, durch ihr vielseitiges Deutungsangebot zu einem neuen ganzheitlichen Verständnis von Leben und Tod beizutragen und die Bereitschaft zu einer neuen "Mitmenschlichkeit" zwischen Sterbenden und ihren Begleitern zu wecken.

34. Schuster, Eva (Hg.): Das Bild vom Tod. Graphiksammlung der Heinrich-Heine-Universität Düsseldorf. Recklinghausen 1992.
Unter dem Titel "Das Bild vom Tod" gewährt der Katalog zur Sonderausstellung der Graphiksammlung der Heinrich-Heine- Universität in Düsseldorf vom 22.9.1992 anhand einer Auswahl von 160, größtenteils schwarz-weißen Abbildungen einen faszinierenden Einblick in die abendländischen Todesvorstellungen von 1415 bis 1991. Die tiefgründige Symbolik der Todesdarstellungen wird erläutert durch Beiträge zum Tod als Thema der bildenden Kunst (Eva Schuster), zum tanzenden Tod (Gert

Kaiser), zum Tod zur rechten Zeit (Arthur E. Imhof), zum Totentanz in der modernen Kunst (Hans Helmut Jansen und Rosemarie Jansen), zum Zusammenhang von Fortschritt und Tod (Johannes Weiß) sowie zwischen Totentanz und Heilberufen (Hans Schadewaldt). Aufgrund der guten Bildqualität der Abbildungen eignet sich der Katalog auch zur pädagogischen Aufbereitung der gewandelten Einstellungen zu Sterben und Tod im Laufe der Geschichte.

35. Wiesenhütter, Eckart: Blick nach drüben. Selbsterfahrung im Sterben. Hamburg 1974.

Der Psychotherapeut Eckart Wiesenhütter berichtet über die Erlebnisse jener Menschen, die, aus tiefer Bewußtlosigkeit zurückgeholt, berichteten, der Tod habe bei großer Nähe zu ihm an Angst und Schrecken derart verloren, daß eine gewisse Sehnsucht nach der Schönheit dieses Augenblicks ihr ganzes künftige Leben begleitete. Der Umschlag des Erlebens von Schmerz und Angst zu Erlösung, Glückseligkeit und Friede erfolgte oftmals recht plötzlich. Das Zurückholen ins Leben wurde als schmerzlich und nur widerstrebend miterlebt. Der "Sog von Drüben" war dann ebenso stark wie der Drang, hier wegzukommen. Solche Erlebnisse scheinen nicht die Ausnahme, sondern typisch zu sein. Sehr behutsam veruchtEckart Wiesenhütter sodann, diese Beobachtungen zu deuten. Vorbereitung auf den Tod kann seiner Meinung nach nicht Konditionierungstraining in Sterbevorbereitung von Kindesbeinen an bedeuten, vielmehr sei das ganze Leben eine Vorbereitung auf den Tod, ohne hiermit den fundamentalen Unterschied zwischen dem lebenslangen Sterben einerseits und dem Augenblick des Todes andererseits verwischen zu wollen. Für ihn ist Hilfe für Sterbende weniger das, was ich ihm sage, als das, was ich dem Sterbenden bin: keine Leichenmiene und keine gespielte Heiterkeit.

1.2 Sterbe- und Todeskonzepte im Lebenslauf

1.2.1 Todesbilder und Todesvorstellungen

36. Fuchs, Werner: Todesbilder in der modernen Gesellschaft. Frankfurt/Main [2]1979 ([1]1969).

Werner Fuchs geht es in dieser soziologischen Studie um den Nachweis der Korrelation des Todesbewußtseins mit dem Todeskontakt. Je weiter der Mensch vom konkreten Erleben von Sterben und Tod entfernt sei, desto weniger setze er sich mit seinem eigenen Todesschicksal auseinander. Werner Fuchs erhebt seine Feststellungen aus den tradierten und heutigen Todesbildern (Anzeigen, Riten etc.). Sodann legt er den Herrschaftscharakter der These von der Todesfurcht offen. Seine Verdrängungsthese ist inhaltlich pauschal gehalten und von ideologischen Momenten durchsetzt.

37. Hampe, Johann Christoph: Sterben ist doch ganz anders. Erfahrungen mit dem eigenen Tod. Stuttgart/Berlin 1975.
In diesem Buch werden reanimierte Patienten, die die moderne Medizin aus dem Koma zurückgeholt hat, zu ihren Todeserfahrungen befragt. Aufgrund ihrer Berichte entwickelt Johann Christoph Hampe die These, daß unsere bisherige Vorstellung vom Sterben zugunsten einer schöneren und klareren Vorstellung revidiert werden müsse. Zwar sterbe jeder Mensch seinen eigenen Tod, dennoch aber stimmten die Zeugnisse dieser Menschen, die er durch eigenes Erleben bestätigt, in erstaunlicher Weise darin überein, daß den Sterbenden nicht Enge und Angst, sondern Befreiung, Erfüllung und Individualität erwarte. Der Tod sei somit keine Trennung, sondern Wandlung und Befreiung zur eigenen Individualität, wovor man keine Angst mehr zu haben brauche. Diese gewandelte Vorstellung vom Sterben muß sich nach Hampe auch auf den Umgang mit Sterbenden auswirken.

38. Wiplinger, Fridolin: Der personal verstandene Tod. Todeserfahrung als Selbsterfahrung. Freiburg i.Br./München 1970.
Fridolin Wiplinger geht in seinem Buch der Frage nach, wie der Mensch, da er doch lebt, den Tod selbst erfahren kann. Dieses kann seiner Meinung nach nur in der personalen Liebe, die nach Unbedingtheit und Endgültigkeit verlangt, geschehen. Todeserfahrung ist somit zugleich Selbsterfahrung; denn nur wer liebt, wird er selbst und nur wer liebt "erfährt" den Tod. Das ist der tiefere Grund, warum jedes außerpersonale, soziologische, psychologische Reden vom Tod leer bleiben muß. Aber Liebe fordert auch Einheit und Dauer. Sie widersetzt sich der Trennung vom Geliebten und somit ihrem eigenen Verlangen nach "Endgültigkeit". Der Verfasser besteht auf der Leibhaftigkeit (nicht Leiblichkeit) des Menschseins, des personalen Miteinanderseins.

1.2.2 Kindes- und Jugendalter

39. Anthony, Sylvia: The Child's Discovery of Death. London 1940.

Sylvia Anthony untersucht in diesem Werk die Entwicklung des kindlichen Todesbewußtseins im bewußten Denken, in der Phantasie und in Ausdrucksformen, in denen bewußte und unbewußte Elemente verwoben sind. Dabei behandelt sie den Tod als eine isolierte äußere Wirklichkeit, deren Erkenntnis vom Kind wie ein intellektueller Fortschritt erworben werden muß. Todesbilder finden sich bereits recht früh in kindlichen Phantasievorstellungen. Im Verlauf seines Glaubens an magische Kräfte mag das Kind nicht länger an der Unabänderlichkeit des Todes festhalten und möchte folglich auch die Last der Verantwortung hinsichtlich des Todes eines anderen von sich weisen. Die Untersuchung erfaßt auch die bildhafte Sprache der Kinder vom Tod. Weiter stellt die Autorin fest, daß sich die Entdeckung des Todes zwischen dem Alter von 4 bis 8 Jahren mit unbewußten Ängsten und aggressiven Antrieben verbindet. Dem Trauma des Objektverlustes, welches erstmals in den frühen Monaten des Lebens erfahren wird und welches sich dann häufig wiederholt, mißt Sylvia Anthony jedoch vergleichsweise wenig Bedeutung zu; der Verlust einer geliebten Person durch Tod ist aber auch zumeist ein später anzusetzendes Beispiel.

40. Fischer, Erika: Todesvorstellungen von Jugendlichen: eine empirische Untersuchung zu kognitiven Todesvorstellungen und emotionalem Todeserleben jugendlicher Hauptschüler. Regensburg [2]1990.

Mit ihrer psychologischen Untersuchung will Erika Fischer Kindern und Jugendlichen einen Zugang zum Themenbereich Sterben und Tod ermöglichen, damit sie den Tod als Teil des Lebens gedanklich und kommunikativ in ihr Leben einbeziehen können. Inhaltlich gliedert sich ihre Untersuchung in vier Abschnitte. Im ersten, historischen Teil werden die veränderten Einstellungen zum Tod im Laufe der Geschichte dargestellt, um heutige Sichtweisen und Vorstellungen verständlich zu machen. Der zweite Teil zu Tod und Sterben im Kindes- und Jugendalter und der dritte Teil zur Entwicklung des Todeskonzeptes bei Kindern und Jugendlichen legen die theoretischen Grundlagen zur empirischen Untersuchung im vierten Teil, der die Todesvorstellungen und das Todeserleben Jugendlicher zu erfassen sucht. Wichtigstes Resultat der empirischen Untersuchung ist der Nachweis der Komplexität und inhaltlichen Vielschichtigkeit der subjektiven Erscheinungsformen der Todesvorstellung Jugendlicher. Pädagogisch bedeutsam erscheint vor allem die Offenheit, mit der sich die Jugendlichen der Auseinandersetzung mit dieser Thematik stellen, so daß gerade im Jugendalter die Problematisierung von Tod und Sterben im Unterricht geeignet erscheint. Hierdurch sollen Jugendliche lernen, den

Tod als Teil des Lebens zu verstehen, um ihre Lebenszeit bewußter zu gestalten, zugleich aber sollen sie hierdurch ein Bewußtsein dafür entwikkeln, daß Sterbende bis zum Tod ein integraler Bestandteil der sozialen Gemeinschaft bleiben.

1.2.3 Leben nach dem Tod

41. Kübler-Ross, Elisabeth: Über den Tod und das Leben danach. Hrsg. und aus dem Engl. übers. von Tom Hockemeyer. Neuwied [8]1987.
Dieses Buch umfaßt drei Vorträge der Schweizer Ärztin Elisabeth Kübler-Ross zum Thema "Leben nach dem Tod". Es handelt sich dabei um einen im Dezember 1982 in der Schweiz gehaltenen Vortrag mit dem Titel "Leben und Sterben", der in Auszügen wiedergegeben wird sowie um den 1977 in San Diego/Kalifornien gehaltenen Vortrag "There is no death" ("Es gibt keinen Tod") und die Übersetzung einer 1980 besprochenen Lehrkassette "Life, death and life after death" ("Leben, Tod und Leben nach dem Tod"). Im Laufe ihrer Arbeit mit Sterbenden fiel Elisabeth Kübler-Ross eine erstaunliche Übereinstimmung im Erleben von Sterbenden und von wieder zurückgekehrten Klinisch-tot-Gewesenen auf. Übereinstimmend sprachen sie davon, Abgeschiedene zu sehen, welche schon darauf warteten, sie abzuholen. Auch blind Geborene berichteten von einem Zustand körperlicher Ganzheit und Unversehrtheit. Darüber hinaus bestätigten ihr persönliche Erlebnisse die Richtigkeit ihrer Forschungen, so daß sie von der wissenschaftlichen Bestätigung eines Lebens nach dem Tode überzeugt ist und leidenschaftlich die These vertritt, daß keiner mehr vor dem Tod Angst zu haben brauche. Allerdings erscheint es problematisch, auf der Grundlage dieser Untersuchungen ein Leben nach dem Tod zu postulieren, da Sterbende immer noch Lebende sind und auch bei klinisch Toten der endgültige Tod noch nicht eingetreten ist. Der wissenschaftliche Beweis eines Lebens nach dem Tode steht somit immer noch aus und bleibt weiter eine Sache des Glaubens.
42. Moody, Raymond A.: Das Licht von drüben. Neue Fragen und Antworten. Reinbek bei Hamburg 1989 (The Light Beyond. New York: Bantam, 1988).
Angeregt durch George Ritchies Erzählung von seiner Christus-Begegnung berichtete Raymond A. Moody in seinem Werk "Leben nach dem Tode" erstmals von Erfahrungen ehemals "klinisch Toter", deren positiver Grundton zu einer grundlegenden Änderung der allgemeinen Auffassung

von Leben, Sterben und Tod führen kann. Recht häufig gleichen sich die Erlebnisse (Gang durch tunnelähnliche Räume, Loslösung des Ich vom Leib, Licht-Umgebung), so daß er hierin einen empirischen Beweis für das Leben nach dem Tod vermutet. Allerdings erscheint es hier ebenso wie bei den Erfahrungen von Elisabeth Kübler-Ross problematisch, auf der Grundlage dieser Untersuchungen ein Leben nach dem Tod zu postulieren, da Sterbende immer noch Lebende sind und auch bei klinisch Toten der endgültige Tod noch nicht eingetreten ist. Der wissenschaftliche Beweis eines Lebens nach dem Tode steht somit immer noch aus und bleibt weiter eine Sache des Glaubens.

43. Rest, Franco: Damaskus oder der Versuch einer Annäherung an das Jenseits. In: Wege zum Menschen 6 (1989), 344-355.
Dem Verfasser geht es um die Erfahrungen des Jenseits als eines Anders-Seins, das den einzelnen Menschen betrifft, zeitlich, räumlich, sozial. Das fremde, erlebte oder eigene Sterben gilt hier als ein möglicher Wendepunkt im Leben. Damit wird dem Tod ein Merkmal der Verwandlung zugesagt, der in literarischen Quellen und in Biographien nachgespürt wird. Der Ansatz ist religionspsychologisch und existenzphilosophisch, wobei die Deutungen einer praktischen Umsetzung in Erziehung und Seelsorge offen sind. Das Jenseits wird dabei nicht mystifiziert, sondern im Lebenskonzept verschiedener Menschen aufgefunden. Eine Hinwendung zum Jenseitigen im Sinne einer "Bekehrung" wird als möglich, aber unspektakulär bezeichnet. Die theologischen Belege dienen nur der Unterstreichung der psychologischen Tatsachen.

44. Roszell, Calvert: Erlebnisse an der Todesschwelle. Stuttgart 1991. (The Near-Death Experience of George G. Ritchie. Anthroposophic Press. Hudson/New York 1991.)
1965 berichtete George Ritchie Raymond Moody von seinen Erfahrungen während der neun Minuten seines klinischen Todes bis zu seiner Wiederbelebung und löste damit eine breite Welle der Beschäftigung mit den Erlebnissen vom Tode Zurückgekehrter aus. Namhafte Mediziner aus den USA und aus Kanada haben sich seitdem mit den sog. "Near-Death-Experiences" beschäftigt, wobei die ausgewerteten Erfahrungen in erstaunlicher Weise übereinstimmen. Calvert Roszell zeichnet den bisherigen Stand der medizinischen Forschung in diesem Bereich nach, geht aber in seinen Analysen noch darüber hinaus. Nicht alle Phänomene der Todeserfahrung lassen sich nämlich auf physiologische Ursachen zurückführen, so daß für Roszell die Vermutung naheliegt, es handle sich hierbei um geistige Erfahrungen in leibfreiem Zustand, wie sie auch von dem Grün-

der der Anthroposophie, Rudolf Steiner, beschrieben worden sind. In einem zweiten Teil analysiert Roszell die Schilderungen George Ritchies von seinem Erlebnis jenseits der Todesschwelle, wobei Ritchies Erfahrungen wiederum die Erkenntnisse Steiners zu bestätigen scheinen. So bezeugen beide die lebendige Gegenwart eines Lichtwesens, das sie als den Christus identifizieren, sowie die Existenz von geistigen Wesen und Tatsachen, die die natürliche Welt übersteigen. Kriterium jeder echten Todeserfahrung aber ist nach Roszell die bleibende Veränderung des Lebens, unter der Maßgabe einer unbedingten Liebe und Hingabe. Diese Veränderung scheint aber weder notwendig an die Anthroposophie Steiners noch an Todeserfahrungen gebunden zu sein.

1.3 Existentielle Dimensionen von Sterben und Tod

1.3.1 Angst und Bedrohung

45. Birkholz, Ulrich Paul Robert: Angst vor dem Tod in Abhängigkeit von religiösen Einstellungen und Fortlebenserwartungen. Eine psychologische Untersuchung. Köln 1992.

Ausgangspunkt der Dissertation von Ulrich Paul Robert Birkholz ist die Frage, ob bzw. wie der christliche Glaube einen Einfluß auf die Angst vor dem eigenen Tod ausübt, was in der bisherigen empirischen Forschung zum Teil widersprüchlich beantwortet wurde. In einer Befragen von 40 Christen (20 Frauen und 20 Männer) mittels eines qualitativen, halbstandardisierten Interviews konnte mit Hilfe des Konzeptes "Echtheit" von Lersch sinnvoll zwischen einem "echten" (Nachfolge Christi) und einem "unechten" Glauben (Nachahmung Christi) unterschieden werden. Als Ergebnis dieser Unterscheidung zeigte es sich, daß Menschen mit einem "echten" Glauben zu einer geringeren Angst vor dem eigenen Tod tendieren. Darüber hinaus zeigte sich in einer qualitativen Untersuchung der individuellen Todesvorstellungen nach ihrer positiven bzw. negativen Tönung, daß eine positiv getönte Todesvorstellung, die eine Beziehung zur "Echtheit" des Glaubens aufweist, eine eher geringere Angst vor dem eigenen Tod erwarten läßt. Der Erwartung eines Jüngsten Gerichtes kam nicht grundsätzlich eine angstinduzierende Funktion zu, wohingegen der Frage der Rechtfertigung im Jüngsten Gericht keine differenzierende Bedeutung zukam, da hier fast durchgängig an die Werkgerechtigkeit geglaubt wurde. Als Ergebnis seiner Untersuchung zeigte es sich, daß bei einem "echten" Glauben, der mit einem endothym getragenen und umfassenden Gottvertrauen korreliert, die Grenze des Lebens offensichtlich von innen transzendiert wird.

46. Tausch, Anne-Marie: Gespräche gegen die Angst. Krankheit - ein Weg zum Leben. Reinbek bei Hamburg 1992.
Die Erfahrungen schwer erkrankter Menschen und ihrer Helfer in Familie, Krankenhaus und Arztpraxis werden in Gesprächen aufgearbeitet und damit Wege zu einem angstfreien Umgang mit Krankheit und Tod aufgezeigt.

1.3.2 Trauer und Verlust

47. Bowlby, John: Pathological Mourning and Childhood Mourning. In: Journal of the American Psychoanalytic Association 11 (1963), 500-541.
Bei diesem Aufsatz handelt es sich um den fünften Beitrag in einer Serie von theoretischen Forschungsberichten über das Verhalten kleiner Kinder, die von ihrer Mutterfigur getrennt wurden. Der Artikel verfolgt zwei Thesen: 1. Gram und Trauer sind als Ergebnisse der Trennungsangst zu betrachten; 2. Fortschreitende Trauer in frühen Jahren disponiert häufig für spätere psychiatrische Erkrankung.

48. Bowlby, John: Process of Mourning. In: International Journal of Psychoanalysis 42 (1961), 317-340.
Als Grundlage für den psychologischen Prozeß der Trauer sind die drei Phasen des Dranges nach Wiedergewinnung des verlorenen Objektes, der Disorganisation und der Reorganisation zu betrachten. Gram und Trennungsangst sind eng miteinander verbunden. Ähnlichkeiten im Trauerverhalten bei Tieren lassen darauf schließen, daß primitive biologische Vorgänge auch im menschlichen Verhalten eine Rolle spielen. Andere Merkmale sind dagegen spezifisch menschlich. Pathologische Trauer trägt als Hauptmerkmal das persistente Streben nach Wiedervereinigung mit dem für immer verlorenen Objekt. Kinder, die ihre Mutter verloren haben, zeigen typische Symptome der pathologischen Trauer. Deshalb sind sie besonders geeignet, Persönlichkeitsstörungen zu entwickeln.

49. Brantschen, Johannes B./Schipperges, Heinrich/Ringel, Erwin/Zenger, Erich: Leiden. In: Christlicher Glaube in moderner Gesellschaft. Bd. 10. Freiburg i.Br. 1980, 5-50.
Vor dem Hintergrund einer terminologischen Unterscheidung zwischen Leid und Bösem und geschichtlichen Perspektiven der Deutung menschlicher Leiderfahrung versuchen die Autoren dieses Beitrages, sich dem

Phänomen des Leides auf psychoanalytischer, biblischer und theologischer Ebene zu nähern und mögliche Sinnbezüge aufzuzeigen, ohne darüber jedoch das Skandalon jedes Leidens zu verleugnen.

50. Deutsch, Helene: Absence of Grief. In: Psychoanalytic Quarterly 6 (1937), 12-22.
Helene Deutsch trägt hier Beobachtungen aus Fällen vor, in denen die Reaktion auf den Verlust eines geliebten Menschen völlig frei von Trauermanifestationen war. Die Autorin geht davon aus, daß im Normalfall der Verlust einer geliebten Person den reaktiven Ausdruck von Gefühlen erzeugen müßte; bleibt eine derartige Reaktion aus, so müßte man bedenken, daß es sowohl viele Variationen vom Normalen, als auch einen Überschuß an Zeit und Intensität gibt, und daß sich der nicht manifest gewordene Kummer im Ganzen in sehr unterschiedlichen Formen Ausdruck verschaffen kann.

51. Gorer, Geoffrey: Death, Grief and Mourning. New York 1965.
Sowohl die Unvermeidlichkeit des Todes als auch die dadurch hervorgerufenen Reaktionen - Kummer und Trauer - werden in diesem Buch der vollkommenen Unzulänglichkeit der verfügbaren Beratungsmöglichkeiten gegenübergestellt, die derartigen Krisen begegnen könnten.

52. Meerwein, Fritz/Leuenberger, Robert: Trauer und Trost. In: Christlicher Glaube in moderner Gesellschaft. Bd. 10. Freiburg i.Br. 1980, 117-139.
Im ersten Teil dieses Beitrages erläutert Fritz Meerwein die Verwendung der Begriffe Trauer und Trost in der Psychoanalyse. Im einzelnen nimmt er dabei zur Dialektik von Trauer und Trost, zur Unterscheidung von Trauer und Depression und zur Vermittlung von Trauer und Trost in der Psychoanalyse Stellung. Im zweiten Teil erläutert Robert Leuenberger sodann das Trostverständnis des christlichen Glaubens, wobei er ausgehend von Überlegungen zum deutschen Sprachgebrauch des Begriffes "Trost" die Themen Trostverheißung der Bibel, prophetischer Trost als politische Predigt, Trost als Funktion der Gemeinde und Trost im Angesicht des Todes erörtert.

53. Parkes, Colin Murray: Vereinsamung. Die Lebenskrise bei Partnerverlust. Psychologisch-soziologische Untersuchung des Trauerverhaltens. Reinbek bei Hamburg 1974.
Colin Murray Parkes beschreibt in diesem Werk den seelischen Streß, den ein Mensch durch den Verlust seines Lebenspartners oder eines Kindes, eines Körperteils durch Amputation oder durch den Verlust einer Wohnung erlebt, als bedeutende Gefahrenquelle für die seelische Gesundheit. Gram ist die Folge eines psychologischen Traumas, die Reaktion auf einen

Verlust, der durch den Aufbau einer neuen Identität verarbeitet werden muß.

1.3.3 Krankheit und Schmerz

54. Fischer, Ellen: Warum ist das gerade mir passiert? Wie wir Krankheit deuten und bewältigen. Freiburg i.Br. 1993.
Die hier gegebenen Beispiele aus der praktischen Erfahrung einer Ärztin wollen die Möglichkeit eines produktiven Umgangs mit Krankheit aufzeigen.
55. Freud, Sigmund: Trauer und Melancholie. In: Psychologie des Unbewußten. Studienausgabe Bd. III. Conditio Humana. Frankfurt/Main 1975.
Nach Freud ist Trauer die Reaktion auf den Verlust einer geliebten Person oder einer Abstraktion, die den Platz einer derartigen Person eingenommen hatte. Als Auswirkung derselben Einflüsse könne sich Melancholie anstelle von Trauer entwickeln. Im Gegensatz zur Trauer wird Melancholie jedoch als pathologischer Zustand betrachtet, der durch extrem geminderte Selbsteinschätzung gekennzeichnet ist. Freud behauptet weiter, daß Selbstvorwürfe zugleich Vorwürfe gegen einen geliebten Menschen enthalten, der dem Ich des Patienten nicht mehr gefällt. Melancholie habe dagegen teilweise dieselben Kennzeichen wie die Trauer; andere Merkmale entstammten dem Prozeß der Regression von der narzißtischen Objekt-Wahl zum Narzißmus. Die analytische Auslegung der Melancholie erstreckt sich bei Freud ebenso auf manisches Verhalten.
56. Schipperges, Heinrich: Gesundheit - Krankheit - Heilung. In: Christlicher Glaube in moderner Gesellschaft. Bd. 10. Freiburg i.Br. 1980, 51-84.
Anhand der drei zentralen Begriffe der klassischen Medizin, Physiologie, Pathologie und Therapeutik beschreibt Heinrich Schipperges in diesem Beitrag die Begriffe Gesundheit, Krankheit und Heilung in einer historischen, medizinischen und anthropologischen Sichtweise. Dabei gelangt er zu der Erkenntnis, daß diese Begriffe nur im solidarischen Umgang miteinander und mit der umgebenden Welt und Natur erfahren werden. Vor diesem Hintergrund erweist sich eine Ordnung der Lebensweise als Zustimmung zur Welt im Ganzen als eine wesentliche Voraussetzung menschlicher Gesundheit.

1.3.4 Suizid und Suizidversuch

57. Heilborn-Maurer, Ursula/Maurer, Georg: Nach einem Suizid. Gespräche mit Zurückbleibenden. Frankfurt/Main 1990.
Die Autoren, Dozenten für Soziologie und Medizinsoziologie, befragen 7 Menschen über ihre Gedanken und Gefühle nach dem Freitod eines ihnen nahestehenden Menschen.

58. Löwith, Karl: Die Freiheit zum Tod, in: Was ist der Tod? Sendereihe des Süddeutschen Rundfunks. München 1969, 165-178.
Nur der Mensch hat eine spezifische Möglichkeit, seinen Tod zu gestalten; dazu gehört auch der Selbstmord. Er ist eine unvermeidliche Notwendigkeit für jenen, der den Glauben an die Unsterblichkeit verloren hat. Karl Löwith sucht das Phänomen des Selbstmordes in diesem Beitrag durch eine Auseinandersetzung mit Heidegger und Hume philosophisch zu umreißen. Er stellt dem Selbstmord die freie und philosophische Gelassenheit zum Tode gegenüber.

59. Ringel, Erwin: Suizid und Euthanasie. In: Paus, Ansgar (Hg.): Grenzerfahrung Tod. Graz/Wien/Köln 1976, 241-282.
Erwin Ringel entwickelt in diesem Aufsatz die These, daß man selbstmordgefährdeten Menschen bei aufmerksamer Beachtung diesbezüglicher Hinweise, die er ausführlich analysiert, immer helfen kann. In Bezug auf den Einfluß der Religion auf diese Hilfe hebt er zwar die Notwendigkeit eines Priesters im Behandlungsteam hervor, zugleich jedoch die Unbrauchbarkeit einer rein "religiösen Therapie". Bezüglich der Euthanasie lehnt er jede ärztliche Aktivität, die in irgendeiner Form die Tötung des Patienten bedeutet, ab, fordert aber zugleich die sorgfältige Prüfung aller Möglichkeiten, das Sterben der Menschen zu erleichtern und einen eigenen Tod "in Würde" zu ermöglichen.

60. Roman, Jo: Freiwillig aus dem Leben. Ein Dokument. Aus dem Amerikan. von Ute Seesslen. München 1993 ([1]1981) (Exit House. Choosing Suicide as an Alternative. New York 1980).
Jo Roman, die sich am 10. Juni 1979 selbst das Leben nahm, entwickelt in diesem Buch ein leidenschaftliches Plädoyer für einen "überlegten Freitod" (9), den sie von einem pathologischen Suizid deutlich unterschieden wissen will. Neben ihrem Abschiedsbrief umfaßt ihr Buch ihre ausführliche Lebensgeschichte sowie praktische Überlegungen und Tips zur technischen Durchführung eines geplanten Selbstmordes. Ihr Buch endet mit dem Entwurf eines zukünftigen, gesellschaftlich geförderten "Exit Houses", in dem alle selbstmordwilligen Menschen unter speziell

dafür ausgebildeter Begleitung den Zeitpunkt ihres Todes selbst bestimmen könnten. Hintergrund ihrer Überlegungen ist das absolut gesetzte Ideal eines selbstbestimmten Lebens, das der Horrorvision einer langsamen, qualvollen und fremdbestimmten Agonie in Heim, Krankenhaus oder auch zu Hause in sehr emotionaler, appellativ gehaltener Sprache gegenübergestellt wird. Allerdings bergen die Forderungen Jo Romans einige Gefahren. So kann die von ihr geforderte Möglichkeit zum Freitod leicht zum sozialen Zwang ausarten, um Angehörigen und der Gesellschaft nicht zur Last zu fallen. Die ethische Tragweite ihrer Forderungen verdeutlicht sie selbst, wenn sie behindertes Leben für lebensunwert, da nicht selbstbestimmt erklärt und für diese Menschen die Euthanasie fordert (vgl. 174). Zudem hat die Erfahrung der Hospizarbeit gezeigt, daß der Selbstmordwunsch terminaler Patienten häufig auf die Angst vor unerträglichen Schmerzen zurückzuführen ist und durch eine angemessene Palliativtherapie behoben werden kann. Nicht "Hilfe zum Sterben", sondern "Hilfe im und beim Sterben" ist somit gefordert.

1.4. Einstellung und Verhalten zu Sterben und Tod

1.4.1 Einstellung und Verhalten im Überblick

61. Hahn, Alois: Einstellungen zum Tod und ihre soziale Bedingtheit. Eine soziologische Untersuchung. Stuttgart 1968.
Gegenstand der Untersuchung ist das Verhalten der Menschen zum Tod, das die These vom Instinktverhalten zum Tod widerlegen soll. Verhalten wird hier definiert als nicht nur empirisch feststellbar, sondern auch als analytisch verstehbar. Absicht der Untersuchung war es, die Wirkung kultureller Regelungen auf das individuelle Sterben zu analysieren. Die Hauptthese des Buches lautet: Je weiter der Mensch vom konkreten Erleben von Tod und Sterben entfernt ist, desto weniger setzt er sich mit seinem Todesschicksal auseinander.
62. Okoro, John: Über die Einstellung zum Tod. Bern/Frankfurt/Main/Las Vegas 1981.
Ziel dieser Untersuchung ist es, die Einstellung zum Tod zwischen Erwachsenen (Eltern) und Jugendlichen (Studenten bzw. Kindern) zu erfassen und zu vergleichen. Zu diesem Zweck werden in einem ersten Schritt die Begriffe Einstellung und Persönlichkeitsstruktur bzw. einige der bedingenden Variablen bei der Einstellung zum Tod definiert. Mit Hilfe der postalischen Befragungsmethode wurden die Einstellung zum eigenen

und zum fremden Tod sowie die Faktoren, die diese Einstellung zum Tod prägen können, untersucht. Bei allen feststellbaren Unterschieden zwischen der Einstellung zum Tod von Erwachsenen und Jugendlichen zeigte es sich dabei, daß der Tod das menschliche Dasein, ob bewußt oder unbewußt, eingestanden oder verdrängt, beherrscht. Zugleich erschien die Einstellung zum Tod abhängig von der Persönlichkeitsstruktur und der Lebensweise der jeweiligen Menschen. Haben Jugendliche Angst vor dem Tod, haben Erwachsene eher Angst vor dem Sterben. Da Erwachsene aufgrund ihres Lebensalters häufiger über eigene Todeserfahrung verfügen, war diesen der Tod vertrauter als den Jugendlichen, was auch in einer Tendenz zur größeren Annahme des Todes sichtbar wurde. Allerdings können die Ergebnisse dieser Studie aufgrund der gewählten Methodik der postalischen Befragung nicht als absolut bezeichnet werden, auch wenn die Stichprobe als repräsentativ gelten kann.

63. Witzel, Lothar: Das Verhalten Sterbender. In: Bitter, Wilhelm (Hg.): Alter und Tod - annehmen oder verdrängen? Stuttgart 1974, 81-96.
Dieser Aufsatz ist eine Auseinandersetzung mit dem Problem der Euthanasie und der Sterbenshilfe, wobei die Bitte des Patienten um Euthanasie nach Meinung von Lothar Witzel als Appell an den Arzt zu verstehen ist, ob alles Nötige getan worden ist. Sterbenshilfe besteht nach Witzel im Gespräch mit dem Patienten über seine Krankheit und seine Gefühle, sowie in der Herstellung einer gesprächsbereiten Atmosphäre. In seinen Entscheidungen bezüglich spezialisierter Sterbenshelfer oder Sterbeklinik legt sich der Verfasser nicht fest, da er jede Alternative befürwortet und liefert insofern ein Beispiel für die tiefgreifende Diskussion um die Errichtung von Sterbekliniken in den 70er Jahren.

1.4.2 Kindes- und Jugendalter

64. Raimbault, Ginette: Kinder sprechen vom Tod. Klinische Probleme er Trauer (L'enfant et la mort. Des enfants malades parlent de la mort: Problèmes de la clinique du deuil). Frankfurt/Main 1980.
Das Buch enthält die Aufzeichnungen einer Psychoanalytikerin über Gespräche und Darstellung der Todeserfahrung in einer Pariser Kinderklinik.

1.4.3 Erwachsenenalter und fortgeschrittenes Alter

65. Lehr, Ursula: Psychologie des Alterns. Heidelberg 1972.
In diesem Standardwerk zur Psychologie des Alterns geht Ursula Lehr an verschiedenen Stellen auch dem Problem der Auseinandersetzung mit der Endlichkeit nach. Unter Heranziehung verschiedener Arbeiten über Einstellungen zum Tod betont sie die biographischen Hintergründe dieser Einstellungen. Sie vertritt jedoch die Auffassung, "methodisch abgesicherte Untersuchungen von Menschen in ihrer allerletzten Phase" seien mit verantwortungsbewußtem Forschen unvereinbar.
66. Kastenbaum, Robert: On the Meaning of Time in Later Life. In: Journal of Genetic Psychology 109 (1966), 9-25.
Robert Kastenbaum stellt in diesem Beitrag die amerikanische Forschungsliteratur über die Zeitperspektive im Überblick dar, daran anschließend geht er u.a. besonders auf die Bedeutungen des Zukünftigen, des Lebens in der Vergangenheit und der Bedeutung von Zeit und Tod im späteren Leben ein.

1.4.4 helfende Professionen

67. Fulton, R.L.: The Clergyman and the Funeral Director: An Study in Role Conflict. In: Social Focus 39 (1961), Nr. 4, 317-323.
Dieser Bericht über eine Umfrage unter Geistlichen über ihre Einstellungen zur Beerdigung stellt bei protestantischen Geistlichen in den USA eine kritischere Einstellung zur Beerdigung und zur Rolle des Leichenbestatters als bei katholischen Geistlichen fest.
68. Schmidbauer, Wolfgang: Hilflose Helfer. Über die seelische Problematik der helfenden Berufe. Überarb. und erw. Neuausg. Reinbek bei Hamburg 1992 ([1]1977).
Altruistisches Verhalten kann schon im privaten Bereich zu exzessiven Ausprägungen führen. Im Bereich der helfenden Berufe (Arzt, Krankenschwester, Sozialarbeiter u.a.) ist die seelische Gesundheit besonders beim prestigeträchtigen Arztberuf gefährdet, dem die anderen Berufe nachstreben. Psychische Störungen werden aber gerade bei diesen Berufen verharmlost und verdrängt. Das "Helfer-Syndrom" drückt sich besonders darin aus, daß Schwäche und Hilflosigkeit bei anderen akzeptiert und als behandlungswürdig erkannt werden, während das eigene berufliche Selbstbild von derartigen "Flecken" freigehalten werden muß.Wolfgang

Schmidbauer geht es in seinem Buch darum, diese Erfahrung in der Aus-, Fort- und Weiterbildung der helfenden Berufe zu verankern.

1.5 Die Lebensalter und der Tod

1.5.1 Kindes- und Jugendalter

69. Weber-Kellermann, Ingeborg: Die helle und die dunkle Schwelle. Wie Kinder Geburt und Tod erleben. München 1994.
Anhand eines reichen Quellenmaterials aus Briefen und Tagebüchern, autobiographischen Aufzeichnungen und literarischen Texten stellt Ingeborg Weber-Kellermann in diesem Buch dar, wie Kinder Geburt und Tod in ihrer nächsten Umgebung erleben und bewältigen, wobei ein besonderer Schwerpunkt auf der Kindheit im 20. Jahrhundert liegt.

1.5.2 Erwachsenenalter und fortgeschrittenes Alter

70. Munnichs, J.M.A.: Old Age and Finitude. A Contribution to Psychogerontology. Basel/New York 1966.
Die hier veröffentlichten Untersuchungen zur Einstellung gegenüber der Endgültigkeit des eigenen Geschicks und der Endlichkeit des Daseins bei älteren Personen, die bis heute nichts von ihrer Gültigkeit verloren haben, zeigen, daß diese Thematik häufig verdrängt und durch eine Realitätsflucht ersetzt wird.
71. Nies, Henk/Munnichs, Joep (unter Mitarbeit von Nan Stevens und Huub Buijssen): Sinngebung und Altern. Berlin 1986.
In der Gerontologie und praktischen Altenarbeit wirft die Sinngebung angesichts veränderter Lebenssituationen wie Ruhestand, Partnerverlust, Umzug in ein Heim, lebensbedrohlicher Erkrankung und bevorstehendem Tod oft massive Probleme auf. Sinngebung, in der der einzelne seinem Leben Wert und Bedeutung zuerkennt, muß dabei immer wieder neu definiert werden und ist stets auf Zukunft ausgerichtet, wodurch dieser Bereich im höheren Lebensalter eine besondere Zuspitzung erfährt. Die Studie von Henk Nies und Joep Munnichs zum Zusammenhang von Sinngebung und Altern ist psychologisch und soziologisch orientiert. Ein besonderer Schwerpunkt der Untersuchung liegt auf dem Beitrag der kognitiven psychologischen Theorien und des symbolischen Interaktionismus für die Sinngebungsforschung. Die Aufarbeitung der Literatur und

erklärender Theorien dient der Entwicklung weiterführender Forschungsansätze, um möglichst schnell eine gezieltere und bessere Hilfeleistung für ältere Menschen zu ermöglichen. Darüber hinaus will sie Betreuer und Helfer zu einer veränderten Bewertung von Sinngebungskrisen führen, damit die positiven Chancen, die durch die Verarbeitung von Sinngebungskrisen entstehen, besser genutzt werden können.

2. Death Education - Lernen der Sterblichkeit Entwürfe zum außer-/schulischen Lernen der Sterblichkeit

2.1 Pädagogik des Todes - Hilfe zum Leben

2.1.1 Geschichtlicher Überblick

72. Rest, Franco: Erziehung in der Sterblichkeit. Einige Gedanken im Anschluß an Janusz Korczak. In: Straek, B. (Hg.): Gib uns Augen, daß wir staunend seh'n. Hannover/Rissen 1992, 242-259.
Janusz Korczak, Kinderarzt, Pädagoge, Leiter des jüdischen Waisenhauses in Warschau, 1942 mit den Kindern in Treblinka ermordet, verfaßte 1918 sein Hauptwerk "Wie man ein Kind lieben soll". Darin benannte er die drei Grundrechte des Kindes: Recht auf Tod, Recht auf den heutigen Tag und Recht auf Achtung der unverwechselbaren Person. Die Auseinandersetzung um das Todesrecht einschließlich der Geschichten für Kinder um "König Hänschen" zieht sich durch seine ganzen Schriften und durch die pädagogische Reflexion seit Beginn der Hospizbewegung. Korczak beschäftigte sich auch mit Fragen der Euthanasie und der Selbsttötung.
73. Rest, Franco: Pädagogik des Todes - Hilfe zum Sterben. Ein Versuch über Orthothanasie im Arbeitsfeld der sozialen und pflegerischen Praxis. In: Theorie und Praxis der sozialen Arbeit 25 (1974), Heft 11, 422-432.
Die Geschichte der Pädagogik weist einige interessante Ansätze zur Reflexion über eine Sterbeerziehung auf: Lucius Seneca, J.A. Comenius, von Schwarzenberg u.a. Pädagogik betrifft in diesem Zusammenhang nicht nur das Sterben von Kindern oder deren Auseinandersetzung mit fremdem Tod und mit Trauer, sondern ist eingebettet in ein "lebenslanges Lernen" bis hin zu einer Thanatagogik der helfenden Berufe.

2.1.2 Todeserziehung in der Familie

74. Brocher, Tobias: Wenn Kinder trauern. Wie Eltern helfen können. Reinbek bei Hamburg 1993 (Zürich [1]1980).
Im Alter von etwa sechs Jahren beginnen Kinder, sich mit dem Tod zu beschäftigen. Spätestens der Tod eines Familienmitgliedes, eines Freundes oder eines Haustieres aber konfrontiert die Kinder mit einer endgültigen Tatsache, die sich nur schwer begreifen läßt. In dieser Situation fühlen sich viele Eltern überfordert. Mit diesem Buch will Tobias Brocher Verständnis für die besondere Problematik betroffener Kinder und Jugendlicher wecken und Eltern konkrete Hilfen für das notwendige Gespräch bieten. Ausgehend von Kinderbildern und Aufsätzen von Jugendlichen, die Christine Schwickardi im Religionsunterricht gesammelt hat, analysiert Brocher dabei zunächst die Entstehung von Todeskonzepten und Todesvorstellungen im Kindes- und Jugendalter. Vor dem Hintergrund dieser Darstellung erörtert Brocher sodann wesentliche Grundfragen eines Gespräches über Sterben und Tod sowie besondere Probleme, vor die der Tod Kinder und Jugendliche stellen kann (u.a. Tod der Eltern, Tod der Mutter/des Vaters, Tod eines Geschwisters, Todkrankes Kind, Unfall und Selbstmord). Trotz der Kürze ist den Autoren eine differenzierte und anschauliche Darstellung des kindlichen Erlebens von Sterben und Tod gelungen. Deutlich wird auch die Notwendigkeit, die Trauer ganz zu durchleben, um zu einem gereifteren Verständnis des Lebens kommen zu können, das den Tod als zum Leben gehörig begreift. Die Frage nach dem Tod erweist sich so letztlich als die Frage nach dem Sinn des Lebens.

75. Grollmann, Earl. A.: Mit Kindern über den Tod sprechen. Ein Ratgeber für Eltern. Konstanzer TB 107. (Talking About Death. A Dialogue Between Parent and Child. Boston 1970).
Diese Handreichung für das Gespräch zwischen Eltern und Kindern über den Tod gibt keine Patentantworten auf die drängenden Fragen, sondern möchte das Gespräch in Gang bringen. Dabei wird zunächst das Sprechen selbst eingeübt, dann anerlebte Tode (Großvater) angeschlossen. Jede Gesprächseinheit ist mit didaktischen Anregungen für die Eltern versehen.

76. Pincus, Lily: Death and the Family. The Importance of Mourning. New York 1974. (auch übers.)
Als Therapeutin wendet sich die Verfasserin den Erfahrungen bei der Bewältigung des Lebens nach dem Tod einer geliebten Person zu. Sie arbeitet mit ausführlichen Fallberichten ihrer Patienten, Freunde und aus

ihrem eigenem Leben. Die Wege des Grams müssen in Wege der Liebe gewandelt werden.

2.1.3 Todeserziehung in der Schule

77. Daum, Egbert/Johannsen, Friedrich: Leben - Sterben - Tod. Göttingen 1993 (= Werte und Normen. Ethik/Religion. Entwürfe, Konzepte, Modelle für den Unterricht in der Sekundarstufe I und II, Bd. 6).
Abschied, Trauer und Tod sind nicht das Ende, sondern Teil des ganzen Lebens und somit ein wichtiges Feld lebenslangen Lernens. Anhand von sechs häufig diskutierten Themenschwerpunkten sind in diesem Buch Materialien zur schulischen Auseinandersetzung mit der Begrenztheit und Vergänglichkeit allen Lebens zusammengestellt. Alle Themenschwerpunkte sind dabei in gleicher Weise strukturiert. Nach einer Einführung in die Problematik werden Hilfen zur Orientierung und Anstöße zur weiteren Auseinandersetzung mit der Thematik gegeben. Im einzelnen werden die Themenkomplexe Trennung und Trauer, Tod und Beerdigung, Selbsttötung, Humanes Sterben - ethische Probleme, Altern und sozialer Tod sowie Deutungen von Leben und Tod behandelt. Auch wenn nicht alle Fragen im Zusammenhang mit Sterben und Tod behandelt werden (so wurde z.B. der Bereich der Sterbebegleitung vollkommen ausgeklammert), bieten die zusammengestellten Texte und Bilder dennoch einen facettenreichen Einblick in die jeweiligen Gebiete und regen zu weiterem Nachdenken an. Aufgrund der inhaltlichen Auswahl und der Kürze der einzelnen Beiträge eignet sich diese Materialsammlung sowohl für die schulische, als auch für die außerschulische padägogische Aufbereitung der je individuell zu leistenden Bewältigung von Sterben und Tod.
78. Dorn, Klaus/Wagner, Harald: Eschatologie, Tod, Gericht, Vollendung. Handreichung für Erwachsenenbildung, Religionsunterricht und Seelsorge. Paderborn 1992.
Die Darlegung besteht aus drei Teilen: biblische Grundlagen der alt- und neutestamentlichen Eschatologie (Klaus Dorn), theologische Grundlagen (Harald Wagner) und Anregungen zur religionspädagogischen Praxis. Die Erwägungen zur Theologie des Todes münden ein in eine "ars moriendi" und Sterbebegleitung. Bei den Erwägungen für den Religionsunterricht wird zwischen Sek. I und Sek. II unterschieden. Für die Sek. II wird ein Unterrichtsprojekt vorgestellt, das die Sterbebegleitung einbezieht. Die Darlegungen sind von der katholischen Theologie und von einem Wis-

sensansatz her geprägt, so daß praktische Bezüge zur Sterbebegleitung und alltäglichen Sterbekultur weitgehend fehlen.

79. Kunz, Christoph: Fertig ausgearbeitete Unterrichtsbausteine für das Fach Ethik/Werte und Normen. Eine Ideenbörse für alle Pflicht- und Wahlthemen in der Schule. - Loseblatt-Sammlung - Bd. 2, Kap. 6/7.1-7.14: Alter-Sterben-Tod
Das Unterrichtswerk als Loseblattsammlung ist gedacht für den Ethik-Unterricht der gehobenen Klassen. Innerhalb des Bausteins "Das Ich und seine Erfahrungen" werden folgende Themen didaktisch aufbereitet und mit Unterrichtsmaterial versehen: Der Krieg der Generationen, Einführung in die utilitaristische Utopie, Auseinandersetzung mit einigen Thesen Peter Singers und der Bioethik, Begegnungen mit der Todes-Frage, Bildmeditationen mit Käthe Kollwitz u.a., Literaturanregungen mit didaktischer Aufbereitung, weitere Medien, "Was ist nach dem Tod", Auseinandersetzungen mit Alter und Tod anhand von ausgewählten Texten. Es fehlt das medizinische Grundwissen, damit medizinethische Fragen angesprochen werden könnten. Die Unterrichtsentwürfe beziehen keine Position.

80. Neulinger, Klaus-Ulrich: Schweigt die Schule den Tod tot? Untersuchungen - Fragestellungen - Analysen. München 1975.
In den siebziger Jahren legte Klaus-Ulrich Neulinger mitdiesem Buch erstmalig eine Untersuchung über die Behandlung bzw. Nichtbehandlung des Phänomens des Todes an den Grundschulen vor. Befragt wurden 370 Grundschulklassen in Nord- und Südwürttemberg im Zeitraum von Mai bis Juli 1973. Als analytisches Hintergrundmaterial werden dabei in einem ersten Teil Einstellungen zum Tode, entwicklungspsychologische Voraussetzungen des Todesbewußtseins und der Todesangst und die Behandlung des Todes in der Kinder- und Vorleseliteratur sowie in Elternratgebern ermittelt. Aufgrund fehlender oder einseitiger Bearbeitung stellt Neulinger hier einen erheblichen Nachholbedarf fest. Ein zweiter Teil stellt die Ergebnisse seiner Umfrage dar. Auch wenn bei den Grundschullehrern keine einheitliche Ablehnung der Behandlung des Todes im Unterricht festgestellt werden konnte, so ergab sich doch eine gewisse Unsicherheit im Umgang mit dieser Thematik. Zudem konnte eine Diskrepanz zwischen Einsicht und Handlungsweise der Lehrpersonen festgestellt werden, so daß der Tod an der Grundschule zwar nicht tabuisiert wurde, jedoch auch nicht zum festen Bestandteil des pädagogischen Programms gehörte. Der Vergleich von Kinderbildern von Grundschülern der 4. Klasse mit denen etwa gleichaltriger lernbehinderter Sonderschüler ergab

keine wesentlichen Unterschiede in bezug auf die kindlichen Vorstellungen des Todes. Ebensowenig ergaben sich Unterschiede je nach vorheriger Behandlung des Todes im Unterricht. Der dritte Teil des Buches veröffentlicht exemplarische Kinderbilder des Todes, die einen, wenn auch einseitigen und ausschnitthaften Einblick in die kindliche Vorstellungswelt vermitteln. Entstanden ist mit diesem Buch eine repräsentative Darstellung der Todesvorstellungen von Grundschulkindern der siebziger Jahre.

2.1.4 Todeserziehung in den Glaubensgemeinschaften

81. Hennecke, Elisabeth: Ein Kind lernt mit dem Tod zu leben. Religionspädagogische Überlegungen zum Elternverlust. Essen 1987.
Der Tod von Vater oder Mutter während der Grundschulzeit stürzt das betroffene Kind in eine tiefe Verlassenheit und Verzweiflung. In ihrer religionspädagogischen Untersuchung versucht Elisabeth Hennecke die Grenzen und Möglichkeiten der Bewältigung dieser massiven Verlusterfahrung im schulischen Religionsunterricht aufzuzeigen. Inhaltlich ist ihre Arbeit in drei Teile gegliedert. In einem ersten Schritt wird zunächst die psychologische Situation des verwaisten Kindes im Grundschulalter dargelegt, wobei der Schwerpunkt auf der Situation des Kindes nach dem Tod, also auf seiner Todesbewältigung und Trauerverarbeitung liegt. Sodann wird dieser anthropologischen Situation eine Theologie des Todes, in ihrer Bedeutung innerhalb des Lebens, im Tod selber und für die Vorstellung eines Lebens über den Tod hinaus gegenübergestellt. In einem dritten Teil schließlich werden die theologischen Aussagen auf die konkrete Situation des Kindes übertragen und religionspädagogische Möglichkeiten und Grenzen der Bearbeitung der Verwaisung im Religionsunterricht aufgezeigt. Wenn auch für die konkrete Situation in der Grundschule erarbeitet, so lassen sich die hier erreichten Ergebnisse dennoch auf andere Altersstufen und Felder der Trauerverarbeitung übertragen. Im Anhang werden benutzte Materialien zur Bearbeitung dieser Thematik im Religionsunterricht auszugsweise veröffentlicht.
82. Mullin, Glenn H.: Die Schwelle zum Tod. Sterben, Tod und Leben nach tibetischem Glauben. Geleitwort von Elisabeth Kübler-Ross. Köln 1987.
Entsprechend einem großen Trend der fremdreligiösen und esoterischen Literatur werden Sterben und Tod hier als Möglichkeiten der Selbstvervollkommnung dargestellt, ohne dabei Anleihen bei christlichem, jüdischem oder säkularwissenschaftlichem Material machen zu müssen. Das

Buch von Mullin setzt die Lektüre des tibetischen Totenbuches voraus. Es macht teilweise erstmalig ergänzende tibetisch-lamaistische Texte zugänglich. Die Spannbreite behandelter Themen reicht dabei von Meditationsübungen, Berichten vom Tod großer Meister, über okkulte Erfahrungen zum Erkennen des vorzeitigen Todes bis hin zu Yoga-Techniken zur Abwendung des verfrühten Todes und rituellen Führungen Verstorbener. Die Texte werden jeweils eingeführt, oftmals mit missionarischem Pathos. Ferner werden die Zusammenhänge zwischen Karma, Bardo und Reinkarnation angesprochen und einer Selbsterlösungslehre zugeführt.

83. Zulehner, Paul M.: Pastoraltheologie. Bd. 3. Übergänge: Pastoral zu den Lebenswenden. Unter Mitarb. von Andreas Heller. Düsseldorf 1990.
Auch dieser dritte Band seiner vierbändigen Pastoraltheologie ist den Lebensübergängen gewidmet, um die herum eine verantwortliche Kirchenpraxis skizziert wird. Im Vergleich zu seinem Buch "Heirat-Geburt-Tod" kommt die abschiedliche Dimension menschlichen Daseins in diesem Buch jedoch weitaus mehr in den Blick. So sind neben dem Auf- und Abbau kleiner Lebenswelten und der Geburt Sterben und Tod, Kranksein, Altwerden und der Lebensmitte jeweils größere Abschnitte gewidmet. Darüber hinaus werden auch die Anregungen aus der Hospizbewegung aufgegriffen und Möglichkeiten der Sterbebegleitung diskutiert. Ein weiterer Schwerpunkt liegt auf dem Wandel und der heutigen Gestaltung der Krankenseelsorge. Auch die mögliche Unterstützung der von jedem Menschen im Laufe seines Lebens mühsam zu leistenden Bewältigung seiner Endlichkeit, ebenso wie die krisenhaften Lebensveränderungen in der Lebensmitte und durch den Prozeß des Alterns werden ausführlich erörtert.

2.2 Trauer und Verlust

2.2.1 Konzepte der Trauerarbeit

84. Canacakis, Jorgos: Ich sehe deine Tränen. Trauern, klagen, leben können. Mit einem Vorw. von Kristine Schneider. Stuttgart [3]1992 ([1]1987).
In diesem Buch stellt Jorgos Canacakis den in unserer Kultur üblichen Verdrängungsmechanismen der Trauer die heilende Wirkung antiker, in einigen ländlichen Gegenden Griechenlands noch heute praktizierter Totenklage gegenüber.

85. Jerneizig, Ralf/Schubert, Ulrich: Der letzte Abschied. Ratgeber für Trauernde. Essen 1991.

Der Trauerratgeber ist in zwei Teilen verfaßt: für Trauernde und für die Umgebung. Anlaß ist ein bereits eingetretener Verlust (also nicht die vorauseilende oder begleitende Trauer). Die "Normalität" des Trauerns steht im Mittelpunkt, wobei keine billige Phasenlehre verfolgt wird. Fallbeispiele erörtern den konkreten Verlauf. Für die Umgebung des Trauernden stehen die Risiken im Mittelpunkt, denen vorgebeugt werden soll.

86. Pincus, Lily: Bis daß der Tod euch scheidet. Zur Psychologie des Trauerns (Death in the family). Stuttgart 1977.
Lily Pincus stellt in diesem Buch Trauerreaktionen aus der Sicht der Sozialarbeit und Psychotherapie dar, wobei ihre Darstellung vor allem von persönlichen Erfahrungen, weniger von eigener Forschungsarbeit geleitet ist.

87. Pisarski, Waldemar: Anders trauern - anders leben. Gütersloh [2]1993 ([1]1982).
Der evangelische Pfarrer Waldemar Pisarski schildert den Prozeß des Trauerns, seine Etappen, Stationen und Umwege sowie Hilfen zu seiner Bewältigung.

88. Quinett, Paul G.: Warum mit dem Leben Schluß machen? Rat und Hilfe für Gefährdete und für die, die sie verstehen und lieben. Nachwort von Michael Heinrich. Freiburg i.Br. 1990.
Das Buch wendet sich behutsam unmittelbar an Suizid-Gefährdete, im Wissen darum, daß es das letzte gewesen sein könnte, das ein Leser liest. Es geht das Thema offensiv an, indem es z.B. den Suizid als tatsächliche Problem-Lösung ernst nimmt und indem es vor allem den Leser persönlich, in Briefform anspricht. Der Verfasser macht sich selbst vielfach zum Thema, um den gefährdeten Leser am Lesen zu halten. Aber ein Suizid geht weder schnell noch leicht; und letztlich versucht das Buch den Suizid selbstverständlich als den falschen Weg zu entlarven. Aber dabei wird der Leser nicht gegängelt, sondern lediglich zur Selbstreflexion verleitet. Dazu dienen dann auch die praktischen Hinweise und Adressen am Buchende.

89. Sax, Marjan/Visser, Knaar/Boer, Marjo: Begraben und Vergessen? Ein Begleitbuch zu Tod, Abschied und Bestattung. Aus dem Niederl. v. Diete Oudesluijs und Marlene Müller-Haas. Dt. Bearb. Gerdien Jonker und Theresa Wobbe. Berlin 1993 (Zand erover? Amsterdam 1989).
In diesem Buch berichten Frauen und Männer aus den Niederlanden und aus Berlin über ihre Versuche, den Abschied von ihren Lebensgefährten nach eigenen Vorstellungen zu bestimmen: vom Testament bis zum Begra-

ben, von der Auswahl des Friedhofs bis zum Versorgen und Verteilen der materiellen Dinge. Inhaltlich gliedert sich das Buch in einen Interview- und einen Informationsteil. Die Interviews und kurze Essays im ersten Teil beschäftigen sich mit dem Umgang mit Sterben, Tod und Trauer in den Niederlanden, mit alten Bräuchen und neuen Traditionen im Zusammenhang mit Beerdigungen und Feuerbestattungen und mit dem Aufbau der Bestattungsindustrie. Für die deutsche Ausgabe wurde dieser Teil um ein Kapitel zum "Sterben in der Fremde" erweitert und auf deutsche Verhältnisse übertragen. Der zweite Teil enthält praktische Informationen und eine genaue Anleitung für alles, was in einem Todesfall vom Eintritt des Todes bis zum Aufstellen des Grabsteins zu tun ist. Zudem gibt er Informationen über das Erbrecht, ein Testament sowie verschiedene Versicherungsformen und über die Regelung von Sozialleistungen, Rentenansprüchen, Bank- und Girokonten und Steuern. Für die deutsche Ausgabe wurde das Buch in beiden Teilen überarbeitet und um die für Deutschland zutreffenden Angaben ergänzt, um die praktischen Hinweise für die deutschen Verhältnisse zugänglich zu machen. Ziel des Buches ist es, alle Menschen zur Entwicklung eigener Gestaltungsmöglichkeiten beim letzten Abschied zu ermutigen.

90. Schibilsky, Michael: Trauerwege. Beratung für helfende Berufe. Düsseldorf 1992.

Wichtige Bestandteile gesunder Trauer sind der Ansatz bei der Biographie (Lebensbilanz), das grundsätzliche Zulassen der Trauer, der fließende Übergang von vorauseilendem Trauern über die Begleitung zur Nachbereitung und die besondere Besinnung aufgrund des Glaubens bzw. der christlichen Wahrnehmung des Verlaufs. Basis der Darstellung ist die evangelisch-theologische Bilanzarbeit anhand von biblischen Geschichten (Lazarus, Gethsemane und Emmaus) und anderen literarischen Quellen. Die "Trauerwege" sind insofern bereits irgendwo aufgeschriebene Pfade, die abgeschritten werden sollen. Besonders der zweite Teil des Buches versucht, praktische Hinweise für die Hand der Trauerbegleiter, insbesondere für Seelsorger zu geben. Dabei wird dann stärker strukturiert und in Modellen gearbeitet, die zur "Anwendbarkeit" neigen.

91. Spiegel, Yorik: Der Prozeß des Trauerns. Analyse und Beratung. München ^{7}1989.

Theologische, psychologische und soziologische Dimensionen der Trauer um einen nahestehenden Menschen werden in dieser integrativen Studie miteinander in Zusammenhang gebracht.

92. Zulehner, Paul M.: Heirat-Geburt-Tod. Eine Pastoral zu den Lebenswenden. Wien 1976.
Seine Pastoral zu den Lebenswenden widmete der bekannte Wiener Pastoraltheologe Paul M. Zulehner in erster Linie den "Auswahlchristen", die trotz einer weitgehenden Distanzierung zur Kirche deren religiöses Sinnangebot an den zentralen Ereignissen ihres Lebens wie Hochzeit, Geburt und Tod nach wie vor anfragen. Darüber hinaus will Zulehner mit seiner "Auswahlchristenpastoral" auch die Seelsorger ermutigen, das Leben heutiger Menschen auch jenseits kirchlicher Traditionen pastoral zu begleiten und ihnen zu helfen, ihr Leben individuell an Jesu Modell der Lebensführung und Lebensdeutung auszurichten. Im einzelnen thematisiert Zulehner die Situation der Hinterbliebenen, ihre Trauer und Begleitung, ihre Erwartungen an Religion und Kirche, die Funktionen des religiösen Begräbnisses sowie Ansätze zu einer Trauerpastoral, die christliche Todesdeutung und eine phasengerechte Trauerarbeit. Seine Vorstellung einer kirchlichen Begleitung am Lebensende konzentriert sich hier jedoch noch völlig auf die Überlebenden, die Situation und Begleitung des Sterbenden kommt noch nicht in den Blick.

2.2.2 Kindes- und Jugendalter

93. Furman, Erna: Ein Kind verwaist. Untersuchungen über Elternverlust in der Kindheit. Stuttgart 1977 (A Child's Parent Dies. Studies in Childhood Bereavement, Yale University Press, Ltd., New Haven and London 1974).
Die vorliegenden Untersuchungen zum Elternverlust in der Kindheit sind das Ergebnis langjähriger Kinderanalysen. Ausgehend von Definitionen von Trauer und Trauerarbeit untersuchen Erna Furman und ihre Mitarbeiter die verschiedenen Aspekte dieser Verlustsituation, die sich auf die Fähigkeit des verwaisten Kindes auswirken, diese Belastung seelisch zu bewältigen. Darüber hinaus werden auch die Folgen des Todes von Vater oder Mutter für die Persönlichkeitsentwicklung des Kindes analysiert. Besondere Aufmerksamkeit wird dabei den Kriterien für Trauerarbeit in der Kindheit, dem Unterschied zwischen der Trauerarbeit eines Kindes und eines Erwachsenen sowie dem Vorkommen und der Gestalt von Depression und Apathie bei verwaisten Kindern gewidmet. Anhand von neun, im Unterschied zu zehn Fallstudien der amerikanischen Ausgabe, werden die verschiedenen Reaktionsweisen von Kindern auf das Erlebnis

des Todes von Mutter oder Vater empathisch nachvollziehbar. Entstanden ist auf diese Weise eine einfühlsame Interpretation der Gefühlslage vom Elternverlust betroffener Kinder, die ebenso den individuellen wie den äußeren Faktoren der kindlichen Fähigkeit zur Bewältigung dieser Verlustsituation Rechnung trägt.

94. Harder, Gabriela Maria: Sterben und Tod eines Geschwisters. Zürich 1991.
In ihrer Lizentiatsarbeit untersucht Gabriela Maria Harder das emotionale wie kognitive Ringen vom Geschwistertod betroffener Kinder und Jugendlicher um das Verständnis und die Verarbeitung des bzw. dieses speziellen Todes. Damit behebt sie ein Defizit in der psychologischen Forschung, die das Leid trauernder Geschwister bislang wenig beachtet hat, obschon diese aufgrund ihrer Entwicklungsstufe der Härte des Todes bzw. der Todeserfahrung in besonderer Weise ausgesetzt sind. Dazu skizziert sie zunächst die entwicklungspsychologische Entstehung des Konzeptes "Tod", den Einfluß der Umwelt auf diese Konzeptualisierung sowie die in ihm enthaltenen Implikationen für das jeweilige Selbst- und Weltverständnis. Anhand von Gedächtnisprotokollen elf erwachsener Gesprächspartner, die in ihrem Kindes- und Jugendalter einen Bruder oder eine Schwester verloren haben, diskutiert Gabriela Harder in einem zweiten Teil die durch diese Verlusterfahrung ausgelösten Gefühle, Gedanken und Handlungsweisen. Zentrales Fazit dieser Untersuchung, in die sie auch bereits publizierte Ansätze einbezieht, ist die große Einsamkeit und Verlassenheit der betroffenen Kinder und Jugendlichen. Gegenstand des dritten Kapitels sind sodann Präventions- und Interventionsmöglichkeiten von seiten fachlicher wie nichtfachlicher Hilfe. Wichtig erscheint hierbei, daß eine frühzeitige Vorbereitung auf den Tod durch den Umgang mit der Natur oder durch geeignete Kinderliteratur eine wesentliche Hilfe bei der Verarbeitung späterer Verlusterfahrungen sein kann. Die Schlußbetrachtungen im vierten Kapitel verweisen schließlich auf weiterführende Forschungsansätze. Im Anhang werden demographische Daten zum Geschwistertod in der Schweiz veröffentlicht.

95. Leist, Marielene: Kinder begegnen dem Tod. Gütersloh [2]1990 ([1]1979).
Obwohl Erwachsene Kindern gern die schmerzliche Erfahrung von Tod und Verlust ersparen möchten, werden auch Kinder von Tod und Verlust getroffen, können sie auch selbst durch Unfall oder schwere Krankheit sterben. Ihre Trauer äußert sich jedoch auf besondere Weise, so daß viele Erwachsene sich nur schwer in die tiefe Not und Hilflosigkeit der Kinder hineinversetzen können. Mit ihrem Buch will Marielene Leist den kindlichen Schmerz verständlich machen und Wege zeigen, wie er zu lindern

und zu bewältigen ist. Sie richtet sich damit an alle Menschen, denen Kinder anvertraut sind, besonders aber an Stiefväter und -mütter, an Adoptiv- und Pflegeeltern, um ihnen die bisweilen ablehnende Haltung der Kinder verständlich zu machen. Deutlich wird auch, daß eine wirksame Hilfe erst nach der Auseinandersetzung mit der eigenen Sterblichkeit möglich wird. Marielene Leist hat mit diesem Buch eine sehr umfassende, aber dennoch präzise und leichtverständliche Darstellung des kindlichen Erlebens von Sterben, Tod und Trauer in allen Dimensionen vorgelegt. Inhaltlich reichen die behandelten Themen von der Angst und dem Wissen um Sterben und Tod über Sterben und Tod von Tieren, Verwandten, Freunden, Geschwistern, Vater oder Mutter oder beiden Eltern bis hin zum Tod der ganzen Familie und zu dem Problem des Selbstmordes. Darüber hinaus nimmt das Sterben des Kindes einen breiten Raum ein ebenso wie die wichtige Frage nach Trauer und Trost. Ein Sachregister erleichtert zusätzlich den direkten Zugriff auf spezielle Fragen. Ausführliche Begriffserklärungen im Anhang machen ihre Darstellung auch für den psychologischen Laien verständlich.

96. Orbach, Israel: Kinder, die nicht leben wollen. Aus dem amerik. Engl. von Ute Schneider. Göttingen 1990.

Kindersuizid ist in der Forschung bislang wenig beachtet worden, wenn er nicht sogar aufgrund des angeblich mangelnden kindlichen Todesverständnisses überhaupt bestritten wurde. Dieses Defizit versucht Israel Orbach in seinem kenntnisreichen und durch viele Fallbeispiele anschaulich gemachten Buch aufzuarbeiten. Zu diesem Zweck untersucht er die Theorien über den Selbstmord Erwachsener auf ihre Anwendbarkeit auf suizidale Kinder, die Beziehungen zwischen Suizidgefährdung und der Persönlichkeitsstruktur (wie Depression, schwache Ich-Funktion und fehlende Selbstkontrolle) sowie der Lebensumstände suizidaler Kinder, wozu Verlusterlebnisse, Mißhandlung, bestimmte Familienmerkmale und Leistungsdruck gehören. Ein weiterer, wesentlicher Faktor zum Verständnis des Kindersuizides ist die Frage nach dem Todesverständnis von Kindern, insbesondere nach der Bedeutung dieses Wissens und der Einstellung gegenüber dem Tod für den suizidalen Prozeß. Eine zentrale These Orbachs lautet, daß selbstzerstörerische Tendenzen bei Kindern (ebenso wie bei Erwachsenen) eher durch Familiendynamiken als durch Persönlichkeitsmerkmale hervorgerufen werden. Sein eigenes Konzept des unlösbaren Problems verbindet er zu einem phänomenologischen Modell, daß das selbstzerstörerische Verhalten als ein von vielen Faktoren abhängendes Resultat verschiedener Konfliktpotentiale versteht. Dieses Modell wird abschließend auf die Diagnose und Prävention von Suizidgefährdung und die Therapieformen für suizidgefährdete Kinder angewandt.

2.2.3 Erwachsenenalter

97. Dobrick, Barbara: Wenn die alten Eltern sterben. Das endgültige Ende der Kindheit. Stuttgart [5]1991.
Barbara Dobrick untersucht in diesem Buch die Auswirkungen des Todes der Eltern auf erwachsene Söhne und Töchter.

98. Goldmann-Posch, Ursula: Wenn Mütter trauern. Erinnerungen an das verlorene Kind. Mit einem Vorw. von Margarete Mitscherlich. Vollst. Taschenbuchausg. München 1990 ([1]1980).
Es sind vor allem die Frauen, welche trauern. Männer scheinen dies eher "im Verborgenen" zu tun. Die Fähigkeit der Frauen ist eine Mitgift ihrer Sozialisation, die darzustellen sich lohnt, u.a. auch deshalb, damit daran angemessenes Trauern auch gelernt werden kann. Die Untersuchung faßt bisherige Bemühungen um eine Darstellung besonders der Risikofaktoren des Trauerns bei verwaisten Müttern zusammen und sucht auf dieser Grundlage nach Methoden einer Gruppenarbeit mit Trauernden. Dabei kommen auch die Geschwisterkinder zum Tragen, deren Gefährdungen durch die Konkurrenz besondere Verwundungen möglich macht. Dabei unterscheidet sich die Trauer bei Müttern und anderen durchaus nach der Art des vorausgegangenen Sterbens: plötzlich, langsam, Säuglingstod, Abtreibungen, gewaltsamer Tod, die Selbsttötung des Kindes, die Trauer nach spurlosem Verschwinden. Aus diesen Überlegungen leitet die Verfasserin in praktische Handreichungen ab von einem Regelwerk bis hin zu einzelnen Betrachtungen und Methoden. Die Darstellung ist durchzogen von zahlreichen Beispielen aus der Gruppenarbeit der Selbsthilfe Verwaister Eltern und aus Tagebüchern trauernder Mütter. Es stellt sich heraus, daß es weder echte Gesetzmäßigkeiten bei der Trauer noch auch leichtere oder schwerere Fälle gibt. Alle Trauerprozesse haben ihre Durchgangsform und ihre Problemzonen.

99. Hartmann, Jutta: Lautlos und unbemerkt. Der plötzliche Kindstod. München 1990.
Unter Einbeziehung der psychosozialen Aspekte des Phänomens des plötzlichen Kindstodes vermittelt Jutta Hartmann Informationen über den heutigen Wissensstand und die Versuche, dem plötzlichen Kindstod vorzubeugen.

100. Ide, Helga: Mein Kind ist tot. Trauerarbeit in einer Selbsthilfegruppe. Reinbek bei Hamburg 1988.
Dieses Buch ist eine Schilderung eines Verlaufs von Trauerarbeit innerhalb einer Selbsthilfegruppe. Der 18jährige Sohn der Autorin war mit Zyankali aus dem Leben geschieden. Der Bericht geht von der Betroffenheit aus und kommt auch nur wenig darüber hinaus. Die Einzelheiten spiegeln jedoch sowohl wiederkehrende Sequenzen derartiger Auseinandersetzungen als auch "Einmaliges", wie den Wunsch nach einem neuen Kind, um durch dessen Tötung die Verletztheit durch den Selbstmord des anderen Kindes zu heilen. Die angedeutete Problematik der Geschwisterkinder wird nachhaltig offengelegt. Die geschilderten Gesprächverläufe in der Gruppe geben einen Hinweis auf die Methodik gelenkter Gespräche ohne therapeutischen Ansatz.

101. Schiff, Harriet S.: Verwaiste Eltern. Aus d. Engl., 2., überarb. und erg. Aufl., Stuttgart 1990.
Aus eigener Betroffenheit entstandener einfühlsamer Ratgeber für Eltern, die ein Kind verloren haben. Mit Adressen- und Literaturliste im Anhang.

2.3 Vorbereitungen auf Sterben und Tod

2.3.1 Ars moriendi - Kunst des Sterbens

102. Imhof, Arthur E.: Ars moriendi. Die Kunst des Sterbens einst und heute. Wien/Köln 1991.
Lange Zeit gehörte der Tod als ständiger Begleiter zum Leben. Diese permanente Unsicherheit menschlicher Existenz prägte die Mentalität der Menschen und zwang sie zur Auseinandersetzung mit der eigenen Sterblichkeit. Eine Hilfe dazu boten etwa die in der zweiten Hälfte des 15. Jahrhunderts entstehenden "Ars moriendi"-Büchlein, die in 11 Bildern eine Kunst des Sterbens zu vermitteln suchten. Erst die Reihenimpfungen und Antibiotika bewirkten zu Beginn des 20. Jahrhunderts einen grundsätzlichen Wandel von einer unsicheren zu einer sicheren Lebenszeit. Jedoch erfolgte dieser Wandel nach Imhof zu abrupt, als daß sich bereits neue Denk- und Verhaltensmuster hätten entwickeln können. Als Konsequenz der längeren Lebenserwartung wird nun der Tod nicht länger als zum Leben gehörig erfahren, so daß eine infauste Prognose den Erkrankten oftmals überwältigt. Zudem bedarf es einer langen Vorbereitung, um den Tod als natürliches Ende des Lebens annehmen zu können, doch ist Zeit für den tödlich Erkrankten eine Dimension, über die er immer weni-

ger verfügt. Vor diesem Hintergrund will Imhof mit der Betrachtung von 10 Todesbildern vom 15. bis zum 20. Jahrhundert zur Entwicklung einer neuen "Kunst des Sterbens" beitragen, auch wenn frühere Denk- und Verhaltensmuster nicht einfach unkritisch auf heutige Verhältnisse übertragen werden können. Aus diesem Grund enthält sein Buch auch 10 statt wie früher 11 Bilder, um deutlich zu machen, daß nunmehr jeder seine eigene Antwort auf die Frage nach Sterben und Tod finden muß.

103. Neher, Peter: Ars moriendi - Sterbebeistand durch Laien. Eine historisch-pastoraltheologische Analyse. St. Ottilien 1989.

Vor dem Hintergrund seiner Erfahrung als Klinikseelsorger hat Peter Neher in dieser kenntnisreichen Dissertation in einer differenzierten Auswertung der frühesten Fassungen der Ars moriendi diese Praxis genau rekonstruiert und daraufhin befragt, welche Anstöße sie für eine gegenwärtige Diskussion um eine angemessene Kranken- und Sterbebegleitung zu geben vermag. Zu diesem Zweck werden in einem ersten Kapitel zunächst Begriff, Forschungsstand, literarisches Umfeld und literarisches Geschick der Ars moriendi erörtert, bevor in einem zweiten Kapitel das literarische Genus der Quellen unter zunächst rein formalen Gesichtspunkten vorgestellt wird. Vor dem Hintergrund der Betreuung der Kranken und Sterbenden in der Tradition (Kapitel 3) wird sodann der spezifische Erneuerungsplan der Ars moriendi in bezug auf den Sterbebeistand (Kap. 4) und die Begleiter (Kap. 5) deutlich gemacht, bevor abschließend die pastoralen Impulse der Ars moriendi für die gegenwärtige Praxis der Kranken- und Sterbebegleitung an 5 Punkten deutlich gemacht wird (Todeskonzeption, Kranker als Subjekt, Kompetenz des Begleiters, Gewicht des Hier und Jetzt, Elementarisierung christlichen Glaubens). Durch eine klare Sprache und eine anschauliche Darstellung ist es Peter Neher überzeugend gelungen, den besonderen Reichtum der kirchlichen Tradition an Deutungsmustern für die Sterbesituation aufzuzeigen, der lohnenswert in den heutigen Lebenshorizont der Menschen übertragen werden muß.

104. Wagner, Harald (Hg.): Ars moriendi. Erwägungen zur Kunst des Sterbens. Freiburg i.Br. 1989.

Anknüpfend an die Ars moriendi, die Kunst des Sterbens aus dem späten Mittelalter, entwickeln die Autoren dieses Bandes in interdisziplinärer und ökumenischer Zusammenarbeit aus theologischer und humanwissenschaftlicher Sicht Perspektiven einer praktischen Sterbebegleitung. Inhaltlich reicht die Spannbreite der behandelten Themen von der theologiegeschichtlichen Grundlegung und systematischen Aufarbeitung (H. Rolfes,

H.-M. Barth) über die Entfaltung einer modernen Spiritualität (J. Manser) und die Neuorientierung in medizinisch-therapeutischen Einrichtungen (T. Kruse, H.R. Zielinski) sowie die Erfordernisse und Möglichkeiten der Liturgie und Religionspädagogik (Th. Maas-Ewerd, H. Wagner) bis hin zu den Bedingungen der Abschiedlichkeit der Philosophie und des Menschen (H. Ebeling) und der Bedeutung des Todes in der deutschen Literatur der achtziger Jahre (W. Falk). Die einzelnen Beiträge liefern so vielfältige Anregungen zu einer neuen Kultur des Sterbens.

105. Zulehner, Paul M./Becker, Paul/Virt, Günter: Sterben und sterben lassen. Düsseldorf 1991.

Ziel dieses interdisziplinären Buches ist die Entwicklung einer neuen Sterbekultur (ars moriendi) im Sinne einer Bewußtseinsbildung der Bevölkerung. Zu diesem Zweck werden in einem ersten Teil zunächst die Bedingungen heutigen Sterbens untersucht, die immer noch weitgehend von "Enthäuslichung und Entfremdung" gekennzeichnet sind. Zudem besitzen immer weniger Menschen tragfähige Deutungen des Todes. Auch den christlichen Kirchen fällt es offenbar immer schwerer, ihre alten Todesbilder einleuchtend nahezubringen. Der zweite Teil des Buches ist der Entwicklung einer neuen Sterbekultur gewidmet. Hier werden Fragen zur Euthanasie und zur palliativen Medizin sowie der Beitrag der Kirchen zu einer neuen Sterbekultur diskutiert. Darüber hinaus werden Orientierungen für die Entwicklung einer persönlichen Sterbekompetenz aufgezeigt und die Bedingungen für ein menschenwürdigeres Sterben erörtert. Als "Zwischenschritt" plädieren die Autoren für Hospize als Raststätten, in denen Sterbende vorübergehend oder endgültig aufgenommen werden, um dort mit ihren Angehörigen oder alleine bis zuletzt menschenwürdig leben zu können. Die bewußte Annahme des Todes mitten im Leben als Voraussetzung der Entwicklung einer neuen Sterbekultur muß aber notwendig in gesellschaftspolitische Strukturen umgesetzt werden.

2.3.2 Kindes- und Jugendalter

106. Buckingham, Robert W.: Mit Liebe begleiten. Die Pflege sterbender Kinder. Vorwort von Elisabeth Kübler-Ross. Aus dem Engl. von Agnes Schaible-Rapp. München 1987.

Das Buch ist erstmalig 1983 erschienen und steht im Einflußfeld von Elisabeth Kübler-Ross. Der Verfasser ist einer der Mitbegründer der Hospizbewegung in den USA. Gerade an den Kindern wird jedoch deutlich, wie wenig Hospice-Care stationär gesehen werden darf. Das Buch ist mit wissenschaftlicher Quellenarbeit versehen, die allerdings nahezu ausschließlich amerikanische Literatur verwertet. Der Anhang bietet einige noch aktuelle Adressen. Die gesamte Darstellung geht von einem "Harmoniemodell" aus, in dem z.B. Aggressivität als Bewältigungsstrategie nicht vorkommen darf. Pflegewissenschaftliche Ansätze begleiten die praktischen Hinweise, bei denen das Hauptaugenmerk auf dem häuslichen Bereich und auf dem Familienatem liegt.

107. Kübler-Ross, Elisabeth: Kinder und Tod. Zürich ^{4}1990.
Elisabeth Kübler-Ross berichtet in diesem Buch behutsam von sterbenden Kindern, denen ein inneres Wissen um den nahenden Tod und eine intuitive Symbolsprache gemeinsam ist, verbunden mit Sensibilität für das Verhalten der Erwachsenen.

108. Maymann, U./Zerfaß, R.: Kranke Kinder begleiten. Wie Eltern, Schwestern, Ärzte und Seelsorger helfen können. Freiburg/Basel/Wien 1981.
Bei diesem Buch handelt es sich um eine Darstellung des Erlebens von Krankheit im Grundschulalter, die durch Vorschläge zur helfenden Beziehung in der kindlichen Krise ergänzt werden.

109. Student, Johann-Christoph: Im Himmel welken keine Blumen. Kinder begegnen dem Tod. Freiburg i.Br. 1992.
Dieses Buch umfaßt die Beiträge der öffentlichen Ringvorlesung "Kinder und Tod" der Evangelischen Fachhochschule Hannover vom Wintersemester 1990/91. Ziel dieser Vorlesungsreihe war es, den Ring des Schweigens und der Isolation zu brechen, der sich oftmals um die vom Kindertod betroffenen Familien legt. Angesichts des kindlichen "Todes zur Unzeit" sind Eltern, Angehörige und Freunde ebenso wie berufliche Helferinnen und Helfer häufig von tiefer Rat- und Sprachlosigkeit betroffen. Doch muß sich jeder, der mit kindlichem Tod und Sterben konfrontiert wird, zunächst seinen eigenen Todesängsten und vergessenen oder verdrängten Traueranlässen stellen, bevor er den Kindertod bewältigen kann. Die hier versammelten Aufsätze, an denen namhafte Autoren wie Tobias Brocher, Ute und Johann-Christoph Student, Reinhard Tausch, Verena Kast, Jorgos Canacakis ebenso wie betroffene Eltern und berufliche Helfer mitgewirkt haben, wollen einen Beitrag zu dieser notwendigen Klärung der eigenen Einstellung zu Sterben, Tod und Trauer leisten. Nach dieser schmerzlichen Trauerarbeit kann der Tod eines Kindes auch zu einer Herausforderung zu eigenem Wachstum werden, zu der Erkenntnis, daß nicht die Dauer, sondern die Intensität des Lebens entscheidend sind und somit

Anstoß zu einer Rückbesinnung auf das Wesentliche des eigenen Lebens werden.

110. Tränen im Regenbogen. Phantastisches und Wirkliches, aufgeschrieben von Mädchen und Jungen der Kinderklinik Tübingen. Hrsg. von Michael Klemm. Tübingen ^{5}1990.
Texte und Bilder (meist) schwerkranker Kinder sowie biographische Notizen und einführende Erläuterungen machen seelische und körperliche Belastungen ebenso sichtbar wie Hoffnung, Mut und Lebensfreude. Ein Buch für Kinder (ab 11 Jahren) und Erwachsene.

111. Varga, Beatrix: Leben und Sterben bei Kindern. Regensburg 1991.
In ihrer Arbeit als Krankenhauslehrerin war Beatrix Varga zunächst betroffen durch die allgemeine Unfähigkeit der einzelnen Bezugsgruppen, die Sprache der schwerkranken Kinder zu verstehen. Durch ihre Diplomarbeit will sie sensibilisieren für das Verstehen der Symbole, die uns die sterbenden Kinder verbal oder non-verbal vermitteln. Ihr eigenes Konzept einer "heilenden Erziehung" geht dabei aus von der Überzeugung, daß der bewußte Einsatz und die Reflexion pädagogischen Handelns im Umgang mit schwerkranken und sterbenden Kindern die Angst vor empathischer Kommunikation mit Patienten vermindert und in besonderer Weise zur Überwindung von Angst beitragen kann. Inhaltlich gliedert sich das Buch in sechs Abschnitte. Die beiden ersten Kapitel beschreiben das Erleben des gesunden und des erkrankten Kindes von Krankheit und Tod. Im zweiten und dritten Kapitel wird das Todeserleben beim Kind ausgehend von bestimmten Todeskonzepten dargestellt. Ein besonderer Stellenwert wird hierbei der Empfindung und Verbalisierung der Angst vor dem Sterben beigemessen. Das vierte Kapitel analysiert sodann das Spannungsfeld des Krankenhauses und seine Auswirkungen auf das Erleben des Kindes, was durch ein Fallbeispiel illustriert wird. Das fünfte Kapitel thematisiert die Bedeutung der Schule im Krankenhaus. Im sechsten Kapitel wird abschließend das auf österreichische Verhältnisse übertragene amerikanische Modell der Death Education dargestellt als eine besondere Möglichkeit, den Umgang mit dem Sterben zeitlebens zu erlernen.

112. Weller, Anne: Mir blieb ein halbes Jahr Zeit. Wie Maren und ich uns mit den Worten "Krankheit, Sterben und Tod" auseinandersetzten. Bilder, die mir den Weg meiner sterbenden Tochter zeigten. Frankfurt/Main 1989.
In diesem Buch berichtet Anne Weller über den Sterbeprozeß ihrer herzkranken Tochter, durch deren Zeichnungen sie begreift, daß das Kind seinen nahen Tod ahnt und akzeptiert.

2.3.3 Erwachsenenalter

113. Kübler-Ross, Elisabeth: Interviews mit Sterbenden. Stuttgart [17]1989 ([1]1971) (London [1]1969).
Als Elisabeth Kübler-Ross 1969 ihre "Interviews mit Sterbenden" veröffentlichte, lenkte sie damit erstmals die Aufmerksamkeit einer breiten Öffentlichkeit auf die besonderen Nöte und Ängste Sterbender und wurde so zum Auslöser einer breiten Sterbediskussion. In den "Interviews" schildert sie zunächst die Angst vor dem Tod als unveränderte Erscheinung menschlichen Lebens über Jahrhunderte und unterschiedliche Kulturstufen hinweg, wobei sich die Abwehrmechanismen des Todes im 20. Jahrhundert verstärkt haben, da auch die effektive Bedrohung existentieller geworden ist (Krieg, Technik, Atombombe u.a.). Die Verdrängung bzw. Tabuisierung des Todesgedankens erscheint so als Folge der eigenen Abwehrhaltung. Die Verleugnung schafft dem Kranken jedoch keine Erleichterung, er leidet sogar mehr, da er mit niemandem mehr aufrichtig über seinen wahren Zustand reden kann. Bekannt wurde Elisabeth Kübler-Ross jedoch vor allem durch ihre Phasenlehre des Sterbens, die sie aus Gesprächen mit mehr als 200 Sterbenden entwickelte. Elisabeth Kübler-Ross unterscheidet fünf Phasen des Sterbeprozesses: Nichtwahrhabenwollen und Isolierung (1), Zorn und Auflehnung (2), Verhandeln mit dem Schicksal (3), Depression (4) und Zustimmung (5). Nach ihren Beobachtungen werden diese Phasen von allen Sterbenden durchlebt, wenn auch in unterschiedlicher Intensität und z.T. überlappend. In jeder Phase aber sei ein Rest von Hoffnung, z.B. auf ein Heilung bringendes Medikament, lebensnotwendig enthalten.
114. Kübler-Ross, Elisabeth (Hg.): Reif werden zum Tode. Stuttgart [8]1988.
In diesem Buch sind Texte verschiedener Autoren aus unterschiedlichen Religionen und Kulturkreisen versammelt, die eine Grunderkenntnis gemeinsam haben: Reif werden zum Tode bedeutet, ein sinnerfülltes Leben zu führen.
115. Kübler-Ross, Elisabeth: Was können wir noch tun? Antworten auf Fragen nach Sterben und Tod. Gekürzte Taschenbuchausg. Gütersloh [4]1984 (ungekürzte Originalausg. Kreuzverlag, Stuttgart; Questions and answers on death and dying. New York/London o.J.).
In diesem Buch versucht Elisabeth Kübler-Ross auf einige der ihr am häufigsten gestellten Fragen eine kurze und prägnante Antwort zu geben. Die meisten Fragen beziehen sich dabei unmittelbar auf die Probleme des sterbenden Patienten, die sich in den einzelnen Sterbephasen ergeben.

Daneben werden auch Fragen des Pflegepersonals und der Hinterbliebenen ausführlich thematisiert. Bewußt ausgespart wurden Themenkreise wie "Religion und Leben nach dem Tode" sowie "Verlassenheit und Trauer". Eine weitere Eingrenzung besteht in der Konzentration auf den erwachsenen Patienten, Fragen und Antworten aus dem kindlichen Erleben werden in einem speziellen Buch ("Kinder und Tod", Zürich [4]1990) behandelt. Ein Sachregister ermöglicht zusätzlich zu einer übersichtlichen Gliederung den direkten Zugriff auf spezielle Fragen, deren Beantwortung jedoch aufgrund der Kürze z.T. recht oberflächlich geraten ist.

2.3.4 Sterben lernen - Leben lernen

116. Jury, Mark und Dan: Gramp. Ein Mann altert und stirbt. Die Begegnung einer Familie mit der Wirklichkeit des Todes. Aus dem Amerik. von Edwin Ortmann. Berlin/Bonn 1982.
Ein bereits 1978 in den USA erschienener Fotoband einer leidenschaftlich fotographierenden Familie, die das Alter, die Krankheit, die Verwirrtheiten und den Tod ihres Vaters/Großvaters dokumentiert. Die Kameraeinstellungen sind nicht voyeuristisch, sondern einfühlsam. Geschildert wird das Zuhause-Sterben eines alten Mannes gewissermaßen als illustrierte Geschichte pflegender Angehöriger. An dieser Pflege sind nicht nur die Frauen, sondern auch die Männer der Familie beteiligt.
117. Keleman, Stanley: Lebe dein Sterben. Hamburg 1977 (Living Your Dying. New York 1974).
Ein Buch über Sterben, nicht über den Tod. Ihr ganzes Leben sterben die Menschen, immer geben sie Dinge ab, immer erleben sie Verlust. Auf der Grundlage körperbezogener Studien stellt Stanley Keleman Sterbenlernen als lebenslangen Prozeß dar. Entstanden ist ein Buch zur Lebenshilfe durch Sterbe-Selbst-Erziehung.
118. Kübler-Ross, Elisabeth: Erfülltes Leben - würdiges Sterben. Hrsg. von Göran Grip. Aus dem Amerik. übers. von Sieglinde Denzel und Susanne Naumann. Dt. Erstausg. der Übers. von einer von Göran Grip erstellten Nachschr. von Tonbändern mit Vorträgen von Elisabeth Kübler-Ross. Gütersloh 1993 (Stockholm [1]1991).
In den Beiträgen dieses Buches, die auf sieben verschiedenen Vorträgen aus der Zeit von 1976 bis 1987 basieren, vermittelt Elisabeth Kübler-Ross die Grundgedanken ihrer Forschungs- und Arbeitsergebnisse aus dem Umgang mit Sterbenden, die sie an vielen Einzelschicksalen ver-

anschaulicht. Thematisiert wird die symbolische Sprache Sterbender, das Verhältnis von Kindern zum Tod, die einzelnen Sterbephasen und ihre persönlichen Erfahrungen zum Leben nach dem Tod. Aus all ihren geschilderten Erfahrungen spricht die Überzeugung, daß der Tod seinen Schrecken verliert, wenn er selbstverständlich das Leben begleitet. Die Endlichkeit des Lebens im Angesicht des Todes schärft darüber hinaus auch den Blick für das wahrhaft Wesentliche eines erfüllten Lebens, das einen würdigen Tod zuallererst ermöglicht.

119. Lauer, Werner: Sterben und Tod. Eine Orientierungshilfe. München 1983.
Ausgehend von einer moralpsychologischen Perspektive, die durch individual- und sozialpsychologische Erkenntnisse ergänzt wird, versucht der Münchener Moralpsychologe Werner Lauer in diesem Buch eine Integration von Wissenschaft, Ethik und Weltanschauung zum Thema Sterben und Tod. Dabei wendet sich seine komplexe Darstellung des Todesphänomens nicht an den konkret Betroffenen, sondern zielt auf die Schaffung eines reflektierten und tragfähigen Fundamentes für einen menschenwürdigen Umgang mit dem Tod. Im einzelnen werden die Bereiche Tod als Grenzproblem, Erfahrbarkeit des Todes, Psyche und Tod, Identität und Tod, Entwicklung und Tod, Verhalten von Sterbenden sowie weltanschauliche Antworten auf Sterben und Tod, denen die christliche Deutung des Todes gegenübergestellt wird, thematisiert, wobei ein besonderer Schwerpunkt auf dem Entscheidungscharakter der behandelten Thematik liegt.

120. Lutherisches Kirchenamt der VELKD (Hg.): Sterbenden Freund sein. Texte aus der Tradition der Kirche (= Texte aus der VELKD 55/1993), zusammengestellt von Peter Godzik, Hannover 1993.
Diese Textsammlung aus der seelsorgerlichen und liturgischen Tradition (beider) Kirchen wendet sich an alle Menschen, die im Rahmen der Hausbetreuungsdienste der Hospizinitiativen in Deutschland oder der Besuchsdienste der Kirchengemeinden Schwerkranke und Sterbende (ehrenamtlich) auf ihrem letzten Weg begleiten wollen. Sie ist entstanden aus der Erkenntnis, daß sterbende Menschen nicht nur in sozialer, leiblicher und seelischer, sondern auch in geistlicher und spiritueller Hinsicht der Begleitung bedürfen. In dieser Situation wollen die Texte aus der vergessenen "Kunst des Sterbens" dazu beitragen, die Aufmerksamkeit bei der Wahrnehmung geistlicher Bedürfnisse zu stärken und selber in dieser Hinsicht sprachfähiger zu werden. Dabei wird der Blick zunächst auf den möglichen Dienst der Laien gelenkt (Kap. 1), die ermutigt werden sollen, den Krankenbesuch als von Gott gebotenen (Freundschafts-) Dienst am

Nächsten zu verstehen. Sodann wird der Dienst der Priester, Pfarrerinnen und Pfarrer bedacht (Kap. 2), die zu den Sterbenden ebenfalls als "Freunde" kommen, denen in besonderer Weise bestimmte Mittel der Kirche anvertraut sind. Danach werden Texte der katholischen Tradition (Kap. 3. und 4) und ausgewählte Stücke der mittelalterlichen und reformatorischen Ars moriendi (Kap. 5, 6 und 7) vorgestellt, deren Bilder und Symbole der Hoffnung für die eigene praktische Arbeit wieder neu erschlossen werden sollen.

121. Rest, Franco: Den Sterbenden beistehen. Ein Wegweiser für die Lebenden. 3. durchges. Aufl., Heidelberg/Wiesbaden 1991 ([1]1986).
Es wurde versucht, alle Aspekte einer angemessenen Sterbe- und Trauerbegleitung so darzustellen, daß die wissenschaftlichen Aussagen nicht gemindert, aber die Verständlichkeit für jeden Menschen erreicht wurde. Herausgekommen ist ein Buch mit ungewöhnlichem Aufbau: Jedes Kapitel benennt nacheinander die Möglichkeiten persönlicher Auseinandersetzung, die Themen- Fragen, die wissenschaftlich begründeten Antworten auf diese Fragen, Merksätze und nachbereitende Übungen für eine Selbst-Supervision. Der praktische Zusammenhang ist das Alltagssterben, also nicht die Situationen in Spezialeinrichtungen wie den Hospizen. Insofern ist das Buch vor allem an die Kliniker, die ambulanten Dienste, die Angehörigen und den "Menschen von nebenan" gerichtet. Es leistet eine Übersetzungsarbeit von den wissenschaftlichen Untersuchungen zur Handhabung für jedermann.

122. Shneidman, Edwin: In grenzenloser Unempfindlichkeit. Briefe und Zeugnisse von Menschen, die ihren Tod erwarten. Aus dem Amerik. von Gabi Burkhardt. München 1987.
Aus der therapeutisch orientierten Begleitung von Selbstmordgefährdeten, Verurteilten und Todkranken werden Dokumente, Briefe, Berichte vermittelt und ausgewertet. Daraus soll so etwas wie ein "Lotsenbuch" entstehen, das selbst sterbende Menschen begleiten kann. Damit wird auf den Modellcharakter der einzelnen Texte zurückgegriffen. Die Quellen entstammen jedoch nahezu ausschließlich dem amerikanischen Erlebnis- und Praxisfeld, so daß ihre Übertragbarkeit auf europäische Verhältnisse im höchsten Maße bezweifelt werden muß. Die gesamte europäische Tradition könnte diesbezüglich erheblich reicher und treffender sein als z.B. die amerikanische "Anstands-Philosophie". Zudem ist die Intensität der Fallbeschreibungen (darunter kaum Überprüfbares) suggestiv; die Gefahr, von dem einen Fall auf eigenes Schicksalzurückzuschließen ist

sicher groß. Trotzdem dürfte die Sammlung einige hilfreiche Reflexionen enthalten.

123. Tausch, Anne-Marie/Tausch, Reinhard: Sanftes Sterben. Was der Tod für das Leben bedeutet. Reinbek bei Hamburg 1985.

124. Tausch, Anne-Marie/Tausch, Reinhard: Sanftes Sterben. Sprecher: Holger Mahlich, Heidi Schaffrath, Lothar Grützner, Reinbek bei Hamburg: Rowohlt. Kompaktkassetten. (Literatur für Kopf-Hörer) Best.-Nr. 660210. Das Buch "Sanftes Sterben" ist eine gemeinsame Auseinandersetzung mit der Erfahrung und Bedeutung des Sterbens des Professoren Ehepaares Anne-Marie und Reinhard Tausch. Nach dem Tod seiner Frau im Jahre 1983 setzte Reinhard Tausch die gemeinsam begonnene Arbeit fort. Das Buch umfaßt drei Teile. Der erste Teil schildert die persönlichen Erfahrungen der Familie Tausch mit schwerer Krankheit und Sterben. In präziser Selbst- und Fremdbeobachtung werden hier hilfreiche und belastende Erfahrungen und Erlebnisse von der Zeit der Erkrankung bis einige Monate nach dem Tod von Anne-Marie Tausch dokumentiert und analysiert. Der zweite Teil berichtet von Erlebnissen, die Angehörige und medizinische Helfer bei der Begleitung Sterbender machten. In vier Diplomarbeiten untersuchten Michaela Berndt-Jeschke, Angelika Rau, Regina Skibowski, Wendula Walther und Reinhard Tausch, welche Erfahrungen Menschen bei der Begleitung Sterbender machten und welche Bedeutung diese Erfahrung für ihr Leben gehabt hatte. Fast 200 Menschen kommen in diesem Teil ausführlich zu Wort, allerdings werden ihre Aussagen größtenteils unverbunden nebeneinander gestellt. Im dritten Teil des Buches werden die Erfahrungen von etwa 400 Menschen dokumentiert, die sich in einer geleiteten Meditation ihr eigenes Sterben vorstellten. Mit der Analyse der hier gemachten Erfahrungen verband Anne-Marie Tausch die Hoffnung, den Leser zu einer intensiveren Auseinandersetzung mit seiner eigenen Sterblichkeit zu befähigen, damit dieser seine Angst vor dem Tod verlieren könne und dadurch auch selber zu einem besseren Sterbebegleiter werden würde. Am Ende des Buches steht auch hier die Erfahrung, daß Sterben lernen Leben lernen bedeutet.

3. Qualifizierungsmaßnahmen der beruflich Handelnden

3.1 Hospiz

125. Arbeitsgemeinschaft der Hospize und Hospizinitiativen in NRW: Grundsätze der Hospizarbeit. o.A.
Dieses Grundsatzpapier formuliert und repräsentiert das Selbstverständnis der Arbeitsgemeinschaft der Hospize und Hospizinitiativen in NRW. Ihr oberstes Ziel ist die Ermöglichung eines menschenwürdiges Leben bis zum Tode, woraus sich drei Grundsätze ergeben: 1. Die persönlichen Wünsche und körperlichen, sozialen, psychischen und spirituellen Bedürfnisse des Sterbenden stehen im Mittelpunkt aller Begleitung. 2. Sorgeum eine weitestmögliche Beschwerde- und Schmerzfreiheit. 3. Weitestmögliche Freiheit des Sterbenden in der Gestaltung des noch verfügbaren Lebens und volle Respektierung und Unterstützung in seiner Entscheidung über Art und Ausmaß der Therapie. Die Charakteristika des Hospizes (Vorrang des ambulanten vor dem stationären Hospiz, ganzheitliche Betreuung und spezifische palliative Therapie, "wie zu Hause leben" aufgrund einer überschaubaren Größe des Hospizes, prinzipielles Einbeziehen und zeitliches Mitwohnen der Angehörigen und Freunde, unverzichtbare Mitarbeit von Ehrenamtlichen, spezifische Vorbereitung und Ausbildung der Mitarbeitenden, gemeindenahe Vernetzung mit der Häuslichen Krankenpflege der Sozialstationen und anderer Pflegedienste, grundsätzlicher Motivations- und Einübungscharakter des stationären Hospizes für die Pflege und Begleitung zu Hause, Durchlässigkeit der verschiedenen Pflege- und Begleitsituationen vom vollstationären über teilstationären zum ambulanten Hospizdienst) verdeutlichen den neuen und eigenen Standort des ambulanten und stationären Hospizes als einer Einrichtung neben Krankenhaus und normalem Pflegeheim.

126. Beutel, Helmuth/Tausch, Daniela (Hgg.): Sterben - eine Zeit des Lebens. Ein Handbuch der Hospizbewegung. Stuttgart 1989.
In vielen kleineren Beiträgen berichten Ärzte, Schwestern, Psychologen, Theologen und Laienhelfer in diesem Buch von ihrer Arbeit in der Hospizbewegung. Das Handbuch ist in drei Teilen konzipiert. Der erste Teil reflektiert die Erfahrungen der Helfer beim Sterben, die immer zu Erfahrungen fürs Leben werden. Thematisiert werden dabei die Angst vor dem Sterben und mögliche Bewältigungsstrategien dieser Angst sowie die zentralen Fragen nach Abschied und Trauer sowie nach möglichen Kraftquellen für den Begleiter. Im zweiten Teil wird die Begegnung mit sterbenden Menschen ausgelotet. Erörtert werden hier Gestaltungsmöglichkei-

ten der Kommunikation mit Sterbenden sowie die Frage nach Wahrheit, Schmerzlinderung, Euthanasie, Abschied und Trauer sowie nach besonderen Problemen der Sterbebegleitung wie etwa der Frage nach Sinn und dem Umgang mit Toten. Im dritten Teil werden Organisationsformen und Initiativen der Hospizbewegung in Deutschland vorgestellt. Durch das breite Spektrum sowie die Kürze der behandelten Beiträge eignet sich dieses Handbuch auch für diejenigen, die sich allgemein mit der Endlichkeit ihres Lebens auseinandersetzen wollen.

127. Boulay, Shirley du: Cicely Saunders. Ein Leben für Sterbende. Innsbruck/Wien 1987.

Trotz eines gewissen Pathos gelingt es Shirley du Boulay in dieser Biographie, in sehr lebendiger Weise Leben und Werk von Cicely Saunders, der Gründerin der modernen Hospizbewegung und des ersten Hospizes der Neuzeit, St. Christopher's in London, nachzuzeichnen. Deutlich wird der oft mühsame Weg ihrer inneren und äußeren Entwicklung, bis sie schließlich ihre eigentliche Berufung erkannte und ihre Idee der Betreuung Sterbender in St. Christopher's verwirklichen konnte. Neben ihrer vielseitigen Begabung, die sich in ihren verschiedenen Ausbildungen als Krankenschwester, Krankenfürsorgerin (Sozialarbeiterin) und als Ärztin äußerte, werden aber auch persönliche Verlusterfahrungen mitempfunden, die sie für die besonderen Bedürfnisse Sterbender sensibilisierten. Darüber hinaus werden auch weniger bekannte Aspekte ihrer Entwicklung deutlich, so z.B. die Einbindung der Hospizidee in eine größere Tradition, der sie freilich mit ihrem Einsatz zum entscheidenden Durchbruch verholfen hat. Deutlich wird auch die enge Verknüpfung von medizinischem und religiösem Engagement, die den Geist von St. Christopher's in einer Atmosphäre der grundsätzlichen Annahme jedes Menschen prägt, ohne sich in missionarischem Eifer zu verlieren. So erweist sich diese Biographie trotz der unverkennbaren Verehrung Cicely Saunders seitens der Autorin zum besseren Verständnis von Intention und Verwirklichung der Hospizarbeit als hilfreich.

128. Buckingham, Robert W.: Hospiz - Sterbende menschlich begleiten. Vorw. zur dt. Ausg. von Gustava Everding. Aus dem Amerik. übers. von Michael Donie. Freiburg i.Br./Basel/Wien 1993 (The Complete Hospice Guide. New York 1983).

Robert W. Buckingham stellt in seinem Hospizführer Geschichte und Idee des modernen Hospizgedankens vor, vermittelt wichtige Erfahrungen aus der praktischen Hospizarbeit und erläutert dabei zentrale medizinische und gesundheitspolitische Aspekte dieser Form der Begleitung von Sterbenden und ihrer Angehörigen. Ein Schwerpunkt seiner Darstellung liegt auf der besonderen Form des Hospizangebotes für Kinder und für alterskranke Menschen sowie auf der Trauerbegleitung, die den Angehörigen der Sterbenden durch das Hospiz geleistet werden kann.

129. Evangelische Gesellschaft Stuttgart e.V. (Hg.): Hospiz - Begleitung Sterbender und ihrer Angehörigen (= Beiträge zu Diakonie, Sozialarbeit, Sozialpädagogik, Psychotherapie und Theologie 4). Stuttgart 1988.
Die Broschüre "Hospiz - Begleitung Sterbender und ihrer Angehörigen" faßt Referate zusammen, die beim 1. Stuttgarter Hospiz-Kolloquium am 8. Februar 1988 gehalten wurden. Veranstalter dieses Kolloquiums war die Arbeitsgemeinschaft Hospiz - Begleitung Sterbender und ihrer Angehörigen in Stuttgart. Zu dieser Arbeitsgemeinschaft gehören die Evangelische Diakonissenanstalt Stuttgart, die Evangelische Gesamtkirchengemeinde Stuttgart und die Evangelische Gesellschaft Stuttgart e.V. Die einzelnen Beiträge gelten den theologischen Dimensionen der Sterbebegleitung (Martin Klumpp), dem Schmerz als Herausforderung des Arztes (Petra R. Muschaweck), der ambulanten Begleitung des Hausbetreuungsdienstes der Palliativ-Station in Köln als Modell (Birgit Eichler), den hilfreichen Erfahrungen für Sterbende und ihre Angehörigen (Reinhard Tausch) sowie der Stuttgarter Untersuchung zu Wünschen, Bedürfnissen, Ängsten und Einschätzungen zum Sterben (August bis Oktober 1987, Daniela Tausch).

130. Fried, Anne: Wo man in Frieden sterben kann. Die Hospiz-Bewegung. Wuppertal 1988.
Anne Fried stellt in diesem Buch aus christlicher Sicht Idee, Entstehung und Arbeit der Hospizbewegung im In- und Ausland dar.

131. Dingwerth, Paul: Lebenshilfe im Sterben. Von den Anfängen der Hospizbewegung und von ihren Zielen. In: Bibel und Kirche 47 (1992), 78-86.
Mit ihrer Tagung "Sterbekliniken in Deutschland" im Jahre 1979 hat die Akademie der Diözese Rottenburg-Stuttgart maßgeblich die Diskussion der Hospizidee in Deutschland gefördert und zu einem allmählichen Bewußtseinswandel von der Aufmerksamkeit auf die Bedingungen des Sterbens bis zur Einrichtung der ersten Hospize in Deutschland beigetragen. In diesem Aufsatz bilanziert der Akademiereferent Paul Dingwerth ausgehend von eigenen Erfahrungen in der Begleitung Sterbender diese Entwicklung, wobei er anhand der neuen Bedingungen für das Sterben die notwendige Reaktion der Hospizbewegung aufzeigt. Am Beispiel von St. Christopher's schildert er sodann das spezifisch Neue dieser Sterbebegleitung, die im englischsprachigen Raum bereits auf die lange Tradition

der ganzheitlichen Terminal Care zurückgreifen konnte, die dort in unterschiedlichen Organisationsformen Hilfe für die Sterbenden anbietet. Abschließend skizziert er die Geschichte der Hospizbewegung in Deutschland, die sich auch bei uns in vielen verschieden Organisationsformen durchgesetzt hat.

132. Godzik, Peter/Pfisterer, Karl Dietrich/Pleitner, Henning (Hgg.): "... daß die Gemeinde zum Hospiz werde". Dokumentation der Klausurtagung "Hospiz" des Diakonischen Werkes der EKD vom 18.-20. Februar 1992 im Deutschen Institut für Ärztliche Mission in Tübingen. Stuttgart 1992.
"... daß die Gemeinde zum Hospiz werde", war eine der zentralen Forderungen auf der Klausurtagung "Hospiz", zu der vom 18.-20. Februar 1992 auf Einladung des Diakonischen Werkes der EKD im Deutschen Institut für Ärztliche Mission (Tropenklinik Paul-Lechler-Krankenhaus) 29 Vertreter aus der Leitungsebene von Diakonie und Kirchen, aus betroffenen Fachverbänden und aus verschiedenen Hospizinitiativen in Tübingen zusammengekommen waren. Ergebnis der Klausurtagung war die einstimmige Verabschiedung einer "Erklärung", in der die Arbeit der verschiedenen Hospizinitiativen insgesamt begrüßt und die Bildung einer Arbeitsgemeinschaft Hospiz beschlossen wurde. In ihrem ersten Teil zeichnet die Dokumentation chronologisch geordnet den Verlauf der Tagung und den jeweiligen Diskussionsverlauf nach. Die Veröffentlichung der Dokumente und Materialien im zweiten Teil dient der Illustrierung und Vertiefung der Tagungsinhalte. Pädagogisch relevant sind vor allem die Anfragen der Erziehungswissenschaft zur Hospizbewegung von Frau Prof. Dr. Erika Schuchardt im ersten Teil sowie das Ausbildungsprogramm zur HospizmitarbeiterIn der Bremer Hospiz-Hilfe im zweiten Teil.

133. Landeswohlfahrtsverband Württemberg-Hohenzollern (Hg.): Hospize - Konzepte und Erfahrungen. Protokoll einer Anhörung am 8. September 1988 in Stuttgart. Stuttgart 1988.
Ausgehend von den Defiziten der modernen Gesellschaft im Umgang mit Sterben, Tod und Trauer hat der Landeswohlfahrtsverband Württemberg-Hohenzollern am 8. September 1988 zu einer Anhörung von Vertretern von Initiativen und Einrichtungen in das Rathaus der Landeshauptstadt Stuttgart eingeladen. Angesprochen wurden Vertreter der Hospize "Haus Hörn", Aachen, "Zum Heiligen Franziskus", Recklinghausen, der Hospizinitiative des DRK-Kreisverbandes, Ludwigsburg, der Arbeitsgemeinschaft Hospiz-Begleitung Sterbender, Stuttgart sowie der Sitzwachengruppe des Treffpunktes Senior, Stuttgart. In ihrem Statement sollten die Vertreter dieser Hospize und Einrichtungen dabei konkret Stellung neh-

men zu der Frage nach den tatsächlichen bzw. möglichen Adressaten der Hospizhife, zur Notwendigkeit der Hospize, zu dem Anforderungsprofil an ein stationäres Hospiz (personell, organisatorisch, räumlich, finanziell), zu den Möglichkeiten der Finanzierung eines Hospizes und zu ihrer Einschätzung der noch bestehenden Hindernisse auf dem Weg ihrer Durchsetzung.

134. Lutherisches Kirchenamt der VELKD (Hg.): "Hospiz-Bewegung". Ein Arbeitsbericht für die Generalsynode der VELKD (= Texte aus der VELKD 39/1990), Hannover [5]1993 ([1]1990).

Ziel des Arbeitsberichtes "Hospiz-Bewegung" für die Generalsynode der Vereinigten Evangelisch-Lutherischen Kirche Deutschlands ist es, neben Anregungen für den sozialpolitischenBereich vor allem Hinweise und Hilfen zur Einschätzung der Hospiz-Bewegung im kirchlichen Bereich zu geben. In erster Linie soll die Aufnahme der Impulse der Hospiz-Bewegung und deren Vermittlung in bestehende Einrichtungen erleichtert werden. Darüber hinaus soll die Modelleinrichtung einzelner Hospize (stationär und/oder ambulant) in freier Trägerschaft aus christlicher Verantwortung zur Ergänzung des bisherigen Angebotes gefördert werden. Schließlich aber soll durch diese Stellungnahme allgemein dem Thema "Seelsorgerliche Begleitung Sterbender" vermehrt Aufmerksamkeit gewidmet werden. Im einzelnen nimmt der Arbeitsbericht zu Zielen und Inhalten, Verdiensten und verbleibenden kritischen Anfragen an die Hospizbewegung Stellung. Sodann werden Folgerungen und Konsequenzen für Krankenhäuser, Sozialstationen, Alten- und Pflegeheime, Kirchengemeinden, Hospize und für die Sozialpolitik gezogen. Insgesamt sieht der Arbeitsbericht somit die Hospizbewegung als positive Chance für die Umsetzung und Ermöglichung eines würdigen und im tiefsten Sinne menschlichen Sterbens.

135. Pfisterer, Karl Dietrich/Kottnik, Roswitha (Hgg.): Hospiz. Begleitung in der Zeit des Sterbens. Dokumentation zur Hospizbewegung. Stuttgart 1993.

Diese Materialsammlung bietet Texte und Dokumente zum gegenwärtigen Stand der Hospizbewegung in Westdeutschland. Sie ist entstanden aus der Zusammenarbeit zwischen dem Diakonischen Werk der EKD und dem Deutschen Caritasverband. Im ersten Teil sind in der "Tübinger Erklärung" und der "Verabredung zur Zusammenarbeit zwischen dem Diakonischen Werk der EKD und dem Deutschen Caritasverband" grundsätzliche Überlegungen zur Hospizarbeit enthalten. In einem zweiten Teil werden modellhaft die drei Formen von Hospizarbeit vorgestellt, mit denen z.Zt. bundesweit gearbeitet wird (stationäres Hospiz, ambulante

Betreuung und Palliativstationen, Sterbebegleitung in Alten- und Pflegeheimen). Der dritte Teil der Dokumentation umfaßt Material aus der Tagung "Finanzierung Hospiz", die im März 1993 vom Diakonischen Werk der EKD in Bonn veranstaltet wurde. Der vierte Teil stellt einige Modelle für die Aus- und Fortbildung ehrenamtlicher Hospizmitarbeiterinnen und -mitarbeiter vor (Projekt "Sterbende begleiten" der VELKD, Orientierungshilfe Bildungsarbeit der Hospizinitiativen und Hospize "Hospiz" in NRW, Fortbildung "Hospiz" der Badischen Landeskirche, Fortbildungskonzept "Hospiz" im Franziskus-Hospiz Hochdahl). Im fünften Teil sind Patientenverfügungen und die Hospizdokumentation aus der VELKD abgedruckt. Die Dokumentation schließt mit einer Adressenliste aller Hospizgruppen und Organisationen vom Stand 5.6.93.

136. Saunders, Cicely/Baines, Mary: Leben mit dem Sterben. Betreuung und medizinische Behandlung todkranker Menschen. Aus dem Engl. übers. von Irmela Erckenbrecht. Bern/Göttingen/Toronto 1991 (Living with Dying. The Management of Terminal Disease, Oxford University Press ^{2}1989).

Die Betreuung und Behandlung Sterbender ruft bei den Helfern zunächst meist große Verunsicherung und Hilflosigkeit hervor, deren Ursachen vielfältig sind. So impliziert die Betreuung Sterbender scheinbar die vollständige Negation der ärztlichen Heilkunst, die ja auf Heilung des Menschen ausgerichtet ist. Zudem löst eine unheilbare Krankheit bei Patienten und ihren Angehörigen ein großes Potential an Emotionalität aus, das sich häufig in eindeutigen Schuldzuweisungen äußert. Zur Bewältigung dieser Situation scheint neben einem gewissen Fachwissen eine große Bereitschaft zur Kommunikation gleichermaßen notwendig, um eine wirksame Betreuung und Pflege Sterbender leisten zu können. So geht es den beiden Autorinnen dieses Buches trotz vielfältiger praktischer Tips, die ihrer langjährigen Tätigkeit am St. Christopher's Hospice in London entstammen, in erster Linie um die Vermittlung grundsätzlicher Prinzipien im Umgang mit sterbenden Menschen. Alle Bemühungen müssen dabei ganzheitlich an den Bedürfnissen der Patienten orientiert sein, so daß neben einer wirksamen Schmerztherapie und Symptomkontrolle auch die Einbeziehung der psychosozialen Komponenten des Schmerzes zu ihrer medizinischen Betreuung gehört. Der wesentliche Erfolg dieser Behandlungsmethode für Patienten und ihre Angehörigen, die in die Betreuung gleichermaßen mit einbezogen werden, liegt dabei in der gewonnenen Zeit, in der vergangene Probleme gelöst und Perspektiven für die Zukunft entwickelt werden können. Ein Schlagwortverzeichnis am Ende des Buches erleichtert die praktische Arbeit mit dieser präzisen und leicht verständlichen Einführung in die Grundsätze der Hospizarbeit.

137. Student, Johann-Christoph: Lebenshilfe bis zum Ende: Die Hospizbewegung. In: Wagner, Harald (Hg.): Verwilderung von Sterben, Tod und Trauer. Frankfurt/Main 1991, 147-186.
In diesem Beitrag zeichnet Johann-Christoph Student in groben Zügen Idee und Verwirklichung der Hospizbewegung nach. Ausgehend von den Defiziten der modernen Gesellschaft im Umgang mit Sterben, Tod und Trauer, die Philippe Ariès als "Verwilderung" beschrieben hat, beleuchtet er sodann die ambivalente Funktion der Medizin in dieser "Verwilderung", bevor er dieser Situation Idee und Verwirklichung der Hospizidee entgegensetzt. Der Schwerpunkt seiner Darstellung liegt dabei auf dem Handlungskonzept des Hospizes, das er in fünf Minimalanforderungen der Fürsorge für Sterbende zusammenfaßt. Er schließt seine Überlegungen mit einem Ausblick auf die derzeitige Situation in Deutschland sowie einer Erörterungen der Bedingungen, die notwendig sind, um einem Angehörigen das Sterben zu Hause zu ermöglichen. Abschließend faßt er die Anfoderungen an die Ausbildung der Mitarbeiter eines Hospizes zusammen.

3.2 Sterbebegleitung/Sterbehilfe

138. Becker, Paul/Eid, Volker (Hgg.): Begleitung von Schwerkranken und Sterbenden. Mainz ^{2}1988 (^{1}1984).
Der Sammelband beginnt mit Erfahrungsberichten: des Arztes, der Krankenschwester, bei Kindern und der Seelsorge; diese Erfahrungsberichte sind immer mit ausführlichem Hintergrundmaterial versehen. Besonders der Bericht zum Umgang mit sterbenden Kindern nimmt auch praktische Anregungen auf (Träume, Zeichnen, Modellieren u.a.). Im 2. Teil werden Aspekte für die Reflexion der Erfahrungen gegeben: zur Wahrheit am Sterbebett (F. Rest), zur verbalen und nonverbalen Kommunikation (U.V. Wisiak), zum Umgang mit Familie und Freunden (R. Schmitz-Scherzer). Der 3. Teil nimmt philosophische, sozialwissenschaftliche (F:Menne), psychologische, theologische (V. Eid) und juristische (A.Eser) Aspekte auf. Insgesamt handelt es sich um eine umfassende Darstellung der praktischen Erfahrungen und ihrer wissenschaftlichen Grundlagen, engagiert und auch für Laien sehr verständlich.

139. Bowers, Margaretta K./Jackson, Edgar N./Knight, James A./Leshan, Lawrence: Wie können wir Sterbenden beistehen? München [3]1973 ([1]1991) (Counseling the Dying. New Jersey 1964).
Aus dem Bewußtsein einer weithin defizitären Kommunikation mit Sterbenden berichten in diesem Buch eine Psychotherapeutin, ein Professor der Psychiatrie, ein klinischer Psychologe und ein Seelsorger über ihre langjährige therapeutische Arbeit mit Sterbenden. Nachdem in einem ersten Schritt die Voraussetzungen für den Umgang mit Sterben und Tod in der Moderne geklärt werden, wird in einem zweiten Schritt zwischen einem unpersönlichen, einem inter- und einem intrapersonalen Tod unterschieden, die jeweils unterschiedliche Auswirkungen auf die hierdurch ausgelösten Gefühle haben, die von Verdrängung bis zur Annahme des Todes reichen. Jede wirksame Psychotherapie für Sterbende aber muß zunächst die Abwehrmechanismen der Gesunden thematisieren, um sowohl Überidentifikation als auch Fluchtreaktionen zu vermeiden. Ziel der therapeutischen Arbeit mit Sterbenden ist die Selbstbejahung und Weckung der schöpferischen Kräfte des Moribunden. Darüber hinaus nehmen die Autoren zur Frage der Wahrheit am Krankenbett, zur Frage nach dem Sinn von Krankheit und Tod und zur Bedeutung des Glaubens Stellung. Nicht das Sterben an sich, sondern die Persönlichkeit des Patienten steht somit im Zentrum jeder Sterbebegleitung. Diese interdisziplinäre Arbeit ist ein weiteres Beispiel dafür, daß viele grundsätzlichen Erkenntnisse der Thanatologie schon lange vor ihrer deutschen Rezeption im angloamerikanischen Raum formuliert wurden.

140. Buckmann, Robert: Was wir für Sterbende tun können. Praktische Ratschläge für Angehörige und Freunde. Unter Mitarb. von Ruth Gallop und John Martin. Aus dem Engl. übertr. von Odette Brändli und Evi Glauser. Zürich [2]1991 ([1]1990) (I Don't Know What to Say. How to Help and Support Someone Who is Dying. Toronto 1988).
In diesem Buch will Robert Buckmann zeigen, wie Freunde und Angehörige Schwerstkranker mit ihren eigenen Ängsten und (Schuld)Gefühlen umgehen können und lernen können, auf den Sterbenden einzugehen, aber auch vielfältige praktische Probleme zu lösen. Inhaltlich gliedert sich das Buch in drei große Abschnitte. Der erste Teil ist der Kommunikation mit Sterbenden gewidmet, wobei beide Aspekte, sowohl das Reden mit einem Todkranken, als auch das einfühlsame Zuhören bedacht werden. Der zweite Hauptteil bezieht sich auf den Tod als Übergang, wobei neben den Sterbephasen die Auseinandersetzung mit der Bedrohung, das Kranksein, das letzte Stadium, der Abschied sowie die Sinnfrage besonders reflektiert

werden. Die eigene Standortbestimmung im Erleben von Bedrohung, Kranksein und der terminalen Krankheitsphase wird dabei erleichtert durch die Frage nach den Gefühlen des Patienten, nach den eigenen Gefühlen und dem jeweils möglichen Beistand. Der dritte Teil enthält praktische Hinweise zur Pflege eines Sterbenden sowie Reflexionen zur Situation der unterschiedlichen Bezugsgruppen (Verlust eines Elternteils, des Partners oder der Partnerin, eines Bruders oder einer Schwester, eines Freundes oder einer Freundin, Reaktionen eines Kindes auf den Tod eines Elternteils oder eines Geschwisters) und Überlegungen zum Umgang mit AIDS und Krankheiten, die zu Demenz führen.

141. Condrau, Gion/Sporken, Paul: Sterben - Sterbebeistand. In: Christlicher Glaube in moderner Gesellschaft. Bd. 10, Freiburg i.Br. 1980, 85-116.

Trotz einer Haltung tiefer Menschlichkeit auf seiten der Helfer verhindern strukturelle Bedingungen in der modernen Gesellschaft häufig ein humanes Sterben. In diesem Beitrag analysieren Gion Condrau und Paul Sporken den psychologischen und theologischen Hintergrund menschenwürdigen Sterbens und Sterbebeistandes. Gion Condrau geht dabei ein auf die Einstellungen zum Sterben heute, auf die Spannung zwischen Todesangst und Todessehnsucht, auf den Themenkomplex Altern und Sterben und auf die Frage nach dem Daseinssinn angesichts des Sterbens. Paul Sporken skizziert die Grundzüge seiner an den Bedürfnissen des Sterbenden orientierten Konzeption eines Sterbebeistandes. Dieser Beistand zu einem menschenwürdigen Sterben erweist sich für ihn als unentbehrliche Voraussetzung der christlichen Verkündigung, daß der vom Tode auferstandene Jesus dem Sterben einen tieferen Sinn verliehen und dem Sterbenden eine neue Zukunft eröffnet hat.

142. Duda, Deborah: Für Dich da sein, wenn Du stirbst. Vorschläge zur Betreuung. Aus dem Amerikan. übers. von Evelyn Bohne und Jürgen F. Horsch. München [4]1993 ([1]1989) (A Guide to Dying at Home, [1]1982).

Aus ihrer eigenen Erfahrung in der Begleitung Sterbender und ihrer Angehörigen in den USA will Deborah Duda mit diesem Buch allen den Menschen Mut machen, die den Wunsch eines Sterbenden nach Heimkehr in einem ganz wörtlichen Sinn erfüllen möchten. Über ganz konkrete Tips für den pflegerischen Umgang mit einem sterbenden Menschen zu Hause vermittelt dieses Buch Grundüberlegungen zu allen Dimensionen des Sterbens. Zu den behandelten Themen gehören neben der Diskussion des Sterbens zu Hause und medizinischer Erwägungen zur Betreuung der Sterbenden Überlegungen zum Zusammensein mit einem Sterbenden, praktische Hinweise für die Pflege, die Diskussion der durch dieses

Sterben ausgelösten Gefühle, eine geleitete Sterbemeditation, Hinweise zur Vorbereitung auf den Tod und das Danach und Überlegungen zur Trauer und zum Leben nach dem Tod. Das Buch wird ergänzt durch einen Anhang zur derzeitigen Situation der Hilfsangebote in Deutschland, die die Angehörigen in der Pflege eines Sterbenden zu Hause unterstützen.

143. Engelke, Ernst/Schmoll, Hans-Joachim/Wolff, Georg (Hgg.): Sterbebeistand bei Kindern und Erwachsenen. Stuttgart 1979.
Dieser interdisziplinäre Sammelband zeugt von dem intensiven Bemühen der siebziger Jahre, Aufgaben, Möglichkeiten und Schwierigkeiten der beruflichen Sterbebegleitung aus verschiedenen Disziplinen zu sondieren. Die meisten der hier veröffentlichten Vorträge stammen aus der Tagung "Sterbebeistand bei Kindern und Erwachsenen - Aufgabe und Ohnmacht", die an der Medizinischen Hochschule Hannover am 4. und 5. November 1977 gehalten wurde. Im einzelnen umfassen die Beiträge die historische und soziale Dimension des Umgangs mit Sterbenden (Fritz Hartmann, Ernst Engelke, Hans-Joachim Schmoll), Aufgabe und Ohnmacht des Sterbebeistandes (Paul Sporken), die Begleitung sterbenskranker Kinder (Georg Wolff, Erika Ostermann), subjektive Sterbeerlebnisse von Wiederbelebten (Paul Becker) sowie methodische und didaktische Fragen der Aus-, Fort- und Weiterbildung für den beruflichen Umgang mit Sterbenden (Hans-Christoph Piper, Ernst Engelke, Karl Köhle und Angelika Erath-Vogt, Paul Sporken, Uwe Koch und Christoph Schmeling).

144. Falck, Ingeborg (Hg.): Sterbegleitung älterer Menschen. Berlin 1980.
Für eine historische Betrachtung der Entwicklung von Sterbebegleitung in der Bundesrepublik interessante Arbeit, da sie auf der grundsätzlichen Ablehnung der Spezialeinrichtungen (1979) wie der Hospize aufbaut. Lediglich der Beitrag von Franco Rest unterscheidet sich von dieser Grundeinstellung; sein Beitrag ist einer der ersten, die solche Einrichtungen in Deutschland wissenschaftlich absichert. Erst 1985 kam es zu entsprechenden Gründungen. Der Ausgangspunkt für diese Entwicklung ist hier deutlich zu umreißen, zumal wissenschaftliche Begründungen z.B. für den Haupteinsatz der Seelsorger versucht werden. In der Mitte des Buches steht eine Wut-Liste, welche die festgestellten Unzulänglichkeiten erhellt. Ein Beitrag (J. Cervos-Navarro) begründet die Sinnhaftigkeit der enzephalistischen Todesdefinition, wobei er die Folgen für die Altersverwirrtheit außer acht läßt.

145. Goddenthow, Diether Wolf von (Hg.): Mit dem Tod leben. Sterbebegleitung und praktischer Rat. Freiburg i.Br. u.a. 1989.

Das Sammelwerk besteht aus mehreren Teilen: 1. Mit dem Tod leben, eine essayistische Auseinandersetzung mit denTodesbildern der Gegenwartsgesellschaft; 2. Menschenwürdig sterben, drei Beiträge zur Physiologie, Schmerzkontrolle besonders in der Hospizbewegung, psychische Aspekte der Sterbebegleitung; 3. Trauerarbeit, zur neuen Kultur der Trauerhilfen und zu den Selbsthilfegruppen; 4. Bilder des Todes, eine geschichtliche Betrachtung der Darstellung des Todes in Literatur und Kunst (leider ohne Abbildungen); 5. Praktischer Rat, vom Nachlaß und Testament über Steuerprobleme bis zur Bestattungssorge. Der Anhang erfaßt einige wichtige Adressen.

146. Godzik, Peter/Muschaweck, Petra-R.: Laßt mich doch zu Hause sterben. Gütersloh 1989.
Einer der wenigen Quellenbände, die sich ausschließlich mit der häuslich-ambulanten Arbeit befassen. Die Beiträge sind praxisorientiert und leicht faßlich. Sie wenden sich vor allem an pflegende Angehörige und an Alltagsberufe.

147. Hendriks, Wiltrud: Mit Sterbenden leben. Verführung zur Barmherzigkeit. Lutherisches Verlagshaus. Hannover ^{2}1988.
Besinnliche Berichte einer Krankenhausseelsorgerin über Begegnungen mit Kranken und Sterbenden und die Bedeutsamkeit gemeinsamer Gespräche.

148. Hepp, Hermann: Hilfe zum Sterben? Hilfe beim Sterben! Mit Beitr. von Arno Anzenbacher, Dieter Birnbacher, Dieter Giesen, Johannes Gründel, Hermann Hepp, Eberhard Schockenhoff, Klaus Wilms. Düsseldorf 1992.
Dieser Sammelband veröffentlicht die Beiträge der Tagung "Der Wert des Lebens - zur lebensgefährlichen Diskussion um aktive Sterbehilfe", die die Katholische Akademie in Bayern zusammen mit der Domschule in Würzburg am 19./20. Oktober 1991 veranstaltet hat. Im interdisziplinären Gespräch zwischen Philosophen, Juristen, Ärzten und Theologen wurde versucht, auf die vielschichtigen Fragen im Zusammenhang mit der aktiven Sterbehilfe eine Antwort zu finden. Die Beiträge verstehen sich als eindringliches Plädoyer für den Schutz des Lebens. Die für den Bereich der Erziehungswissenschaften relevanten Aufsätze sind einzeln aufgenommen.

149. Howe, Jürgen: Psychologische Gesichtspunkte bei der Begleitung Sterbender. In: Marx, Reiner/Stebner, Gerhard (Hgg.): Perspektiven des Todes. Interdisziplinäres Symposion I. Heidelberg 1990, 159-169.
Immer mehr Menschen in Deutschland sterben in Krankenhaus oder Altersheim, so daß bestimmte Berufsgruppen das Sterben immer häufiger

direkt miterleben, ohne jedoch auf die psychosoziale Dimension des Sterbeprozesses in ihrer Ausbildung vorbereitet worden zu sein. Die Unsicherheit im Umgang mit Sterbenden und ihren Angehörigen wird zusätzlich durch den Verlust an kollektiven Sinnangeboten und daraus ableitbaren Handlungsregeln verstärkt. In dieser Situation ist die Psychologie nach Howe gefordert, mehr als bisher mögliche Hilfen für Sterbende, ihre Angehörige sowie die beteiligten Berufsgruppen zu reflektieren. Eine wesentliche Grundfrage stellt in diesem Zusammenhang der Beginn des Sterbens dar, da der Patient erst durch das fachliche Urteil des Arztes offiziell zu einem Sterbenden mit allen psychischen und sozialen Konsequenzen werde. Die Aufklärungssituation muß hierbei zahlreiche Faktoren berücksichtigen, persönliche Ängste und Verdrängungsmechanismen des Betroffenen ebenso wie seine Vorinformation und Bewältigungskapazität. Auch Erleben und Verhalten terminaler Patienten muß stärker in die Behandlung einbezogen werden, was Howe an den Stichwörtern Verdrängung bzw. Verleugnung des nahenden Todes, Lebensbilanz, Frage nach dem Sinn und antizipatorische Trauer der Sterbenden wie ihrer Angehörigen verdeutlicht. Wichtig erscheint hierbei vor allem eine vertiefte Kenntnis über den menschlichen Umgang mit der Realität des Todes, um frei von vorgefaßten Erwartungen dem terminalen Patienten ein selbstbestimmtes Sterben zu ermöglichen. Empathische Interventionen und sensibles Eingehen auf die Sterbenden müssen jedoch nach Howe gesamtgesellschaftlich getragen sein.

150. Schmatz, Franz: Sterbebeistand. Heilssorge um den ganzen Menschen. Wien 1982.

Ausgehend von der Überzeugung, daß die Theologie neben der Medizin und den Humanwissenschaften einen unverzichtbaren Beitrag zu einem umfassenden, ganzheitlichen Sterbebeistand leisten kann, untersucht Franz Schmatz in seiner detaillierten und kenntnisreichen Habilitationsschrift die Situation des kirchlichen Sterbebeistandes im deutschsprachigen Raum. Fruchtbar wird seine pastoraltheologische Analyse vor allem durch einen erweiterten Begriff des Sterbebeistandes im Sinne einer frühzeitigen Begleitung einer Einübung in ein christliches und menschenwürdiges Sterben, die bereits lange vor einer tödlichen Erkrankung beginnen muß. Dieser indirekte Sterbebeistand scheint ihm eine notwendige Voraussetzung jedes zukünftigen direkten Sterbebeistandes auf breiter Basis. Inhaltlich gliedert sich seine Untersuchung in drei große Abschnitte. In einem ersten Kapitel erhebt er den Ist-Zustand von Sterben und Tod in der Moderne, dem er in einem zweiten Kapitel den Anspruch einer christlichen Sterbebegleitung gegenüberstellt. In einem dritten Kapitel überprüft er die Verwirklichung dieses Anspruches zwischen Realität und Ideal, wobei in diesem Abschnitt neben den Bedingungen eines menschenwürdigen Sterbens in der Kirchengemeinde auch der Verwirklichung eines indirekten Sterbebeistandes im Leben der Menschen überhaupt, aber auch im Zusammenhang des schulischen Religionsunterrichtes, der Jugendpastoral und der Aus- und Weiterbildung der Seelsorger ein breiter Raum gewidmet wird. Konkretisierungsvorschläge für die praktische pastorale Arbeit runden seine Untersuchung ab.

151. Schockenhoff, Eberhard: Den eigenen Tod annehmen. Sterbehilfe und Sterbebegleitung aus theologischer Sicht. In: Hepp, Hermann: Hilfe zum Sterben? Hilfe beim Sterben! Mit Beitr. von Arno Anzenbacher, Dieter Birnbacher, Dieter Giesen, Johannes Gründel, Hermann Hepp, Eberhard Schockenhoff, Klaus Wilms. Düsseldorf 1992, 108-126.
Zwischen künstlicher Lebensverlängerung und aktiver Euthanasie stellt die Sterbebegleitung als Hilfe zur Annahme des eigenen Todes die dritte Alternative einer humanen Sterbehilfe dar. Den Arzt, die Krankenschwester und den Pfleger sowie die Familienangehörigen und Freunde stellt die Sterbebegleitung dabei vor unterschiedliche, jedoch unverzichtbare Aufgaben. Für den Christen wird die Begleitung Sterbender zu einer Herausforderung seines persönlichen Christseins und Glaubens. Sterbebegleitung als Bewährung menschlicher Solidarität ist jedoch immer das Ergebnis gelebter Beziehungen, daher kann nicht in der letzten Lebensphase noch nachgeholt werden, was im ganzen Leben versäumt wurde. Insofern beinhaltet christliche Sterbehilfe als menschliche Solidarität im Sterben und als Anleitung zur Annahme des eigenen Todes immer auch eine gesellschaftskritische Dimension, da sie das Ungenügen des heute vorherrschenden, auf Individualisierung ausgerichteten gesellschaftlichen Leitbildes aufzeigt.

152. Schockenhoff, Eberhard: Sterbehilfe und Menschenwürde. Begleitung zu einem "eigenen Tod". Regensburg 1991.
Der Begriff des "eigenen" Todes ist ursprünglich in Abgrenzung zur Anonymität und Entfremdung des Todes im Krankenhaus entstanden, der immer noch weitgehend von der "Apparatemedizin" gekennzeichnet ist. Zwischen künstlicher Lebensverlängerung und aktiver Euthanasie bezeichnet dieser Begriff zugleich auch die Idee eines umfassenden menschlichen Sterbebeistandes, der sich als Hilfe zur Annahme des eigenen Todes versteht, die als letzte Lebensaufgabe vom Sterbenden geleistet werden muß. Zur Begründung dieses Konzeptes analysiert Eberhard

Schockenhoff in einem ersten Schritt das gesellschaftliche und sozialpsychologische Umfeld, das in der Moderne die Erfahrung des Sterbens und die Einstellung zu Sterben und Tod bestimmt. In einem zweiten Schritt wird dann die ethische Problematik von Euthanasie und Sterbehilfe erörtert, von denen alternativ der Sterbebeistand als Hilfe beim eigenen Tod unterschieden wird. Abschließend werden Überlegungen zum christlichen Sterbebeistand und zur (lebenslangen) Einübung ins Sterben aus dem Glauben skizziert. Sterbebeistand erscheint hier zugleich als letzte Aufgabe mitmenschlicher Solidarität und als Auftrag einer bewußten Sterbevorbereitung, die für den Christen zur letzten Bewährungsprobe seines Glaubens wird.

153. Spiegel-Rösing, Ina/Petzold, Hilarion (Hgg.): Die Begleitung Sterbender. Theorie und Praxis der Thanatotherapie. Paderborn 1984.

Das Buch diente der Begründung einer sog. Thanatotherapie auf der Grundlage gestalttherapeutischer Arbeit, die sich jedoch wohl mit der Zeit als eine Sackgasse herausstellte. Trotzdem ist das Buch außerordentlich aspektereich geschrieben und holt sehr weit aus: von einer Wissenschaftstheorie der Thanatologie bis zu Praxisberichten aus der Tumortherapie, der Intensivstation, dem Altenheim und der Seelsorge-Begleitung. Die psychotherapeutischen Ansätze werden ebenso ausführlich dargestellt wie der ethische Kontext. Der wissenschaftliche Apparat der Beiträge ist ungewöhnlich umfangreich und erfaßt vor allem die englischsprachige Literatur. Es wird versucht, einen vollständigen Überblick der Konzepte, Methoden, Modelle, wissenschaftlichen Systeme und Hypothesen zu geben, die bis zum Beginn der 80er Jahre vorlagen. Es wird sichtbar, wie weit das wissenschaftliche Feld vorbereitet war, als die Hospizbewegung sich etablierte. Das wird in einem Beitrag (Petra Christian-Widmaier) besonders deutlich, in dem die verschiedenen beginnenden Alternativbewegungen im Kontext der traditionellen Versorgung (Krankenhaus, Altenheim) gesehen werden. Nur in einigen Beiträgen wird thematisiert, daß eigentlich kein therapeutisches Ziel definiert werden kann und darf, also auch nicht das friedvolle ("peaceful") Sterben, dem jedoch viele Verfasser anhängen (z.B. S. Grof u.a.). Großen Widerhall in der Literatur haben die Beiträge zur Begleitung sterbender Kinder (D. Bürgin) und zur Seelsorge (C. Scheytt) gefunden. Grundlagen der Sterbeerziehung in didaktisch-methodischer Hinsicht bietet der Beitrag von K. Huck und H. Petzold, wobei es schwerpunktmäßig um die Fort- und Weiterbildung von Fachkräften geht.

154. Sporken, Paul: Hast du denn bejaht, daß ich sterben muß? Eine Handreichung für den Umgang mit Sterbenden. Aus dem Niederl. von Hugo Zulauf. Düsseldorf [4]1992 ([1]1981).
Sterben ist und bleibt eine höchst individuelle Angelegenheit, doch findet diese immer in Beziehung mit Lebenden statt. Sterben ist daher ein Prozeß, an dem nicht nur der Sterbende, sondern auch alle Mitlebenden durch Nähe und Hilfe, Fluchtversuche, Bejahung und Protest beteiligt sind. Dieses zwischenmenschliche Geschehen, das zwischen dem Sterbenden und seinen Helfern stattfindet, ist Gegenstand dieses Standardwerkes jeder Sterbebegleitung. Die strukturierten theoretischen Betrachtungen und pastoralen Hinweise werden dabei ergänzt durch Praxiserfahrungen in Form von Beispielen und Gesprächen. Im einzelnen äußert sich Paul Sporken zur Definition der Begleitung im Unterschied zu Sterbehilfe und Sterbebeistand, zu den Orten des Sterbens, zum Beginn des Sterbeprozesses, zur Wahrheitsmitteilung, zur Annahme des Todes, zur Euthanasie und zur Hilflosigkeit des Helfers, die dieser sich eingestehen soll und darf. Vor allem aber wird deutlich, daß Sterbebeistand keine Professionalität verlangt, sondern durch empathisches Einfühlen von jedem erlernbar ist.

155. Sporken, Paul (Hg.): Was Sterbende brauchen. Freiburg i.Br. 1990 ([1]1982).
Die Beiträge dieses Buches entstammen einer von Paul Dingwerth moderierten Tagung der Katholischen Akademie Stuttgart-Hohenheim im November 1981 zur Frage der Sterbebegleitung. Neu an diesen Beiträgen sind nun nicht die hierin vermittelten Erkenntnisse, sondern die erneute Artikulation gewisser Grundgedanken und Teilaspekte zu praxisbezogenen Fragen des Sterbens und des Sterbebeistandes. Kernpunkt des Bandes ist die Erkenntnis, daß der Sterbende selbst seinen Weg gehen muß und daß sich jede Hilfe insofern ganz an seinen Bedürfnissen orientieren muß. Die Norm der Hilfe wird somit vom Sterbenden selber bestimmt und muß in jeder Situation neu entdeckt werden. Die Beziehung zum Sterbenden sollte dabei nicht durch berufliches Rollenverhalten oder durch den Gesichtspunkt der Funktionalität bestimmt sein, sondern durch Solidarität und die Bereitschaft, ein Stück des Lebensweges gemeinsam zu gehen. Immer ist das Einfühlen in die Situation des Kranken Ausgangspunkt und Voraussetzung jedes wirklichen Sterbebeistandes. Im einzelnen umfaßt das Buch Beiträge zu den Bedürfnissen Sterbender (Paul Sporken), zum Sterben im Krankenhaus (Markus von Lutterotti), zum Sterben zu Hause (Winfried Peitgen), zu den Grenzen im ärztlichen Handeln (Bernhard Welte) und ein Gespräch einer krebskranken Frau mit Paul Sporken, die eindrucksvoll ihr persönliches Krankheitserleben schildert.

156. Stadler, Christian: Sterbehilfe - gestern und heute. Bonn 1991.
Seit den 80er Jahren wird unter dem Stichwort "Pflegenotstand" erneut über die Grenzen menschlichen Lebens diskutiert, nachdem die aktive Sterbehilfe durch die Euthanasiemorde der NS-Zeit lange Zeit tabuisiert war. Angesichts der Komplexität des Themas bietet Christian Stadler in seiner Untersuchung jedoch keine Patentrezepte an, sondern versucht, Ursachen und Hintergründe der derzeitigen Debatte deutlich zu machen. Zu diesem Zweck beginnt Stadler mit der Darstellung der ideengeschichtlichen Entwicklung des rassenhygienischen Paradigmas von Mitte des letzten bis Mitte diesen Jahrhunderts. Hieran schließt sich die Auseinandersetzung mit der "Deutschen Gesellschaft für Humanes Sterben" (DGHS) an, der als Alternative das Konzept der Hospizbewegung gegenübergestellt wird. In einem weiteren Abschnitt werden sodann die Gründe für die aktuelle Popularität der Sterbehilfeidee aufgezeigt. Neben ihrer philosophischen Legitimation durch den Utilitarismus Peter Singers, den dieser in seiner "Praktischen Ethik" (1984) dargelegt hat, erörtert Stadler hierbei die soziographische Bedeutung der Überalterung der Bevölkerung, technologisch die Apparate- und Intensivmedizin und psychosozial das Helfersyndrom und die Folgen des Pflegenotstandes. Nötig erscheint in diesem Zusammenhang ein Umdenken aller Menschen im Umgang mit Alter, Krankheit, Behinde-rung und Sterben, um Sterbehilfe als Begleitung beim statt als Hilfe zum Sterben leisten zu können.

157. Thiels, Cornelia (Co-Editor): Sterbebegleitung im Krankenhaus. Erfahrung mit Sterbenden. Schmerztherapie. Erfahrungen in der Hospizbewegung. Ärzte und Sterbende. In: Forum Gesundheitswissenschaften. Supplementband S 1, 2 (1991), Bielefeld 1991.
In diesem Supplementband des Forums Gesundheitswissenschaften werden fünf Aufsätze zum Thema Sterbebegleitung veröffentlicht. In dem Beitrag "Sterben kommt vor dem Tod. Sterbebegleitung durch professionelle Helferinnen und Helfer im Krankenhaus" analysiert Elke Hotze das institutionelle Bedingungsfeld für eine menschliche Sterbebegleitung durch berufliche HelferInnen, wobei sie auch den gesellschaftlichen Umgang mit Sterben und Tod berücksichtigt. In der Untersuchung "Sterben ist das Schwierige am Werden. Sterbebegleitung" versucht Renate Schumacher darzulegen, daß die reflektierte Beziehungsfähigkeit, die die Sterbebegleitung erfordert, von Fachleuten wie Laien erlernbar ist. Bei beiden Aufsätzen handelt es sich um die Kurzfassung einer Diplomarbeit am Fachbereich Sozialwesen der FH Bielefeld. Die drei letzten Beiträge, "Schmerztherapie im Christophorus- Haus" (Thomas Flöter), "Lebenshilfe

bis zum Tode - Hospizbewegung" (Brigitte Lipke) und "Von der Schwierigkeit der Ärzte im Umgang mit sterbenden Menschen" (Johann-Christoph Student) behandeln den spezifischen Beitrag der Hospizbewegung für eine menschliche Sterbebegleitung.

3.3 Methodik/Didaktik

158. Rest, Franco: Von der Wahrheit am Krankenbett. In: Becker, Paul/Eid, Volker (Hgg.): Begleitung von Schwerkranken und Sterbenden. Mainz [2]1988 ([1]1984), 83ff.
Durch die Einführung der Unterscheidung zwischen Wahrheit als einer persönlichen Kategorie, die nie im Griff eines Therapeuten oder Arztes wäre, und der Wirklichkeit, Diagnose, Realität, die niemals "Wahrheit" wären, weil sie abhängig sind vom erkennenden Subjekt, den diagnostischen Methoden und der Vorläufigkeit einer Realität, gelingt eine Klärung des schwierigen Problems der richtigen Information, zur richtigen Zeit, auf angemessene Weise. Die intrapersonale Wahrheit muß auf andere Weise in der Begleitung erreicht werden als durch die Erfüllung einer Mitteilungspflicht durch den Arzt.
159. Schnurre, Marina/Kreibich-Fischer, Renate: Ich will fliegen, leben, tanzen. Zwei Frauen arbeiten mit Krebskranken. Freiburgi.Br. 1992.
Marina Schnurre und Renate Kreibich-Fischer berichten in diesem Buch von ihrer Arbeit mit krebskranken Menschen, denen sie helfen, einen ganz persönlichen Sinn in ihrer Erkrankung zu finden, um sie aus diesen vertieften persönlichen Verständnis besser bewältigen zu können. Zugleich zeigt sich, daß das Leben mit Krebskranken auch für die Gesunden eine wesentliche Bereicherung darstellt.

3.4 Universität und Lehrerausbildung

160. Brommer, Jürgen: Sterben und Tod als Lernbereich der Erwachsenenbildung. Eine explorative Studie zum Lehr-/Lerngeschehen im Themenbereich "Sterben und Tod". Frankfurt/Main u.a. 1989 (Diss. 1988).
Auf der Grundlage eines interdisziplinären Literaturberichtes aus Philosophie, Theologie, Psychologie, Soziologie und Erziehungswissenschaften/-Erwachsenenbildung zum Thema Sterben und Tod sowie einer explorativen Studie zur Behandlung dieses Themenkomplexes in Erwachsenenbil-

dungsangeboten begründet Jürgen Brommer in seiner Dissertation aus dem Jahre 1988 die Notwendigkeit organisierter Lernprozesse zu dieser Thematik. Ausgehend vom symbolischen Interaktionismus entfaltet er dabei zunächst die drei Kategorien, die Grundlage seiner weiteren Untersuchung sind: Sprechen über das eigene Sterben, Sprachfähigkeit und Ausformung der Bedeutung von Sterben und Tod, wobei die Betrachtung dieser bestimmten Lernprozesse durch den Deutungsmusteransatz ergänzt wird. Als Ergebnis seiner Untersuchung erscheinen Phasenmodolle geeignet, um die Verarbeitung von Krisenthemen im Lernprozeß zum Themenbereich Sterben und Tod darzustellen. Die Entfaltung von Sprachfähigkeit über Sterben und Tod ist hierbei Voraussetzung und Ergebnis des Lernprozesses zugleich. An Beispielen aus den Seminarbeobachtungen wird sodann dargestellt, wie die Ausformung der Bedeutung von Sterben und Tod erfolgt. Abschließend werden aus der Auswertung dieser Beobachtungen didaktische Konsequenzen für die Durchführung allgemeinbildender Seminare zu diesem Themenbereich gezogen. In einem Anhang werden die gesichteten VHS-Programme, statistische und allgemeine Angaben zu den beobachteten Seminaren sowie Auszüge aus dem Beobachtungsmaterial veröffentlicht.

3.5 Therapeutische Berufe

161. Becker, Paul/Reiner, Artur: Beobachtungen und Hilfen am Sterbebett aus ärztlicher und seelsorgerischer Sicht. Heidelberg 1979.
Die Broschüre umfaßt zwei Vorträge aus dem Jahre 1977 zur Sterbebegleitung ausärztlicher und seelsorglicher Sicht. Aufgrund seiner "Beobachtungen am Sterbebett und bei reanimierten klinisch Toten" stellt Paul Becker zunächst die These auf, daß sich jedes Sterben zwischen den Spannungspolen Angst und Hoffnung vollziehe. Der Sterbende selbst bediene sich jedoch einer eigenen Sprache, die der Begleiter erst lernen müsse, um die tatsächliche Situation des Sterbenden zu erfassen. Ferner berichtet Becker von den Ergebnissen eigener Untersuchungen an reanimierten klinisch Toten, die bisherige Ergebnisse z.T. bestätigten, sich z.T. aber auch von ihnen unterschieden. Ziel dieser Forschung ist es für Becker, den Sterbenden die Angst vor ihrem Tod zu nehmen, ohne jedoch der Nekrophilie zu verfallen. Im anschließenden Beitrag "Der Krebskranke und sein Begleiter" erörtert Artur Reiner am Beispiel der Frage nach der Wahrheit am Krankenbett die grundsätzliche Möglichkeit der

Sterbebegleitung. Da die Wahrheitsvermittlung auf seiten des Patienten wie des Begleiters massive Ängste auslöse, erschöpfe sie sich nicht in einer rein punktuellen diagnostischen Information, sondern erfordere einen längeren Kommunikationsprozeß (etwa in Form einer Gesprächsrunde zwischen Patienten und therapeutischem Team). Der Begleiter zeichnet sich hierbei nach Reiner durch ein geduldiges Mitgehen aus, indem er die notwendige Trauerarbeit des Schwerkranken zuläßt und aushält, und so die alt- und neutestamentliche Erfahrung des mitgehenden Gottes eröffnen könne.

162. Engelke, Ernst: Sterbenskranke und die Kirche. München 1980.

Ziel dieser Untersuchung ist die Entwicklung einer sich am Kranken orientierenden pastoralen Begleitung auf der Grundlage einer sozialempirischen Studie zur psychosozialen Situation Schwerstkranker und Sterbender. Zu diesem Zweck konfrontiert Ernst Engelke die Erwartungshaltungen Sterbender mit dem Angebot kirchlichen Beistandes in Gestalt der Krankensakramente. Inhaltlich gliedert sich das Buch in fünf Teile. Nach einem Überblick über den damaligen Stand der Thanatologie im deutschen und angloamerikanischen Sprachraum und der Analyse der institutionellen und kommunikationstheoretischen Aspekte der Krankenhausseelsorge (Teil 1) schildert Ernst Engelke das Erleben und die Erwartungen Sterbenskranker an die Kirche, die durch eine explorative Studie aufgrund von Verbatimanalyse erhoben wurden (Teil 2). Diesen Erwartungen stellt er sodann das kirchliche Angebot der Krankensalbung gegenüber, deren historische Entwicklung und Schwerpunkte der Erneuerung durch das II. Vatikanum skizziert werden (Teil 3). Danach werden die Erwartungen der Sterbenskranken und das Angebot der Kirche einander direkt gegenübergestellt (Teil 4) und abschließend die hieraus gewonnenen Ergebnisse in Form von Impulsen für eine patientenzentrierte Krankenpastoral zusammengefaßt (Teil 5).

163. Mayer-Scheu, Josef: Seelsorge im Krankenhaus. Mainz 1974.

Josef Mayer-Scheu fordert in diesem vielzitierten Buch aus dem Jahre 1974 zur grundlegenden Reform der Krankenhausseelsorge in der BRD auf. Als notwendige Initiativen gab er damals an, die Kooperationsbereitschaft sowohl der Patienten und Angehörigen als auch des Pflegepersonals mit der Seelsorge zu nutzen und zu vertiefen; fachlich geschulte Laienkräfte in die Krankenhausseelsorge einzubeziehen; dabei dem "Begleiter" besonderes Augenmerk zu schenken; die Sterbehilfe im Krankenhaus zu überdachen und die Ausbildung der Helfer durch besondere Bildungsangebote zu ergänzen.

164. Peeck, Stephan: Suizid und Seelsorge. Die Bedeutung der anthropologischen Ansätze V.E. Frankls und P. Tillichs für Theorie und Praxis der Seelsorge an suizidgefährdeten Menschen. Stuttgart 1991.
Mit dieser Dissertation in protestantischer Theologie aus dem Jahre 1990 will Stephan Peeck einen Beitrag zur Suizidverhütung leisten. Der Schwerpunkt seiner Überlegungen liegt dabei auf dem Transfer der theoretischen Ansätze zur Suizidalität und deren Verhütung in die Praxis der seelsorglichen und therapeutisch-beraterischen Tätigkeit mit den gefährdeten Menschen. In einem humanwissenschaftlichen Teil setzt sich Peeck dazu zunächst kritisch mit den wesentlichen Ergebnissen bisheriger Suizidforschung auseinander. Während diese nach Peeck weitestgehend von einer kausal-genetischen Anthropologie bestimmt ist, stellt er die noetischen Phänomene Freiheit, Verantwortlichkeit und Sinnorientiertheit in den Mittelpunkt seines Erklärungsmodelles und gelangt so zu einem integrierten Verständnis von Suizidalität. Ein zweiter, systematisch-theologischer Teil stellt die anthropologischen Entwürfe V.E. Frankls der Systematischen Theologie Paul Tillichs gegenüber, um die Relevanz des existenzanalytisch-logotherapeutischen Ansatzes für die Seelsorge deutlich zu machen. Die Sprache der existenzanalytischen Logotherapie erscheint ihm dabei eher als die religiöse Sprache geeignet, den krisengefährdeten Menschen zu erreichen. Zugleich aber stellt sie ihn vor die Frage nach dem größeren Sinn seines Lebens und öffnet so den Horizont für die Frage nach Gott, ohne sie jedoch zwingend vorzuschreiben. In einem letzten, praktisch-theologi-schen Teil zeigt Peeck schließlich anhand von ausgewählten Gesprächsprotokollen und ihrer Interpretation sowie einer systematischen Zusammenfassung wesentlicher, praxisbezogener Gesichtspunkte die praktische Umsetzung der bislang theoretisch diskutierten Ansätze für eine konkrete beratende bzw. seelsorgerliche Arbeit mit suizidgefährdeten Menschen.

165. Piper, Hans-Christoph: Gespräche mit Sterbenden. 2., erg. Aufl., Göttingen 1980.
Das Buch enthält 15 Protokolle von Gesprächen mit Sterbenden in den verschiedenen Stadien ihres Weges von der ersten Ahnung bis zur vollen Gewißheit. In der Analyse werden die Probleme der Kommunikation und der Gesprächspartner deutlich, durch die ein hilfreicher Kontakt häufig behindert wird. Zugleich wird die meist mißverstandene "Sprache der Sterbenden" deutlich, deren Verständnis die Voraussetzung für Einfühlung und Begleitung ist. Grundlage der Darlegung des Krankenhausseelsorgers Hans- Christoph Piper ist eine patientenzentrierte Gesprächsführung sowie

eine einfühlsame Betrachtung der verschiedenen Formen in der Sprache Sterbender.

166. Schweidtmann, Werner: Sterbebegleitung. Menschliche Nähe am Krankenbett. Stuttgart ^{2}1992 (^{1}1991).
Vor allem aus pastoralpsychologischer Sicht werden Probleme des Umgangs mit Sterbenden in den Krankenanstalten aufgewiesen, allerdings ohne die Erfahrungen der Hospiz- und Selbsthilfebewegung; das zeigen vor allem seine ausführliche Behandlung der sog. Wahrheitsfrage und die eingestreuten Beispiele. Dadurch kommt aber der Verfasser zu einer weitgehend negativen Zustandsbeschreibung, welcher mit spirituellen und psychischen Anregungen begegnet werden soll. Dem Phasenmodell nach Kübler-Ross weist er begrenzte Erklärungsmöglichkeiten und Praxis nach. Dem stellt er dann Ergebnisse der Streßforschung vor allem im Anschluß an R.S. Lazarus sowie eigene Untersuchungen gegenüber, wobei er von "Bewältigungsforschung" spricht. Es werden Bewältigungsformen und Faktoren ihrer Auswahl vorgestellt und durch Wahrnehmungsstrategien ergänzt. Daraus ergibt sich ein Prozeß des Coping, also ein umfangreicheres Inventar zur Ausprägung von Bewältigungsformen im Sterben und der entsprechenden möglichen Interventionen. Durch eine Befragung bei Krebspatienten werden verschiedene Ergebnisse des Theoriemodells gesichert bzw. modifiziert, was zu einer Sterbebegleitung führt, die mehr Bewußtheit der Patienten und der Begleiter voraussetzt. Die Begleitung der Begleiter wird dann durch Anleitungen zur Praxisauswertung und -kontrolle vorgestellt (Balintgruppen, Seminare, Skill-Training, Supervision) und durch pastorale Ansätze ergänzt.

3.6 Medizinische Berufe

167. Rest, Franco: Sterbebeistand - Sterbebegleitung - Sterbegeleit. Studienbuch für Pflegekräfte, Ärzte, Seelsorger, Hospizhelfer, stationäre und ambulante Hilfen. 3., überarb. Aufl., Stuttgart u.a. 1994.
Die neueste Auflage dieses Standardwerkes der Sterbebegleitung in der Pflegewissenschaft berücksichtigt nun auch die Hospizbewegung und die neue Euthanasie-Diskussion im Anschluß an die Niederländischen Regelungen und an die Entwicklung der Bioethik. Das Buch legt nach einer umfangreichen Vorbemerkung mit den notwendigen Definitionen und der Eröffnung eines persönlichen Zugangs in vier Teile die Grundlagen jeglichen pflegerischen, somatischen, sozialen, psychischen und spirituel-

len Verhaltens: in den "Quellen des Handelns" geht es um die Wahrheitsfrage am Krankenbett, die weiteren ethischen Maßstäbe, eine Institutionenkunde und die rechtlichen Abgrenzungen. Im zweiten Teil geht es um die Auseinandersetzung mit der eigenen Sterblichkeit, wobei auch auf sektiererische Tendenzen verwiesen, die biographische Pflege verfolgt, die Philosophie und Theologie des Helfens und des Todes ausgebreitet und politisch-ethische Bezüge hergestellt werden. Der dritte Teil sucht nach einem Verständnis des sterbenden Menschen aufgrund des sozialen Ortes der Sterbebegleitung, der Psychologie und einer Bedürfnislehre des Sterbenden, der beiden Altersgruppen (Kinder und Senioren), einer ausgereiften Bewußtseinslehre auch des Bewußtlosen und Komatösen und der Betrachtungen des Sterbeprozesses. Im letzten methodischen Teil werden die verbale und nonverbale Kommunikation mit Sterbenden, die Pflege, die Raum- und Zeitgestaltung, die Sorge um einige besondere Patientengruppen (Suizid, AIDS, Intensiv) und die Formen der Trauer behandelt. Im Anhang werden aktuelle Materialien verfügbar gemacht.

Geschichte

Magarethe Palzkill/Klaus Schreiner

Einleitung

Fragestellungen der Kultur- und Sozialanthropologie haben die Erforschung der Geschichte von Sterben, Tod und Begräbnis zu einem wichtigen Thema der Geschichtswissenschaft gemacht. Das Interesse einer größeren Öffentlichkeit an dieser Thematik kommt nicht zuletzt darin zum Ausdruck, daß gerade in den letzten Jahren mehrere Ausstellungen über Jenseitsvorstellungen, Sterben und Tod stattfanden. In Kassel ist ein eigenes Museum zur Geschichte der Sepukralkultur eröffnet worden.

Die vorliegende annotierte Bibliographie beruht auf einer rund 1400 Titel umfassenden Gesamt-Bibliographie. Diese verzeichnet Aufsätze und Monographien, die sich mit der Geschichte von Sterben und Tod vom Frühmittelalter bis zum Ende der frühen Neuzeit in Europa beschäftigen, soweit sie bis zum Frühjahr 1995 bibliothekarisch greifbar waren.[1] In regionaler Hinsicht wurde

---

[1] Bibliothekarisch (noch) nicht zu beschaffen waren: Bériou, Nicole/D'Avray, David L.: Modern questions about medieval sermons. Essays on marriage, death, history and sanctity. Spoleto 1994; Carozzi, Claude: Le voyage de l'âme dans l'au-delà d'après la littérature latine (Ve-XIIIe siècle). Roma 1994; D'Avray, David: Death and the prince: memorial preaching before 1350. Oxford u. a. 1994; Diers, Michaela: Vom Nutzen der Tränen. Über den Umgang mit Leben und Tod im Mittelalter und Heute. Köln 1994; Effros, Bonnie: From grave goods to christian epitaphs: Evolution in burial tradition in the expression of social status in merowingian society. Diss. University of California, Los Angeles 1994; Ehalt, Hubert C./Knispel, Franz (Hg.): Tabu Tod: Kulturelle und soziale Aspekte des Sterbens. Wien/Köln 1994 (?); Frantzen, Allen J. (Hg.): The four last things: Death, judgement, heaven and hell in the Middle Ages. Chicago 1994; Geary, Patrick: Living with the dead in the middle ages. Ithaca/London 1994; Hauser, Albert: Von den letzten Dingen. Tod, Begräbnis und Friedhöfe in der Schweiz 1700-1900. Zürich 1994; Hughes, Diane Owen: Mourning rites, memory, and civilisation in premodern Italy. In: Chiffoleau, Jacques/Martines, Lauro/Paravicini Bagliani, Agostini (Hg.): Riti e rituali nella società medievali. Spoleto 1994, 23-38; Koslofsky, Craig M.: Death and ritual in Reformation Germany. Diss. University of Michigan 1994; Pammer, Michael: Glaubensabfall und wahre Andacht: Barockreligiosität, Reformkatholizismus und Laizismus in Oberösterreich 1700-1820. Wien/München 1994; Rebillard, Éric: In hora mortis: Évolution de la pastorale chrétienne de la mort aux IVe et Ve siècles dans l'occident latin. Roma 1994; Lauwers, Michel: La mémoire des ancêtres et le souci des morts. Fonction et

schwerpunktmäßig die Literatur zu den deutschsprachigen Ländern sowie zu Frankreich, Italien und England erfaßt. Die Epoche nach 1800 fand keine Berücksichtigung, da sie von Seiten der Volkskunde bearbeitet wurde. Aus Platzgründen konnte für die annotierte Fassung lediglich eine Auswahl aus den zwischen 1984 und 1994 erschienene Werke aufgenommen werden, und zwar vorwiegend monographische Arbeiten.[2] Aufsätze bzw. Handbuchartikel wurden nur dann herangezogen, wenn sie entweder besonders wichtig erschienen oder aber zu dem entsprechenden systematischen Gesichtspunkt keine oder nur wenige Einzelstudien vorliegen. Bei den angeführten Rezensionen handelt es sich um Zufallsfunde; sie sind nicht systematisch bibliographiert worden.

Für die Systematik waren zwei Gesichtspunkte maßgebend: Zum einen kam es darauf an, Bereiche und Fragestellungen zu erfassen, die in der Forschung der letzten Jahrzehnte intensiv diskutiert worden sind (insbesondere: Einstellungen zum Tod, Jenseitsvorstellungen, Totengedächtnis). Zum anderen sollte der Aufbau der Systematik den untersuchten Vorgang selber abbilden. Die systematische Ordnung beginnt deshalb mit der Vorbereitung auf den Tod (Memento mori, Stiftungen, Testament), führt dann über das eigentliche Sterben (Sterbehilfen und -brauchtum) zu den standesspezifisch je unterschiedlichen Begräbnisritualen (Brauchtum, Liturgie, Recht) und Begräbnisplätzen (Friedhof, Kirche, Kloster, Grablege, Beinhaus) und endet schließlich bei den diversen Formen der Totenmemoria. Studien zu besonderen Aspekten des Themas, die sich diesem idealtypisch angelegten Schema entziehen, sind getrennt verzeichnet. Dazu gehören etwa die Werke, die der Frage nachgehen, wie im Mittelalter und in der frühen Neuzeit Menschen mit dem unvorhergesehenen, durch Seuchen oder Gewalt herbeigeführten, Tod umgingen oder die das Verhältnis des Arztes zum schwerkranken und sterbenden Patienten thematisieren. Die unter dem letzten Stichpunkt angeführten

---

usage du culte des morts dans l'Occident médiéval (diocèse de Liège, XIe-XIIIe siècle). 2 Bände. Diss. Ecole des Hautes Etudes en Sciences Sociales. Paris 1992; Göttler, Christine: Gabe und Gegengabe: Zur Kunstgeschichte des Fegefeuers. Drei Untersuchungen zum Zusammenhang von Bild und Ablaß im späten 16. und frühen 17. Jahrhundert. Diss. Zürich 1991; Noviello, Franco (Hg.): Morte del discorso e discorso della morte. Matera 1991; La Figuration des morts dans la chrétienté médiévale jusqu'à la fin du premier quart du XIVe siècle. Fontevraud 1989.

2 Keine Bibliographie ist vollständig. Eine Annotation verdient hätten auch die nachstehend genannten Werke: Schmid, Karl/Wollasch, Joachim (Hg.): Memoria. Der geschichtliche Zeugniswert des liturgischen Gedenkens im Mittelalter. München 1984; Papenheim, Martin: Erinnerung und Unsterblichkeit. Semantische Studien zum Totenkult in Frankreich (1715-1794). Stuttgart 1992.

Untersuchungen fallen mit Ausnahme der Arbeiten zu den "Leichenpredigten" eher in den Zuständigkeitsbereich der Literatur- bzw. Kunstgeschichte. Sie wurden jedoch in die Bibliographie mit aufgenommen, weil ihre Ergebnisse auch für Historiker von großem Interesse sind.[3] Der Bereich der Demographie wurde nicht berücksichtigt; der Verweis auf den einschlägigen Forschungsüberblick bei Chr. Pfister (Nr. 24) mag genügen.

Weil der annotierten Auswahlbibliographie und der Gesamtbibliographie dieselbe Systematik zugrundeliegt, kann es vorkommen, daß bei jener unter einem systematischen Stichwort nur sehr wenige oder sogar keine Titel (wie bei 3.1: Memento mori) erscheinen. Dies bedeutet nicht, daß zu einem solchen Stichwort überhaupt keine Studien vorliegen, sondern eben keine (monographischen) aus den Jahren 1984-1994. Aus dem nämlichen Grund findet man andererseits bspw. unter Stichpunkt 2 (Kollektive Mentalitäten) nicht die Namen der Autoren, die gerade dieses Forschungsgebiet zuerst ausgiebig bearbeitet haben, sondern eher die ihrer Kritiker.

Die historische Forschung zu Sterben und Tod ist ausnehmend vielfältig und erstreckt sich auf sehr verschiedene Bereiche. Deshalb ist es kaum möglich, deren Ergebnisse in wenigen Sätzen zusammenzufassen.
Im folgenden sollen stattdessen in Anlehnung an die systematische Gliederung wichtige Themen und Arbeiten der Forschung auch vor 1984 knapp skizziert werden.

---

3 Insbesondere aus dem Bereich der Grabmalkunst, der von den Kunsthistorikern intensiv erforscht wird, konnten aus Platzgründen eine Reihe erwähnenswerter Studien nicht aufgeführt werden, wie bspw.: Hinz, Berthold: Das Grabdenkmal Rudolfs von Schwaben. Monument der Propaganda und Paradigma der Gattung. Frankfurt a. M. 1994; Märkisches Museum Berlin (Hg.): Grabmalkunst aus vier Jahrhunderten: Epitaphien und Grabdenkmäler in der Nikolaikirche zu Berlin. Katalog der Sepulkralplastik, bearb. v. Knut Brehm u. a. Berlin 1994; Popelka, Liselotte, Castrum doloris oder "Trauriger Schauplatz": Untersuchungen zu Entstehung und Wesen ephemerer Architektur. Wien 1994; Bartsch-Molden, Regina: Artus Quellinus' Grabmal Sparr: der Einfluß der Niederlande auf das Grabmal in Norddeutschland zwischen 1650 und 1725. Frankfurt a. M. u. a. 1993; Böhm, Gabriele: Mittelalterliche figürliche Grabmäler in Westfalen von den Anfängen bis 1400. Münster 1993; Codroico, Roberto (Hg.): I monumenti funebri nelle regioni alpine: storia, cultura, conservazione e restauro; convegno di esperti a Trento, 3.-4. XII. 1987. Bolzano 1989; Copy, Jean-Yves: Art, sociéte et politique au temps des ducs de Bretagne. Les gisants hautbretons. Paris 1986; Herklotz, Ingo: "Sepulcro" e "Monumenta" del Medioevo. Roma 1985; Reinle, Adolf: Das stellvertretende Bildnis: Plastiken und Gemälde von der Antike bis ins 19. Jahrhundert. München 1984.

Im Zusammenhang der vor allem in Frankreich gepflegten Mentalitätsgeschichte setzte dort seit den 60er Jahren auf breiter Ebene eine intensive Forschung zur Geschichte von Sterben, Tod, Begräbnis und Jenseitsglauben ein. 1970 veröffentlichten G. und M. Vovelle ihre Studien zum Armen-Seelen-Kult und Fegefeuerglauben des 15.-20. Jahrhunderts.[4] Ein Jahr später erschien F. Lebruns Untersuchung, die auf regionaler Ebene analysiert, wie sich demographische Entwicklungen auf die Haltung zum Tod auswirkten.[5] Vovelle konnte wenig später durch eine serielle Auswertung von 18000 Testamenten belegen, daß die barocken Formen christlicher Sterbefrömmigkeit (wie Totenmessen, -bruderschaften etc.) schon vor der französischen Revolution, nämlich bereits in der Mitte des 18. Jahrhunderts, ihre Bedeutung verloren hatten.[6] In einer methodisch an Vovelle orientierten Studie überprüfte eine große Forschergruppe unter Leitung von P. Chaunu diese Ergebnisse am Beispiel der französischen Hauptstadt.[7] Ein Themenheft der Zeitschrift "Annales" aus dem Jahr 1976, in dem eine ganze Reihe prominenter französischer Historiker zu Wort kamen, dokumentiert deutlich das neu erwachte Interesse. Hier äußerte sich auch M. Vovelle erstmals zu den Methoden, Ansätzen und unterschiedlichen Interpretationsmöglichkeiten einer Geschichte des Todes. Während bis dahin die frühe Neuzeit als bevorzugte Epoche der französischen Mentalitätshistoriker gelten konnte, änderte sich dies mit der 1980 erschienenen gewichtigen Arbeit von J. Chiffoleau.[8] Schließlich legte Vovelle 1983 eine epochenübergreifende Studie zum Thema vor.[9]

In Deutschland stießen allerdings gerade bei Nicht-Fachwissenschaftlern vornehmlich die Arbeiten von P. Ariès auf Resonanz, was sich nicht zuletzt darin

---

4 Vovelle, Gaby und Michel: Vision de la mort et de l'au-delà en Provence, d'après les autels des âmes du purgatoire, XVe-XXe siécles. Paris 1970.

5 Lebrun, Francois: Les hommes et la mort en Anjou aux 17e et 18e siècles. Essai de démographie et de psychologie historique. Paris 1971.

6 Vovelle, Michel: Piété baroque et déchristianisation en Provence au XVIIIe siècle: Les attitudes devant la mort d'après les clauses des testaments. Paris ^{1}1973 ,^{2}1978 gekürzt.

7 Chaunu, Pierre: La mort à Paris (XVIe, XVIIe, XVIIIe siècles). Paris 1978; vgl. auch: Croix, Alain: La Bretagne aux XVIe et XVIIe siècles. La vie, la mort et la foi. Paris 1981.

8 Chiffoleau, Jacques: La comptabilité de l'au-delà. Les hommes, la mort et la religion dans la région d'Avignon à la fin du moyen Age (vers 1320-vers 1480). Roma 1980.

9 Vovelle, Michel: La mort et l'Occident de 1300 à nos jours. Paris 1983.

wiederspiegelt, daß nur sie in deutscher Übersetzung vorliegen.[10] Dies ist zum einen möglicherweise auf seine Auswahl der Quellen (u.a. ikonographische und litarische) zurückzuführen, die dem Leser einen lebendigeren Eindruck vermitteln konnten als die statistische Auswertung serieller Daten. Zum anderen hängt es wohl auch damit zusammen, daß Ariès als erster überhaupt ein Modell der Entwicklung der Einstellungen zum Tod vorstellte, das zahlreiche Einzelaspekte umfaßt und dabei dennoch äußerst griffig und einprägsam ist.

Angeregt durch die französischen Forschungen intensivierte sich vor allem seit den späten 70er und 80er Jahren auch in anderen Ländern das Interesse an der Geschichte des Todes. Die stattliche Zahl der seither erschienenen Sammelbände bezeugt das.[11]

Dabei hatte es in Deutschland ebenso wie in anderen Ländern auch schon vor den 1970er Jahren vielfältige rechts- und liturgiegeschichtliche, historisch pastoraltheologische, volkskundliche sowie kunst-, architektur- und literaturhistorische Forschungen zu diversen Aspekten von "Sterben, Tod und Begräbnis" gegeben. Mit der Frage nach den Einstellungen zum Tod (2. 1) hatten sich bereits J. Huizinga[12] und A. Tenenti[13] auseinandergesetzt, ebenso - nahezu zeitgleich mit Ariès - W. Goez.[14] Seitdem gliedern sich die Forschungmeinungen in Anhänger[15]

---

10 Ariès, Philippe: Studien zur Geschichte des Todes im Abendland. München 1976; Ders.: Geschichte des Todes. München ^{4}1989 (L'Homme devant la mort. Paris ^{1}1977).

11 Vgl. außer den unter 1. 3 genannten Bänden noch: Becker, Hansjakob u. a. (Hg.): Im Angesicht des Todes. Ein interdisziplinäres Kompendium, 2 Bände. St. Ottilien 1987; Rogers, John (Hg.): Death. The public and private spheres. Uppsala 1986; Braet, Herman/Verbeke, Werner (Hg.): Death in the middle ages. Leuven 1982; Blum, Paul Richard (Hg.): Studien zur Thematik des Todes im 16. Jahrhundert. Wolfenbüttel 1983; Prosperi, Adriano (Hg.): I vivi et i morti. 1982; Whaley, Joachim (Hg.): Mirrors of mortality. Studies in the social history of death. London 1981; Sutto, Claude (Hg.): Le sentiment de la mort au moyen âge. Études présentées au cinquième colloque de l'Institut d'études médiévales de l'Université de Montréal. Montréal 1979; La Mort au moyen âge. Colloque de l'Association des historiens médiévistes francais réunis à Strasbourg en juin 1975 au Palais universitaire. Strasbourg 1977.

12 Huizinga, Johann: Herbst des Mittelalters. Stuttgart ^{11}1975 (niederl. Orig. 1924).

13 Tenenti, Alberto: Il senso della morte et l'amore della vita nel Rinascimento. Torino 1989 (^{1}1957).

14 Goez, Werner: Die Einstellung zum Tode im Mittelalter. In: Der Grenzbereich zwischen Leben und Tod. Göttingen 1976, 111-153.

15 Chiffoleau (wie Anm. 7), Bauer (Nr. 104).

und Kritiker von Ariès[16]. Zumindest für das Mittelalter scheint inzwischen deutlich zu sein, daß die Thesen von Ariès, wenn überhaupt, nur eine sehr eingeschränkte Geltung besitzen können. Vornehmlich diskutiert wird die Frage, welche Faktoren die Einstellungen zum Tod (2. 1) nachdrücklich prägten: Glaubensrichtungen und/oder philosophische Vorstellungen[17], Sozial-[18] und Familienstrukturen[19], Mobilität, Urbanisation und demographische Entwicklungen[20] oder eine individualistische Lebenshaltung[21], Zeitauffassung bzw. -bewußtsein[22] oder das Körperverständnis[23]? Jenseitsvorstellungen und -konzepte (2. 2) sind bis zur Mitte der 70er Jahre nur relativ selten untersucht worden. In den letzten Jahren hat sich dies jedoch grundlegend geändert.[24] Sieht man von der Totenmemoria einmal ab, so ist zu kaum einem anderen Bereich so viel publiziert worden, wie zu den Vorstellungen über das himmlische oder höllische Jenseits. Anregend wirkte J. LeGoffs vieldiskutiertes Buch über "Die Geburt des Fegefeuers" im 12. Jahrhundert.[25]

---

16 Borst, Arno: Zwei mittelalterliche Sterbefälle. In: Merkur. Deutsche Zeitschrift für europäisches Denken 34 (1980), 1081-1098; Ders.: Drei mittelalterliche Sterbefälle. In: Ders.: Barbaren, Ketzer und Artisten. Welten des Mittelalters. München ²1990 (¹1988), 567-598; Banker (Nr. 115), Gurjewitsch (Nr. 28), Patschovsky (Nr. 7), Vovelle (wie Anm. 9).

17 Stannard, David E.: The puritan way of death. A study in religion, culture and social change. 1977; MacManners, John: Death and the enlightenment. Changing attitudes to death among Christians and unbelievers in eighteenth-century France. 1981; Davis, Natalie Z.: Die Geister der Verstorbenen, Verwandtschaftsgrade und die Sorge um die Nachkommen. Veränderungen des Familienlebens in der frühen Neuzeit. In: Dies.: Frauen und Gesellschaft am Beginn der Neuzeit. Frankfurt am Main ²1989, 19-51; Breure (Nr. 27).

18 Borst (wie Anm. 16).

19 Davis (wie Anm. 17).

20 Chiffoleau (wie Anm. 8).

21 Gittings (Nr. 27).

22 Gurjewitsch (Nr. 28).

23 Imhof, Arthur (Hg.): Leib und Leben in der Geschichte der Neuzeit. Berlin 1983.

24 Döring-Hirsch, Erna: Tod und Jenseits im Spätmittelalter. Zugleich ein Beitrag zur Kulturgeschichte des deutschen Bürgertums. Berlin 1928; Bauer, E.: Die Arme Seelen- und Fegfeuervorstellungen der altdeutschen Mystik. Diss. Würzburg 1960; Owen, D.: The vision of hell. Infernal journey in medieval french literature. Edinburgh/London 1970. Neuerdings dazu: Bynum, Caroline Walker: The resurrection of the body in western christianity, 200-1336. New York 1995.

25 LeGoff, Jacques: Die Geburt des Fegefeuers. München ²1990 (¹ Stuttgart 1984).

Lang und McDannell schrieben 1988 eine Kulturgeschichte des Himmels, während sich Baschet, Camporesi, Minois und Vorgrimler stärker von der Hölle angezogen fühlten. In einer großen Austellung im Schweizerischen Landesmuseum Zürich bzw. Wallraf-Richartz Museum Köln wurden schließlich 1994 erstmals die verschiedenen Jenseitswelten im Zusammenhang präsentiert. Neue Akzente setzte die epochenübergreifende Studie von C. Zaleski, die zeitgenössische Nah-Todesberichte mit mittelalterlichen Jenseitsvisionen korreliert.[26]

Im Mittelpunkt einer ganzen Reihe von weiteren Untersuchungen stand in den letzten Jahren die Geschichte der Vorstellungen von den Toten (2. 3) als Wiedergänger, Gespenster oder Vampire. Auf die dem heutigen Bewußtsein völlig fremde mittelalterliche Vorstellung, die von einer ständigen Gegenwart der Toten im Leben ausgeht, hatte allerdings bereits 1982 O. G. Oexle in einem grundlegenden Aufsatz hingewiesen.[27] Sie führte zu spezifischen Formen des Umgangs mit Sterbenden und Toten, die sich nicht nur durch eine größere Nähe zwischen Lebenden und Toten auszeichneten, sondern das Selbstbewußtsein der Überlebenden in entscheidender Weise prägten.

Beim Thema "Vorsorge für einen guten Tod durch Stiftungen" (3. 2) stehen Stiftungsmotivationen, die spezifische Verknüpfung des Bedürfnisses nach Jenseitssicherung mit weltlichen Interessen, der Einfluß von Naturkatastrophen und der Pest auf das Stiftungsverhalten sowie dessen Prägung durch bestimmte Frömmigkeitsformen und theologische Schulen im Mittelpunkt des Interesses. In jüngster Zeit richtet sich das Forschungsinteresse zunehmend auf die Rekonstruktion ausgedehnter Stiftungsprogramme, in denen sich künstlerische, soziale und religiöse Absichten gegenseitig überlagern und durchdringen.

P. Ariès hatte bereits untersucht, wie im Verlauf des 17. Jahrhunderts das Vermächtnis bzw. das Testament (3. 3) seinen zuvor primär religiösen Charakter verliert und zu einem persönlichen Akt, zur Gewissenspflicht, wird.[28] Seine französischen Historikerkollegen beschäftigten sich weniger mit diesem Bedeutungswandel, sondern nutzen Testamente primär als seriell auswertbare Quellengruppe für die Bearbeitung anderer Fragestellungen.[29] Anders als in der anglo-

---

26 Vgl. zu allen 2.2; außerdem: Le Don, G.: Les structures de l'imagerie infernale dans la littérature et la plastique du Moyen Age, 2 Bände. Tours 1976; Scaramella, Pierroberto: Le madonne del purgatorio: iconografia e religione in Campania tra rinascimento e controriforma. Genova 1991; Göttler (wie Anm. 1).

27 Oexle, Otto Gerhard: Die Gegenwart der Toten. In: Braet/Verbeke (wie Anm. 11), 19-77.

28 Ariès, P.: Geschichte des Todes, S. 248-259 der Ausgabe München 1991.

29 So etwa Vovelle, Chaunu, Chiffoleau.

amerikanischen Forschung sind in der deutschsprachigen Forschung u. W. die Anregungen von Ariès und die serielle Testamentsanalyse noch kaum aufgegriffen worden. Erste Ansätze finden sich bei Baur (Nr. 51), der zudem einen konzisen Überblick über die bisherigen Arbeiten bietet.

Der praktische Umgang mit Sterben und Sterbenden (3. 4 und 3. 5) ist bis vor wenigen Jahren hauptsächlich Gegenstand liturgiegeschichtlicher und volkskundlicher Forschungen gewesen. Von theologischer Seite wurde dabei insbesondere die Herausbildung der Sterbeliturgie in der Spätantike und im Frühmittelalter untersucht.[30] Dem späteren Mittelalter, den reformatorischen Neuerungen und aufklärerischen Reformversuchen widmeten sich einige wenige Einzelstudien. Als innovativ kann die Untersuchung von Paxton gelten, die traditionelle liturgiegeschichtliche Forschung mit anthropologischen Fragestellungen und Methoden zu verbinden sucht (Nr. 53).

Das Sterbebrauchtum behandelten mehrere volkskundlich orientierte Wissenschaftler, die eine Vielzahl rechtlicher, chronikalischer, literarischer, homiletischer und liturgischer Quellen auswerteten.[31] Ihre Arbeiten stellen eine Fülle von Material zusammen, lassen allerdings bisweilen erkenntnisleitende Fragestellungen vermissen.[32] Eine Ausnahme bildet die theologische Dissertation von Neher (Nr.

---

30 Browe, Peter: Die letzte Ölung in der abendländischen Kirche des Mittelalters. In: ZKathTheol 55 (1931); Lehr, F.: Die sakramentale Krankenölung im ausgehenden Altertum und im Frühmittelalter. Mit besonderer Berücksichtigung der ältesten römischen Sakramentarien. Diss. theol. Freiburg/Br. 1932; Weisweiler, H.: Das Sakrament der letzten Ölung in den systematischen Werken der ersten Frühscholastik. 1938; Chavasse, A.: L'onction des infirmes dans l'église latine, du 3e siècle à la réforme carolingienne. Les textes. Strasbourg 1940; Chavasse, A.: Etude sur l'onction des infirmes dans l'église latine du 3e siècle à la réforme carolingienne. Lyon 1942; Bürki, Bruno: Im Herrn entschlafen. Eine historisch pastoraltheologische Studie zur Liturgie des Sterbens und des Begräbnisses. Heidelberg 1969; Sicard, Damien: La liturgie de la mort dans l'Église latine des origines à la réforme carolingienne. Münster 1978; Kranemann, Benedikt: Die Krankensalbung in der Zeit der Aufklärung. Ritualien und pastoralliturgische Studien im deutschen Sprachgebiet. Münster 1990.

31 Kyll, Nikolaus: Tod, Grab, Begräbnisplatz, Totenfeier. Zur Geschichte ihres Brauchtums im Trierer Lande und in Luxemburg unter besonderer Berücksichtigung des Visitationshandbuches von Regino von Prüm (+ 915). Bonn 1972; Stüber, Karl: Commendatio animae. Sterben im Mittelalter. Bern 1976 (für das 13. Jh.); Berger, Placidus: Religiöses Brauchtum im Umkreis der Sterbeliturgie in Deutschland. Münster 1966 (für Spätmittelalter und fr. Neuzeit).

32 Anders: Brückner, Wolfgang: Sterben im Mönchsgewand. Zum Funktionswandel einer Totenkleidsitte. In: Kontakte und Grenzen. Probleme der Volks-, Kultur- und

56). Er sucht durch eine Analyse der mittelalterlichen Sterbebegleitung Anregungen für eine Reform der heutigen Situation zu gewinnen.
Erstaunlicherweise liegen nur wenige Arbeiten vor, die das tatsächliche Sterbeverhalten anhand realer Sterbefälle zu erforschen suchen. Gerade die 'großen' Überblicksdarstellungen befassen sich merkwürdigerweise damit nicht. Die meisten Autoren beziehen sich vorwiegend oder ausschließlich auf normative und/oder literarische Quellen. Eine Ausnahme stellen Patschovsky, Paravicini, Schaller, Wunderli/Broce[33] und Borst (Nr. 7) dar, der diesen Mangel ausdrücklich hervorhebt.

Es hat den Anschein, als sei das Phänomen der "Trauer", die Trauerauffassungen, -vorschriften und -praxis, ebenfalls erst in Ansätzen untersucht.[34]

Zur Geschichte der Pest (3. 6) und anderer epidemischer Krankheiten gibt es hingegen äußerst umfangreiche Literatur. Die Reaktionen auf die Pest und ihre Auswirkung auf die öffentliche Totensorge wurden jedoch nur selten im einzelnen analysiert. Paradigmatisch in dieser Hinsicht sind die Arbeiten von Dormeier (Nr. 59, 60) und M. V. Shirk[35]. Auf breiter Basis untersucht sind derartige Folgen der Pest, wie Bulst 1989 bemerkt, noch nicht. Fundierte Ansätze finden sich in dem von Bulst herausgegebenen Sammelband (Nr. 59).

Auch das Verhältnis von "Arzt und Tod" (3. 7) ist für das Mittelalter bislang nur unzureichend erforscht. Dagegen beschäftigen sich eine Reihe von Wissen-

---

Sozialforschung. Festschrift für Gerhard Heilfurth zum 60. Geburtstag. Göttingen 1969, 259-277.

33 Wunderli, Richard/Broce, Gerald: The final moment before the death in early modern England. In: Sixteenth Century Journal 20 (1989), 259-275.

34 Vgl.: Bepler, Jill: Das Trauerzeremoniell an den Höfen Hessens und Thüringens in der ersten Hälfte des 17. Jahrhunderts. In: Berns, Jörg Jochen/Ignasiak, Detlef (Hg.): Frühneuzeitliche Hofkultur in Hessen und Thüringen. Erlangen u. a. 1993 und aus literaturwissenschaftliche Sicht: Küsters, Urban: Klagefiguren. Vom höfischen Umgang mit der Trauer.In: Kaiser, Gert (Hg.): An den Grenzen höfischer Kultur. Anfechtungen der Lebensordnung in der deutschen Erzähldichtung des hohen Mittelalters, München 1991, 9-75; zu den Trauervorschriften in Begräbnisordnungen: Bulst, Neithard: Feste und Feiern unter Auflagen. Mittelalterliche Tauf-, Hochzeits- und Begräbnisordnungen in Deutschland und Frankreich. In: Altenburg, Detlef/Jarnut, Jörg/Steinhoff, Hans-Hugo (Hg.): Feste und Feiern im Mittelalter. Sigmaringen 1991, 39-51. Erst kürzlich erschienen ist der Beitrag von Bernhard Jussen: "Dolor" und "Memoria". Trauerriten, gemalte Trauer und soziale Ordnungen im späten Mittelalter. In: Oexle, Otto Gerhard (Hg.), Memoria als Kultur. Göttingen 1995, 206-252.

35 Shirk, Melanie V.: Royal reaction to the black death in the Crown of Aragon. Ann Arbor 1976.

schaftlern mit der sich wandelnden Rolle des Arztes im 17. und 18. Jahrhundert. Sie diskutieren die Frage, inwieweit der medizinische Fortschritt, die Professionalisierung und der Wandel des ärztlichen Selbstverständnisses im 18. Jh. die bis dahin praktizierten Methoden der Todesfeststellung ablösten und zu einer Verdrängung der traditionellen Sterbebegleiter und einer veränderten Auffassung von Krankheit und Sterben (Nichtakzeptanz) geführt haben.[36]

Das Thema Kindsmord (4. 2) ist für das Mittelalter gleichfalls noch nicht monographisch behandelt worden. Es lassen sich allerdings einige Überlegungen und zusammenfassende Bemerkungen in einer Reihe von Aufsätzen[37] bzw. bei Shahar (Nr. 70) finden. Für die frühe Neuzeit liegen mehrere neuere Studien vor. Sie beschäftigen sich in erster Linie mit den das Verbrechen begünstigenden Faktoren (ökonomische Situation, Sexualnormen, medizinische und demographische Ereignisse, Grad der Gewalt in der Gesellschaft), mit dem Verhältnis zwischen sozialer Realität und Entwicklung des Strafrechts sowie mit dem Einfluß aufklärerischen Gedankenguts auf die Bewertung und Bestrafung des Delikts.[38]

Vor allem dank des jüngst von G. Signori hg. Sammelbandes zur Geschichte des Selbstmordes (4. 3) in spätmittelalterlichen und frühneuzeitlichen Gesellschaften, der eine umfängliche Bibliographie zum Thema enthält, sowie den Studien von Schär und MacDonald/Murphy, sind die bisherigen Forschungsdefizite in diesem Teilbereich der Geschichte von Sterben und Tod deutlich geringer geworden.

Zum Thema "Hinrichtung" (4. 4) sind in der letzten Zeit vor allem im angelsächsischen Raum eine Reihe von Studien erschienen, die in der annotierten

---

36 Nr. 64, 65, 66 und Pohl, Klaus-Peter: Unheilbar Kranker und Sterbender - Problemfälle ärztlicher Deontologie. Stellungnahmen aus dem 18. Jahrhundert und ihre historischen Voraussetzungen. Diss. med. Münster 1981.

37 U. a. Brissaud, Yves: L'infanticide à la fin du Moyen Age. Ses motivations psychologiques et sa répression. In: Revue historique de droit francais et étranger 50 (1972), 229-256; Trexler, Richard: Infanticide in Florence: New sources and first results. In: History of Childhood Quarterly 1/1 (1973), 98-116, wieder abgedruckt in: Ders.: Dependence in context in Renaissance Florence, Binghamton 1994, 203-224; Coleman, Emily R.: L'infanticide dans le Haut Moyen Age. In: Annales ESC 29 (1974), 315-335; Dies.: Infanticide in the early middle ages. In: Stuard, Susan Mosher (Hg.): Women in medieval society. Philadelphia 1976, 47-71.

38 Nr. 68, 69, 71, 72 und Hoffer, Peter C./Hull, N. E.: Murdering mothers: Infanticide in England and New England, 1558-1803. New York 1981. Neuerdings außerdem: Ulbricht, Otto (Hg.): Von Huren und Rabenmüttern. Weibliche Kriminalität in der Frühen Neuzeit. Köln/Weimar/Wien 1995.

Kurzfassung aus Platzgründen nicht aufgeführt, dafür aber zumindest hier zitiert werden.[39]

Nur wenige Studien thematisieren explizit den "Tod auf dem Schlachtfeld". Neben den in 4. 5 genannten Arbeiten scheint es, bezogen auf das Mittelalter und die frühe Neuzeit, nur eine Handvoll weiterer zu geben.[40] Der jüngst erschienene Sammelband "Töten im Krieg" enttäuscht hier ebenfalls.[41]

Neben eher populärwissenschaftlichen, reich illustrierten "Materialsammlungen" gibt es kaum Untersuchungen zu "Gebräuchen, Feier, Liturgie, Recht" (5. 1) im Rahmen der Begräbniskultur, die nicht auf bestimmte Personen- oder Standesgruppen begrenzt sind. Begräbnisrituale des Hochadels sind für das Mittelalter wie für die frühe Neuzeit intensiv erforscht worden. Die Begräbniszeremonielle wichtiger europäischer Königshöfe wurden monographisch bearbeitet (5. 2).[42] Auf Quellenprobleme stößt die Erforschung der Gebräuche bei

---

39 Linebaugh, Peter: The London hanged: crime and civil society in the eigteenth century. Cambridge 1992; Naish, Camille : Death comes to the maiden. Sex and execution 1431 - 1933. London 1991; Cohen, Esther: "To die a criminal for the public good": The execution ritual in late medieval Paris. In: Bachrach, Bernard S./Nicholas, David (Hg.): Law, custom, and the social fabric in medieval Europe: Essays in honor of Bryce Lyon. Kalamazoo 1990, 285-304; Thesing, William B. (Hg.): Executions and the British experience from the 17th to the 20th century: a collection of essays. Jefferson NC u. a. 1990; Spierenburg, Pieter: The spectacle of suffering: Executions and the evolution of repression. From a preindustrial metropolis to an european experience. New York 1984; Bée, Michel: Le spectacle de l'exécution dans la France d'Ancien Régime. In: Annales ESC 38, 4 (1983), 843-862.

40 Latzel, Klaus: Vom Sterben im Krieg: Wandlungen in der Einstellung zum Soldatentod vom Siebenjährigen Krieg bis zum II. Weltkrieg. Warendorf 1988; Corvisier, André: Le mort des soldat, depuis la fin du moyen âge. In: Revue historique (1975), 3-30, wiederabgedruckt in: Ders.: Les hommes, la guerre et la mort. Paris 1985; Kantorowicz, Ernst H.: "Pro patria mori" in medieval political thought. In: American Historical Review 56 (1951), 472-492, wiederabgedruckt in: Ders.: Mourir pour la patrie: et autres textes. Paris 1984.

41 Stietencron, Heinrich von/Rüpke, Jörg (Hg.): Töten im Krieg. Freiburg i. Br./München 1995.

42 Vgl. außer den annotierten Titeln noch: Baena Galle, Jose M.: Exequias reales en la Catedral de Sevilla durante el siglo XVII. Sevilla 1992; Brown, Elizabeth: The monarchy of Capetian France and royal ceremony. Aldershot u. a. 1991; Brown, Elizabeth A. R.: Burying and unburying the kings of France. In: Trexler, Richard (Hg.): Persons in groups: Social behaviour as identity formation in medieval and renaissance Europe. Binghamton, N. Y. 1985; Giesey, Ralph E.: The royal funeral ceremony in Renaissance France. Genève ^{2}1983 (^{1}1960); Hallam, E. M.:

nichtadligen laikalen Schichten. Diesbezüglich läßt sich beinahe nur etwas über die städtischen Oberschichten und Randgruppen aussagen.[43]

Die Rekonstruktion der Baugeschichte sowie die Beschreibung der architektonischen Gestaltung, künstlerischen Ausstattung und Funktion steht im Mittelpunkt der meisten Studien, die sich mit Kirchen und Klöstern (6. 1) als Orten des Begräbnisses und der Grablegung befassen. Es liegen zahlreiche Fallstudien zu einzelnen adligen Grablegen (6. 2) vor. In jüngster Zeit fanden die Grabstätten kirchlicher Eliten besondere Aufmerksamkeit. Die Fragen der Forschung konzentrieren sich dabei auf eine mögliche Periodisierung des Bestattungsbrauches und die Motive für die Wahl eines bestimmten Bestattungsortes.

Die Geschichte des Friedhofs (6. 3) hat bis in die jüngste Zeit die Aufmerksamkeit der historischen und volkskundlichen Forschung gefunden.[44] Der grundlegende Wandel der Friedhofskultur in der Reformationszeit und im 18. Jh., der mit

---

Royal burial and the cult of kingship in France and England, 1060-1330. In: Journal of Medieval History 8 (1982), 359-380; Vocelka, Rosemarie: Die Begräbnisfeierlichkeiten für Kaiser Maximilian II., 1576/77. In: Mitteilungen des Instituts für österreichische Geschichtsforschung 84 (1976), 105-136; Erlande-Brandenburg, Alain: Le Roi est mort. Etudes sur les funérailles, les sépultures et les tombeaux des rois de France jusqu'à la fin du XIIIe siècle. Paris 1975; Zelfel, Hans Peter: Ableben und Begräbnis Friedrichs III. Wien 1974; Brix, Werner: Die Trauerdekoration für die Habsburger in den Erblanden. Studien zur ephemeren Architektur des 16. bis 17. Jahrhunderts. Diss. Kiel 1971; Borsook, E.: Art and politics at the Medici Court. The funeral of Cosimo I de' Medici. In: Mitteilungen des Kunsthistorischen Instituts in Florenz 12 (1965), 31-54, 366-371.

43 Vgl.: Bogucka, Maria: Tod und Begräbnis der Armen. Ein Beitrag zu Danzigs Alltagsleben im 17. Jahrhundert. In: Zeitschrift für Ostforschung 41 (1992), 321-331; Lindemann, M.: Armen- und Eselbegräbnis in der europäischen Frühneuzeit, eine Methode sozialer Kontrolle. In: Blum, Paul Richard (Hg.): Studien zur Thematik des Todes im 16. Jahrhundert. Wolfenbüttel 1983, 125-139; Poeck, Dietrich: Laienbegräbnisse in Cluny. In: Frühmittelalterliche Studien 15 (1981), 68-179.

44 Grün Hugo: Der deutsche Friedhof im 16. Jahrhundert. In: Hessische Blätter für Volkskunde (1925), 64-97; Balogh, Joseph: Tänze in Kirchen und auf Friedhöfen. In: Nd. Zs. für VK 6 (1928), 1-14; Derwein, Herbert: Geschichte des christlichen Friedhofs in Deutschland. Frankfurt a. M. 1931; Schweizer, J.: Kirchhof und Friedhof. Linz 1956; Boehlke, Hans-Kurt: Das Bestattungs- und Friedhofswesen in Europa. Wien 1977; Ungericht, Hansmartin: Der Alte Friedhof in Ulm: Bestattungsriten, Planungen und Grabmale. Stuttgart/Ulm 1980; Duval, Yvette: Auprès des saints, corps et âmes. L'inhumation "ad sanctos" dans la chrétienté d'Orient et d'occident du IIIe au VIIe siècle. Paris 1988.

den mittelalterlichen Traditionen brach, seine Ursachen und die Folgen für die Einstellung zu den Toten sind Gegenstand neuerer Untersuchungen.[45]

U. W. gibt es zu den Beinhäusern bzw. Karnern außer zwei älteren Arbeiten lediglich die drei unter 6. 4 angeführten Studien.[46] Bei diesen geht es im wesentlichen um die Inventarisierung, Beschreibung und kunstgeschichtliche Einordnung des überlieferten Denkmälerbestandes, in Ansätzen auch um die Wirkung und Funktion von Beinhäusern auf die Lebenden.

Das Totengedächtniswesen (7) und speziell das liturgische Totengedenken ist in den letzten 25 Jahren gerade in der deutschsprachigen Forschung mit großer Intensität bearbeitet worden. Die Memorialforschung wurde angeregt, organisiert und betrieben von der sog. "Freiburger Schule" um K. Schmid und J. Wollasch, die im ersten Band der "Frühmittelalterlichen Studien" 1967 den ersten grundlegenden Aufsatz zum Thema veröffentlichten.[47] Die weiteren Forschungsergebnisse schlugen sich in zahlreichen Aufsätzen dieser Zeitschrift nieder, in Quelleneditionen und Festschriften, in dem gewichtigen Sammelband "Memoria"[48], in den Arbeiten von Althoff, Angenendt, Borgolte, Oexle u. a. sowie jüngst in der Dissertation von M.-L. Laudage.[49]

Nicht zuletzt die Geschichte der spätmittelalterlichen Bruderschaften (7. 1) ist in den letzten Jahren ebenfalls häufig Gegenstand wissenschaftlicher Anstrengungen gewesen. Dabei stand immer wieder die Frage im Mittelpunkt, inwieweit der Aufschwung der Laien-Gemeinschaften im späten Mittelalter mit ihrer Rolle und Bedeutung beim Sterbevorgang, bei den Begräbnisfeierlichkeiten und im Rahmen der Memoria zu tun hatte.[50]

---

45 Dazu jüngst: Koslofsky, Craig: Die Trennung der Lebenden von den Toten: Friedhofverlegungen und die Reformation in Leipzig, 1536. In: Oexle (wie Anm. 34), 335-385.

46 Capra, M.: Karner in Niederösterreich. Diss. Wien 1926; Hula, F.: Mittelalterliche Kultmale. Die Totenleuchten Europas. Karner, Schalenstein und Friedhofsoculus. 1970.

47 Schmid, Karl/Wollasch, Joachim: Die Gemeinschaft der Lebenden und Verstorbenen in Zeugnissen des Mittelalters. In: Frühmittelalterliche Studien 1 (1967), 365-405.

48 Wie Anm. 2.

49 Vgl. zum Phänomen der "Memoria" neuerdings: Oexle, Otto Gerhard: Memoria als Kultur. In: Ders. (wie Anm. 34), 9-78, und die Beiträge von Hermann Kamp und Martial Staub in demselben Band.

50 Ältere Forschungen: Löffler, Peter: Studien zum Totenbrauchtum in Gilden, Bruderschaften und Nachbarschaften Westfalens vom Ende des 15. bis zum Ende

Studien zu Epitaphen, Totenschilden und Grabinschriften (7. 2) befassen sich mit der Erfassung des Denkmälerbestandes einer bestimmten Stadt, Region oder Kirche. Im Vordergrund steht dabei die Inventarisierung und stilistische Beurteilung der einzelnen Denkmäler. Sie verstärkt im Lichte der jeweiligen spezifischen historischen und gesellschaftlichen Kontexte zu interpretieren, bleibt noch Aufgabe der Forschung.

Die Kriegerdenkmäler und Schlachtengedenken (7. 3) in der Neuzeit sind mehrfach analysiert worden.[51] Für die mittelalterliche Epoche sind sie, soweit vorhanden, noch kaum untersucht.

Dagegen ist die Trostliteratur (8. 1) des Mittelalters und der italienischen Renaissance von P. v. Moos[52] und McClure (Nr. 127) grundlegend behandelt worden.

Die ersten Ansätze und eine erstmalige Sichtung der Quellenbasis zur Eforschung der Leichenpredigten (8. 2) bot F. Roth mit seiner mehrbändigen Abhandlung "Restlose Auswertungen von Leichenpredigten und Personalschriften für genealogische und kulturhistorische Zwecke".[53] In der Folge stellten die Leichenpredigten in erster Linie einen Gegenstand theologischer und literaturwissenschaftlicher Forschungen dar.[54] 1980 wies R. Lenz erstmals auf den besonderen historischen Quellenwert der Leichenpredigten hin, die in der Folge von der neu

---

des 19. Jahrhunderts. Münster 1975; Mann, Harald J.: Die barocken Totenbruderschaften. Entstehung, Entwicklung, Aufgabe, Struktur, Verwaltung und Frömmigkeitspraxis. Eine kultur-, gesellschafts- und frömmigkeitsgeschichtliche Untersuchung. In: Zeitschrift für bayerische Landesgeschichte 39 (1976), 127-151.

51 Koselleck, Reinhart/Jeismann, Michael (Hg.): Der politische Totenkult. Kriegerdenkmäler in der Moderne. München 1994; Gärtner, Reinhold/Rosenberger, Sieglinde: Kriegerdenkmäler. Innsbruck 1991; Becker, Annette: Les monuments aux morts. Patrimoine et mémoire de la grande guerre. Paris 1988; Bach, Martin: Studien zur Geschichte des deutschen Kriegerdenkmals in Westfalen und Lippe. Frankfurt/M. 1985; Lurz, Meinhold: Kriegerdenkmäler in Deutschland, Bd. 1: Die Befreiungskriege, Bd. 2: Einigungskrieg, Bd. 3: Erster Weltkrieg, Bd. 4: Weimarer Republik. Heidelberg 1985.

52 Moos, Peter von: Consolatio. Studien zur mittellateinischen Trostliteratur über den Tod und zum Problem der christlichen Trauer. 4 Bde. 1971-1972.

53 Roth, Fritz: Restlose Auswertungen von Leichenpredigten und Personalschriften für genealogische und kulturhistorische Zwecke. 10 Bände. Boppard 1959-1980.

54 Mohr, Rudolf: Protestantische Theologie und Frömmigkeit im Angesicht des Todes während des Barockzeitalters hauptsächlich auf Grund hessischer Leichenpredigten. Marburg 1964; Winkler, Eberhard: Die Leichenpredigt im deutschen Luthertum bis Spener. München 1967.

eingerichteten Marburger Forschungsstelle für Personalschriften systematisch erfaßt und ausgewertet wurden. Sie hat seitdem den Leichenpredigtbestand vieler deutscher Archive und Bibliotheken ediert und überdies zahlreiche Untersuchungen vorgelegt, die von dem Versuch gekennzeichnet sind, Leichenpredigten als Quelle für verschiedene historische Teildisziplinen nutzbar zu machen.

Die meisten Arbeiten zur Ars moriendi (8. 3) konzentrieren sich auf die Analyse der literarischen Tradition der Textgattung in ausgewählten Kulturräumen, die im Hinblick auf mögliche Wechselbeziehungen untereinander und in Bezug auf die künstlerische Ausstattung der Texte untersucht werden.[55]

Zur Grabmalkunst (8. 4) des Mittelalters und der frühen Neuzeit liegt, vor allem von Seiten der Kunstgeschichte, eine äußerst reiche Literatur vor. [56] Ebenso wie bei den Epitaphen konzentrieren sich meisten neueren Studien auf die Dokumentation und Interpretation einzelner Denkmäler bzw. Denkmalgruppen zu bestimmten Regionen oder Personengruppen.

Die Totentanzliteratur und -ikonographie (8. 5) schließlich ist seit Beginn dieses Jahrhunderts immer wieder intensiv bearbeitet worden, allerdings hauptsächlich von Kunst - und Literaturwissenschaftlern, kaum von Historikern. Eine neuere Zusammenstellung des überlieferten Denkmälerbestandes und eine Zusammenfassung der älteren Literatur bietet Schulte (Nr. 145).

---

55 Vgl. außer den unter 8. 3 genannten Titeln noch: Peterse, A./Verest, M.: De "ars moriendi" in de Nederlanden 1400-1500. Nijmegen 1981; Chartier , Roger: Les arts de mourir, 1450-1600. In: Annales ESC 31, 1 (1976), 51-75; Beaty, Nancy L.: The craft of dying: a study in the literary tradition of the Ars moriendi in England. New Haven 1970; Rudolf , Rainer: Ars moriendi. Von der Kunst des heilsamen Lebens und Sterbens. Köln/Graz 1957.

56 Ältere grundlegende Lit.: Bauch, Kurt: Das mittelalterliche Grabbild. Figürliche Grabmäler des 11. bis 15. Jahrhunderts in Europa. Berlin/New York 1976 (Reprint); Borgwardt, Ernst: Die Typen des mittelalterlichen Grabmals in Deutschland. Freiburg i. Br. 1939; Cohen, Kathleen R.: Metamorphosis of a death symbol: the transi tomb in the late Middle Age and the Renaissance. Berkeley ^{2}1974 (^{1}1973); Panofsky, Erwin: Grabplastik. Vier Vorlesungen über ihren Bedeutungswandel von Alt-Ägypten bis Bernini. Köln 1964.

INHALTSVERZEICHNIS

1. Bibliographische Hilfsmittel und Sammelbände

1.1 Bibliographien

1. Palmer, Nigel F. In: Borst, Arno u. a. (Hg.): Tod im Mittelalter. Konstanz 1993. Bibliographie zur "Ars moriendi".
2. Pfister, Christian: Bevölkerungsgeschichte und Historische Demographie 1500-1800. München 1994. 148 S.
   Enthält eine 245 Titel umfassende Bibliographie, die Quellensammlungen, Bibliographien und Darstellungen verzeichnet.
3. Signori, Gabriela (Hg.): Trauer, Verzweiflung und Anfechtung. Selbstmord und Selbstmordversuche in mittelalterlichen und frühneuzeitlichen Gesellschaften. Tübingen 1994. 366 S.
   Enthält 23seitige Bibliographie.

1.2 Literaturberichte

4. Brückner, Wolfgang: Das alte Thema Tod im Boom der neuen Literatur. In: Bayerische Blätter für Volkskunde 11, 2 (1984), 75-96.
   Der Verfasser beleuchtet das breite Spektrum älterer und neuerer Literatur zum Thema aus den Bereichen Geschichte und Volkskunde. Bibliographie mit 126 Titeln.
5. Griebel-Kruip, Rosemarie: Thanatologie. Todesforschung in Frankreich. In: Bayerische Blätter für Volkskunde 11, 2 (1984), 97-106.
   Nützlicher Überblick über die frz. Historiographie des Todes der 70er und 80er Jahre, ergänzt durch eine 65 Titel umfassende Bibliographie.
6. Milis, Ludo: Children and Youth. The Medieval Viewpoint. In: Paedagogica Historica 29, 1 (1993), 15-32, darin 21-24.
   Diskussion der neueren Literatur zum Thema "Kindsmord".

1.3 Sammelbände, Ausstellungskataloge

7. Borst, Arno u. a. (Hg.): Tod im Mittelalter. Konstanz 1993. 412 S.
   Der auf ein Kolloquium an der Universität Konstanz zurückgehende Band versammelt eine Reihe von zentralen Aufsätzen, die das Thema auf hohem Niveau, problembewußt und quellenkritisch behandeln. Am Beispiel von zwei Berichten über Sterben und Begräbnis von Wilhelm dem Eroberer

1087 macht A. Patschowsky klar, wie ein rein ereignisgeschichtlich orientiertes Herangehen an das Material in die Irre führen, ein quellenkritisches Vorgehen aber die ineinander verschachtelten Sinnebenen enthüllen kann. A. Borst zeigt an drei Fallbeispielen, wie Sterben und Tod der Gelehrten deren Lebensstil und -plan entsprachen. Die von H. M. Schaller befragten Quellen berichten über das Sterben der Kaiser von 814 bis 1493 überraschenderweise fast immer dasselbe. Wenn auch liturgisch und zeremoniell überhöht, starben sie vorbildhaft, so, wie jeder Christ sterben sollte. Schaller untersucht das Sterben zahlreicher Herrscher, W. Paravicini hingegen konzentriert sich auf einen Fall, den er auf über 90 Seiten minutiös analysiert: auf "Sterben und Tod Ludwigs XI.". Auf der Basis vielfältiger schriftlicher und bildlicher Quellen weist K. Schreiner nach, daß Maria, obgleich mit einzigartigen Gnaden ausgezeichnet, in ihrem Sterben zu einer "erreichbaren Symbolgestalt" für mittelalterliche Fromme werden konnte. Bilder und Texte der "Ars moriendi" und der Totentänze können als "bedeutende Träger der spätmittelalterlichen Todesvorstellungen" gelten. N. F. Palmer informiert über die Quellen, ihre Überlieferung, Editionen und die Forschungssituation. Er befaßt sich mit der Struktur und den inhaltlichen Schwerpunkten der Werke und fragt nach Adressaten und Intentionen. Außerordentlich nützlich ist die umfangreiche Bibliographie zur "Ars moriendi", die neben der wichtigsten Literatur auch die ältere und an entlegenem Ort erschienene berücksichtigt und die Quelleneditionen verzeichnet. Die übrigen Beiträge sind kunst- bzw. literaturwissenschaftlicher Art. Abschließend skizziert A. Borst drei strukturelle Merkmale des Mittelalters, die die äußerst vielfältigen und inhomogenen Aspekte des Themas "Tod" und die unterschiedlichen Herangehensweisen von Geschichts- und Literaturwissenschaft im Zusammenhang begreifbar werden lassen.

8. Gesellschaft für das Schweizerische Landesmuseum (Hg.): Himmel, Hölle, Fegefeuer - Das Jenseits im Mittelalter. Ausstellungskatalog zu einer Austellung im Schweizerischen Landesmuseum Zürich und Wallraf-Richarz-Museum Köln. Katalog von Peter Jezler. Zürich 1994. 448 S., 163 Textabb. und Abb. zu 172 Kat.-Nr.

Der Katalog enthält interdisziplinäre Untersuchungen, die die Jenseitsvorsorge von der schriftlichen Überlieferung wie von den erhaltenen Monumenten her beleuchten. Bei den Kat.-Beschreibungen legte man neben der stilistischen Einordnung und ikonographischen Interpretation großen Wert auf die Rekonstruktion des historischen Kontextes der Bildthemen bzw. Objekte. Diese sind 10 Bereichen zugeordnet: Heiden und Synkretisten (vorchristliche Jenseitsvorstellungen und frühmittelalterliche Grabbeigaben), Memento mori, Jenseitsvorsorge, Tod und Begräbnis, Partikulargericht, Fegefeuer, Ende der Zeit, Weltgericht, Hölle und Himmel. Die Aufsätze: Nach einem Überblick über zentrale Elemente der mittelalterlichen Jenseitsvorstellungen (P. Jezler) erläutern H.-D. Altendorf, B. Rotach und C. Oechslin griechisch-römische, jüdische, neutestamentliche und frühchristliche Jenseitskonzepte. M. Wehrli-Johns beleuchtet den Zusammenhang zwischen gesellschaftlicher Ordnung und der sich in der frühscholastischen Bußtheologie wandelnden Fegefeuerlehre. M. Illi informiert über Sonder- und Heiligenbestattungen, Grablegungsriten und gegenseitige Hilfeleistungen im Begräbnisritual und beim Totengedächtnis. A. M. Haas berichtet in chronologischer Folge darüber, wie "Tod und Jenseits in der deutschen Literatur des Mittelalters" thematisiert wurden. An Hand vielfältiger Text- und Bildzeugnisse gehen S. Marti und D. Mondini der Frage nach, "welche Rolle die Brust Marias und ihre Milch im Kontext der mittelalterlichen Weltgerichts- und Erlösungsvorstellungen spielt". B. Brinkmann macht auf die "Rolle von Stundenbüchern in der Jenseitsvorsorge" aufmerksam. Stifterbilder bringen die Glaubens- und Wunschvorstellungen mittelalterlicher Menschen über das Schicksal zwischen Tod und Auferstehung unmittelbar zur Anschauung. W. Schmid verweist auf verschiedene Aspekte, die für ihre Analyse wichtig erscheinen, etwa ihre formale Gestaltung und Funktion, spezielle Motive und darstellerische Mittel. Gegenstand von R. Seilers Bemerkungen sind Zusammenhänge von Krankheit, Krankenpflege und Medizin mit den Jenseitsvorstellungen. K. Utz-Tremp zeichnet in "Waldenser und Wiedergänger. Das Fegefeuer im Inquisitionsprozeß des Bischofs Jacques Fournier von Pamiers (1317-1326)" das Schicksal von vier Waldensern nach, die u. a. deshalb zum Tode verurteilt worden waren, weil sie an der Existenz des Fegefeuers zweifelten. H.-J. Gilomen behandelt ökonomische Folgen der spätmittelalterlichen Stiftungsfrömmigkeit. Der heute kaum mehr bekannte sog. Totenaltar kann neben dem Sakramentsaltar als der bedeutendste nachreformatorische Altartypus überhaupt gelten. C. Göttler entschlüsselt die theologischen Hintergründe dieses für die Toten privilegierten Altares, der aus einem Streit um Fegefeuer, Messe und die Bevorteilung der Reichen hervorgegangen war und verfolgt den Wandel in der Ikonographie des Fegefeuerbildes vom Spätmittelalter bis zum Barock. Umfangreiche Gesamtbibliographie.

9. Hogg, James (Hg.): Zeit, Tod und Ewigkeit in der Renaissance-Literatur, 3 Bände. Salzburg 1986.

Die drei Bände informieren über die theologische, bildkünstlerische und literarische Umsetzung und Verarbeitung der Sterbe- und Todesproblematik im Mittelalter und in der frühen Neuzeit. Beiträge u. a. von E. v. Severus: monastische "meditatio mortis", U. Faust: endzeitliches Denken im Kloster Prüfening, K. Elm: Bernardin v. Siena, V. Honemann: Geiler v. Kaysersberg, G. Jaritz: öffentlicher Tod, M. Lindemann: Grabmal des Fürsten Schaumburg, P. Dinzelbacher ausführlich (133 S.) über: "Die tötende Gottheit. Pestbild und Todesikonographie als Ausdruck der Mentalität des Spätmittelalters und der Renaissance".

10. Houlbrooke, Ralph (Hg.): Death, ritual and bereavement. London 1989. 250 S.
Bei der Jahrestagung der "Social History Society of the United Kingdom" 1987 in Oxford setzten sich elf Wissenschaftler mit der Problematik von Sterben, Begräbnis und Trauer auseinander. Der Hg. beleuchtet einleitend verschiedene Aspekte (Testamente, Trauerfeier, Begräbnis, Totengedenken) im Hinblick auf deren Wandel in der frühen Neuzeit. Die Medizinhistorikerin L. McCray Beier macht durch eine Analyse von Tagebüchern, Autobiographien und ars moriendi-Literatur klar, daß das Ideal des 'guten Todes' auch im England des 17. Jhs. nicht an Bedeutung verloren hatte. Anknüpfend an L. Stone ("The Family, Sex and Marriage in England 1500-1800", 1979) vertreten einige Familienhistoriker die These, daß die vormoderne Gesellschaft angesichts der hohen Sterblichkeit durch ein gänzlich indifferentes emotionales Klima geprägt gewesen sei. Dementsprechend seien auch Gefühle der Trauer viel weniger intensiv gewesen als heute. A. Laurence kommt durch ein Studium autobiographischer Quellen zu dem Schluß, daß dies nicht zutrifft. Die weiteren Aufsätze befassen sich mit Entwicklungen in Großbritannien in den letzten 200 Jahren. Zu R. Porter: "Death and the doctors in Georgian England" vgl. die Annotation unter der Systemstelle "Arzt und Tod".

11. Imhof, Arthur E./Weinknecht, Rita (Hg.): Erfüllt leben - in Gelassenheit sterben: Geschichte und Gegenwart. Beiträge eines interdisziplinären Symposions vom 23. - 25. November 1993 an der Freien Universität Berlin. Berlin 1994. 507 S.
Der Sammelband dokumentiert die Beiträge der zweiten interdisziplinären Konferenz, die im Rahmen eines vierjährigen (1990-1994), von den Bundesministerien für Forschung und Technologie bzw. für Familie und Senioren geförderten, Forschungsvorhabens zum Thema "Die Zunahme der Lebensspanne seit 300 Jahren und die Folgen" im November 1993 in Berlin stattgefunden hat. Imhof umreißt die Zielsetzung der Tagung

folgendermaßen: "Der programmatische Titel "Erfüllt leben - in Gelassenheit sterben" verweist nicht auf eine von den Autoren zu liefernde bzw. gelieferte "Instant-Gebrauchsanweisung für ein gutes Sterben auf der Intensivstation, im Hospiz, auf dem Sterbelager zu Hause. Wer mit der Realisierung dieses Konzeptes erst dann beginnt, wenn er den Tod vor Augen hat, kommt viel zu spät. Gegen Torschlußpanik am Ende eines unerfüllten Lebens vermag es nichts auszurichten. Es handelt sich bei ihm vielmehr um eine Ars *vivendi*, die in ihrem *lebenslangen* Vollzug eine Ars moriendi mitbeinhaltet." (12) Zur Entwicklung eines geeigneten "Lebensplanes" sollten die vortragenden Wissenschaftler und Praktiker verschiedenster Fachrichtungen aus ihrer Perspektive beitragen. Dabei erhoffte man sich, durch die Beschäftigung mit der eigenen Vergangenheit bzw. mit anderen Kulturen "auf Impulse für eine adäquate Behandlung heutiger Probleme zu stoßen". Historische Aspekte finden sich in den Beiträgen von R. Spree (demographischen Veränderungen in Deutschland seit der Mitte des 19. Jhs.), J. Sundin und L.-G. Tedebrand (demographischen Entwicklungen in Schweden vom 18. Jh. bis zur Gegenwart), P. Borscheid (Wandel der "Lebensstufen" im Abendland) und in den Einleitungs- und Schlußaufsätzen Imhofs.

12. Mitre Fernandez, Emilio: La muerte vencida. Imagenes e historia en el Occidente Medieval (1200-1348). Madrid 1988. 150 S.
    Der Verfasser diskutiert in vier Aufsätzen unterschiedliche Ansätze der neueren historischen, philosophischen und theologischen Forschung über die Einstellungen zum Tod im späten Mittelalter, beschäftigt sich mit der Wahrnehmung des Todes bei ausgewählten Theologen des 13. und 14. Jh., geht der Frage nach, ob sich tatsächlich um 1300 eine neue Haltung zum Leben und zum Tod abzeichnet und untersucht das Verhältnis zwischen dem Diskurs der Theologen und populären Vorstellungen und Praktiken.

13. Montandon-Binet, Christiane/Montandon, Alain (Hg.) : Savoir mourir. Actes du colloque international, Créteil 21-23 mai 1992. Paris 1993. 310 S.
    Die bei einem Kolloquium des Département Santé & Société der Universität Paris-Val-de-Marne und dem CRLMC der Universität Blaise Pascal in Créteil gehaltenen Vorträge beschäftigen sich in zeitgenössischer und historischer Perspektive mit Fragen guten, menschenwürdigen Sterbens. Auf Mittelalter und frühe Neuzeit beziehen sich folgende Beiträge: A. Guiance beschreibt Merkmale der Todeserfahrung und -auffassung im Spanien des 14. und 15. Jhs. und will dabei herausfinden, ob es ein

spezifisch spanisches Modell des Todes gegeben habe (verzeichnet wichtige spanische bzw. Spanien betreffende Literatur zum Thema). A. Milhou-Roudie stellt Alejo Venegas' Traktat "Agonía del tránsito de la muerte", Toledo 1537, vor, der sowohl von den spätmittelalterlichen "Artes moriendi" wie von den Schriften des Erasmus v. Rotterdam beeinflußt ist. M. Porret beschäftigt sich mit einer Reihe von Suizidfällen in Genf in der Mitte des 18. Jhs., an denen sich eine neue Haltung zum Selbstmord ablesen lasse. M.-C. Grassi befragt Briefe, die den Tod eines Menschen anzeigen und Kondolenzbriefe des 18. - 20. Jh. daraufhin, was sie über den sozialen Umgang mit Sterbenden und Toten und die Einstellung zum Tod aussagen können. R. Duroux analysiert am Beispiel des 1664 verfaßten Testament eines Kolporteurs Sterben und Tod von Migranten in der frühneuzeitlichen Gesellschaft.

14. Stadtmuseum Erlangen (Hg.): Memento mori! Zur Kulturgeschichte des Todes in Franken. Ausstellung im Stadtmuseum Erlangen, Autoren: Bernward Deneke u.a. Erlangen 1990. 154 S.
 Der Austellungskatalog präsentiert ein breites Spektrum von bildlichen und dinglichen Quellen zur Kultur des Todes und der Toten. Knappe, für ein breiteres Publikum bestimmte Aufsätze führen in die einzelnen Gegenstandsbereiche ein (ikonographische Themen, Totenbrauchtum und -gedenken, jüdische Trauervorschriften, Tod in der Gegenwart u. a.).

15. Taylor, Jane H. M. (Hg.): Dies illa. Death in the Middle Ages; proceedings of the 1983 Manchester Colloquium. Manchester 1984, 223 S.
 Die Mehrzahl der 12 thematisch sehr unterschiedliche Beiträge widmen sich literatur- und theologiegeschichtlichen Fragen. Zwei Autoren beschäftigen sich mit dem Verhältnis von Totentanz und sozialer Realität (J. Batany, J. Taylor), P. King rekonstruiert den konkreten historischen Hintergrund einer Gruppe von für England besonderen Grabmälern, bei denen der Verstorbene mit einem verfallenden Körper oder als Skelett dargestellt wird. P. Burke skizziert knapp die Einstellungen zum Tod in Italien vom 14. bis zum 17. Jahrhundert.
 Rez.: Fraioli, D. In: Speculum 62, 1 (1987), 241f.

16. Tetel, Marcel/Witt, Ronald G./Goffen, Rena (Hg.): Life and death in fifteenth-century Florence. Durham N. C. 1989. 254 S.
 Die 10 Beiträge dieses Bandes beschäftigen sich in kunst-, musik-, literaturwissenschaftlicher und historischer Perspektive mit Todeserfahrung, -wahrnehmung und -verarbeitung im Florenz des 15. und 16. Jahrhunderts: A.Tenenti befragt die Florentiner Chronistik der Jahre 1350-1550 daraufhin, welche Rolle sie dem Tod als historische Kraft

zumißt. Auf einer breiten Quellenbasis studiert A. G. Carmichael die alltäglichen Krankheiten und Todesursachen der Menschen in den italienischen Städten des 15. Jhs. und kommt dabei zu dem überraschenden Ergebnis, daß die Tuberkulose Haupttodesursache der städtischen Bevölkerung Nord- und Zentralitaliens gewesen ist. D. Weinstein befaßt sich am Beispiel von Savonarolas Predigten und Schriften über Sterben und Tod mit dem in der Forschung vieldiskutierten Problem des Verhältnisses von Eliten- und Volksfrömmigkeit. C. Barr gibt einen detaillierten Einblick in Arbeit, Besitz und Organisationsstrukturen der "Compagnia di Sant' Agnese", einer Bruderschaft, deren Hauptzweck darin bestand, den Tod eines Mitglieds durch das Singen des sog. "Laude" zu begleiten. In ihrer Analyse des Bestattungsbrauchtums führender Florentiner Familien zeigt S. T. Strocchia, daß dessen Rituale ganz wesentlich darauf ausgerichtet waren, "Ehre" herzustellen und zu bewahren. Weitere Beiträge von S. Blake McHam, S. I. Camporeale, C. Gilbert, W. J. Kennedy, J. MacManamon.

Rez.: Brucker, G. A. In: The Catholic Historical Review 76 (1990), 364-366; Jansen, Ph. In: Revue historique 284 (1990), 207f.

1. 4 Überblicksdarstellungen

17. Dinzelbacher, Peter: Artikel "Sterben/Tod Mittelalter". In: Dinzelbacher, Peter (Hg.): Europäische Mentalitätsgeschichte. Hauptthemen in Einzeldarstellungen. Stuttgart 1993, 244-260.

    Der Verfasser charakterisiert in stark komprimierter Form die vielen Facetten der Einstellungen zu Sterben und Tod vom Frühmittelalter bis zur Reformation. Mit knapper Bibliographie der Standardliteratur und neuester Forschungen.

18. Grabmayer, Johannes: Volksglauben und Volksfrömmigkeit im spätmittelalterlichen Kärnten. Wien 1994, 327 S.

    Einführung in die Vorstellungs- und Lebenswelten der spätmittelalterlichen Kärntner, zu denen neben Heiligenverehrung, Wallfahrten, Prozessionen, abergläubischen Praktiken etc. eben auch der Umgang mit dem Tod und den Toten gehört, dem Grabmayer zwei Kapitel widmet, die sich mit den Begräbnisplätzen und -bräuchen, dem Wiedergänger-Glauben und den Seelgerätstiftungen befassen. Der Vorzug von Grabmayers Arbeit liegt in ihrer räumlichen Begrenzung, die es möglich macht, zahlreiche lokale Quellen im Zusammenhang auszuwerten. Einzelne Elemente des

Totenkultes können dadurch präziser beschrieben werden als in globalen, regional nicht ausreichend differenzierenden Überblickwerken, gegen die derVerfasser deshalb auch in einigen Punkten begründete Einwände erheben kann.

19. Haas, Alois Maria: Todesbilder im Mittelalter. Fakten und Hinweise in der deutschen Literatur. Darmstadt 1989, 299 S.

Das Buch beginnt mit philosophisch-theologischen "Prolegomena zur Problematik des Todes" und einer von Feuerbachs "Deutung des mittelalterlichen Todesdenken" ausgehenden Einführung in die "theoretische Dimension mittelalterlicher Thanatologie". Daran anschließend beschreibt der Zürcher Germanist diverse Aspekte des Sterbeverhaltens und des Begräbnisbrauchtums, der Totenliturgie, Jenseitsvorstellungen und -visionen. Erst danach kommt er auf sein eigentliches Thema zu sprechen: die "Gestaltung des Todes" in den Dichtungen des frühen Mittelalters, den Heldenepen des 12. Jhs., dem höfischen Roman und insbesondere im "Tristan" Gottfrieds von Straßburg. Überlegungen zu den Varianten der mystischen Metaphorisierung des Todes und der sich auf verschiedenen Ebenen bemerkbar machenden spätmittelalterlichen Todesdrastik sowie eine 40seitige Bibliographie schließen dieses aus Vorlesungen und einem Vortrag hervorgegangene Buch ab.

Rez.: Hartmann, S. In: Etudes Germanique, Paris 46, 2 (1991), 236f.; Martin, N. In: Deutsches Archiv für Erforschung des Mittelalters 48, 2 (1992), 853f.; Palmer, N. In: Arbitrium 9, 1 (1991), 18-21

20. Imhof, Arthur Erwin: Ars moriendi. Die Kunst des Sterbens einst und heute. Wien 1991. 184 S., 12 Abb.

In seiner an ein breiteres Publikum gerichteten Studie unternimmt der Berliner Sozialhistoriker den Versuch, eine neue, zeitgemäße "Kunst des Sterbens" zu entwickeln, u. z., indem er die Situation früherer Generationen mit derjenigen von heute kontrastiert. Leitmotivisch durchzieht das gesamte Buch die Frage: "Was können wir aus der historischen Behandlung des Sterbe- und Todesthemas im Hinblick auf eine neue 'Ars moriendi' lernen?" (168) Zur Beantwortung wählt er einen an Kunst und Literatur orientierten Zugang: Er untersucht Ars moriendi-Texte und -Illustrationen und die Umsetzung des Sterbe- und Todesmotivs in den Werken von Niklaus Manuel Deutsch, Hans Baldung Grien, Hans Holbein, Ferdinand Hodler, Edvard Munch und Hugo Simberg. Er kommt dabei zu dem Schluß, daß über Jahrhunderte hinweg unsere Vorfahren gezwungen waren, "angesichts fortwährender existentieller Unsicherheit sich ein Leben lang mit Sterben und Tod auseinanderzusetzen". (160) Die rechtzeitige Besinnung des Einzelnen auf die eigene Sterblichkeit trotz entscheidend verbesserter demographischer, sozialer und medizinischer Rahmenbedingungen heutzutage sei dringend vonnöten. Nur so könne die "Ars moriendi" wiederbelebt werden, die, richtig betrachtet, in eine neue "Ars vivendi" münde, der folgerichtig auch Imhofs nächstes Werk (1992) gewidmet war.

Rez.: Leu, B. In: Paedagogica Historica. International journal of the history of education 29, 1 (1993), 369-372.

21. Kessel, Martina: Artikel "Sterben/Tod Neuzeit". In: Dinzelbacher, Peter (Hg.): Europäische Mentalitätsgeschichte. Hauptthemen in Einzeldarstellungen. Stuttgart 1993, 260-274.

Die Verfasserin skizziert Phasen und Merkmale der Einstellungen gegenüber Sterben und Tod von der Reformation bis zur Gegenwart. Generell sieht sie diesen Zeitraum durch einen "Wandel von der physischen und religiös-kulturellen Omnipräsenz des Todes zu seiner institutionellen und mentalen Verdrängung" (260) gekennzeichnet. In der Konfessionalisierung, Säkularisierung, Verringerung der Sterblichkeitsraten und der allmählichen Erhöhung der mittleren Lebenserwartung sind ihrer Ansicht nach die Gründe für diesen Prozeß zu suchen. Eine knappe Bibliographie der Standardliteratur und der neuesten Forschungen ergänzt diesen Überblick.

22. Llewellyn, Nigel: The art of death. Visual culture in English death ritual c. 1500 - c. 1800. London 1991. 160 S., 101 Abb.

Gegenstand dieser reich bebilderten Studie des britischen Kunsthistorikers sind Sterben, Tod und Trauer thematisierende künstlerische und kunstgewerbliche Artefakte. Das Spektrum reicht von Gemälden bedeutender Künstler bis zu weitgehend unbekannten Objekten der Kleinkunst.

23. Ohler, Norbert: Sterben und Tod im Mittelalter. München 1990. 320 S.

Ohlers Buch gehört zu den wenigen deutschsprachigen Studien, die eine - hier auf das Mittelalter begrenzte - Gesamtschau der mit Sterben und Tod zusammenhängenden Aspekte zu geben versucht. Im Anschluß an einleitende Hinweise auf zentrale demographische Entwicklungen der Epoche macht er deutlich, daß die stete Ermahnung und Erinnerung an den Tod (memento mori) und die bereits zu Lebzeiten organisierte Sorge für das Seelenheil (durch Gebetsverbrüderungen, Bruderschaften, Stiftungen) eine weit größere Bedeutung gehabt haben als heute. An Hand einer konstruierten fiktiven "Kollektivbiographie" zeigt er sodann exemplarisch verschiedene Arten mittelalterlichen Sterbens auf. Das umfangreiche Kapitel "Bruder des Schlafes" vermittelt Einsichten über die Haltungen gegenüber dem gerade Verstorbenen, die Sorge für den Toten bis zur Beisetzung, die Praxis der Reliquienentnahme und Gebeinteilung, standesspezifische Begräbnisrituale und Formen von Trauer und Trost. Im Rahmen der Geschichte der Begräbnisorte von der Antike bis zum späten Mittelalter erfährt der Friedhof in seiner Multifunktionalität als Rechts-, Wirtschafts-, Sakral- und Sozialraum besondere Beachtung. Diverse Jenseitskonzepte, die Problematik des vorzeitigen und des gewaltsamen Todes sowie individuelle und gesellschaftliche Reaktionen angesichts des Massensterbens in Pestzeiten sind weitere Themen.

Rez.: Koelbing, H. In: Schweizerische Zeitschrift für Geschichte 43, 1 (1993), 165f.; Schipperges, H. In: Vierteljahrsschrift für Sozial- und Wirtschaftsgeschichte 78, 2 (1991), 239.

24. Pfister, Christian: Bevölkerungsgeschichte und Historische Demographie 1500-1800. München 1994. 148 S.

Neueste komprimierte Darstellung zum Thema, die im ersten Teil einen knappen enzyklopädischen Überblick über den gegenwärtigen Wissensstand (u. a. Sterblichkeitsraten, Säuglings- und Müttersterblichkeit, epidemische Krisen und Maßnahmen zu deren Bekämpfung) bietet und im zweiten Teil über Grundprobleme und Tendenzen der jüngsten und laufenden Forschungen informiert (Sterblichkeitsentwicklung, Typologie von Sterblichkeitskrisen, soziale Ungleichheit vor dem Tod, Kindstötung, medizinhistorische Untersuchung von Epidemien, offene Fragen der Pestdemographie u. a. mehr). Mit einer 245 Titel umfassende Auswahlbibliographie, die Quellensammlungen, Bibliographien und Darstellungen verzeichnet.

2. Kollektive Mentalitäten

2. 1 Einstellungen zum Tod

25. Borst, Arno: Drei mittelalterliche Sterbefälle. In: Ders.: Barbaren, Ketzer und Artisten. Welten des Mittelalters. München [2]1990 ([1]1988), 567-598

In diesem Aufsatz erweitert und vertieft Borst seine erstmals 1980 geäußerte Kritik an den Methoden und Thesen von Philippe Ariès (Zwei mittelalterliche Sterbefälle. In: Merkur. Deutsche Zeitschrift für europäisches Denken 34 (1980), 1081-1098). Prinzipiell moniert er, daß Ariès zwar vieles über die Einstellungen zum Tod, Todesfurcht, den Umgang mit den Toten u. ä. zu berichten weiß, von dem zentralen Thema aber, nämlich dem Sterben selbst, nur selten die Rede ist. Borst stimmt mit

Ariès darin überein, daß es einen grundlegenden Wandel in der Geschichte des Sterbens gegeben habe. Es frage sich allerdings, wo seine Gründe liegen. Ariès sieht ihn von wechselnden "psychologischen Einstellungen zu philosophischen Grundfragen" bestimmt. Borst hingegen vermutet, daß das Sterbeverhalten wie andere "soziale Verhaltensweisen angesichts physischer Bedingungen" der Veränderung unterworfen ist. Anhand von je zwei Sterbefällen aus dem Früh-, Hoch- und Spätmittelalter bzw. der Renaissance illustriert und begründet Borst seine Periodisierung und Deutung der Geschichte des Sterbens.

26. Breure, Leendert: Doodsbeleving en levenshouding. Een historisch-psychologisch studie betreffende de Moderne Devotie in het Ijsselgebied in de 14e en 15e eeuw. Hilversum 1987. 298 S., 20 Abb.

Ziel des Verfassers ist es, die psychische Verfaßtheit der Mitglieder der "Devotio moderna", einer innerkirchlichen Reformbewegung des späten Mittelalters, zu entschlüsseln. Um einen Einblick in die Struktur und Funktionsweise des religiösen "Selbst" der Devoten zu erhalten, analysiert er deren Einstellungen zum Tod, die, so seine Ausgangsthese, Ausdruck des Selbst sind. Breure arbeitet heraus, daß für die Devoten das Leben vor und nach dem Tod eine so weitgehende Einheit darstellt, daß das Sterben für sie lediglich ein gradueller Übergang bedeutet. Daß das irdische Leben begrenzt ist, ist für sie kein Grund, es mit einer größeren Intensität erfahren zu wollen. Vielmehr dient es ihnen lediglich als Basis dafür, durch Selbstdisziplin, -korrektur und -wahrnehmung der Verwirklichung des idealen Selbst möglich nahe zu kommen. Nach Ansicht Breures fehlte es den Devoten in ihrer Jenseitsorientiertheit an ausreichendem Kontakt zum irdischen Leben: "One could say with some exaggeration that they had repressed life in the same way in which death is repressed in our modern culture."

27. Gittings, Clare: Death, burial and the individual in Early Modern England. London/Sydney 1984. 269 S.

Gittings vertritt die These, daß letztlich weder religiöse noch philosophische Einflüsse das Verhältnis zum Tod und die Begräbnissitten verändert haben. Sie hält vielmehr den die Lebensauffassung im Verlauf der frühen Neuzeit immer stärker bestimmenden Individualismus für entscheidend. Diesen Interpretationsansatz sucht sie durch einen Rückblick auf die ihrer Meinung nach noch die Gruppensolidarität betonende spätmittelalterliche Tradition und eine sozial differenzierende Analyse der Sterbe- und Begräbniskultur im vormodernen England zu belegen.

Rez.: Carlson, E. J. In: The Sixteenth Century Journal 21, 2 (1990), 339f.

28. Gurjewitsch, Aaron J.: Die Darstellung von Persönlichkeit und Zeit in der mittelalterlichen Kunst und Literatur (in Verbindung mit der Auffasssung vom Tode und des Jenseits). In: Archiv für Kulturgeschichte 71 (1989), 1-44.
Der russische Historiker setzt sich kritisch mit Quellenauswahl und Methode der Forschungen von P. Ariès auseinander. Durch ikonographische Untersuchungen war dieser zu dem Schluß gekommen, daß die mittelalterlichen Jenseitsvorstellungen durch die Idee des bis zur Wiederkehr Christi andauernden postmortalen Schlafes dominiert sind. Die gerade für die früh- und hochmittelalterliche Zeit überaus wichtige Quellengruppe der Jenseitsvisionen und Schilderungen von Jenseitsreisen hatte Ariès allerdings überhaupt nicht berücksichtigt. Sie zeichnen, wie Gurjewitsch betont, ein ganz und gar anderes Bild. Ariès vertrat weiter die Ansicht, daß sich erst mit dem "buchhalterischen Geist des sachlichen Menschen" in der Vorrenaissance die Idee des Partikulargerichts durchzusetzen begann. Bis dahin habe man das universale Gericht am Ende der Welt für das einzig denkbare gehalten. Auch diese Einschätzung trifft nach Ansicht von Gurjewitsch mit Blick auf die früh- und hochmittelalterliche Jenseitsliteratur nicht zu, in der zuweilen beide Formen in paradoxer Weise nebeneinander stehen. Die Vorstellung von der menschlichen Persönlichkeit, die für ihr Los verantwortlich ist, habe sich nicht erst mit dem Übergang zur Renaissance entwickelt, sondern sei bereits dem Mittelalter untrennbar verbunden gewesen. Das Schwanken zwischen der Idee des individuellen und des kollektiven Gerichts hängt, so Gurjwewitsch weiter, vermutlich damit zusammen, daß sich der mittelalterliche Mensch gleichzeitig in zwei Zeitebenen empfand, in der des vergänglichen individuellen und des universalen heilsgeschichtlichen Lebens.

2.2 Theologie des Todes, Jenseitsvorstellungen, Nah-Todeserlebnisse

29. Baschet, Jérôme: Les justice de l'au-delà. Les représentations de l'enfer en France et en Italie (XIIe-XVe siècle). Roma 1993. 700 S., 184 Abb.
Monumentale Studie, die den Wandel der Höllen-Darstellung in der italienischen und französischen Wand-, Buch-, Tafelmalerei und Bauplastik von ca. 1100 bis ca. 1500 analysiert und die kunsthistorischen Ergebnisse in einen theologie- und mentalitätsgeschichtlichen Zusammenhang einordnet. Vorwort von J. Le Goff. Im Anhang u. a. ausführliche Doku-

mentation der italienischen Wandmalereien sowie Personen-, Orts-, Handschriftenregister.

30. Camporesi, Piero: The fear of hell. Images of damnation and salvation in Early Modern Europe. University Park 1993 (= "La casa dell'eternità". Milano [1]1987). 221 S.
Der Verfasser untersucht komplementär die Theologie der Hölle und der Eucharistie (Verdammnis und Erlösung) vom Mittelalter bis zum 18. Jh., wobei der Schwerpunkt auf der Theologie des Barock, speziell der jesuitischen, liegt.

31. Dinzelbacher, Peter: Revelationes. Turnhout 1991. 108 S.
Dieser Band der Reihe "Typologie des sources du moyen âge occidental" ist ein nützliches Handbuch für die Beschäftigung mit der Quellengattung Offenbarungsliteratur ("Revelationes"), die zu einem beträchtlichen Maße aus Jenseitschilderungen besteht. Nach einer Definition des Genus Offenbarungsliteratur beschreibt der Verfasser knapp ihre Entwicklung von der Antike bis zum Spätmittelalter. Quellenkritische Bemerkungen machen auf die spezifischen Entstehungsbedingungen, ihre Aufzeichnung, Tradierung, Rezeption(sbedingungen) und mögliche Funktionen aufmerksam. Anschließend spricht der Verfasser die Nutzungsmöglichkeiten der Quellengattung für verschiedene historische Teildisziplinen an. Neben den zahlreichen im Text verstreuten Hinweisen auf weiterführende und spezielle Literatur informiert eine chronologisch-thematisch gegliederte Bibliographie über die wichtigste Standardliteratur. Das bislang umfassendste Verzeichnis der mittelalterlichen Offenbarungstexte vom 6. bis zum frühen 16. Jahrhundert und ihrer Editionen schließen den Band ab.

32. Girard, Jean-Michel: La mort chez Saint Augustin. Grandes lignes de l'évolution de sa pensée, telle qu'elle apparâit dans ses traités. Fribourg 1992. 251 S.
Detaillierte Analyse der Entwicklung des augustinischen Denkens über den Tod auf der Grundlage ausgewählter Werke von Augustinus (antimanichäische und -donatistische Schriften, Paulus-Kommentar) und der im pelagianischen Streit von Augustinus und anderen Autoren verfaßten Schriften.

33. Lang, Bernhard/McDannell, Colleen: Der Himmel. Eine Kulturgeschichte des ewigen Lebens. Frankfurt a. M. 1990 (New Haven [1]1988). 578 S.
Ziel der Verfasser ist es nicht, die Geschichte des Himmels zu rekonstruieren, sondern "die der Bilder, mit denen Christen beschreiben, was sie nach dem Tod erwartet, wenn die irdische Zeit aufhört und die Ewigkeit beginnt." (9) Dabei geht es ihnen vor allem um die soziale Struktur,

das Interaktionssystem und die gesellschaftliche Ordnung der jeweiligen Himmelsentwürfe, also um eine "Kultur- und Sozialgeschichte" des Himmels. Aus der überwältigenden Vielfalt der Himmelsvorstellungen lassen sich zwei einander abwechselnde Grundvorstellungen herauskristallisieren, die "einer ewigen Einsamkeit mit Gott" und die einer Seligkeit in "Gemeinschaft mit Familie, Freunden, Verwandten". Die erste Variante wird von den Verfassern als "theozentrisch", die zweite als "anthropozentrisch" bezeichnet. Dabei zeichnet sich jede der beiden Sichtweisen durch einen spezifischen Formenreichtum und eine eigene Geschichte aus, die vom sozialen, religiösen und kulturellen Kontext der jeweiligen Gesellschaften, ihren Ängsten, Wünschen und Hoffnungen abhängig ist. Die Verfasser verfolgen beide Traditionsstränge von den neutestamentlichen Schriften bis zur gegenwärtigen Theologie.

Rez.: Basford, T. K., Near-death experiences: an annotated bibliography. New York u. a. 1990, 167f.; Harries, K. In: American Historical Review 95 (1990), 773f.

34. Minois, George: Die Hölle. Zur Geschichte einer Fiktion. München 1994 (Paris [1]1991). 429 S.

Nach Ansicht Minois' gab und gibt es die Hölle in allen Zivilisationen. In seiner Studie will er zeigen, daß die existierenden Varianten "die kollektiven Ängste innerhalb der einzelnen Gesellschaften widerspiegeln, da sie immer versuchen, auf das Grundproblem des moralisch Bösen eine Antwort zu finden. Die christliche Hölle nimmt dabei eine zentrale Stellung ein, denn sie war das dauerhafteste, am besten durchdachte und vollständigste System von allen, der Höhepunkt einer Idee, die viel älter ist als das Christentum selbst und die sich auch in unserer säkularisierten Welt weiterentwickeln wird." (13) In einem chronologischen Längsschnitt analysiert er umfassend die Entwicklung der Höllenvorstellungen von den vorchristlichen Kulturen bis zur heutigen Zeit, wobei der christliche Entwurf mit seinen verschiedenen Ausformungen im Mittelpunkt steht.

Rez.: Baschet, J. in: Annales ESC 1992, 120-122.

35. Vorgrimler, Herbert: Geschichte der Hölle. München 1993. 472 S.

In Anlehnung an und Auseinandersetzung mit G. Minois gibt Vorgrimler einen Überblick über die Geschichte der christlichen Höllenvorstellungen, die er nach einer Analyse der einschlägigen neutestamentlichen Schriften zunächst in den Traditionszusammenhang der altorientalischen, der griechisch-römischen und der jüdischen Unterweltsvorstellungen einordnet. Es folgt eine Skizze der Höllenbilder in der frühchristlichen und scholastischen Theologie, in früh- und hochmittelalterlichen Visionen, der mystischen und humanistischen Literatur sowie in der Theologie beider Konfessionen von der Reformation bis zum 20. Jh. Den Höllenbildern in mittelalterlichen Kunst und in Literatur und Film der neueren Zeit wird ebenfalls nachgegangen. Abschließend versucht der Verfasser Minois' These von einem Ende der Höllenvorstellungen im 20. Jahrhundert zu widerlegen.

36. Zaleski, Carol: Nah-Todeserlebnisse und Jenseitsvisionen vom Mittelalter bis zur Gegenwart. Frankfurt a. M. 1993 (New York u. a. [1]1987), 403 S. Seit den Bestsellern von R. A. Moody und E. Kübler-Ross werden die Nah-Todesberichte vor allem in der us-amerikanischen Forschung kontrovers diskutiert. Die Kritiker, die in der Regel den 'wirklichen' Tod der Personen bezweifeln, halten deren Erfahrungen für Halluzinationen, die auf besondere organische Bedingungen oder auf psychische Reaktionen angesichts lebensbedrohlicher Situationen zurückzuführen sind. Die Befürworter hingegen zeigen sich davon überzeugt, daß die bereits tot Gewesenen von einer jenseitigen Welt berichten. Dies gilt ihnen als Beweis für ein Leben nach dem Tod. Die amerikanische Religionswissenschaftlerin C. Zaleski hält es zum jetzigen Zeitpunkt für verfrüht, eine umfassende Theorie der Jenseitsvisionen zu entwerfen. Stattdessen referiert und überprüft sie ausführlich die bisherigen Interpretationsversuche. Darüberhinaus schlägt sie die alternative Sichtweise eines nichtreduktionistischen Ansatzes vor, "der das individuelle Zeugnis zu Wort kommen läßt, ohne jedoch dabei die physiologischen, psychologischen und kulturellen Bedingungen außer acht zu lassen, die das visionäre Erleben im Moment des Todes beeinflussen". Um die spezifische Prägung der Jenseitsvionen durch die soziale und historische Situation erkennen zu können, widmet sie sich eingehend den mittelalterlichen Zeugnissen. Dabei versucht sie, die komplexen Beziehungen zwischen dem Visionär und seiner Kultur und der Wechselwirkung zwischen visionärer Erfahrung und ihrer literarischen Wiedergabe zu klären. Es zeigt sich, daß die Konfrontation mit sich selbst den Kern der modernen wie der mittelalterlichen Erfahrung bildet. Als in beiden Epochen weitgehend übereinstimmend erwies sich auch der Ablauf der Jenseitsreise. "Doch wir stoßen auch auf schier unüberwindliche Gegensätze. Vorbei ist es in modernen Überlieferungen mit dem qualvollen Tod, mit dem mitleidlosen Jüngsten Gericht, den Torturen des Fegefeuers und dem höllischen Mysterium, das die mittelalterlichen Visionen beherrscht; das moderne Jenseits ist ein vergleichsweise ansprechender Aufenthaltsort, eine Demokratie, eine Stätte kontinuierlichen Lernens und ein Garten unirdischen Entzückens." Dieses

Ergebnis läßt die Verfasserin zu dem Schluß kommen, daß die Jenseitserzählung ein Werk der gesellschaftlich geprägten, religiösen Vorstellung ist.
Rez.: Gardiner, E., Medieval visions of heaven and hell: a sourcebook, New York u. a. 1993, Nr. 74, 21; Sturlese, L. In: FAZ Nr. 184 vom 11.8.93, 24.

2.3 Vorstellungen vom Toten

37. Angenendt, Arnold: Corpus incorruptum. Eine Leitidee der mittelalterlichen Reliquienverehrung. In: Saeculum 42 (1991), 320-348.
38. Angenendt, Arnold: Der "ganze" und "unverweste" Leib - eine Leitidee der Reliquienverehrung bei Gregor von Tours und Beda Venerabilis. In: Mordek, Hubert (Hg.): Aus Archiven und Bibliotheken. Festschrift für Raymund Kottje zum 65. Geburtstag. Frankfurt a. M. u.a. 1992, 33-50.
Bereits in spätantiken und frühmittelalterlichen Quellen wird von dem bei der Öffnung von Heiligengräbern beobachteten Phänomen des "corpus incorruptum" berichtet. Es wird von den Autoren im Zusammenhang mit der generellen Frage diskutiert, wie man sich die Auferstehung des Fleisches zu denken hat. Der unversehrte Leib Christi stellte den Garanten für die leibliche Auferstehung dar. Von ihm werde, so der Kerngedanke, die Möglichkeit zur Auferstehung auf die Körper der für das ewige Leben Auserwählten übergehen. Der unverweste Leib des Heiligen, der zwar mit dem Körper noch im Grab lag, sich mit der Seele aber bereits im Himmel befand, war so unmittelbar evidentes Zeichen der Verbindung der irdischen mit der jenseitigen Welt und damit ein verläßlicher Hinweis auf die Erfüllung des Heilsversprechens. Die mittelalterliche Reliquienverehrung, seit der Reformation als "Knochenanbetung", "Magie" und "Priesterbetrug" gebrandmarkt, erhält von dort her ihren durchaus verständlichen Sinn. In "Der ganze und der unversehrte Leib ..." greift Angenendt die in dem früheren Aufsatz formulierten Überlegungen auf und erweitert und präzisiert sie an Hand der Äußerungen und Vorstellungen des Gregor von Tours (gest. 594) und des Beda Venerabilis (gest. 735).
39. Barber, Paul: Vampires, burial, and death: Folklore and reality. New Haven/London 1988.
Der Verfasser befaßt sich mit volkstümlichen Vorstellungen und Phantasien bei Zigeunern und in der süd- und osteuropäischer Vampirliteratur

des 18. und 19. Jahrhunderts, die sich mit den als böswillig und bedrohlich geltenden Wiedergängern beschäftigen. Sie hängen, so Barbers These, mit dem Bemühen der Menschen in vorindustriellen Kulturen zusammen, Prozesse und Phänomene, die mit dem Tod, vor allem aber mit der Zersetzung und Auflösung des Körpers zu tun haben, zu erklären.
Rez.: Degh, L. In: American Historical Review 95 (1990), 808f.

40. Lecouteux, Claude: Geschichte der Gespenster und Wiedergänger im Mittelalter. Köln/Wien 1987. 306 S.
Ziel des frz. Germanisten ist die Erforschung der Geschichte der Gespenster und Wiedergänger vom 9. bis 13. Jh. in den (nord-)germanischen Ländern. Untersucht werden vornehmlich theologische Texte und lat. Exempelliteratur, volkssprachliche Erzählungen und Sagen. Nach einer Schilderung der Vorstellungen von den Toten und des Totenbrauchtums in der heidnisch-römischen und christlichen Antike und im Mittelalter versucht der Verfasser, die in den Quellen dokumentierten Erscheinungen von "unechten Wiedergängern" und "unheimlichen Leichnamen" von denen "echter Wiedergänger" zu trennen. Diesen Befund korreliert er mit heidnisch-germanischen Tod- und Jenseitsvorstellungen. In der christlichen Theologie seien, so Lecouteux, Spukgestalten mit dem Ziel dämonisiert worden, sie auszurotten. Da dies auf lange Sicht nicht gelang, habe man versuchte, sie zu integrieren, indem man ihnen einen Platz zwischen Heiligenkult und Totenliturgie einräumte. Allein in der mündlichen Tradition konnten die Gespenster weiterleben. Diesen Vorgang rekonstruiert der Verfasser abschließend an Hand von etwa hundert Sagen des 16.-19. Jahrhunderts.
Rez. des frz. Originals: Schmitt, J.-C. In: Annales 42 (1987), 632-634

41. Richardson, Ruth: Death, dissection, and the destitute. London/New York 1989, [1]1987. 426 S.
Die Verfasserin analysiert die Hintergründe und Folgen des britischen "Anatomy Act" des Jahres 1832, der es den Behörden erlaubte, statt der Leichen von gehängten Mördern nun die Körper der in Arbeitshäusern und Hospitälern Gestorbenen, die zu arm gewesen waren, das eigene Begräbnis zu zahlen, für anatomische Studien bzw. Sektionen zu beschlagnahmen. In den ersten beiden Kapiteln stellt sie dar, wie der tote Körper im 16. und 17. Jh. auf einem sich wandelnden religiösen und sozialen Hintergrund wahrgenommen und behandelt wurde. Enthält ausführliche Quellen- und Literaturbibliographien und einen Sach-, Namen-, Ortsindex.

Rez.: Fissel, M. In: Isis. An intern. review devoted to the history of science and its cultural influence 80, 301 (1989), 107f.; Habrich, C. In: Zeitschrift für Volkskunde 87 (1991), 156f.; Marland, Hilary. In: American Historical Review 95 (1990), 165f.

42. Schmitt, Jean-Claude: Macht der Toten. Macht der Menschen. Gespenstererscheinungen im hohen Mittelalter. In: Lüdtke, Alf (Hg.): Herrschaft als soziale Praxis. Historische und sozialanthropologische Studien. Göttingen 1991, 143-167 (ohne die Einleitung auch erschienen unter dem Titel "Les revenants dans la société féodale". In: Le temps de la réflexion 3 (1982), 285-306).
Wie C. Lecouteux und P. Barber beschäftigt sich Schmitt mit der bisher vernachlässigten Geschichte der Gespenstererscheinungen. Aber anders als Lecouteux und Barber interessiert er sich nicht für populäres Brauchtum und literarische Überlieferungen sondern für die soziale Funktion der Vorstellungen vom lebenden Toten. Das Gespenst erscheint häufig als "Verkörperung der verinnerlichten und verdrängten Ordnung", die entweder der Verstorbene zu seinen Lebzeiten nicht beachtet hatte oder der Lebende jetzt nicht einhält, und die durch die Erfüllung des Gespensterauftrages wiederhergestellt werden soll. Das Gespenst als etwas "Imaginäres" ist somit gleichsam eine Instanz, die die Einhaltung der von den Vorfahren überlieferten Verhaltensregeln kontrolliert und damit die gesellschaftliche Ordnung stabilisiert.

43. Schmitt, Jean-Claude: Les revenants: les vivants et les morts dans la société médiévale. Paris 1994. 306 S., 30 Abb.
Der Verfasser zeigt in einer umfassenden Analyse von Berichten, Erzählungen und bildlichen Darstellungen von Gespenstern vom 5. bis 15. Jh., daß der Glaube an Gespenster und Wiedergängern von den Strukturen und der Wirkungsweise einer Kultur abhängig ist und, in Bezug auf das Mittelalter, unmittelbar mit der Funktion der Totenmemoria und dem sozialen Gedächtnis und Vergessen der Gesellschaft zu tun hat: "Nous nous demanderons en effet comment les hommes du passé ont cherché à se souvenir de leurs défunts, mais surtout à les oublier, et comment certains de ces morts - morts "très spéciaux" eux aussi, mais dans l'imperfection plus que dans la sainteté -, se rebellaient en apparence contre la volonté d'oubli des vivants, ranimaient leurs souvenirs, envahissaient leurs rêves, hantaient leur maison". (19)

3. Kunst des Sterbens

3.1 Vorsorge für einen guten Tod: Memento mori

3.2 Vorsorge für einen guten Tod: Stiftungen

44. Baur, Paul: Testament und Bürgerschaft. Alltagsleben und Sachkultur im spätmittelalterlichen Konstanz. Sigmaringen 1989, 292 S.
Der Verfasser interpretiert die untersuchten 500 Konstanzer Testamente vor allem dahingehend, wie die Konstanzer Bürger des späten Mittelalters durch Stiftungen ihr Seelenheil zu sichern, gleichzeitig aber auch die von ihnen bevorzugten geistlichen Gemeinschaften zu unterstützen suchten.
Rez.: Burmeister, K.H. In: Montfort 44, 4 (1992), 368f.; Eitel, P. In: Zeitschrift für Württembergische Landesgeschichte 50 (1991), 487f.; Hlavácek, I. In: Zeitschrift für Historische Forschung 19 (1992), 99f.; Vogtherr, T. In: Deutsches Archiv für Erforschung des Mittelalters 1 (1993), 417.

45. Cohn, Samuel Kline: The cult of remembrance and the Black Death. Baltimore 1992. 429 S.
In seiner Studie über "Death and property in Siena" hatte u. a. Cohn die Frage aufgeworfen, ob die Pestwellen des 14. Jhs. einen meßbaren Einfluß auf die Stiftungspraxis Sieneser Bürger ausgeübt haben. Legt man die von ihm untersuchten Testamente zugrunde, so trifft dies für die Epidemie von 1348 nicht zu. Nach wie vor zogen es die Erblasser vor, viele verschiedene geistliche und caritative Einrichtungen mit kleinen Legaten zu bedenken. Dies geschah ganz im Sinne eines von den Bettelorden favorisierten Frömmigkeitsverhaltens, das die Stifterpersönlichkeit nicht in den Vordergrund rücken sollte. Mit der erneuten Pestwelle in den 1360er Jahren setzten die Sieneser nicht mehr auf eine solche Strategie der "Selbstverleugnung". Sie bevorzugten nun größere geschlossene Stiftungen, die das Andenken an den Verstorbenen besser bewahren konnten. In seinem neuen Buch wollte Cohn überprüfen, ob die für Siena zu Tage getretenen Ergebnisse generalisierbar sind. Dazu analysierte er über 40000 Vermächtnisse vom 12. Jh. bis 1425 aus Arezzo, Assisi, Florenz, Perugia und Pisa. Obgleich für jede Stadt gewisse Sonderentwicklungen festzumachen sind, bestätigte sich letzlich der am Beispiel Sienas gewonnene Eindruck.

46. Cohn, Samuel Kline Jr.: Death and property in Siena, 1205-1800: Strategies for the afterlife. Baltimore 1988. 330 S.

Wie und mit welchem Ziel die Sieneser im Verlauf von sechs Jahrhunderten das Leben nach ihrem Tod planten, ist Gegenstand von Cohns Studie, die sich im wesentlichen auf eine Auswertung von knapp 1800 Testamenten stützt. Die grundlegenden Einstellungen gegenüber Religion, Eigentum und Wohltätigkeit und ihr Wandel sollen auf diese Weise in den Blick gebracht werden. Diese Zielsetzung läßt bereits anklingen, daß Cohn zwei historiographische Methoden miteinander zu verbinden sucht: die der französischen "Annalisten", die Testamente auswerten, um kollektive religiöse Haltungen zu erfassen, und die der angelsächsischen Historiker, denen es in erster Linie um die Erkenntnis von Vererbungsmustern und deren wirtschaftliche Auswirkungen geht. Es zeigt sich, so Cohn, daß man Brüche und Veränderungen in der religiösen Mentalität und in der Vererbungspraxis eindeutig als unmittelbare Folgen von einzelnen historischen Ereignissen identifizieren kann. Sie sind also weder als nur graduelle, langsame Verschiebungen im Sinne der 'longue durée', die von den Vertretern der Annales-Schule favorisiert wird, noch als Reaktionen auf demographische und ökonomische Zyklen zu verstehen. Für Cohn kristallisieren sich drei Wendepunkte heraus: die Pestepidemie des Jahr 1363, die Visitationen des Bischofs Bossi im Jahr 1575, die im Zuge des Trienter Konzils durchgeführt wurden und die Gesetzgebung des Großherzogs Franz Stefan in der Mitte des 18. Jahrhunderts.

Rez.: Astarita, T. In: Renaissance Quarterly 42 (1989), 833-835; Banker, J. R. In: Journal of Interdisciplinary History 20 (1990), 672-675; Epstein, Steven. In: American Historical Review 95 (1990), 860 ; Kuehn, T. In: Journal of Modern History 62 (1990), 624-626; Schmidt, A. In: Canadian Philosophical Review 5, 1 (1990), 283.285; Trexler, Richard C. In: The Catholic Historical Review 76 (1990), 95f.

47. Grabmayer, Johannes: Volksglauben und Volksfrömmigkeit im spätmittelalterlichen Kärnten. Wien 1994.

Für das 2. Kapitel seines Buches über Seelgerätstiftungen analysierte der Verfasser über 600 Stiftungsurkunden aus dem Zeitraum 1300-1500. Die von anderen Forschern geäußerte Vermutung, daß gerade in Pest- und Erdbebenzeiten besonders häufig gestiftet wurde, kann er nicht bestätigen. Für die Schwankungen der letztendlich nachlassenden Stiftungsintensität macht er vielmehr die enorme Bevölkerungsabnahme, die auf Türkeneinfälle und Ungarnkriege, auf Naturkatastrophen und Fehden zurückzuführen ist, sowie einen möglicherweise damit verbundenen Rückgang der Frömmigkeit auf der Ebene der offiziellen Kirche verantwortlich.

48. Kamp, Hermann: Memoria und Selbstdarstellung. Die Stiftungen des burgundischen Kanzlers Rolin. Sigmaringen 1993. 372 S.
Motive und Funktionen des spätmittelalterlichen Verlangens nach bleibender Erinnerung, so wie sie in Stiftungen zum Ausdruck kamen, fanden bislang, von Ausnahmen abgesehen, kaum das Interesse der Forschung. Kamp analysiert diese Phänome am Beispiel der Stiftungsaktivitäten des burgundischen Kanzler Nicolas Rolin, dessen vielfältige Stiftungen mit Ausnahme der bekannten Gründung des Hôtel-Dieu in Beaune bisher noch nicht rekonstruiert und schon gar nicht in sozial strukturellen Zusammenhängen betrachtet worden sind.

49. Materielle Kultur und religiöse Stiftung im Spätmittelalter. Internationales Round-Table-Gespräch Krems an der Donau 26. September 1988. Wien 1990.
Dieser Sammelband informiert über einige Facetten der von den Autoren als "Objektstiftungen" bezeichneten Dotationen. Einleitend gibt H. Kühnel einen breitgefächerten Überblick über "Sinn und Motivation mittelalterlicher Stiftungen". G. Jaritz bemängelt, daß die bisherigen Untersuchungen zu religiös motivierten Stiftungen nur relativ selten dezidiert vom gestifteten Gegenstand ausgingen. Deswegen will er in seinem Beitrag Methoden und Ziele einer objektbezogenen Forschung erkunden. C. E. Janotta unternimmt den Versuch, "Objektstiftungen bei Wallfahrten unter einem historischen bzw. realienkundlichen Aspekt zu betrachten". E. Vavra kommt durch eine Betrachtung mehrerer Einzelstiftungen in süddeutschen Städten zu dem Schluß, "daß sich der mittelalterliche Mensch des öffentlichen Charakters einer solchen Stiftung sehr wohl bewußt war, und daß er es sehr wohl verstand, im Rahmen seiner finanziellen Möglichkeiten und im Rahmen der ihm von der Öffentlichkeit zugebilligten Möglichkeiten diesen Charakter zu nutzen." W. Schmid geht es darum, die "Kunststiftungen im spätmittelalterlichen Köln" in ein "komplexes System von Beziehungen zwischen Bürgerschaft und Kirche einzuordnen". C. Göttler und P. Jezler rollen einen spektakulären Bildskandal aus dem Jahr 1506 um einen Allerseelen-Altar auf. I. Herklotz äußert Zweifel an den Ergebnissen der Forschungen, die den eigentlichen Anlaß für die Errichtung der Monumentalgräber in der liturgischen "memoria" oder der memento-mori Didaktik erkennen. Vielmehr ist seiner Meinung nach zumindest für das 14. Jh. die aufwendige Sepulkralkunst weit eher der Sparte der Repräsentationskunst zuzuordnen. Mit dem traditionellen Thema der karitativen Stiftungen beschäftigen sich R. Kiessling, J. Klassen, M. Gonon und U. Knefelkamp.

Rez.: Borgolte, M. In: Historische Zeitschrift 254 (1992), 719f.; Moraw, P. In: Zeitschrift für Historische Forschung 20, 3 (1993), 394.

50. Schleif, Corine: Donatio et Memoria. Stifter, Stiftungen und Motivation an Beispielen aus der Lorenzkirche in Nürnberg. München 1990, 288 S., 184 Abb.

Schleif geht in ihrer kunsthistorischen Dissertation am Beispiel der Nürnberger Lorenzkirche der Frage nach, inwieweit die mittelalterliche Vorstellung von der Käuflichkeit des Seelenheils das religiöse Leben, vor allem aber die Ausstattung der Kirchen bestimmt hat. Die Arbeit beruht größtenteils auf neu erschlossenen und sorgfältig dokumentierten schriftlichen Quellen. Die einer eingehenden ikonographischen Analyse unterzogenen Kunstobjekte zeigen eine nicht unbekannte Motivationslage: Auf der einen Seite ging es den Stiftern darum, mit Hilfe der von ihnen gewählten Fürbitter einen Zugang zu Gottes Gnade zu erlangen. Auf der anderen Seite legten sie Wert auf die Sicherung ihres Andenkens. Dabei war man stets darauf bedacht, einen Ausgleich zwischen "Donatio" und "Memoria" zu erzielen. Schleif kann durch eine Rekonstruktion der Stiftungsstandorte innerhalb der Kirche belegen, daß dort eine deutliche Hierarchie herrschte, die die Sozialstruktur der spätmittelalterlichen Gesellschaft widerspiegelte. Während das Mäzenatentum des frühen und hohen Mittelalter durch das Wirken herausragender Einzelstifter geprägt ist, zeichnet sich das spätmittelalterliche Stiftungswesen durch Stiftervielzahl und -vielfalt aus. Das wichtigste Bestreben aller Stifter richtete sich auf die Dauerhaftigkeit ihrer Stiftungen. "Die bedeutendste Sicherheit für die Unauflöslichkeit einer Stiftung boten jedoch zweifelsohne die inhäreten Mechanismen des Systems. Wären die Wünsche des Stifters nach seinem Ableben nicht mehr respektiert worden, so hätte es bald keine neuen Stifter mehr gegeben. Dieses wäre auch von Nachteil für die Allgemeinheit gewesen, da sie ebenfalls von den Stiftungen profitierte. Das Stiftungswesen verkörperte also ein in sich geschlossenes, selbsterhaltendes und -erneuerndes System." (233)

Rez.: Lohrey, A. In: Mitteilungen des Vereins für Geschichte der Stadt Nürnberg 78 (1991), 289-291.

3. 3 Vorsorge für einen guten Tod: Testament

51. Baur, Paul: Testament und Bürgerschaft. Alltagsleben und Sachkultur im spätmittelalterlichen Konstanz. Sigmaringen 1989, 292 S.

Baur wertet die rund 500 überlieferten Konstanzer Testamente des 14.-16. Jhs. unter rechts-, wirtschafts-, sozial- und kulturgeschichtlichen Aspekten aus. Ziel ist, die Alltags- und Sachkultur der Erblasser, die zum überwiegenden Teil dem kaufmännischen wie dem politisch führenden, landbesitzenden Patriziat entstammten, genauer begreifen zu können. Methodisch orientiert sich der Verfasser an dem von der französischen Sozialgeschichtsschreibung eingeführten Verfahren der "histoire sérielle", die eine Analyse der Fakten mit der Erfassung der Denkformen zu verknüpfen sucht. Besonders nützlich ist sein kurzer Abriß der Geschichte der Testamente in Deutschland und der ausführliche, problemorientierte Forschungsüberblick, der den Stand der Diskussion ausgewogen zusammenfaßt. Dazu trägt auch eine tabellarische "Synopse spätmittelalterlich-frühneuzeitlicher Testamentsforschungen" bei.

Rez.: Burmeister, K.H. In: Montfort 44, 4 (1992), 368f.; Eitel, P. In: Zeitschrift für Württembergische Landesgeschichte 50 (1991), 487f.; Hlavácek, I. In: Zeitschrift für Historische Forschung 19 (1992), 99f.; Vogtherr, T. In: Deutsches Archiv für Erforschung des Mittelalters 1 (1993).

52. Pasche, Veronique: Pour le salut de mon âme. Les Lausannois face à la mort (XIVe siècle). Lausanne 1989. 252 S.

Die Verfasserin interessiert sich für die Motive der Testamentsabfassung, der Wahl der Begräbnisplätze und den Verfügungen für ein liturgisches Totengedenken. Weiter geht sie der Frage nach, welche geistlichen Institutionen bei der Stiftungsvergabe bevorzugt wurden. Der eigentliche Text beansprucht nur knapp 120 S., den Rest nimmt eine Edition (lateinisch mit französischer Übersetzung) von 10 Testamenten ein.

Rez.: Croix, A. In: Annales ESC 46, 6 (1991), 1310f.

3. 4 Sterben: geistliche und sakramentale Sterbehilfen

53. Paxton, Frederick S.: Christianizing death. The creation of a ritual process in early medieval Europe. Ithaca/London 1990. 229 S.

Der Verfasser verfolgt die Entwicklung der liturgischen Riten für Kranke, Sterbende und Tote von ihren Ursprüngen im 4. Jh. bis zu dem (vorläufigen) Abschluß im 9. Jh. Es geht ihm darum, herauszufinden, wie "der Tod eines Christen zu einem christlichen Tod" (P.-A. Février) gemacht wurde. Paxton faßt den gegenwärtigen Stand der Forschung kenntnisreich zusammenfaßt. Seine Studie ist vor allem deshalb von Interesse, weil er versucht, die Struktur und Bedeutung der Riten im Licht anthropologischer Forschungen und Methoden zu erkennen und zu beurteilen. Dabei stützt er sich in erster Linie auf A. v. Genneps Modell der "Übergangsriten". Dessen dreigeteilte Struktur (Trennung, Übergang, Eingliederung) veranlaßte Paxton, sich nicht nur für die Geschichte von Sterben und Begräbnis, sondern auch für das Totengedächtnis zu interessieren, weil man dieses als Hilfe zur Inkorporation der Seele in die andere Welt verstehen kann.

Rez.: Head, T. In: American Historical Review 97 (1992) S. 530f.

54. Schneider, Bernhard: Bruderschaften im Trierer Land. Ihre Geschichte und ihr Gottesdienst zwischen Tridentinum und Säkularisation. Trier 1989. 492 S.

Daß Sterben, Tod und Totengedächtnis nicht nur im MA sondern ebenso in der frühen Neuzeit im Zentrum der "Kultgemeinschaft" Bruderschaft standen und dies ihre Popularität entscheidend mitbegründete, zeigt Schneider im 5. Kapitel seiner Studie über die Bruderschaften des Erzbistums Trier. Er hebt hervor, daß sich bruderschaftliche Sorge nicht bloß auf die bereits verstorbene Mitglieder sondern ebenfalls auf Schwerkranke und Sterbende bezog. Es fällt auf, daß in den Quellen für Zunft- und Priesterbruderschaften und den im Spätmittelalter gegründeten Devotionsbruderschaften keine Hinweise auf bruderschaftliche Sterbevorbereitung und Sterbehilfe zu finden sind. Es handelt sich also um ein allein für die nachtridentinischen Devotionsbruderschaften typisches Phänomen.

Rez.: Meyer, H. B. In: Zeitschrift für Katholische Theologie 113, 2-3 (1991), 363f.

55. Schreiner, Klaus: Fetisch oder Heilszeichen? Kreuzsymbolik und Passionsfrömmigkeit im Angesicht des Todes, in: Zeitschrift für Historische Forschung 20, 4 (1993), 417-461.

Anhand vielfältiger schriftlicher und bildlicher Quellen verfolgt Schreiner chronologisch vom hohen Mittelalter bis zum 19. Jahrhundert die Geschichte des im Rahmen der Sterbehilfen wichtigen Brauchs der Kreuzweisung (und die Kritik daran) und erörtert seine neuerliche Thematisierung in der zeitgenössischen Dichtung.

3.5 Sterben: Sterbeverhalten, Sterbebrauchtum

56. Neher, Peter: Ars moriendi-Sterbebeistand durch Laien: eine historisch-pastoraltheologische Analyse. St. Ottilien 1989. 373 S.

Es gibt eine breite theologische Reflexion über Krankheit, Sterben und Tod als Wesensmerkmale menschlicher Existenz, desgleichen eine ausdifferenzierte sozialpsychologische und thanatologische Forschung mit einem praktischen Interesse an humaner Sterbebegleitung. Nach Ansicht Nehers mangelt es aber an einer Vermittlung zwischen der theologischen und der humanwissenschaftlichen Perspektive, einer handlungsrelevanten Theologie und einer das Handeln prägende Berufsethik. In seiner Diss. (kathol.-theologisch) will er einen Beitrag zur Verminderung dieses Defizits leisten, indem er die mittelalterliche ars moriendi-Literatur auf ihre handlungswirksamen Inhalte und Praktiken hin überprüft. Neher sieht die spätmittelalterliche und die gegenwärtige Situation durch drei Parallelen gekennzeichnet: Sterben und Sterbebegleitung ist ein Thema von hohem gesellschaftlichen Interesse (gewesen). Es ist aus der besonderen Verantwortung des Klerus in die Verantwortung aller Beteiligten, d.h. auch der Laien hinübergewechselt, die ermutigt werden bzw. wurden, ihre Kompetenz wahrzunehmen. Dazu war und ist eine neue 'volkssprachliche' elementare theologische Definition der Situation notwendig, für die der Verfasser einige Vorschläge macht.

57. Uhl, Rudolf: Sterben, Sterbebeistand und Tod in der Hausväterliteratur der frühen Neuzeit. Med. Diss. Hannover 1985

Mit dem Begriff Hausväterliteratur bezeichnet man die in der Tradition der antiken Ökonomik und Agrarlehre stehenden Hauslehren des 16. - 18. Jhs. die, an die landbesitzende Oberschicht gerichtet, das gesamte Wissen beinhalten, das zur Bewirtschaftung eines Landgutes notwendig war. Dazu gehörte u.a. die häusliche Arzneimittelherstellung, Gesundheits- und Krankenpflege. Wichtige Krankheitsbilder werden genau beschrieben, Prognosen offen dargelegt. Dadurch sollte der Leser in den Stand gesetzt werden, lebensbedrohliche Situationen rechtzeitig zu erkennen, um entsprechende Vorkehrungen treffen zu können. Bemerkenswert scheint, daß ärztlicher Sterbebeistand kaum eine Rolle spielte. Ebenso lassen sich keine Hinweise auf eine medikamentöse Schmerzbehandlung finden. Uhl hält als Ergebnis seiner Analyse der Hausväterliteratur und populärer ärztlicher Gesundheitsbücher fest, daß der Tod den damaligen Zeitgenossen vertrauter gewesen sei als den heutigen. Gleichwohl lassen sich schon Anzeichen einer beginnenden Entfremdung erkennen: Schien es den frühen Autoren noch selbstverständlich, daß die Hausmutter den Leichnam für die Beerdigung vorbereitet, so überließen dies die späteren den darauf spezialisierten Toten- und Seelenfrauen. War in den ersten Werken noch die Rede davon, daß der Kranke seinen Tod sicher vorausahnt, setzte allmählich eine Diskussion unter den Ärzten darüber ein, ob der Patient über seinen Zustand aufzuklären sei oder nicht. Zudem verlangten Teile der Ärzteschaft immer häufiger, daß die Öffentlichkeit aus dem Sterbezimmer ausgeschlossen wird.

3.6 Sterben: Pest (öffentliche Totensorge etc.)

58. Bergdolt, Klaus: Der Schwarze Tod in Europa. Die Große Pest und das Ende des Mittelalters. München 1994. 267 S.
Umfassende, überblicksartige Studie, in der versucht wird, die Auswirkungen der Pestepidemie von 1348/49, der rund ein Drittel der europäischen Bevölkerung zum Opfer fiel, auf Wirtschaft und Politik, Kunst und Literatur, Medizin und Theologie, Alltag und Moral zu nachzuzeichnen. Bergdolt beschäftigt sich u. a. mit der Pest des Altertums und des frühen MA und mit spätmittelalterlichen Pesttheorien, -regimina und -consilia. Er beschreibt den Ablauf der Epidemien in den wichtigsten europäischen Regionen und die sie begleitenden Bewegungen (Geißler, Judenverfolgungen) und untersucht das Verhalten des Klerus, der Ärzte und die Situation an den Universitäten. Am Beispiel der Stadt Pistoia werden die Reaktionen der Behörden analysiert. Den wirtschaftlichen und sozialen Folgen der Pest sowie ihre Auswirkungen auf bildende Kunst und Literatur sind weitere Überlegungen gewidmet. Umfangreiches Quellen- und Literaturverzeichnis.
59. Bulst, Neithard/Delors, Robert (Hg.): Maladies et société (XIIe-XVIIIe siècles). Paris 1989.
Die 22 Aufsätze des Tagungsbandes beschäftigen sich in sozialgeschichtlicher Perspektive mit den endemisch auftretende Krankheiten Pest, Lepra, Malaria, Syphillis und Ergotismus in Deutschland, Italien, Frankreich, England, Schweden und der Schweiz. Methodische Probleme sowie mögliche Voraussetzungen und Gründe für Ausbrechen, Verbreitung und Verschwinden der Seuchen werden in den ersten beiden Kapiteln erörtert, die "Frage nach den obrigkeitlichen Abwehrmaßnahmen, deren Intentionen sowie der Diskussion von Erfolg und Scheitern" ist Gegenstand des dritten Teils, im vierten werden die "Reaktionen des einzelnen und der Gesellschaft auf die Seuchen" und die durch sie hervorgerufenen Ordnungsmaßnahmen diskutiert. Aufsätze von F. Audoin-Rouzeau, Y.-M. Bercé, F. Bériac, J.-N. Biraben, N. Bulst (mit gutem Forschungsüberblick), G. Calvi, P. Corti, R. Delort, H. Dormeier, J.-P. Filippini, R.

French, R. S. Gottfried, J.-P. Goubert, J. Henderson, A. Mischlewski, A.-M. Moulin, I. Naso, P.-G. Ottosson, W. G. Rödel, J.-C. Sournia, G. I. Twigg, J. H. Wolf.

60. Dormeier, Heinrich: Die Flucht vor der Pest als religiöses Problem. In: Schreiner, Klaus (Hg.): Laienfrömmigkeit im späten Mittelalter. Formen, Funktionen, politisch-soziale Zusammenhänge. München 1992, 331-397.
Die Flucht vor der Pest während einer Pestwelle war seit der Mitte des 14. Jhs. zumindest in den Bevölkerungskreisen, die es sich leisten konnten, zur üblichen Praxis geworden. Sogar Ärzte und Priester verhielten sich oftmals nicht anders. Die Pestforschung hat zwar seit ihren Anfängen, so Dormeier, immer wieder auf die Flucht als eine Reaktion auf die Seuche hingewiesen, sie insgesamt aber eher als Randerscheinung betrachtet. Dabei wurde seit der Mitte des 14. Jhs. bis ins 18. Jh. eine vielfach erbitterte Diskussion geführt, in deren Mittelpunkt die Frage stand: "Darf sich ein Christ, insbesondere ein Priester oder Arzt, durch die Flucht einer Seuche entziehen, die gemeinhin als Strafe Gottes galt?" Neben den ethisch-religiösen Bedenken spielte die Sorge um die öffentliche Ordnung eine wichtige Rolle. Dormeier stellt in seinem Aufsatz die wichtigsten Positionen und Argumente von Theologen und Humanisten südlich und nördlich der Alpen vor.

61. Hatje, Frank: Leben und Sterben im Zeitalter der Pest. Basel im 15. bis 17. Jahrhundert. Basel 1992. 189 S.
Der Verfasser will am Beispiel der Stadt Basel zeigen, wie die Pest "beinahe alle Bereiche menschlichen Lebens und Zusammenlebens" durchdrang und nachdrücklich beeinflußte. Er informiert über medizinhistorische Rahmenbedingungen, indem er das heutige medizinische Wissen über die Pest mit den spätmittelalterlichen und frühneuzeitlichen medizinischen und theologischen Erklärungsmodellen kontrastiert. Er verfolgt, wie Mediziner, Theologen und die Obrigkeit (Rat) auf die Pest reagierten und welche prophylaktischen Maßnahmen eingeleitet wurden. Schließlich analysiert er die demographischen Auswirkungen der Pestzüge (Mortalität, Ungleichheit vor der Pest, Rekuperation, d. h. Zuwanderung, Heiratsverhalten, Geburtlichkeit) und ihre wirtschaftlichen und sozialen Folgen (u. a. Agrarpreise, Konsumentenverhalten, Zunftaufnahmen, städtische Steuern, soziale und räumliche Mobilität).
Rez.: Schipperges, H. In: Deutsches Archiv für Erforschung des Mittelalters 49, 1 (1993), 375

62. Ibs, Jürgen Hartwig: Die Pest in Schleswig-Holstein von 1350 bis 1547/48. Eine sozialgeschichtliche Studie über eine wiederkehrende Katastrophe. Frankfurt a. M. u. a. 1994. 244 S., 18 Abb.
"Der Arbeit gelingt es mittels einer auf der Basis auch der modernen norwegischen Pestforschung gewonnen Methode, 21 Pestumzüge in Schleswig-Holstein und Lübeck von 1350 bis 1548 exakt nachzuweisen. Es werden sowohl neue Erkenntisse zum diffizilen Problem der Bevölkerungsverluste als auch zu wirtschaftlichen Folgen der Epidemien gewonnen. Ein Schwerpunkt liegt auf der Analyse der gesellschaftlichen Reaktionen auf die ständigen Katastrophen. Überwiegen im 14. Jh. noch religiöse Zielsetzungen, zeigt sich im 15. Jh. als Novum ein planvolles Verhalten zur Abwendung der Seuchengefahr. In einem Exkurs werden die Judenpogrome im Ostseeraum erstmals dargestellt als eine konzertierte Aktion der Hansestädte." (Verlagsankündigung; Buch in der Bibliothek noch nicht erhältlich).

63. Park, Katherine: Doctors and medicine in early Renaissance Florence. Princeton 1985. 298 S.
Die Verfasserin untersucht u. a., welche Auswirkungen die Erfahrung der Pest 1348 auf den ärztlichen Stand und die medizinische Organisation in Florenz gehabt hat. Wegen der unzureichenden Versorgungslage griffen Bürger zur Selbsthilfe. Sie organisierten nachbarschaftliche Hilfeleistung, gründeten Bruderschaften und Hospitäler, die Stadt stellte bezahlte Ärzte an und sorgte für eine öffentlich unterstützte Medikamentenvergabe. Viele modern scheinende Formen der medizinischen Versorgung gab es bereits in der beginnenden Renaissance. Andererseits führte die Pest zu einer Krise des ärztlichen Standes, die die Kompetenz der Ärzte herausforderte und ihre soziale und politische Autorität unterminierte. In den Jahrzehnten nach 1348 rekrutierte sich der ärztliche Nachwuchs nicht mehr wie bis dahin aus den etablierten Florentiner Familien. Deren Mitglieder wählten nun einen anderen Beruf. Ihr Platz wurde von jungen Ärzten vom Land und aus kleinen Städten eingenommen, die nicht über die sozialen Kontakte und politische Macht ihrer Vorgänger verfügten.

3.7 Sterben: Arzt und Tod

64. Döhner, Otto: Krankheitsbegriff, Gesundheitsverhalten und Einstellung zum Tod im 16. bis 18. Jahrhundert: eine historisch - medizinsoziologische

Untersuchung anhand von gedruckten Leichenpredigten. Frankfurt a. M. 1986. 110 S.

Döhner faßt seine Untersuchungsergebnisse folgendermaßen zusammen: "Im 16. bis 18. Jahrhundert fiel das Problem des Todes nur insofern in den Kompetenzbereich des Arztes, als er in einer lebensbegleitenden Betreuung und Behandlung des Gesunden und Kranken einen vorzeitigen, plötzlichen oder gewaltsamen und damit 'unnatürlichen' Tod zu verhindern suchte, um ein 'natürliches' Ableben zu ermöglichen. In diesem Sterbevorgang, der ein vom Geistlichen geleitetes soziales Ereignis innerhalb der (erweiterten) Familie war, wechselte der Arzt aus seiner professionellen Rolle in eine mitmenschliche und fügte sich in die Gruppe der Trauernden ein. Angesichts der Natürlichkeit und damit Unausweichlichkeit des Todes haben Medizin und Arzt keine Funktion mehr. Der Sterbende verbleibt dabei in seinen persönlichen und sozialen Beziehungen." (89) In der Neuzeit zeigt sich die Rolle des Arztes signifikant verändert. Die Fortschritte in den klinischen Methoden ermöglichen es nun, in die 'natürlichen' Prozesse einzugreifen und ggfs. lebensverlängernd zu wirken.

65. Milanesi, Claudio: Mort apparente, mort imparfaite. Médecine et mentalités au XVIIIe siecle. Paris 1991. 268 S.

Im Jahr 1740 stellte der Anatom J.-B. Winslow in seiner Dissertation "Quaestio medico-chirurgica" die These auf, daß der Tod mit Hilfe der neuen Methoden der Chirurgie weit sicherer zu bestimmen sei als durch die traditionellen. Diese These löste unter den französischen Medizinern eine heftige Debatte darüber aus, in welchem Moment der Tod überhaupt eintrete, an welchen Zeichen er zu erkennen sei und nach welcher Zeit man einen Körper sezieren könne, ohne das Risiko einzugehen, daß er noch lebt. Milanesi verfolgt in seinem Buch die Hauptpositionen und -argumente dieser Diskussion und beschreibt dabei auch, auf welche Weise man von der Antike bis zum 18. Jh. das Eintreten des Todes festzustellen suchte. Insbesondere interessiert er sich dafür, wie die stets präsent gebliebene Unsicherheit, ob der Tote wirklich tot ist, in den Vorstellungen von lebenden Toten, Wiedergängern, Geistern, Wiederauferstehenden und Scheintoten verarbeitet wurde.

Rez.: Jaisson, M. In: Revue de synthese, Paris, ser. 4, t. 113, n. 3-4 (1992), 540-41.

66. Porter, Roy: Death and the doctors in Georgian England. In: Houlbrooke, Ralph (Hg.): Death, ritual and bereavement. London 1989, 77-94.

In den Augen vormoderner Zeitgenossen lagen Leben und Tod in der Hand der Natur bzw. der göttlichen Vorsehung. Dementsprechend erwartete man von Ärzten auch nicht, Heilungen an Todkranken vollbringen zu können. Im Zuge der Aufklärung wurde der schicksalhafte Charakter des Todes in Frage gestellt. Der Verfasser setzt sich insbesondere mit der These von I. Illich auseinander, wonach die Ärzte eine entscheidene Rolle bei der Herausbildung dieses neuen Sterbe-Modells gespielt hätten. In einer Haltung aufklärerischer Hybris hätten sie die Illusion zu nähren begonnen, das Alter vermeiden und den Tod besiegen zu können. (Limits to medicine. London 1976, 189f.) Der Sterbebett habe sich so zu einem Kampfplatz entwickelt, bei dem es allerdings nicht so sehr um die Rettung von Menschenleben, sondern um die Verteidung ärztlichen Stolzes gegangen sei. Porter findet diesen Interpretationsansatz in seinen Quellen nicht bestätigt. Tatsächlich hätten sich die Ärzte immer stärker als Fachleute für das Management der letzten Wochen, Tage und Stunden ihrer Patienten verstanden und dabei die traditionellen Sterbebegleiter Familie, Schwestern, Dienstpersonal und Pfarrer verdrängt. Die vordem so begehrte Aufklärung des Patienten über seine Prognosen schien nun ebenfalls nicht mehr opportun zu sein. "Tod ohne Angst" hieß das angestrebte Ziel, bei dem Betäubungsmittel eine wesentlich größerer Rolle spielten als bislang vermutet.

4. Gewaltsamer Tod

4.1 Mord

67. Schwerhoff, Gerd: Köln im Kreuzverhör. Kriminalität, Herrschaft und Gesellschaft in einer frühneuzeitlichen Stadt. Bonn/Berlin 1991. 510 S. Der Verfasser weist nach (275-286), daß sich die Haltung gegenüber Totschlägern im Verlauf des 16. Jhs. verhärtet hat und trotz der rigorosen Bestimmungen der Carolina der Gedanke, dieses Verbrechen durch eine Sühne mit den Hinterbliebenen aus der Welt zu schaffen, bis ins 17. Jh. hinein lebendig geblieben ist. Außerdem setzt er sich kritisch mit der in der Forschung (insbesondere L. Stone, Sharpe, Given) diskutierten Frage auseinander, inwieweit die Tötungsraten über den 'Gewaltstatus' einer Gesellschaft Auskunft geben können.

4.2 Kindsmord

68. Dülmen, Richard van: Frauen vor Gericht. Kindsmord in der frühen Neuzeit. Frankfurt a. M. 1991, 156 S.
    In den Augen des Vfs. ist Kindsmord nicht nur ein juristisch-religiöses und gesellschaftliches Problem, sondern ein soziales Phänomen, "an dem in exemplarischer Weise sowohl die soziale Bedeutung des peinlichen Strafsystems, die kriminalisierende Wirkung der neuen reformatorischen (bzw. auch gegenreformatorischen) Moral als auch die Machtmechanismen des frühneuzeitlichen Staates ... aufgezeigt und konkretisiert werden können." Im Unterschied zu Ulbricht steht für v. Dülmen nicht der aufklärerische Diskurs über den Kindsmord im Zentrum des Interesses, sondern die "realen Erscheinungen vom 16. bis 18. Jahrhundert". Vornehmlich auf der Basis von Urteilen und Gerichtsakten süddeutscher Städte analysiert er Milieu und Motive der Täterinnen, untersucht die Reaktionen der Umwelt und der Obrigkeit und diskutiert die in der Forschung umstrittene Frage, ob seit dem späten MA tatsächlich mehr Kinder getötet worden sind als zuvor.
    Rez.: Gray, M. W. In: American Historical Review 97 (1992), 872f.
69. Schwerhoff, Gerd: Köln im Kreuzverhör. Kriminalität, Herrschaft und Gesellschaft in einer frühneuzeitlichen Stadt. Bonn/Berlin 1991. 510 S.
    Kritische Diskussion (409-423) der einschlägigen Literatur auf dem Hintergrund einer Analyse der Kölner Verhältnisse.
70. Shahar, Shulamith: Kindheit im Mittelalter. München/Zürich 1991 (Tel Aviv ^{1}1990).
    Solange die "Kindstötungen im MA" monographisch noch nicht behandelt sind, bietet Shahars Kapitel über "Kindsaussetzung, Kindsmord und Unfälle" (S. 144-172) einen nützlichen Überblick zum Thema mit zahlreichen Verweisen auf die teils sehr verstreut erschienene ältere Literatur.
71. Ulbricht, Otto: Kindsmörderinnen vor Gericht. Verteidigungsstrategien von Frauen in Norddeutschland 1680-1810. In: Blauert, Andreas/Schwerhoff, Gerd (Hg.): Mit den Waffen der Justiz. Zur Kriminalitätsgeschichte des Spätmittelalters und der Frühen Neuzeit. Frankfurt a. M. 1993, 54-85.
    Ulbricht erörtert in einer idealtypischen Schilderung eines Kindsmord-Verfahrens von der Voruntersuchung bis zur abschließenden Tortur die Möglichkeiten und Grenzen der angeklagten Frauen, sich mit Erfolg zu verteidigen. Er macht deutlich, daß nur wenige Frauen dem Gericht resigniert und widerstandslos gegenüberstanden, selten hatten Frauen alles Vorangehende verdrängt. Die meisten Abgeklagten reagierten vernünftig

und prozeßtaktisch geschickt auf die Fragen des Verhörs und nutzen damit ihre Chance, der Todesstrafe zu entgehen. Der Aufsatz enthält zahlreiche Verweise auf weiterführende Literatur, u. a. auch auf sonst nur schwer erschließbare Regional- und Einzelfallstudien.

72. Ulbricht, Otto: Kindsmord und Aufklärung in Deutschland. München 1990, 462 S.
Detailreiche Studie über die Folgen der aufklärerischen Diskussion auf die Praxis, Bewertung und Bestrafung von Kindsmörderinnen. Im ersten Teil rekonstruiert Ulbricht durch eine Analyse von rund 350 Gerichtsfällen aus dem Zeitraum 1700-1810 die Sozialgeschichte der Kindstötung in den Herzogtümern Schleswig und Holstein. Ergänzend werden zahlreiche Einzelbeispiele aus anderen Regionen herangezogen. Im zweiten Teil zeichnet er die in die Aufklärung eingebettete Debatte um die Reform des Straf(prozeß)rechts nach. Sie führte zu einem neuen Verständnis des Delikts, das den Lebensverhältnissen und der Psyche der Angeklagten mehr Beachtung schenkte.
Rez.: Agethen, M. In: Aufklärung. Interdisziplinäre Halbjahresschrift zur Erforschung des 18. Jhs. 7, 1 (1992), 133f.; Borscheid, P. In: Vierteljahresschrift für Sozial- und Wirtschaftsgeschichte 79, 2 (1992), 232f.; Gray, M. W. In: American Historical Review 97 (1992), 872f.

4.3 Selbstmord

73. MacDonald, Michael: The medicalization of suicide in England: Laymen, physicians, and cultural change, 1500-1870. In: Rosenberg, Charles E./Golden, Janet (Hg.): Framing disease: Studies in cultural history. New Brunswick, N. J. 1992, 85-103.
In diesem Artikel vertieft der Verfasser einen Aspekt seiner zusammen mit T. Murphy verfaßten monographische Studie zum Thema (s. u.). Zwischen 1660 und 1900 vollzog sich seiner Ansicht nach in England ein Prozeß der "Säkularisierung" des Selbstmordes. In der Zeit davor ging man davon aus, daß bestimmte Gemütsverfassungen, die zu einem Selbstmord führen können, letztendlich vom Teufel verursacht seien. Man war also von einer religiösen Begründung des Phänomens überzeugt. Dieser Glaube ging allmählich verloren. Stattdessen setzte sich relativ problemlos die Auffassung durch, Selbstmord als eine Krankheit zu betrachten. Allerdings trugen nicht in erster Linie Ärzte zu dieser neuen Einschätzung bei, sondern vielmehr Richter und Politiker.

74. MacDonald, Michael/Murphy, Terence R.: Sleepless souls. Suicide in Early Modern England. Oxford 1990. 383 S.

Die Verfasser verfolgen auf einer breiten Basis von Quellen des späten 15. - 18. Jh. die Motivationen der Täter, die Formen ihrer geistlichen und weltlichen Bestrafung sowie die öffentliche Meinung über den Selbstmord. Ihrer Ansicht nach wurde auf dem Hintergrund der Reformation und der sich entwickelnden modernen Staatlichkeit der Selbstmord im 16. und frühen 17. Jh. zunächst kritischer beurteilt als zuvor. Seit den 1660er Jahren aber läßt sich eine größere Toleranz und ein vertieftes Verständnis für die Tat festellen, für die die Autoren rechtliche, religiöse und philosophische Faktoren verantwortlich machen. Für entscheidend halten die Autoren die von ihnen beobachtete "Säkularisation" des Suizids. Er verlor seinen übernatürlichen, religiös gedeuteten Charakter (= Wirken des Teufels). Interessant ist, daß sich allmählich eine Kluft zwischen der Justiz und der Gesetzeslage, der gemäß Selbstmord nach wie vor als strafwürdiges Verbrechen galt, auftat. In den Prozessen plädierten nämlich mehr und mehr Geschworene für geistige Umnachtung und setzten auf diese Weise die Gesetzgebung praktisch außer Kraft. Diese sich auf der Ebene der Rechtssprechung einbürgernde Praxis fand erst im Verlauf des 19. Jhs. Eingang in das schriftlich fixierte Recht.

Ein Kapitel des Buches jetzt auch in deutscher Übersetzung (vgl. Nr. 76, S. 233-281). Rez.: Freist, D. In: Social History 17 (1992), 350-353; Kluxen, K. In: Historische Zeitschrift 256 (1993), 196f.; Kushner, H. In: American Historical Review 97 (1992), 189f.; Schmid, J. In: Ius Commune 18 (1991), 441-444.

75. Schär, Markus: Seelennöte der Untertanen. Selbstmord, Melancholie und Religion im Alten Zürich, 1500-1800. Zürich 1985. 378 S.

Mittels Predigten, Traktaten und Erbauungsschriften, vor allem aber gestützt auf die Auswertung von 511 archivalisch belegten Suiziden will Schär den Zusammenhang zwischen den Lebensumständen und dem Denken, Fühlen und Glauben der Selbstmörder erkunden. Schär stellt die in der heutigen Psychologie und Soziologie verbreiteten Ansätze vor, Depressionen und Selbstmord zu erforschen und erörtert die Frage, ob mit diesen Methoden historische Fälle sinnvoll zu bearbeiten sind. Anschließend beschreibt er die für das vormoderne Zürich typischen Erscheinungsformen der Schwermut und rekonstruiert, so weit aufgrund der problematischen Quellenlage möglich, die zahlenmäßige Entwicklung der Selbstmordrate. Er berichtet darüber, wie die Zeitgenossen die Täter beurteilten und ihr Handeln zu erklären versuchten und wie sich ihre Einschätzungen allmählich wandelten. Schließlich beleuchtet der Verfasser den kulturellen Hintergrund, u. z. speziell die Wirkungen der reformatorischen Theologie und Frömmigkeit auf das Seelenleben der Gläubigen. Auffällig ist, daß sich gerade die frömmsten und belesensten Gemeindemitglieder als besonders anfällig für Melancholie und Selbstmord erwiesen. Diesen Zusammenhang will Schär entschlüsseln, indem er mit Modellen aus der Depressionsforschung zu zeigen versucht, daß die protestantische Lehre in Zürich einen zur Depression neigenden Persönlichkeitstypus prägte.

76. Signori, Gabriela (Hg.): Trauer, Verzweiflung und Anfechtung. Selbstmord und Selbstmordversuche in mittelalterlichen und frühneuzeitlichen Gesellschaften. Tübingen 1994. 366 S.
Das Thema Selbstmord ist von der deutschsprachigen historischen Forschung noch kaum behandelt worden. Dieser Band vereinigt erstmals eine größere Zahl von Aufsätzen, die sich in zeit- und fachübergreifender Perspektive und in unterschiedlichen methodischen Zugriffen mit ihm beschäftigen. In dem einleitenden Aufsatz skizziert die Hg. Grundlinien einer Geschichte des mittelalterlichen und frühneuzeitlichen Selbstmords, der "sich zu weiten Teilen als die Geschichte eines Verbotes und seiner vielfältigen kontextgebundenen Umformulierungen und Anpassungen" offenbart. (53) Sie macht deutlich, daß eine Sichtweise, die sich allein an den normativen Traditionen von Theologie, Straf- und Kirchenrecht orientiert, die vielfältigen Facetten des Phänomens nicht in den Blick bekommen kann. In einem zweiten Beitrag weist sie durch eine Analyse spätmittelalterlicher Wunderberichte nach, daß "die spätmittelalterliche Gesellschaft Selbstmörderinnen grundlegend anders begegnete als Selbstmördern". N. Zeddies untersucht, wie der Selbstmord von der Spätantike bis zum 9. Jahrhundert beurteilt wurde. C. Jäger zeigt, daß die Tat einer der berühmtesten Selbstmörderinnen der Geschichte, der Römerin Lucretia, in den illustrierten Handschriften der Sächsischen Weltchronik unterschiedlich dargestellt und bewertet wird. Im Mittelpunkt von M. Franks Beitrag stehen die unterschiedlichen gesellschaftlichen Wahrnehmungsmuster des Selbstmordes, die er in einer mikrohistorischen Untersuchung vor allem von Kriminalgerichtsakten des 17. und 18. Jhs. aus der Grafschaft Lippe zu erfassen sucht. Anhand bayerischer Beispiele zeichnet D. Lederer die sich im Verlauf der Herausbildung frühmoderner Staatlichkeit verschärfenden Auseinandersetzungen zwischen Staat und Kirche über die Bestattung von Selbstmördern nach. C. Vanja analysiert den frühneuzeitlichen Umgang mit selbstmordgefährdeten psychisch kranken Frauen

und Männer, M. Wagner-Egelhaaf rekonstruiert die Selbstmordtheorie des Leipziger Theologen Adam Bernd (gest. 1748), U. Baumann skizziert die Umrisse einer Geschichte des Suizids von 1770-1950 (Der Verfasser bereitet eine Habilitationsschrift zum Thema vor). Der Band enthält außerdem die Übersetzung eines Kapitels aus M. MacDonald's und T. Murphy's "Sleepless souls" und eine von der Hg. zusammengestellte 23seitige Bibliographie zum Thema.

4.4 Hinrichtung

77. Dülmen, Richard van: Theater des Schreckens. Gerichtspraxis und Strafrituale in der frühen Neuzeit. München [3]1988 ([1]1985). 240 S.
    Zusammenfassende Darstellung, die viele wichtige Aspekte des Themas anspricht (Arten der Hinrichtung, Häufigkeitsentwicklung der Urteilsvollstreckung, Bezug zu dem der Verurteilung zugrundeliegenden Verbrechen, Hinrichtungsrituale etc.). Verzeichnet die wichtigste ältere Lit. zum Thema, vor allem in den Anm. auch zahlreiche lokal- und regionalgeschichtliche Fallstudien.
    Rez.: Strauss, G. In: American Historical Review 91 (1986), 905f.
78. Imbert, Jean: La peine de mort. Paris 1989. 128 S.
    Nach einem knappen Rückblick auf die Geschichte der Todesstrafe von der Antike bis zum Absolutismus zeichnet der franz. Rechtshistoriker die Diskussion um deren Aufhebung im 18./19. Jh. und ihr Wiederaufleben im Gefolge der Kriege, Krisen und Diktaturen in der ersten Hälfte unseres Jahrhunderts nach und berichtet über die derzeitige Situation weltweit.
    Rez.: Ancel, M. In: Revue de science criminelle et de droit pénal comparé 2 (1989), 466f.; Sole, J. In: Revue d'histoire de l'eglise de France 77, 198 (1991), 269f.
79. Schwerhoff, Gerd: Köln im Kreuzverhör. Kriminalität, Herrschaft und Gesellschaft in einer frühneuzeitlichen Stadt. Bonn/Berlin 1991. 510 S.
    Kritische Diskussion der einschlägigen Literatur auf dem Hintergrund der Kölner Verhältnisse (275-286), bei der der Verfasser, der auf umfangreiches Datenmaterial zurückgreift, einige Thesen und Hypothesen der bisherigen Forschung revidieren kann.

4.5 Tod auf dem Schlachtfeld

80. Contamine, Philippe: Mourir pour la patrie. X^{e}-XXe siècle. In: Nora, Pierre (Hg.): Les lieux de mémoire. Bd. II, 3. Paris 1986, 11-43.
Der Verfasser geht der Frage nach, wie Sterben und Töten im Krieg in der mittelalterlichen Theologie, politischen Theorie und Chronistik beurteilt wurden.

81. Mélanges André Corvisier: Le soldat, la stratégie, la mort. Préface de Pierre Chaunu. Paris 1989.
Die Festschrift zum 70. Geburtstag des "Altmeisters" der französischen Militärgeschichte enthält mehrere Beiträge zum Thema "Tod des Soldaten", deren zeitliches Spektrum vom späten Mittelalter bis zum 19. Jahrhundert reicht: L.-E. Roulet: Le soldat suisse et la mort à l'époque des guerres de Bourgogne et d'Italie (XVe et XVIe siècles), M. Lucenet: La mortalité dans l'infanterie francaise de 1716 à 1748 selon les contrôles de troupes, J.-P. Bois: Mourir aux Invalides au XVIIIe siècle, G. Bodinier: Les officiers et les soldats face à la mort dans les armées du Premier Empire, J.-L. Quoy-Bodin: La Faux, le Sabre et l'Accacia. La représentation de la mort chez les militaires francs-macons (XVIIIe-XIXe siècles).

5. Begräbnissitten, Begräbnisrituale

5.1 Gebräuche, Feier, Liturgie, Recht

82. Ignatzi, Hans-Joachim: Die Liturgie des Begräbnisses in der katholischen Aufklärung. Eine Untersuchung von Reformentwürfen im südlichen deutschen Sprachgebiet. Münster 1994. 353 S.
Diese Bamberger Dissertation liefert aus liturgiegeschichtlicher Sicht eine Analyse von nichtamtlichen Ritualien und Gottesdienstformularen zu Erwachsenen- und Kinderbegräbnissen, die in der Spätaufklärung von engagierten Seelsorgern Süddeutschlands verfaßt wurden, deren Bedeutung aber über diesen Raum hinausreichte. Der Verfasser vergleicht diese Quellen mit den Diözesanritualien, mit dem Rituale Romanum sowie dem römischen Missale und stellt damit die Reformtexte in den zeitgenössischen Kontext. Er verfolgt ihre Wirkungsgeschichte, die bis zum Zweiten Vatikanischen Konzil reicht.

83. Litten, Julian: The English way of death. The common funeral since 1450. London 1991. 254 S., 140 Abb.
Diese Studie eröffnet zahlreiche Einblicke in die materiellen Grundlagen der englischen Begräbniskultur vom späten Mittelalter bis zur Gegenwart. Bekleidung, Einsargung, Transport und Bestattung der Leichen sowie die Techniken der Einbalsamierung kommen ebenso zur Sprache wie die Begräbnisrituale in den Mittel- und Oberschichten und die Geschichte des Bestattungsgewerbes. Das Bildmaterial entspricht teilweise dem bei N. Llewellyn: The art of death. London 1991 abgedruckten .

84. Schneider, Bernhard: Bruderschaften im Trierer Land. Ihre Geschichte und ihr Gottesdienst zwischen Tridentinum und Säkularisation. Trier 1989. 492 S.
Bruderschaftliches Mitwirken an der Vorbereitung des Begräbnisses läßt sich im Untersuchungsgebiet Schneiders nur für einige wenige Zunftbruderschaften nachweisen. Die brauchtümliche Zuordnung dieses Geschehens zu Familie und Nachbarschaft war vermutlich so stark war, daß eine Beteiligung Fremder nicht möglich und nötig schien. Als obligatorisch galt dagegen ihre Mitwirkung bei Leichenfolge, Leichenzug und Beerdigung.
Rez.: Meyer, H. B. In: Zeitschrift für Katholische Theologie 113, 2-3 (1991), 363f.

85. Strocchia, Sharon T.: Death and ritual in Renaissance Florence. Baltimore/London 1992. 308 S.
In ihrer Studie kombiniert die Verfasserin zwei Richtungen bzw. Methoden historischer Forschung miteinander: die Untersuchung der Geschichte des Todes und die Analyse von Ritualen und Zeremonien. Sie interessiert sich weniger für die Einstellungen zum Tod sondern für die Wege, "in which ritual constructed and communicated a variety of social and cultural categories and understandings, ranging from definitions of kinship and gender roles to forms of patronage and political domination". (XIVf.) Strocchia erörtert ausführlich die Struktur und Organisation der Begräbnisrituale, ihre symbolischen Bedeutungen und ihre gesellschaftlichen Funktionen in den sich von der Mitte des 14. Jahrhunderts bis um 1530 verändernden sozialen, wirtschaftlichen und politischen Verhältnissen in Florenz und kommt zu dem Fazit, daß "the history of death rites shows us ... the sheer intricacy of how ritual and society defined each other". (238)

5.2 Standesspezifische Begräbnisrituale

86. Andermann, Kurt: Zeremoniell und Brauchtum beim Begräbnis und beim Regierungsantritt Speyerer Bischöfe. Formen der Repräsentation von Herrschaft im späten Mittelalter und in der frühen Neuzeit. In: Archiv für mittelrheinische Kirchengeschichte 42 (1990), 125-178.
Das Begräbnisritual der Speyerer Bischöfe bringt deren Herrschaftsansprüche über die Stadt zum Ausdruck. Das feierliche Einreiten eines neuen Bischofs und das Begräbniszeremoniell eines toten sind, was ihre Ausdrucksfunktion anbetrifft, unmittelbar aufeinander bezogen. In beiden Fällen wurde von der städtischen Bürgerschaft erwartet, daß sie dem Bischof huldigt. Auf diese Weise sollte eine posthume Anerkennung des Bischofs als Stadtherr und seine Stadtherrschaft erreicht werden. Regelmäßig aber verweigerten die Bürgermeister diese Huldigung. Die erwartete Huldigung erweist sich als Versuch, die bereits der Vergangenheit angehörende Herrschaft des Bischofs über die Stadt wiederherzustellen. Der Huldigungsumritt durch das hochstiftische Territorium hingegen diente der Bestätigung der dort noch bestehenden bischöflichen Macht.

87. Bland, Olivia: The royal way of death. London 1986. 287 S., zahlreiche Abb.
Populärwissenschaftliche, kulturhistorisch orientierte Arbeit über die Begräbnis- und Trauerzeremonien am englischen Königshof von Elisabeth I. bis zu Elisabeth II.
Rez.: Mansel, P. In: History today 36, 8 (1986), 60f.

88. Ehlers, Joachim: Grablege und Bestattungsbrauch der deutschen Könige im Früh- und Hochmittelalter. In: Braunschweigische Wissenschaftliche Gesellschaft. Jahrbuch 1989. Göttingen 1990, 39-74.
Der Verfasser stellt ein Forschungsprojekt vor, das mit Unterstützung der DFG "eine möglichst vollständige Betrachtung aller Aspekte des historischen Phänomens "Tod und Grablege der römisch-deutschen Könige des Mittelalters" von 918 bis 1254 anstrebt. Erste Aufgabe des Projektes ist die genaue Dokumentation der Quellengrundlage mittels eines Repertoriums. Es soll möglichst lückenlos sämtliche schriftlichen und monumentalen Zeugnisse zu Sterben, Tod und Bestattung der Könige, Königinnen und der noch zu Lebzeiten des Vaters verstorbenen Kinder erfassen. Weiter wird es um eine Analyse der Wahl des Beisetzungsortes gehen, und, in Zusammenarbeit mit Kunst- und Bauhistorikern, um die Erforschung der jeweiligen Grabkirche und Grablege. Der Sterbeliturgie, dem Totenoffizium und der Memoria werden besondere Aufmersamkeit gewid-

met, um im Hinblick auf zeittypische Frömmigkeitsformen weitergehende Interpretationsansätze entwickeln zu können.

89. Hawlik-van de Water, Magdalena: Der schöne Tod: Zeremonialstrukturen des Wiener Hofes bei Tod und Begräbnis zwischen 1640 und 1740. Wien 1989. 211 S., 89 Abb.

In der Wiener Dissertation beschreibt die Verfasserin die für den Wiener Hof charakteristischen Formen von Sterben, Tod, Bestattung und Trauer. Nach einem Rückblick auf die antiken römischen und burgundischen Totenzeremonien schildert sie am Beispiel des Todes von Kaiser Leopold I. den schematischen Ablauf des höfischen Zeremoniells. Anschließend berichtet sie über die Begründung des habsburgischen Erbbegräbnisses in der Kapuzinergruft durch Kaiserin Anna (gest. 1618), die dort üblichen Begräbnisrituale und die Errichtung der Loretokapelle als Herzgruft des Hauses Habsburg. Zahlreiche weitere Elemente des Toten- und Trauerzeremoniells werden angesprochen, so die Bekleidung der Leichname und der Trauernden, die reglementierte Landes-, Hof- und Kammertrauer, Kinderbegräbnisse, Exequien, Trauermusik, Trauerkondukt und -gerüst sowie die Methoden des Einbalsamierens und ihre Geschichte.

Rez.: Fischer, N. In: Zeitschrift für Volkskunde 87, 1 (1991), 155f.; Gieben, S. In: Collectanea franciscana 60, 1-2 (1990), 374; Mikoletzky, L. In: Unsere Heimat. Zeitschrift des Vereins für Landeskunde von Niederösterreich 61, 4 (1990), 400.

90. Illi, Martin: Wohin die Toten gingen. Begräbnis und Kirchhof in der vorindustriellen Stadt. Zürich 1992. 188 S., 86 Abb.

Während das Begräbnisbrauchtum von Zürcher Laien und Klerikern der Oberschicht durch die von Illi ausgewerteten liturgische Schriften (Breviere, Statutenbücher) und Ratsordnungen recht gut dokumentiert ist, stellen sich seiner Erforschung für die Mittel- und Unterschichten erhebliche Quellenprobleme entgegen. Vor dem 15. Jh. gibt es nämlich kaum schriftlich fixierte Begräbnisrituale für Verstorbene ohne Ansehen und Vermögen. Erst die gedruckten bischöflichen Ritualien des 15. und beginnenden 16. Jhs. legten eine Art Mindestliturgie fest. Für das 14. Jh. sind nur dank der Zunft- und Bruderschaftsstatuten Aussagen möglich. Ungeachtet dieser recht schmalen Materialbasis bemüht sich Illi auch um eine möglichst plastische Schilderung des Begräbniswesens der städtischen Unter- und Mittelschichten.

Rez.: Martin, N. In: Deutsches Archiv für Erforschung des Mittelalters 49, 2 (1993), 764.

91. Orso, Steven N.: Art and death at the spanish Habsburg court: The royal exequies for Philip IV. Columbia 1989. 214 S., 83 Abb.

Am spanischen Hof war es üblich, die königlichen Exequien erst mehrere Wochen nach der Beisetzung stattfinden zu lassen. So stand genügend Zeit zur Verfügung, die dafür ausgewählte Kirche mit einer dem Status des Verstorben angepaßten Trauerdekoration auszustatten. Wie Orso betont, verstanden es gerade die Habsburger meisterhaft, Herrschaftsstil und -anspruch durch solche ephemeren Dekorationen in eine fesselnde Bildsprache umzusetzen. Philip IV. hatte mit der von ihm in Auftrag gegebenen Ausstattungs- und Gelegenheitskunst neue Maßstäbe gesetzt. Insofern fiel es nach seinem Tod 1665 dem spanischen Hof unter Leitung von Philips Gemahlin Maria Anna nicht schwer, die Kirche "La Encarnacíon" für wenige Tage "into a magnificent temple dedicated to Philips's memory" zu verwandeln. Orso untersucht eingehend die königlichen Exequien und ihre dekorative Ausstattung. Nach Ansicht Orsos erfüllten sie im vor allem zwei Funktionen: Sie schufen einen festen rituellen Rahmen, der den Abschied von einem geliebten Herrscher erleichtern konnte und boten den Nachfolgern eine Möglichkeit, die Öffentlichkeit mit den von nun an geltenden Herrschaftsvorstellungen und -zielen bekannt zu machen.

92. Pollini, Nadia: La mort du Prince. Rituels funéraires de la Maison de Savoie (1343-1451). Lausanne 1994. 286 S.

Während eines Jahrhunderts verlor das Haus Savoyen vier seiner sechs Oberhäupter. Die Verfasserin vollzieht auf der Basis der im Anhang (S. 103ff.) edierten Quellen detailliert nach, wie jeder der vier seine letzten Lebenswochen- und tage verbracht und erlebt hat und welche Vorbereitungen für die Beisetzung unmittelbar nach dem Tod getroffen wurden (offizielle Bekanntmachung des Todes, Zeichen der Trauer wie Trauerkleidung, -farben, -ausstattung des Hauses, Herrichtung des Leichnams, Ausstellung des Verstorbenen). Sie rekonstruiert den Trauerzug der Grafen vom jeweiligen Sterbeort bis zur Begräbnisstätte und beschreibt die Trauerfeiern mit ihren Teilnehmern, der Dekoration und Beleuchtung der Kirchen, der Begräbnisliturgie, den Vergabungen und dem Leichenbankett.

6. Begräbnisplätze allgemein

93. Colvin, Howard: Architecture and the after-life. New Haven 1991. 418 S., 357 Abb.
Umfassende, reich bebilderte Geschichte der Architektur und der Ausstattung von Grabplätzen in Westeuropa von der neolithischen Zeit bis ins 19. Jahrhundert mit umfangreichem Literaturverzeichnis.
Rez.: Harries, K. In: American Historical Review 98 (1993), 468f.

94. Illi, Martin: Wohin die Toten gingen. Begräbnis und Kirchhof in der vorindustriellen Stadt. Zürich 1992. 188 S., 86 Abb.
Illi zeichnet die generell zu beobachtende "Integration der Friedhöfe in die städtischen Siedlungen" am Beispiel der Stadt Zürich nach, indem er deren Gräberfelder und Friedhöfe von spätrömischer Zeit an zu lokalisieren sucht. Seine Inventarisierung der Begräbnisplätze läßt erkennen, wie mannigfaltig die Bestattungsmöglichkeiten im Spätmittelalter gewesen sind (Kirchhöfe, Grabstellen in Kirchen und Klöstern, Sonderbestattungen und -friedhöfe). Als variabel und vielfältig können auch die Funktionen und die "Ausstattung und Möblierung " (Beinhaus, Totenleuchten, Hochkreuz, Grabkreuze, Totenbretter) der innerstädtischen Kirchhöfe gelten. Illi zeigt, wie diese Begräbniskultur durch die Einführung der Reformation und der Kommunalisierung des Begräbniswesens gegen zählebige Widerstände letztendlich doch ausgelöscht wurde. Die Friedhöfe wurden ihres bildlichen und figürlichen Schmucks entledigt und verloren ihre wichtigen sakralen und profanen Funktionen. Ins Vorland der Siedlungen zu verlegt und so vom tradierten Totenkultus auch räumlich getrennt, wandelten sich zu bloßen Begräbnisplätzen.
Rez.: Martin, N. In: Deutsches Archiv für Erforschung des Mittelalters 49, 2 (1993), 764.

95. Dethlefs, Silvia: Zur Geschichte der Friedhöfe und des Bestattungswesens in Münster: mit Beiträgen zur aktuellen Situation. Münster 1991. 107 S., 23 Abb.
Längsschnitt durch die Geschichte der Begräbnisplätze und Friedhöfe in Münster von den ersten bekannten Grabstellen auf der Domburg bis zur Gegenwart.

6.1 Kirche, Kloster

96. Ellger, Otfried: Die Michaelskirche zu Fulda als Zeugnis der Totensorge. Zur Konzeption einer Friedhofs- und Grabkirche im karolingischen Kloster Fulda. Fulda 1989. 247 S.
Die mittelalterliche Sorge für das Seelenheil der Verstorbenen schlug sich nicht nur in der schriftlichen Überlieferung nieder, sondern ebenso in der Auswahl von Bestattungsplätzen, Grabdenkmalen, Friedhofsanlagen und -kapellen. Während die Gedenküberlieferung des Klosters Fulda bereits ediert und ausgewertet wurde (K. Schmid (Hg.): Die Klostergemeinschaft von Fulda im früheren MA, 3 Bde., München 1978), widmet sich Ellger der auf dem Klosterfriedhof errichteten, 822 geweihten Friedhofs- und Grabkirche. Er analysiert ihre Gestaltung, Ausstattung, liturgische Nutzung und Funktion auf dem Hintergrund dessen, was über zeitgenössische Klosterfriedhöfe und ihre Bauten, über Michaelspatrozinien und Abtsgrablegen bekannt ist. Im Mittelpunkt der Arbeit steht der Versuch Ellgers, seine der bisherigen Forschungsmeinung entgegenstehende These zu belegen, daß "sich in der karolingischen Anlage der Michaelskirche aller Wahrscheinlichkeit nach keine Heiliggrabnachbildung befand und daß es gute Gründe gegen eine Deutung des Baus als Abbild der Anastasis-Rotunde gibt".
97. Rosner, Ulrich: Die ottonische Krypta. Köln 1991.
Der Verfasser rekonstruiert in seiner architekturhistorischen Dissertation die Bau- bzw. Archichtekturgeschichte der ottonischen Krypten bis zur frühsalischen Zeit 1030/60. Er untersucht ihre Ausstattung, Nutzung und Funktion als Sepulkral-, Kult- und Altarraum. Festzustellen ist, daß sie seit dem Ende des 10. Jhs. mehr und mehr als Grablege hochgestellter geistlicher und weltlicher Adeliger dienten. Der Band enthält einen Katalog sämtlicher Krypten, die zwischen 960 und 1020 in den Grenzen des ottonischen Reiches nachweisbar sind.

6.2 Grablege

98. Borgolte, Michael: Petrusnachfolge und Kaiserimitation. Die Grablegen der Päpste, ihre Genese und Traditionsbildung. Göttingen 1989. 430 S., 28 Abb.
Die bis zur Aufklärung und Säkularisation lebendig bleibende Vorstellung von der "Gegenwart der Toten" unter den Lebenden (Oexle) begründet

den hohen Rang, der der Grabsorge und Totenmemoria zukam. Nach Auskunft Borgoltes liegt mit seiner Studie der erste Versuch vor, aus dieser Perspektive für eine homogene Personengruppe und über einen längeren Zeitraum hinweg die Sorge um das Grab darzustellen. Ob die Geschichte der Papstgräber eigenen Gesetzen und eigener Dynamik unterworfen war oder ob sie mit der Geschichte des Papsttums selbst in einer engeren Verbindung gestanden hat, hält er für die interessanteste Forschungsfrage. Vornehmlich auf Grundlage der schriftlichen Überlieferung rekonstruiert er die Begräbnisplätze von 264 kirchlich anerkannten und 34 nicht anerkannten Päpsten von Petrus (gest. 64/67) bis Johannes Paul I. (gest. 1978), die sich in zwei Grundtypen scheiden, dem individuellen Grab und der kollektiven Papstgrabstätte. Es entstanden drei traditionsbildende Grablegen, deren Belegungsphasen sich jedoch nicht unmittelbar aneinander anschlossen, sondern stets von Zeiten dezentraler Bestattungen unterbrochen wurden. Der Verfasser geht den Gründen für die Wahl der Begräbnisorte nach, die Auskunft geben können über die historische Selbsteinordnung des jeweiligen Pontifikats und die Zugehörigkeit des einzelnen Papstes zu einer bestimmten sozialen Gruppe, der er die dauernde Sorge für die eigene Memoria zu- und anvertraute.
Rez.: Jacobs, H. In: Historische Zeitschrift 255 (1992), 742-745; Pennington, K. In: American Historical Review 97 (1992), 823; Schimmelpfennig, B. In: Deutsches Archiv für Erforschung des Mittelalters 46, 2 (1990), 645.

99. Gierlich, Ernst: Die Grabstätten der rheinischen Bischöfe vor 1200. Mainz 1990. 437 S.
Gierlich hat anhand literarischer und archäologischer Quellen die Grabstätten von 311 Bischöfen der Erzbistümer Trier, Mainz und Köln und ihrer Suffraganbistümer ermittelt. Durch einen Vergleich von Wahl, Lage und Charakter der Begräbnisorte gelingt es ihm, zu einer achtphasigen "Periodisierung des Bestattungsbrauchs vordringen zu können" (Borgolte). Sie reicht von der anfänglichen "Bestattung der Bischöfe auf den Gräberfeldern vor der Stadt" bis zur "Polarisierung zwischen der Bestattung im Dom und der Bestattung in auswärtigen Klostergründungen". Dabei zeichnet sich keine konsequente lineare Verlagerung in die suburbanen Bereiche und den Dom ab. Vielmehr wechseln sich Phasen der Hinwendung zur Bischofsstadt und -kirche mit anderen ab, in denen (auswärtige) Klostergründungen oder aber andere Stadtkirchen bevorzugt werden. Die Bischöfe ließen sich stets dort begraben, wo sie aufgrund zu Lebzeiten begründeter enger persönlicher Verbundenheit die fortdauernde Fürbitte

am Grab erwarten konnten. Die Aussicht darauf war für sie von so großer Bedeutung, daß sie einen solchen Ort ohne Tradition einem traditionsreichen Ort vorzogen.

Rez.: Borgolte, M. In: Historische Zeitschrift 256 (1993),168f.

100. Meine-Schawe, Monika: Die Grablege der Wettiner im Dom zu Freiberg. Die Umgestaltung des Domchores durch Giovanni Maria Nosseni, 1585-1594. München 1992. 210 S. und 55 Abb.

Die Verfasserin behandelt in ihrer kunsthistorischen Diss. erstmals monographisch die Grablege der Wettiner im Dom zu Freiberg, die zwischen 1541 und 1594 entstand und ausgebaut wurde. Schwerpunktmäßig befaßt sie sich mit der entscheidenden Phase der Umgestaltung des Domchores zur repräsentativen Grablege durch den kursächsischen Hofarchitekten Giovanni Maria Nosseni und den Florentiner Bildgießer Carlo di Cesare. Sie rekonstruiert die Planungs- und Baugeschichte, analysiert Motive und Stil des Werkes von Nosseni, schlägt einige Überlegungen zur Deutung der Wettiner Grablege als politisches Monument vor und stellt sie abschließend in der Kontext anderer Grabkapellen des 16. Jahrhunderts.

101. Schukraft, Harald: Die Grablegen des Hauses Württemberg. Stuttgart 1989. 190 S., 147 Abb.

Der Verfasser verzeichnet alle bekannten Grablegen des Hauses Württemberg vom Ende des 13. Jhs. bis zur Gegenwart und beschreibt die bedeutenderen Grabdenkmale und Epitaphien. Der Verfasser kündigt eine erweiterte und mit ausführlicheren Anmerkungen versehene Fassung des Buches an.

Rez.: Ehmer, H. In: Blätter für Württembergische Kirchengeschichte 91 (1991), 413-415.

102. Teuscher, Andrea: Das Prämonstratenserkloster Saint-Yved in Braine als Grablege der Grafen von Dreux. Zu Stifterverhalten und Grabmalgestaltung im Frankreich des 13. Jahrhunderts. Bamberg 1990. 224 S. und 97 Abb.

Es läßt sich beobachten, daß um 1200 mehr und mehr Grablegen in den angestammten Hausklöstern adliger Familien eingerichtet wurden. Zwei Motive spielten dabei eine herausragende Rolle: Eine Grablege bot einen festen Ort für das Totengedächtnis und sie konnte dazu beitragen, eine dynastische Tradition entstehen zu lassen und zu stabilisieren. Gerade dies war für den franz. Geburtsadel von besonderem Interesse, da er es im Frankreich von König Philipp II. August schwer hatte, sich gegen die noblesse de robe, das Patriziat und das reich gewordenen Bürgertum durchzusetzen. Teuscher erforscht in ihrer kunstgeschichtlichen Diss. die

Geschichte der Grablege in Saint Yved, der größten nichtköniglichen Grablege Frankreichs im 13. Jahrhundert. Sie sucht insbesondere die Motivation der Stifter zu erkunden, in der sich der Zusammenhang von Grablege und Memoria am deutlichsten offenbart. Abschließend rekonstruiert sie die ehemalige Anlage der Grablege in ihren räumlichen und liturgischen Beziehungen.

103. Wendebourg, Eva-Andrea: Westminster Abbey als königliche Grablege zwischen 1250 und 1400. Worms 1986. 258 S., 37 Abb.
Henry III. bestimmte Westminster Abbey zu seiner Grabkirche und ließ seit 1250 nahestehende Familienangehörige dort bestatten. Unter seinem Sohn Edward I. entwickelte sich Westminster zur dynastischen Grablege der Plantagenets u. z. bis zu Richards Todesjahr 1400. Deren Grabdenkmäler wurden bisher nicht monographisch behandelt. Im Mittelpunkt der Arbeit steht die historische und kunsthistorische Dokumentation der Monumente. Außerdem werden einige ideen- und politikgeschichtliche Fragen angesprochen: Welche Bedeutung war an die Gründung einer dynastischen Königsgrablege in Westminster geknüpft? Inwieweit ist die Grablege in Westminster nach dem Vorbild der königlichen Grablege in Saint-Denis geschaffen worden ist? Inwiefern konnte eine dynastische Grablege zur Legitimierung des Herrschaftsanspruches beitragen? Im Katalogteil werden 17 Grabdenkmäler ausführlich beschrieben.

6.3 Friedhof

104. Bauer, Franz J.: Von Tod und Bestattung in alter und neuer Zeit. In: Historische Zeitschrift 254 (1992), 1-31.
Der Verfasser beschreibt die Sepulkralkultur des 18. Jahrhunderts, die er durch die Verlegung der Friedhöfe an der Rand der Städte, ihre ästhetisierende Gestaltung und die Einrichtung von Leichenhäusern gekennzeichnet sieht. Hierin äußerten sich nach Ansicht Bauers nicht nur medizinischer Fortschritt und kommunal-staatliches Handeln, sondern auch eine grundlegend neue - distanzierte - Einstellung gegenüber dem Tod. Deren Ursachen seien weniger in demographischen oder sozialen Veränderungen zu suchen, als in dem durch sekptizistische und aufklärerische Philosophie begleiteten Prozeß der Entchristianisierung und Säkularisierung. Träger dieses "bürgerlichen, rationalisierten, besiegten oder verdrängten Todes"-Verständnisses sei die Hoch- und Elitekultur gewesen, während in der Volkskultur "archaische Elemente" des Mittelalters weitergelebt hätten.

105. Gatz, Erwin (Hg.): Der Campo Santo Teutonico in Rom und seine Grabdenkmäler, Bd. 1: Weiland, Andreas: Der Campo Santo Teutonico in Rom und seine Grabdenkmäler. Rom 1988, Bd. 2: Tönnesmann, Andreas/Fischer Pace, Ursula V.: Santa Maria della Pietà. Die Kirche des Campo Santo Teutonico in Rom. Rom 1988.
Der Campo Santo Teutonico in Rom hat sich im 15. Jahrhundert von einem Fremden- und Pilgerfriedhof zum Friedhof einer religiösen Gemeinschaft, einer deutschsprachigen Armenseelenbruderschaft mit betont landsmannschaftlichem Charakter, entwickelt. "Die Bedeutung des Friedhofs liegt sicher nicht auf kunsthistorisch hervorragenden Werken, auch wenn sich unter den mehr als 500 erhaltenen Grabzeugnissen durchaus beachtliche Denkmäler befinden, sondern in der ungebrochenen vielhundertjährigen Tradition, die weiter andauert. Sie vermittelt ein lebendiges Bild von den Wandlungen der Grabkultur, dem Aufeinanderfolgen der verschiedenen Geschmacksrichtungen, den Moden und Konventionen. Durch seine Lage, seine Geschichte und seinen reichen Denkmälerbestand gehört der Campo Santo Teutonico zweifellos zu den hervorragenden Beispielen europäischer Friedhöfe ... ." (Weiland, 33f.) Während Tönnesmann und Fischer Pace die Friedhofskirche Santa Maria della Pietà kunsthistorisch beschreiben, setzt sich Weiland mit der Geschichte des Friedhofs (Topographie, Name, Frühgeschichte) und der Bruderschaft auseinander. Er beschäftigt sich mit der Ausstattung und Gestaltung des Friedhofs, der Lage der einzelnen Gräber, dem Bestattungsrecht und Begräbniswesen. Der Schwerpunkt der Arbeit liegt auf der systematischen Erfassung der Grabdenkmäler der letzten 500 Jahre, die katalogartig auf beinahe 700 Seiten (mit Abb.) dokumentiert werden.
Rez.: Krogel, W. In: Quellen und Forschungen aus italienischen Archiven und Bibliotheken 69 (1989), 548f.; Weber, Ch. In: Historische Zeitschrift 251 (1990), 430f.; Schumacher, J. In: Theologische Revue 86, 4 (1990), 302-305.

6.4 Beinhaus

106. Grabmayer, Johannes: Volksglauben und Volksfrömmigkeit im spätmittelalterlichen Kärnten. Wien 1994.
Der Verfasser hält Hulas These über den Ursprung und die Funktion der Karner im 11. und 12. Jahrhundert für nicht stichhaltig (Mittelalterliche Kultmale. Die Totenleuchten Europas, Karner, Schalenstein und Friedhof-

soculus. 1970). Hula vertrat die Ansicht, daß man im Zuge eines sich wandelnden Totenkultus die bis dahin in irgendeinem Winkel des Friedhofs verscharrten Gebeine der Toten sichtbar und der Verehrung zugänglich aufbewahren wollte. Gegen eine solche Deutung des veränderten Bestattungsbrauchs spricht aber laut Grabmayer gerade die Anonymität der Gebeine im Karner. Sie konnten anonym und gesammelt aufbewahrt werden, weil theologisch die Körperreste als nebensächlich, die Seele und ihr Weiterleben dagegen als zentral galten. Das parallele Auftreten von Karner und Grabmonument zeige jedoch, daß sich diese Auffassung der Trennung von Seele und Leib nicht wirklich durchsetzen konnte.

107. Westerhoff, Wolfgang: Karner in Österreich und Südtirol. St. Pölten/Wien 1989, 213 S.
Der Verfasser stellt eine große Zahl von österreichischen und südtirolern Beinhäusern (mit Abb.) vor und rekonstruiert deren Geschichte, Lage, Bauform und Ausstattung. Die Literatur über Karner ist nicht sehr umfangreich, zudem z. T. nur auf einzelne oder wenige Objekte beschränkt, ungedruckt oder an entlegenem Ort erschienen. Insofern bietet Westerhoffs Einleitung eine nützliche Einführung ins Thema. Er versucht, eine Definition des Begriffs "Karner" zu geben, informiert über Ursprung, Geschichte und Ende der Beinhäuser, fragt nach Entstehungsursachen und möglichen Funktionen, entwickelt einer Typologie der verschiedenen Bauformen mit ihren jeweiligen Vorbildern und berichtet schließlich über Patrozinienwahl, Ausstattung und liturgische Nutzung.

7. Totengedächtnis allgemein

108. Althoff, Gerd u. a. (Hg.): Person und Gemeinschaft im Mittelalter. Karl Schmid zum 65. Geburtstag. Sigmaringen 1988.
Drei Beiträge dieser Festschrift befassen sich mit dem Totengedächtnis: M. Borgolte sucht abzuschätzen, inwieweit die Nepoten an der grabgebundenen Papstmemoria Anteil hatten und in welcher Art sie sich am Papstgedenken beteiligten. O. Clavadetscher vollzieht nach, warum das Kloster St. Gallen seit dem 14. Jahrhundert seine frühere Bedeutung als der in der Region zentrale Ort des Totengedächtnisses verlor und seine Rolle mehr und mehr an jüngere Klöster, Spitäler, städtische Pfarrkirchen und Dorfkirchen abgeben mußte. B. Schwineköper diskutiert die in der Forschung umstrittene Frage, warum Herzog Bertold V. von Zähringen

als einziger seiner Familie nicht im zähringischen Hauskloster St. Peter im Schwarzwald, sondern in der Pfarrkirche der Stadt Freiburg bestattet worden ist. Dabei kommt er auf eine Reihe von Problemen zu sprechen, die das Begräbnis und Totengedächtnis hochmittelalterlicher Fürsten schlechthin betreffen.
Rez. des Gesamtbandes: Huschner, W. In: Zeitschrift für Geschichtswissenschaft 38, 5 (1990), 465f.

109. Frank, Thomas: Studien zu italienischen Memorialzeugnissen des XI. und XII. Jahrhunderts. Berlin/New York 1991. 296 S.
In seiner in Freiburg bei K. Schmid verfaßten Dissertation beschäftigt sich der Verfasser mit Memorialzeugnissen aus dem hochmittelalterlichen Italien, die die Personennamen in Listenform darbieten und insofern einem kollektiven Gedenken dienten. Die ältere Forschung hielt diese Quellen für anachronistisch, weil das Gebetsgedächtnis zu jener Zeit bereits zu einem individuellen, anniversarischen Totendenken hin tendierte (bes. im Reformmönchtum von Cluny). Frank kann dagegen nachweisen, daß die italienischen Libri vitae die in der Zeit der Kloster- und Kirchenreform wachsende Teilhabe von Laien an der Gebetsfürsorge widerspiegeln, der die Klöster nur in Ausnahmefällen durch Kalendareinträge genügen konnten, wohl aber durch erhöhten Aufwand bei der Listenführung.
Rez.: Bauss, Ph. In: Analecta bollandia 111, 1-2 (1993), 229f.; Borgolte, M. In: Historische Zeitschrift 257 (1993), 469f.

110. Gerchow, Jan: Die Gedenküberlieferung der Angelsachsen. Mit einem Katalog der libri vitae und Necrologien. Berlin/New York 1988. 417 S.
Im Unterschied zum europäischen Festland und insbesondere zum fränkischen Großreich, dessen Gedenkwesen bereits seit 2 Jahrzehnten intensiv erforscht wird, ist die Gedenküberlieferung der britischen Inseln bisher noch kaum untersucht worden. Ziel der Freiburger Dissertation ist es deshalb, durch Sichtung und knappe quellenkritische Aufbereitung erst einmal überhaupt ein Arbeitsinstrument zur Erforschung der angelsächsischen Memorialüberlieferung zu erstellen. Der Verfasser setzt sich in seinem einleitenden Überblick über die liturgische Memoria in der historischen Überlieferung der Angelsachsen mit der älteren Forschung auseinander, die die angelsächische Gebetsverbrüderung als vorbildhaft für die Memorialkultur im Karolingerzeit erachtete. Dagegen versucht er nachzuweisen, daß einer Beurteilung der Angelsachsen als "Initiatoren" der klösterlichen Gebetsverbrüderung gewichtige Einwände entgegenstehen. Auch habe die angelsächsische Gedenküberlieferung keinen Eingang in die kontinentale Klosterüberlieferung finden können. Im

Katalog (mit Beschreibung, Kommentar und Edition der Quellen, S. 109-359) stellt Gerchow neben den 'libri vitae' und den Nekrologen andere wichtige Zeugnisse der liturgischen Memorialvereinbarungen vom 8. Jh. bis 1066 zusammen.
Rez.: Vollrath, H. In: Historische Zeitschrift 259 (1994), 470f.

111. Geuenich, Dieter/Oexle, Otto Gerhard: Memoria in der Gesellschaft des Mittelalters. Göttingen 1994. 371 S.
Der Band bringt Vorträge einer 1991 veranstalteten Tagung zum Abdruck, bei dem Experten des mittelalterlichen Gedächtniswesens Fragestellungen weiterverfolgten, die bereits den von K. Schmid und J. Wollasch veranstalteten Kolloquien in Münster (dokumentiert in: Memoria. Der geschichtliche Zeigniswert des liturgischen Gedenkens. 1984) und Freiburg i. Br. (Gedächtnis, das Gemeinschaft stiftet. 1985) zugrundegelegen hatten. Zunächst erläutert J. Wollasch die in dem von ihm und K. Schmid begründeten Projekt 'Societas et Fraternitas' während der letzten drei Jahrzehnte in der Erschließung neuer Quellen und der darauf aufbauenden sozialgeschichtlichen Forschung geleisteten Arbeit und legt mögliche Perspektiven der zukünftigen Erforschung der Zeugnisse von "societates et fraternitates", nicht nur des frühen und hohen Mittelalters, sondern auch des Spätmittelalters dar. K. Schmid stellt die "für die Geistes- wie für die Sozialgeschichte hochbedeutsame spiritalis fraternitatis societas" zwischen Abaelard und Heloise dar, G. Althoff erörtert, wie sich die Krisen des zerfallenden Karolingerreiches im Bereich der Gedenkquellen in einer zunehmenden Verschriftlichung niedergeschlagen haben. Weitere Beiträge setzen sich mit dem Phänomen der Memoria im Hinblick auf Adel und Königtum (O. G. Oexle: Heinrich d. Löwe; F. Neiske: franz. Grafen und Könige), Mönchtum (U. Ludwig: "Gedenklisten des Klosters Novalese") und Stadt (D. W. Poeck: "Rat und Memoria" am Beispiel von Wismar und Lübeck) sowie Einungen und Gilden (J. Gerchow: englische Gildestatuen des 14. Jhs.) auseinander. M. Borgolte beleuchtet den Zusammenhang von Memoria und Universitätstiftungen (mit Resumée der Forschungslage zu Stiftungen allgemein), F. Rexroth den von Memoria und Armut anhand Londoner Beispiele. Abschließend stellt M. Bourin das internationale Projekt GREHAM (Groupe de Recherche d'Histoire de l'Anthroponomy Médiévale) zur "Erforschung der mittelalterlichen Ursprünge moderner Namengebung" vor.

112. Laudage, Marie-Luise: Caritas und Memoria mittelalterlicher Bischöfe. Köln/Weimar/Wien 1993. 389 S.

Die Verfasserin dieser Münsteraner Dissertation untersucht Zusammenhänge zwischen Totengedächtnis und Fürsorge für Arme. Sie zeigt an ausgewählten Einzelfällen (Hauptquelle: Bischofsviten) Praktiken, zentrale Orte und Leitlinien sowie die Träger und Adressatenkreise bischöflicher Armen- und Memorialsorge im früh- und hochmittelalterlichen England und sich herausbildenden 'regnum teutonicum' auf. Dabei stellt die Autorin u. a. folgende Fragen: Existierte im Hochmittelalter eine eigenständige Armensorge- und Gedenkpraxis mittelalterlicher Bischöfe? Übernahmen die Bischöfe herrscherlich-adlige oder monastische Traditionen und beeinflußten sie sie umgekehrt auch? Welche Praktiken und Typen bischöflicher 'caritas' und 'memoria' gab es, kommt es zu zeitgebunden Veränderungen oder Präferenzen? In welchem Verhältnis standen die Institutionen, in denen sich Armensorge und liturgisches Gedenken realisierten, zu den Bischöfen? Welche Funktionen erfüllten Armensorge und Gedenken im Rahmen des jeweiligen, in den Viten dargelegten Bischofsbildes, welchen Stellenwert besaßen sie grundsätzlich für das episkopale Amts- und Selbstverständnis? (12) Durch die Klärung dieser und weiterer Fragen entwickelt die Verasserin die These, daß die Verpflichtung zur 'memoria' den kirchlichen Oberhirten aus ihrem amtsbedingten ständigen Kontakt mit den in natürliche und geistliche Gemeinschaften eingebundenen Menschen erwuchs.

113. Lemaître, Jean-Loup (Hg.): L' église et la mémoire des morts dans la France médiévale. Communications présentées à la table Ronde du C.N.R.S., le 14 juin 1982. Paris 1986. 157 S.

Das "L'Institut de Recherche et d'Histoire des Textes du C.N.R.S." beschäftigt sich intensiv mit der Dokumentation und Erforschung der französischen Nekrologe. Bei dem in diesem Zusammenhang veranstalteten zweiten Round-Table-Gespräch ging es in erster Linie darum, Probleme der laufenden Forschungen zu erörtern. Mit Ausnahme von J. Longere, der eine einschlägige Predigt Jacobs von Vitry erstmals ediert, und J. Avril, der Formen der Bestattung und Memoria in französischen Pfarrgemeinden des 13. und 14. Jhs. beschreibt, befassen sich die Autoren daher in erster Linie mit dem monastischen Totengedächtnis. Weitere Beiträge von M. Huglo, J. Becquet, L. Falkenstein, J. Foviaux, J. Dubois, J.-L. Lemaître.

114. McLaughlin, Megan: Consorting with saints: prayer for the dead in early Medieval France. Ithaca u. a. 1994. 306 S.

Die Verfasserin untersucht vor allem auf der Basis von theologischen Schriften, Nekrologen, Ordines und klösterlichen Urkunden das Gebetsgedenken für Tote, wie es von der Mitte des 8. bis zum Ende des 11. Jhs. gepflegt wurde. Während sie sich im ersten Kapitel der Begräbnisliturgie und dem Begräbnisbrauchtum zuwendet, behandelt sie im Folgenden das vom Begräbnis unabhängige liturgische Gedenken in seinem sozialen Kontext. Dabei analysiert sie insbesondere die Beziehungen, die sich durch die Gebetsverbrüderungen zwischen den Laien, und zwar den "humiles" wie den "potentes", und den religiösen Kommunitäten entwikkelten. Hauptthese des Buches ist, daß das Gebetsgedenken in dem von der Verfasserin untersuchten Zeitraum durch einen speziellen 'ekklesiologischen Symbolismus' gekennzeichnet ist und sich damit von dem früherer wie späterer Zeiten deutlich unterscheidet.

7.1 Bruderschaften

115. Banker, James Roderick: Death in the community. Memoralization and confraternities in an italian commune in the late Middle Ages. Athens/London 1988. 292 S.

Der Verfasser verfolgt auf der Basis einer ungewöhnlich guten und interessanten Quellenlage das religiöse, ökonomische und soziale Leben der religiösen Laienbruderschaften der kleinen toskanischen Stadt San Sepolchro über zwei Jahrhunderte hinweg. Im rechten Verhalten gegenüber Sterbenden und Toten und in der Bewältigung des Todes sieht er wesentliche Anliegen dieser Korporationen. Schon der Impuls zur Gründung der ersten Bruderschaft ist hierauf zurückzuführen. Zu Beginn des 13. Jhs. lebten in San Sepolchro nur wenige Kleriker. Nach Meinung des Verfassers fühlten sich daher die Bürger genötigt, die Organisation der sakralen Aktivitäten und insbesondere die der Begräbnisse und der Totenmemoria selbst in die Hand zu nehmen. Durch die Übernahme einer im monastischen Bereich erprobten Kultur des Sterbens und des Todes wurde das Individuum darüberhinaus in die Lage versetzt, mit Hilfe eines ritualisierten gemeinschaftlichen Verhaltens der Furcht vor dem Tod zu begegnen und die Trauer um einen Toten zu bewältigen. Wie Banker beobachten konnte, wurde der Tod eines Angehörigen durchaus nicht ruhig und gefaßt hingenommen. Ariès' These vom "gezähmten Tod" ist mit den Quellen aus San Sepolchro nicht zu belegen.

Rez.: Brown, J. In: Speculum 66, 2 (1991), 370-372; Cohn, Samuel. In: The Catholic Historical Review 76 (1990), 352f.; Kohl, B. In: Manuscripta, Saint Louis 35, 1 (1991), 63f.; Trexler, R. In: American Historical Review 95 (1990), 1518f.

116. Henderson, John: Religious confraternities and death in early renaissance Florence. In: Denley, Peter/Elam, Caroline (Hg.): Florence and Italy: Renaissance studies in honour of Nicolai Rubinstein. London 1988, 383-394; Ders.: Piety and charity in late medieval Florence. Oxford u. a. 1994. 533 S.

In der Bruderschaftsforschung wird die Frage diskutiert, warum die Bruderschaften im Spätmittelalter so stark florierten. Neuere Untersuchungen zu London und Avignon (Barron 1985, Chiffoleau 1980) legten die Vermutung nahe, daß die Sicherung der Totenmesse für die Mitglieder der wichtigste Grund für den Beitritt gewesen ist. Der Verfasser will in seinem Aufsatz diese These für Florenz überprüfen, wo zwischen 1250 bis 1500 nach Pestepidemien jeweils deutlich mehr Bruderschaften gegründet wurden als zuvor. Was aber konnten die Bruderschaften, nicht aber der reguläre Klerus, bieten? Mitgliedschaft ermöglichte es, ein besser besuchtes, zeremoniell ausgefeilteres und damit repräsentativeres Begräbnis zu erhalten. Mitgliedschaft befreite von der in städtischen bzw. staatlichen Begräbnisordnungen festgelegten Verpflichtung zur Aufwandsbegrenzung und ermöglichte es, den Ort der Beisetzung selber zu bestimmen. Mitgliedschaft sicherte ein fortlaufendes Totengedächtnis. Die Attraktivität der Bruderschaften lag also in einer ganzen Reihe von 'Serviceleistungen', die ein System sozialer und spiritueller Sicherheit schufen und die der reguläre Pfarrklerus nicht bieten konnte. Im fünften Kapitel der Monographie (S. 155-195) findet sich eine erweiterte Darstellung des Themas.

117. Schneider, Bernhard: Bruderschaften im Trierer Land. Ihre Geschichte und ihr Gottesdienst zwischen Tridentinum und Säkularisation. Trier 1989. 492 S.

Die Sorge um das Seelenheil der Verstorbenen war in den nachtridentinischen Bruderschaften des Erzbistums Trier verschieden stark ausgeprägt. Während bei den aus der spätmittelalterlichen Tradition erwachsenen Devotions- und Zunftbruderschaften und den Priesterbruderschaften die Tendenz unverkennbar ist, dem Verstorbenen mit möglichst vielen Meßfeiern zu helfen, fiel bei den nachtridentinischen Devotionsbruderschaften das "Seelgerät" viel bescheidener aus. Dieser Unterschied hängt offensichtlich mit der jeweiligen wirtschaftlichen Situation der Korporation zusammen. Um das allgemeine Totengedächtnis zu intensivieren, wurden von den jesuitisch geprägten Bruderschaften und Sodalitäten sog. "Seelenandachten" und das Austauschen von Totenlisten eingeführt.

Rez.: Meyer, H. B. In: Zeitschrift für Katholische Theologie 113, 2-3 (1991), 363f.

118. Trio, Paul: Volksreligie als spiegel van een stedelijke samenleving. De broederschappen te Gent in de late middeleeuwen. Leuven 1993, 471 S.
Detail- und materialreiche Studie zu Entstehung, Organisations- und Mitgliederstruktur, Vermögen, Tätigkeiten und kulturell-religiösen Verpflichtungen der Genter Bruderschaften. Manche Historiker vertreten die These, der fulminante Aufschwung der Bruderschaften im späten MA habe mit der sozialen Isolierung in den Städten und der ständigen Todesbedrohung durch Seuchen zusammengehangen. Deshalb habe man sich für Begräbnis und Totengedächtnis eines von Familie und Verwandtschaft unabhängigen Beistandes versichern wollen (so J. Chiffoleau 1979, C. Vincent 1988, A. Vauchez 1991). Diese These kann Trio für die von ihm untersuchten Genter nicht bestätigen. Attraktiv waren die Bruderschaften vielmehr deshalb, weil sie durch ihre religiösen, karitativen und finanziellen Aktivitäten über einen himmlischen Schatz an guten Werken (im Sinne von Ablaßprivilegien) verfügten. An diesem teilhaben zu können und bei der Rettung des eigenen Seelenheils nicht allein tätig sein zu müssen, motivierte die meisten zu ihrem Beitritt. Nach Ansicht Trios leisteten die Bruderschaften so einen wichtigen Beitrag zur "Demokratisierung" der göttlichen Barmherzigkeit. Auch in Bezug auf die Begräbnisse wirkten sie "demokratisierend": der größte Teil der Korporationen des 12.-14. Jhs. sah in den Statuten vor, die Begräbniskosten für ein arm (gewordenes) Mitglied zu übernehmen. Waren die meisten mittelalterlichen Menschen nicht in der Lage, ein Jahrgedächtnis zu stiften, so rückte zumindest eine einmalige Meßfeier dank der Bruderschaften in den Bereich des Möglichen.

7.2 Epitaph, Grabinschrift, Grabmal, Totenschild

119. Harasimowicz, Jan: Lutherische Bildepitaphien als Ausdruck des "Allgemeinen Priestertums der Gläubigen" am Beispiel Schlesien. In: Tolkemitt, Brigitte/Wohlfeil, Rainer (Hg.): Historische Bildkunde. Probleme-Wege-Beispiele. Berlin 1991, 135-164.
Bildepitaphien können als typischstes Elemente der lutherischen Kirchenausstattung des 16. und 17. Jahrhunderts gelten. Der Spezialist für schlesische Epitaphien faßt hier die wichtigsten Ergebnisse seiner monographischen Studie zusammen, in der er durch die Kombination von

ikonologischer und historisch-soziologischer Methode die Sepukralkunst als Quelle für die Erforschung von Mentalitätsstukturen nutzbar machte. In diesem Sinn versucht er für die lutherischen Bildepitaphien zu zeigen, daß "sowohl die Adaption dieses Grabdenkmaltypus an die Bedürfnisse der werdenden neuen evangelischen Frömmigkeit, als auch die zunehmende Überzeugung, daß die Stiftung eines solchen Epitaphs ... ein löblicher Akt der 'frommen Tat' wäre, Ausdruck einer generellen Kulturtendenz dieser Epoche waren, die man als 'Imperativ der Evangeliumsverkündigung' bezeichnen kann".

120. Harasimowicz, Jan: Mors Janua Vitae: Slaskie epitafia i nagrobki wieku reformacji. Wroclaw 1992. 255 S. + 170 Abb. (S. 203-217 dt. Zusammenfassung "Die schlesischen Epitaphien und Grabmäler der Reformationszeit").
Der Verfasser beabsichtigt, "den gesamten Fragenkomplex der künstlerischen und ideologischen Probleme" der schlesischen protestantischen Sepulkralkunst der Jahre 1520-1620 zu erfassen. Zunächst erforscht er deren Genese, Typologie, künstlerische Formen und stilistische Entwicklung, die wesentlich dadurch geprägt sind, daß die lutherische Doktrin von der Rechtfertigung allein durch den Glauben die Funktion und die Gestaltung des Epitaphs entscheidend veränderte. Die Motive und programmatischen Inhalte der protestantischen Grabmalkunst werden sodann im einzelnen analysiert bevor abschließend versucht wird, den Beitrag der schlesischen Grabmalkunst für die protestantische 'Ars moriendi' überhaupt einzuschätzen.

121. Ketelsen-Volkhardt, Anne-Dore: Schleswig-holsteinische Epitaphien des 16. und 17. Jahrhunderts. Neumünster 1989. 352 S., 268 Abb. + Katalogabbildungen.
Überblicksdarstellung mit dem Ziel, "einen Eindruck von der Vielfalt des schleswig-holsteinischen Epitaphbestandes und der Epitaphentwicklung in mehr als zwei Jahrhunderten zu vermitteln und ihre Eigentümlichkeit herauszustellen". Nach einem Versuch, das "Evangelische Epitaph" zu definieren, beschreibt die Verfasserin die Übergänge vom katholischen zum evangelischen Epitaph u. z. sowohl in Hinblick auf Form und Gestaltung der Monumente wie auf deren Inhalte und Funktionen. Der Hauptteil der Arbeit besteht aus einer detaillierten stil-, form- und typengeschichtlichen Analyse des überlieferten schleswig-holsteinischen Denkmälerbestandes, der in einem Katalog (S. 282-345) verzeichnet und abgebildet wird.

Rez.: Wilde, L. In: Zeitschrift des Vereins für Lübeckische Geschichte und Altertumskunde 71 (1991), 437-439.

122. Kliemann, Thomas: Plastische Andachtsepitaphien in Nürnberg 1450-1520. In: Mitteilungen des Vereins für Geschichte der Stadt Nürnberg 76 (1989), 175-240.
Der Verfasser informiert über die verschiedenen Epitaphtypen, ihren Aufbau, ihre Bestandteile, Funktionen und Stilentwicklung. Den größten Raum nimmt ein beschreibender Katalog von 19 Epitaphien ein, die teilweise abgebildet sind. Das Literaturverzeichnis ist deshalb von Interesse, weil es viele lokal- und regionalgeschichtliche Studien zum Thema enthält. ("Die plastischen Andachtsepitaphien in Nürnberg von ihren Anfängen bis zur Mitte des 15. Jahrhunderts" sind bereits 1951 durch P. Appelius untersucht worden.)

123. Thauer, Dagmar Alexandra: Der Epitaphaltar. München 1985. 173 S.
Beim dem sog. Epitaphaltar handelt es sich um eine besondere, in katholischen und protestantischen Gebieten verbreitete, aber relativ seltene Form des Altares, der dem Totengedächtnis seines Stifters dienen soll, worauf durch eine angebrachte Gedächtnisinschrift oder die Darstellung des Stifters und seines Wappens ausdrücklich hingewiesen wird. Der Epitaphaltar erfüllt zugleich memoriale, sepulchrale und eucharistische Funktionen. Thauer analysiert in ihrer kunsthistorischen Dissertation die Auftraggeberschaft und die chronologische, geographische und soziale Verbreitung des Epitaphaltares. Sie versucht, den Epitaphaltares aus verwandten Altar- und Grabmaltypen formal abzuleiten und von ihnen abzugrenzen. Abschließend werden 12 Epitaphaltäre aus bayerischen Kirchen einzeln vorgestellt und detailliert beschrieben.

7.3 Kriegerdenkmal, Schlachtengedenken

124. Graf, Klaus: Schlachtengedenken im Spätmittelalter. Riten und Medien der Präsentation kollektiver Identität. In: Altenburg, Detlef/Jarnut, Jörg/ Steinhoff, Hans-Hugo (Hg.): Feste und Feiern im Mittelalter. Sigmaringen 1991, 63-69.

125. Graf, Klaus: Schlachtengedenken in der Stadt. In: Kirchgässner, Bernhard/ Scholz, Günther (Hg.): Stadt und Krieg. Sigmaringen 1989, 83-104.
Graf befaßt sich in beiden Aufsätzen mit dem städtischem Schlachtengedenken, das sich in den öffentlich gefeierten Gedenktagen, sog. Schlachtenjahrtagen, niederschlägt und von dem eher privaten dynastischen

Schlachtengedenken abzugrenzen ist. Ursprüngliche Funktion der Jahrtage war die liturgische Memoria und spirituelle Fürsorge für die im Kampf für die Stadt Gefallenen. Dabei ging es, so Graf, nicht um die 'historische' Erinnerung an ein einzelnes, konkretes Ereignis, sondern um die exemplarische Erinnerung an überstandene Gefahren und Opferbereitschaft der Vorfahren im allgemeinen. Die Stadt konstituierte sich hierin als "Sakralgemeinschaft" und "Erinnerungsgemeinschaft". Schlachtengedenktage sind daher als "Teil des civic ritual" zu verstehen, als "Teil jener Handlungsgrammatik, die städtischem Leben eine Form gab und die ein labiles Gleichgewicht zwischen Rat und Gemeinde aufrechterhielt".

126. Müller, Mechthild:: "In hoc vince"- Schlachtendarstellungen an süddeutschen Kirchendecken im 18. Jahrhundert: Funktion und Geschichtsinterpretation. Frankfurt/M. u.a. 1991, 218 S.

Müller befaßt sich mit einer besonderen Form des Schlachtengedenkens, nämlich mit den vor allem an süddeutschen Kirchendecken nicht seltenen Schlachtendarstellungen, bei denen meist ein Heiliger als Schlachtenhelfer ins Geschehen eingreift. Bemerkenswert ist, daß sie vorwiegend in Dorf-, Filial- und Wallfahrtskirchen vorkommen, nicht aber in den großen städtischen und klösterlichen Kirchen. An ausgewählten Beispielen entschlüsselt die Verfasserin ihre Motive, Symbole und Bildaussagen. Der Katalog beschreibt in thematisch geordnet 77 Schlachtendarstellungen.

8. Literatur und Ikonographie

8.1 Trostliteratur

127. McClure, George W.: Sorrow and consolation in Italian Humanism. Princeton 1991. 311 S.

Trauer und Trost nehmen im Denken und in der Literatur der italienischen Humanisten einen wichtigen Platz ein. Die Tradition der antiken "consolatio" aufgreifend, thematisierten sie in unterschiedlichen literarischen Formen die Trauer über den Verlust eines Menschen, Furcht vor dem Tod und Bedrohung durch Krankheit und Unglück. Die Bedeutung der Trostliteratur für die Renaissance-Kultur überhaupt ist, so McClure, von der Forschung noch nicht angemessen wahrgenommen worden. Er untersucht im Detail die Trostschriften ausgewählter prominenter und weniger bekannter Humanisten, ordnet das humanistische Interesse an der "consolatio" in einen breiteren kulturellen Kontext ein, erforscht die Gründe für die große Popularität der Trostliteratur und analysiert die psychologische Wirkung von Rhetorik als wirksames 'Heilmittel'. Gute Bibliographie. Rez.: Banker, J. In: American Historical Review 98 (1993), 197.

8.2 Leichenpredigten

128. Döhner, Otto: Krankheitsbegriff, Gesundheitsverhalten und Einstellung zum Tod im 16. bis 18. Jahrhundert: eine historisch - medizinsoziologische Untersuchung anhand von gedruckten Leichenpredigten. Frankfurt a. M. 1986. 110 S.
Überarbeitete Fassung einer 1977 abgeschlossenen medizinischen Dissertation, in der der Verfasser Aspekte der Krankheitsvorstellungen, des Gesundheits- und Krankheitsverhaltens und der Einstellung zu Sterben und Tod" historisch darzustellen und soziologisch zu analysieren versucht. Quellenbasis sind gedruckte Leichenpredigten von 1540-1740. Durch sie lassen sich eine ganze Reihe von Einzel-Informationen gewinnen, die die Wahrnehmung und Antizipation des eigenen Sterbens, die Beurteilung eines plötzlichen Todes, die Bedeutung psychischer Dispositionen im Sterbeprozeß, die Aufgaben des Arztes und des Geistlichen und anderes mehr betreffen.
129. Dugan, Eileen T.: Images of marriage and family life in Nördlingen. Moral preaching and devotional literature, 1589-1712. Ann Arbor 1987.
Thema der Dissertation sind die von den Pfarrern der lutherischen freien Reichsstadt Nördlingen zum Ausdruck gebrachten sozialen und moralischen Werte bezüglich Ehe, Familie und Haushalt ("domestic values"). Eine der beiden zentralen Quellengruppen bilden rund 100 Lp aus der Pfarrkirche St. Georg. Dugan beschreibt, wie in ihnen zeitgenössische Erfahrungen mit der eigenen Sterblichkeit und der anderer thematisiert und angemessene Verhaltensweisen angesichts des Todes von Kindern und Ehepartnern (insbesondere von jungen Frauen im Kindbett) vorgestellt werden.
130. Lenz, Rudolf: De mortuis nil nisi bene? Leichenpredigten als multidisziplinäre Quelle unter besonderer Berücksichtigung der Historischen Familienforschung, der Bildungsgeschichte und der Literaturgeschichte. Sigmaringen 1990. 188 S.
Die Studie des Leiters der Marburger Forschungsstelle für Personalschriften erhellt die vielfältigen Möglichkeiten der wissenschaftlichen

Auswertung von Lp in vier Bereichen historischer Frühneuzeitforschung: Demographie, Familien-, Bildungs- und Literaturgeschichte. Darüberhinaus gibt er einen nützlichen Überblick über die Geschichte der Quellengattung "Leichenpredigt" und ihrer Erforschung (mit einen Verzeichnis der wichtigen, auch älteren, Literatur) sowie über die von der Marburger Forschungsstelle betriebene computergestützte Erschließung und Auswertung der Texte.

Rez.: Füchtner, J. In: Der Archivar. Mitteilungsblatt für deutsches Archivwesen 45, 1 (1992), 126; Göttmann, F. In: Zeitschrift für Historische Forschung 21, 1 (1994), 114f.; Schorn-Schütte, L. In: Historische Zeitschrift 256 (1993), S. 486f.; Schumacher, K. In: Zeitschrift des Vereins für lübecksche Geschichte und Altertumskunde 72 (1992), 307f.; Vanja, C. In: Hessisches Jahrbuch für Landesgeschichte 42 (1992), 297f.

131. Lenz, Rudolf (Hg.): Leichenpredigten als Quelle historischer Wissenschaften, 3 Bände. Köln/Wien/Marburg 1975, 1979, 1984.

Der erste Band dokumentiert die Vorträge, die auf dem Ersten Marburger Personalschriftensymposion 1974 gehalten wurden. Ziel der Tagung war es, auf das wissenschaftliche bzw. forschungsrelevante Potential der bis dahin erst in Ansätzen bearbeiteten Quellengattung "Leichenpredigt" aufmerksam zu machen. 22 Wissenschaftler verschiedenster Fachrichtungen trugen zur Erschließung möglicher Forschungsgegenstände bei und referierten erste Ergebnisse. In zweiten Band, auf eine Tagung im Jahr 1977 zurückgeht, wurde das Spektrum der Disziplinen auf die Ikonographie, Heraldik, Emblematik, Demographie, Rhetorik, Lexikographie, Geschichte des Buchwesens und des Buchdruckes, Geistes-, Sozial- und Wissenschaftsgeschichte erweitert. Die Beiträge des dritten Marburger Personalschriftensymposions 1983 basieren in hohem Maß auf Materialien, die in der 1976 mit Hilfe der Stiftung Volkswagenwerk eingerichteten Forschungsstelle für Personalschriften erfaßt und mittels des sog. Intensivauswertungsschemas aufgearbeitet worden sind. Erstmals widmete sich ein eigener Arbeitskreis dem Thema "Sterben und Tod im Mittelalter". In der Sektion "Sozialgeschichte des Sterbens" wurden einige der zentralen Thesen von Ph. Ariès kritisch beleuchtet und nach dem Stellenwert der Leichenpredigten im Totenbrauchtum der frühen Neuzeit gefragt. Weitere Themen des Bandes: Lp und Todesmetaphorik, das Ende der Lp im 18. Jh., der Lp-Bestand in ostdeutschen und osteuropäischen Bibliotheken, Lp und Musik, Lp als Quelle für die Mentalitäts- und Kulturgeschichte, Frauen-, Kindheits- und Bildungsgeschichte und Volkskunde.

Rez.: zu Bd 1: Rusterholz, S., Leichenreden. Ergebnisse, Probleme, Perspektiven ihrer interdisziplinären Erforschung. In: Internationales Archiv für Sozialgeschichte der deutschen Literatur 4 (1979), 179-196; zu Band 1 und 2: Boer, P. d. In: Tijdschrift voor Geschiedenis 94 (1981), 103; Francois, E. In: Annales ESC 36, 1 (1981), 93-95; Bericht über den 2. Band: Lenz, R. In: Wolfenbütteler Barock-Nachrichten 5/1 (1978), 181-184.

8.3 Ars moriendi

132. Atkinson, David W.: The English ars moriendi. New York u. a. 1992. 387 S.
Kommentierende Edition einer Sammlung von 14 englischen "Ars moriendi"-Texten von 1490 bis 1689, die für die Entwicklung dieser Literaturgattung in England repräsentativ sein soll. Sie wird durch eine konzise Einführung des Hg. und eine Bibliographie der frühen eigenständigen Ausgaben der englischen "Artes moriendi", ihrer modernen Edition und der Sekundärliterur ergänzt.

133. Wlodarski, Maciej: Ars Moriendi w literaturze polskiej XV i XVI w (= Ars moriendi in der polnischen Literatur des 15. und 16. Jahrhunderts). Krakau 1987, mit dt. u. eng. Zsf., 297 S.
Der Verfasser behandelt die Rezeption, Verbreitung und Weiterentwicklung des Motivs vom "guten Sterben" in der altpolnischen Literatur. Dazu skizziert er zunächst die Entstehung und geschichtliche Entwicklung der wichtigsten westeuropäischen "Artes moriendi" und verfolgt dann die Verbindungslinien zwischen diesen 'Mustertraktaten' und den in Polen entstandenen Werken, indem er rund ein Dutzend Texte unterschiedlichen Niveaus auf ihre topischen und motivischen Gemeinsamkeiten hin vergleicht. Der Neubewertung und -interpretation des Themas vom 'guten Sterben' durch Reformation und Humanismus und seiner Assimilierung durch andere literarischen Gattungen sind weitere Überlegungen gewidmet. Das Buch endet mit einem Ausblick auf die Entwicklung der polnischen "Ars moriendi" bis zum Ende der altpolnischen Epoche, d.h. bis zur Mitte des 18. Jahrhunderts.
Rez.: Badstübner-Kizik, C. In: Medium Aevum Quotidianum 20 (1990), 65-67.

8.4 Grabmalkunst

134. Egli, Viviane: Gebärdensprache und Bedeutung mittelalterlicher Rittergrabbilder. Zürich 1987, 280 S. + 27 Abb.
Die Verfasserin geht davon aus, daß die mittelalterlichen Grabfiguren mehrere Funktionen haben, die "an einer ikonographisch festgelegten Gebärdensprache, also an immer wieder anzutreffenden Gesten, an Details und an den Gesamtkonzeptionen der Monumente" abzulesen sind". Drei Hauptgruppen sind zu unterscheiden: Rittergrabfiguren in Rüstung, in höfischem Gewand und ritterliche Transi-Figuren, die den Dargestellten in einem halbverwesten Zustand zeigen. Weil die Dargestellten zugleich als Lebende, Tote und Auferstehende gezeigt werden, müsse man, so Eglis These, von einer "Überzeitlichkeit des mittelalterlichen Grabbildes" ausgehen. In dieser Verbindung von Diesseits und Jenseits sieht sie eine Parallele zum hochmittelalterlichen Ideal des "miles christianus".
135. Gardner, Julian: The tomb and the tiara: Curial tomb sculpture in Rome and Avignon in the later Middle Ages. New York 1992. 183 S., 283 Abb.
Umfassende kunsthistorische Studie zu den Grabdenkmälern von Päpsten und Kardinalen in Rom und Avignon im 13. und 14. Jahrhundert, ihren künstlerischen Vorbildern und Nachfolgern.
136. Garms, Jörg/Romanini, Angiola Maria (Hg.): Skulptur und Grabmal des Spätmittelalters in Rom und Italien. Akten des Kongresses "Scultura e monumento sepolcrale del tardo medioevo a Roma e in Italia" (Rom, 4.-6. Juli 1985). Wien 1990. 464 S., zahlreiche Abb.
Das Historische Institut beim Österreichischen Kulturinstitut in Rom erarbeitet ein umfangreiches Corpuswerk über "Die mittelalterlichen Grabmäler in Rom und Latium von 13. bis zum 15. Jahrhundert", dessen erster Band bereits 1981 erschienen ist. Die meisten Autoren des nun vorliegenden Sammelband konzentrieren sich auf die Analyse einzelner, in diesem Projekt bereits erfaßter, Grabmonumente. Fünf Aufsätze fallen aus diesem Rahmen: In einer rund 70seitigen Einleitung gibt G. Schmidt einen grundlegenden Überblick über "Typen und Bildmotive des spätmittelalterlichen Monumentalgrabes" und die wichtigste Literatur zum Thema. J. Garms stellt die "Gräber von Heiligen und Seligen" als einen Sonderfall von Grabmonumenten vor, R. Brentano analysiert, nach welchen Kriterien die Familien in Rieti ihren Bestattungsort auswählten. Nicht Grabplätze und -mäler, sondern die Begräbnisformen stehen im Mittelpunkt der Überlegungen von I. Herklotz über die Bestattungsfeiern von Päpsten und Kardinälen. W. Koch stellt schließlich die spätmittel-

alterlichen Grabinschriften Roms denen anderer Regionen gegenüber und gibt dabei zugleich zahlreiche Hinweise auf weiterführende Literatur zu den Grabinschriften, einem noch jungen Spezialgebiet der historischen Hilfswissenschaften.

Rez.: Borgolte, M. In: Deutsches Archiv für die Erforschung des Mittelalters 48, 1 (1992), 408-410.

137. Kahsnitz, Rainer: Die Gründer von Laach und Sayn. Fürstenbildnisse des 13. Jahrhunderts. Ausstellungskatalog des Germanischen Nationalmuseums. Nürnberg 1992. 220 S., 154 Abb.

Der Ausstellungskatalog informiert umfassend über Entstehungsgeschichte, Ikonographie, stilgeschichtliche Stellung und materielle Substanz zweier außergewöhnlicher Grabfiguren des 13. Jahrhunderts, der Grabskulptur des Grafen Heinrich III. von Sayn (um 1247/48) und der des Pfalzgrafen Heinrich II. (um 1270/80). Wegen der gründlichen vergleichenden Analysen, der historischen Einordnung und der zahlreichen Literaturhinweise ist der Band über die beiden darin vorgestellten Grabfiguren hinaus von generellem Interesse für die Geschichte der Grabmalkunst.

138. Kryger, Karin: Allegori og Borgerdyd. Studier i det nyklassicistike gravmaele i Danmark 1760-1820. Mit Zsf. und Bildunterschriften in deutscher Sprache. Kopenhagen 1985. 371 S., 243 Abb.

Umfassende Darstellung dänischer Grabdenkmäler des genannten Zeitraums. Auf eine Typologie der Grabdenkmäler (Epitaph, Leichenstein, frei stehendes Denkmal, Sarkophag, Obelisk u. w.) folgen Erläuterungen zu wichtigen allegorischen Motive. Dann rekonstruiert die Verfasserin an ausgewählten Beispielen den zeitgenössischen Zusammenhang von Monument, Auftraggeber, Künstler und Funktion. Zwei Kataloge der dänischen Grabdenkmäler, geordnet nach Künstlern und Orten, folgen. Abschließend stellt Kryger bedeutende Grabmalkünstler im einzelnen vor und befaßt sich mit der Funktion von Grabdenkmälern im Rahmen des Totengedächtnisses.

139. Munman, Robert: Sienese Renaissance tomb monuments. Philadelphia 1993. 180 S., 60 Abb.

Zusammenfassende Studie zu den sienesischen Grabdenkmälern der Renaissance, die die bislang von der Forschung noch nicht gewürdigten Grabplatten und die freistehenden Grabmäler und Wand-Grabmäler untersucht, deren Spitzenwerke zwar schon intensiv, zumeist aber nicht im Kontext der durchschnittlichen zeitgenössischen Sepulkralkunst erforscht worden sind. Mit einem nach Orten gegliederten Katalog, der 35 Grabdenkmäler vorstellt.

140. Schuchard, Jutta/Claussen, Horst (Hg.): Vergänglichkeit und Denkmal. Beiträge zur Sepulkralkultur. Bonn 1985.
Der Band enthält zahlreiche kürzere Beiträge zu den Themen Friedhof, Grab und Denkmal, zu nationalen Mahn- und Gedenkstätten sowie zur Darstellung von Tod und Vergänglichkeit in bildender Kunst, Literatur und Musik.

141. Simane, Jan: Grabmonumente der Dogen. Venezianische Sepulkralkunst im Cinquecento. Sigmaringen 1993. 160 S., 64 Abb.
Bei den Kunsthistorikern ist die Sepulkralkunst des Cinquecento vermutlich deshalb bislang auf wenig Interesse gestoßen, weil ihre Qualität bei weitem nicht so hoch ist wie die des späten 15. Jahrhunderts. Für Simane sind solche Aspekte nebensächlich, da es ihm "um die Erforschung des Konzepts eines Grabmals geht und seine Bedeutung aus der Sicht der Auftraggeber und deren Zeitgenossen". Er stellt sieben zwischen 1554-1605 entstandene Dogen-Grabmonumente vor und untersucht die äußere Form, ihre Stellung innerhalb der venezianischen Sepulkralkunst, das programmatische Anliegen und die Auftragssituation.

142. Zollikofer, Kaspar: Berninis Grabmal für Alexander VII. Fiktion und Repräsentation. Worms 1994. 141 S., 62 Abb.
Schon wenige Monate nach seiner Thronbesteigung gab Papst Alexander VII. Chigi dem führenden Bildhauer Roms, Gian Lorenzo Bernini, den Auftrag, sein Grabmal zu entwerfen. Das erst nach seinem Tod ausgeführte Grabmal gehört zu den spektakulärsten Barock-Monumenten Roms. Nicht so sehr die bereits ausführlich untersuchten ikonographische Fragen, sondern vielmehr die Rekonstruktion der Entwicklungsgeschichte des Projektes und die historische Interpretation des Monuments sind Gegenstand dieser kunstgeschichtlichen Dissertation. Drei Hauptthesen stehen im Vordergrund: Erstens: Das Grabmal war von Anfang an Bestandteil der Pläne Alexanders VII. für die Innenausstattung von St. Peter. Zweitens: Es ist zwar ein Nischenmonument, stellt jedoch ein Freigrab dar, dem eine bildhafte Konzeption zugrunde liegt. Drittens: Es weist Elemente auf, die gleichfalls den päpstlichen Monumenten im profanen Bereich eigen sind. Insofern kann es wie diese als Repräsentationsmedium monarchischer Souveränität des Papstes gelten.

8.5 Totentanz

143. Freytag, Hartmut (Hg.): Der Totentanz der Marienkirche in Lübeck und der Nikolaikirche in Reval (Tallinn): Edition, Kommentar, Interpretation, Rezeption. Köln/Weimar/Wien 1993. 484 S., 46 Abb., 15 Tafeln, 1 Falttafel.
Der 1463 entstandene Lübecker und der kurz vor 1500 fertiggestellte Revaler Totentanz stammen von Bernt Notke, dem bekanntesten Maler im Ostseeraum der Zeit. Neben der kommentierten Edition und Übersetzung der in beiden Fällen nur fragmentarisch erhaltenen Texte enthält der Band eine literaturhistorische Untersuchung des Hgs. zu Totentänzen im allgemeinen und zu denen Botes im besonderen, eine kunstgeschichtliche Einordnung der Werke von H. Vogeler, eine kostümgeschichtliche Analyse von G. Jaacks und einen sprachwissenschaftlichen Vergleich beider Textfragmente von R. Damme. Abschließend werden rund ein Dutzend ausgewählter Beispiele aus der fünfhundertjährigen Geschichte der Rezeption des Lübecker Totentanzes vorgestellt.
144. Link, Franz (Hg.): Tanz und Tod in Literatur und Kunst. Berlin 1993. 672 S.
Nachleben und Weiterentwicklung der Totentanzthematik in Kunst, Literatur, Musik und Musiktheater des 19. und 20. Jahrhunderts stehen im Mittelpunkt fast aller Beiträge dieses Sammelbandes. Von historischen Interesse sind die folgenden Aufsätze: H. Schadewaldt befaßt sich ausführlicher als noch 1992 (in: Das Bild vom Tod: Graphiksammlung der Heinrich-Heine-Universität Düsseldorf, hg. v. Eva Schuster) mit der Darstellung des Arztes bzw. der ärztlichen Rolle in Totentanzbildern und -texten. Zunächst nur vereinzelt, dann aber immer häufiger, findet die Narrenfigur Eingang in die Totentänze, bis sie um 1500 zum Ständepersonal gehört. G. Kaiser will in Erfahrung bringen, ob es in den Totentänzen darüberhinausgehende Elemente des Närrischen und der verkehrten Welt gibt. W. Salmen sucht die an der Bahre von Verstorbenen, auf Grabhügeln oder auf Friedhöfen vollzogenen Totentänze tanzgeschichtlich zumindest soweit zu erforschen, wie es aufgrund der problematischen Quellenlage überhaupt möglich ist. F. Böhl ediert und übersetzt zwei Handschriften, die das Ende der jüdischen Gemeinde Nordhausen in Thüringen dokumentieren, die 1349 tanzend unter Begleitung von Spielmannsmusik in eine große Grube sprangen, in der sie verbrannt wurde.

145. Schulte, Brigitte: Die deutschsprachigen mittelalterlichen Totentänze, unter besonderer Berücksichtigung der Inkunabel "Des dodes dantz". Lübeck 1489. Köln/Wien 1990. 330 S.

Ziel der Verfasserin ist es, die "spätmittelalterlichen Totentänze als Indikatoren der zeitgenössischen kollektiven Mentalität" zu untersuchen, die "im ausgehenden Mittelalter durch eine vertiefte Reflexion des Todes als dem Interpretationshorizont des individuellen und sozialen Lebens geprägt" sei. Sie beschreibt zunächst typische Elemente der Totentanzdarstellungen, ihre künstlerische Entwicklung und Funktion. Sodann folgt ein detaillierter Überblick über die bekannten spätmittelalterlichen Text- und Bildzeugnisse und die in der Forschung diskutierten Theorien über deren Entwicklungsgeschichte und gegenseitige Abhängigkeitsverhältnisse. Abschließend stellt die Verfasserin den Lübecker Totentanz von 1489 vor, den sie wegen seiner didaktischen Konzeption, der gewählten künstlerischen Mittel und der auf Lebensorientierung und religiöse Unterweisung zielenden Intention als ein typisches Zeugnis der spätmittelalterlichen katechetisch-unterhaltenden Erbauungsliteratur wertet.

Rez.: Boockmann, H. In: Historische Zeitschrift 256 (1993), 480f.; Freytag, W. In: Zeitschrift des Vereins für Lübeckische Geschichte und Altertumskunde" 71 (1991), 400f.

Medizin

Ulrich Gerlach/Hans-Joachim Hannich

Einleitung

In den vergangenen Jahrzehnten haben sich in den westlichen Industriestaaten Krankheitsspektrum und Todesursachen offenbar gewandelt. Dieser Wandel ist gekennzeichnet durch eine drastische Abnahme der akuten tödlichen Infektionskrankheiten mit kurzem Krankheitsverlauf und durch eine steile Zunahme der chronisch verlaufenden Krankheiten, wie z.B. Arteriosklerose, Krebs, Atemwegskrankheiten mit tödlichem Ausgang. Die Sterblichkeit an akuten Infektionskrankheiten ist vor allem durch die Entdeckung der Sulfonamide und der Antibiotika zurückgegangen. Zugleich sank die Mortalität im Säuglings- und Kleinkindesalter durch die Fortschritte der perinatalen Medizin.

Aber es sind auch gegenläufige Entwicklungen zu beobachten: Erheblich gestiegen sind die Anzahl der tödlichen Unfälle und die Mortalität an sogenannten Zivilisationskrankheiten, deren Häufigkeit auch durch die Lebensweise beeinflußt wird. Der prozentuale Anteil der Krankheiten Herzinfarkt, Lungenkrebs, Leberzirrhose, Diabetes und der tödlichen Verkehrsunfälle an allen Todesfällen in der Bundesrepublik Deutschland betrug 1952 14%. Dieser Anteil ist bis zum Jahre 1988 kontinuierlich auf 42% gestiegen (P. Brandlmeier, Demographische Entwicklung, in G. Fischer (Hrsg.) Geriatrie für die Praxis, Verlag Springer 1991).

Wegen der höheren Lebenserwartung und der veränderten Altersstruktur der Bevölkerung ist der prozentuale Anteil der 65jährigen an der Gesamtbevölkerung in Deutschland deutlich gewachsen. Die Anzahl der Hochbetagten hat sich vervielfacht: Die absolute Zahl der über 80jährigen betrug in der Bundesrepublik Deutschland im Jahre 1950 500.000 und im Jahre 1988 1.900.000; die Anzahl der über 90jährigen stieg im gleichen Zeitraum von 20.000 auf 200.000 Personen. Die charakteristischen Merkmale von Erkrankungen innerhalb dieser Gruppe älterer und betagter Menschen sind Multimorbidität und chronische Verlaufsformen. Hilfsbedüftigkeit, oftmals Hilflosigkeit und Pflegebedürftigkeit sind Situationen, die in dieser Entwicklung liegen und die auch die Vorgänge um Sterben und Tod auf dem Gebiet Geriatrie variieren.

Die pathophysiologischen Vorgänge um Sterben und Tod des Menschen sind mit naturwissenschaftlichen Methoden untersucht und weitgehend bekannt, doch hat die reine Naturwissenschaft keinen Zugang zu den psychischen Problemen, die am Krankenbett ebenso wichtig sind wie die somatischen Befunde (F. Hoff: Von Krankheit und Heilung und vom Sterben. Verlag Schattauer, Stuttgart 1975).

Die terminale Phase einer tödlichen Krankheit kann langdauernd sein. Ein Leben kann als sanfter Alterstod verdämmern. Der Tod kann einen scheinbar Gesunden wie ein Blitz aus heiterem Himmel treffen und in Sekundenschnelle töten als plötzlicher Herztod, im Verkehrsunfall, im Krieg.

Bedrängende objektive und subjektive Besonderheiten betreffen das Sterben von Ungeborenen, Neugeborenen, Kleinkindern, Kindern und Jugendlichen.

In der heutigen Gesellschaft wird das Bewußtsein von Sterben und Tod häufig verdrängt: In einer amerikanischen Studie an Teilnehmern des Vietnam-Krieges wurde festgestellt, daß 54% der Befragten sich vor dem Militärdienst kaum oder nie mit Gedanken um Tod und Sterben beschäftigt hatten; 5% der Befragten hatten sich häufig mit solchen Gedanken auseinander gesetzt. Die Einstellung zu Sterben und Tod war beeinflußt durch religiöse Prägung und Todeserfahrung (Spilka, B. et al. in Ch. R. Figley: Stress disorders among Vietnam veterans, New York 1978).

Im Gegensatz zu manchen Erscheinungen des Verdrängens sind mit Beginn der hochtechnisierten Phase der praktischen Medizin wieder vermehrt Gedanken und Beobachtungen über die medizinischen und psychologischen Vorgänge im Umgang mit Sterbenden geäußert worden. Bedrückende Folgen waren nicht zu übersehen, die mit dem Versuch, menschliches Leben zu retten, verbunden sind, z.B. Wachkoma, Persistent vegetative State. Vor diesem Hintergrund ist es nicht verwunderlich, daß der unscharfe Begriff "Lebensqualität" seit etwa 20 Jahren auch in der medizinischen Literatur häufiger verwendet wird, nicht nur, um auf Prinzipien, Ziele, Werte, Risiken in einem menschlichen Leben aufmerksam zu machen, sondern auch in der Absicht, ärztliches Handeln und Unterlassen kritisch zu bewerten.

Ärztliches Handeln wird mehr und mehr juristisch nachprüfbar: So unterscheidet der Jurist Heilbehandlung, Heilversuch und Humanexperiment. Behandlungsbeginn und Behandlungsabbruch werden definiert. In diesem schwierigen Feld sind die Ärzte aufgeschlossen für die Hilfe und Kritik aus den benachbarten Wissensgebieten Theologie, Geisteswissenschaften und Naturwissenschaften. Vertreter dieser Wissensgebiete haben gemeinsam mit Krankenschwestern, Pflegern und Ärzten versucht, Konsens in schwierigen Fragen zu erreichen. Diese betreffen die Anwendung lebensverlängernder Maßnahmen im terminalen Stadium und die Fragen, wer das Recht zur Entscheidung hat und wie weit die Mitsprache von Angehörigen rechtlich abgesichert ist. Unter Beachtung des Grundsatzes "nil nocere" beschäftigen sich andere Arbeiten mit dem grundlegenden Unterschied zwischen Unterlassen einer Handlung, woaufhin der Tod des Patienten eintritt, und einer Handlung, die den Tod herbeiführt.

Auch sind Überlegungen zur finanziellen Belastung der Gesellschaft durch aufwendige therapeutische Maßnahmen angestellt worden.

Es bleibt eine Aufgabe der modernen Medizin, die Grenzen zwischen ärztlichem Handeln und Unterlassen von möglichen Maßnahmen für jeden einzelnen Patienten abzuwägen.

Unsere Patienten sind heute mit mehr medizinischen Kenntnissen vertraut als früher. Sie verlangen häufiger eine Aufklärung über die Möglichkeiten und über die Chancen der Therapie, also auch über die Prognose. Die vordringende Ansicht scheint zu sein, daß es der überwiegende Wunsch der heutigen Patienten ist, auch in hoffnungsloser Krankheit die infauste Prognose zu kennen (A.L. Schreiber). Wann, in welcher Form und wie weit der Arzt den auf den Tod Kranken über das bevorstehende Sterben aufklären soll, ist im Einzelfall schwer zu beantworten. Zahlreiche Arbeiten zum Thema "Ärztliches Gespräch" und "Wahrheit am Krankenbett" liegen vor. Dem Prinzip Hoffnung wird große Aufmerksamkeit beigemessen. So schreibt F. Hoff "Ein Kranker, der die Hoffnung verloren hat, ist kaum noch zu heilen. Völlige Hoffnungslosigkeit ist tödlich."

Es ist ein Gebot der Humanität, den Sterbenden von seinen Schmerzen möglichst zu befreien, ein Gebot, daß dank großzügiger Anwendung der modernen Analgetika erfüllbar ist. Hier ist zu bedenken, daß Schmerz auch seelischer Natur sein kann und Leid bedeutet (A.W. von Eiff).

Sterben ist kein Zeitpunkt, sondern ein pathophysiologischer Vorgang, worauf auch der deutsche Ausdruck "im Sterben liegen" hinweist. Seit 1968 gilt als Kriterium des eingetretenen Todes nicht mehr der Herzstillstand, sondern der neue Begriff des Hirntodes, eine Änderung in der Begriffsbestimmung, die im Hinblick auf die Probleme der Organtransplantation große Bedeutung hat. Besondere psychische Belastungen können sich hieraus für Angehörige und Betreuende ergeben. Eine Diskussion über Großhirntod und Teilhirntod ist im Gange.

Die Rationalisierung von weiten Bereichen des Krankenhauses ist Voraussetzung dafür, daß die angewandte Medizin noch bezahlbar ist. So hat sich aus dem mittelalterlichen Hospital im 18. Jahrhundert das neuzeitliche Behandlungs-Krankenhaus entwickelt, zunächst durch räumliche Abgrenzung einer Isolierstation für infektiöse Patienten. Die zunehmende Technisierung veränderte die Krankenhäuser weiter. Die Form des Baukörpers hat sich immer mehr der gewünschten medizinischen Funktion angepaßt. Zweckdienlichkeit, Betriebswirtschaft, Ingenieurtechnik bestimmen weitgehend die Form. Der Sorge und Angst, Sterben im modernen Krankenhaus sei verbunden mit Anonymität, Verlassenheit, Behandlung auf Intensivstationen mit Reanimationsversuchen, sind entgegenzustellen die Sicherheit und ständige Verfügbarkeit ärztlicher und pflegerischer Hilfe in quälenden Situationen (Atemnot, Schmerzen, Hilflosigkeit) und die Gewißheit, daß unnötige, falsch indizierte technische Maßnahmen, die einen Sterbevorgang nur verlängern würden, als unärztlich angesehen werden. In vielen Untersuchungen der ärztlichen und pflegerischen Betreuung der Kranken wird betont, daß diese Aufgaben nicht nur naturwissenschaftlich-technisch sind, sondern daß die Person des Kranken und seine Freiheit im Mittelpunkt stehen müsssen.

Der vorherrschende Wunsch der noch Gesunden und vieler Kranker ist es, zu Hause sterben zu können. In diesem Zusammenhang gewinnt die Stellung des Hausarztes zunehmende Bedeutung. Die Kriterien, die eine häusliche Behandlung ermöglichen, sind vielfältiger Natur und betreffen den Kranken selbst, seine Angehörigen, die Verfügbarkeit von Helfern und das persönliche Engagement des Arztes. Dann ist der Hausarzt eine wichtige Vertrauensperson des schwerkranken Patienten, der mit seinem Arzt vielschichtige Fragen bespricht. Die Stellung des Arztes als Haus- und Familienarzt, aber auch seine speziellen Kenntnisse, z.B. in der Schmerztherapie, machen ihn zu dem Arzt, der auch über den Tod seines Patienten hinaus das Gespräch mit der trauernden Familie weiterführt. Coping, Trauer, Umgang und Betreuung von Angehörigen sind wichtige Stichworte in diesem Zusammenhang.

Zwischen dem hochtechnisierten Krankenhaus und dem Hausarzt sind andere Einrichtungen geschaffen worden, die sich seit 1967, von England ausgehend, auch in Deutschland verbreitet haben. Zu dieser Hospizbewegung liegen viele Arbeiten vor, von denen in diesem Teil der Bibliographie nur einige zitiert sind.

Wichtige Untersuchungen betreffen die Aufgabe, die Kenntnisse von Sterben und Tod, vom Umgang mit Sterbenden und deren Angehörigen in den Lehrplan für Studenten aufzunehmen und in der Weiterbildung und Fortbildung von ärztlichen und pflegerischen Berufen zu verankern.

Auf allen Gebieten, die in diesem Vorwort angesprochen wurden, hat sich erwiesen, daß die angewandte Medizin nicht nur naturwissenschaftliche, sondern auch geisteswissenschaftliche Wurzeln hat, die eine interdisziplinäre und interprofessionelle Zusammenarbeit zur Lösung offener Fragen wünschenswert und erforderlich machen.

Die vorliegende Bibliographie zum Thema "Sterben und Tod in der Medizin" ist eine gekürzte Fassung. Die Kürzung wurde notwendig, um eine gemeinsame Publikation aller Teilgebiete, die von der Forschungs-Arbeitsgemeinschaft "Sterben und Tod" bearbeitet wurden, im Rahmen einer Schriftenreihe der Landesregierung Nordrhein-Westfalen zu ermöglichen. Deshalb wurden die Annotationen gekürzt und zu an sich wichtigen Themen wie Medizin und Recht, Neuromedizin, Palliativmedizin und Hospizbewegung sowie Krankenpflege und Pflegewissenschaft nur einige hinweisende Arbeiten aufgenommen.

INHALTSVERZEICHNIS

1. Übersichten

1. Abiven, M.: Dying with dignity. Ceylon Med J 38 (1993),3-6.
2. Aiken, L. R.: Dying, Death and Bereavement. Boston 1985.
3. Ariès, Ph.: Geschichte des Todes. München 1980.
4. Baust, G.: Sterben und Tod. Medizinische Aspekte. Berlin 1992.
5. Becker, H. (Hrsg.): Im Angesicht des Todes. Ein interdisziplinäres Kompendium. St. Ottilien 1987.
6. Benoliel, J.Q.: Loss and terminal illness. Nurs-Clin-North-Am. 20 (1985), 439-448.
7. Böckle, F.: Humanmedizin oder Anthropotechnik. Langenbecks Arch Chir 20 (1973), 329.
8. Cartwright, A.: Changes in life and care in the year before death 1969-1987. J Public Health Med 13 (1991), 81-87.
9. Cartwright, A.: Social class differences in health and care in the year before death. J Epidemiol Community Health 46 (1992), 54-57.
10. Cassem, N. H., Stewart, R. S.: Management and care of the dying patient. Int J Psychiatry Med 6 (1975), 293-304.
11. Chapman, A.. The Buddhist way of dying. Nurs Prax N Z 6 (1991), 23-26.
12. Cohen, R. J.: Is dying being worked to death? Am J Psychiatry 133 (1976), 575-577.
    Der Autor schildert die immense Zunahme der Literatur zum Thema Tod und Sterben in den voraufgegangenen Jahren und die möglichen Gründe für das gewachsene Interesse.
13. Condrau, G.: Der Mensch und sein Tod. Zürich 1991.
14. Conrad, N. L.: Spiritual support for the dying. Nurs Clin North Am 20 (1985), 415-426.
    Der Autor beschreibt Kriterien und Schwierigkeiten in der Betreuung sterbender Patienten in einer Allgemeinpraxis und vergleicht seine Erfahrungen mit den Möglichkeiten der Behandlung in Krankenhäusern oder Hospizen. Unter anderem werden die Möglichkeiten der interdisziplinären Zusammenarbeit diskutiert.
15. Cowley L. T., Young E., Raffin T. A.: Care of the dying: an ethical and historical perspective. Crit Care Med 20 (1992), 1473-1482.
16. Crispell K. R., Gomez C. F.: Proper care for the dying: a critical public issue. J Med Ethics 13 (1987), 74-80.
17. Dankwarth, G.: Der nicht-natürliche Tod älterer Menschen. Eine Übersicht zu Ursachen und Begleitumständen. Kriminalistik 46 (1992), 257-262.

18. Dyer K. A.: Reshaping our views of death and dying. JAMA 267 (1992), 1265, 1269-1270.

19. Egger, J.: Krankheit, Sterben, Tod. Universität Saarbrücken, Institut für Medizinische Psychologie und Psychotherapie 1987.

20. Eibach, U.: Medizin und Menschenwürde. Verlag R. Brockhaus, Wuppertal 1976.

21. Eiff, A.W.v.: Tod, Sterben und die Aporie der Medizin. Münch Med Wschr 126 (1984), 482-488.

22. Engelke, E., Schmoll, H.J., Wolff, G. (Hrsg.): Sterbebeistand bei Kindern und Erwachsenen. Enke Verlag, Stuttgart 1979.
Die Beiträge dieses Sammelbandes verstehen sich als Hilfestellung und Anleitung zur Begleitung Sterbender. Auch wenn seit erscheinen des Sammelbands 11/2 Jahrzehnte vergangen sind, die Situationsanalysen, Problemdarstellungen und Ausbildungsvorschläge sind lesenswert, z.T. immer noch aktuell. Ausgehend vom "Umgang mit Sterbenden in der Geschichte" (F. Hartmann), beschreibt E. Engelke die Situation und das Umfeld für Sterbebeistand. Welche Aufgabe, welche Ohnmacht sich mit Sterbebeistand verbindet, stellt P. Sporken in einem Artikel dar - eine Zusammenfassung seines Buches 'Umgang mit Sterben den'. H.J. Schmoll befaßt sich mit dem Sozialen Umfeld des Sterbenden, nimmt Familie, Arzt, Pflegepersonal in den Blick. G. Wolff stellt die Frage "Was wissen denn schon die Kinder?" und gibt einen Problemaufriß zur Betreuung sterbenskranker Kinder, insbesondere zur Schwierigkeit, kindliches Signalverhalten zu entschlüsseln. Ihre praktischen Erfahrungen in der Begleitung lebensbedrohlich erkrankter Kinder schildert dann E. Ostermann. Subjektive Sterbeerlebnisse untersucht P. Becker. Beachtung verdienen Berichte über unterschiedliche Methoden und Modelle zur Aus- und Fortbildung professioneller Helfer: Krankenhausseelsorge (H.C. Piper), Psychodrama in der Sterbehilfe (E. Engelke), Psychosomatisches Vorgehen (K. Köhle und A. Erath-Vogt) wie die Ausbildungen an den Universitäten Maastricht (P. Sporken) bzw. Hamburg-Eppendorf (U. Koch und C. Schmeling) werden vorgestellt.

23. Fairbairn G.: Enforced death: enforced life. J Med Ethics 17 (1991), 144-149.
In Entscheidungen über ärztliches Handeln taucht häufig der Begriff "Lebensqualität" auf. In diesem Artikel wird deutlich gemacht, daß der unscharfe Begriff "Lebensqualität" zu Beginn des Lebens und am Ende des Lebens in unterschiedlicher Weise für Handlungs-Entscheidungen herangezogen wird.

24. Fasselt, G., Müller-Fahlbusch, H.: Zur Frage nach ethischen Grundsätzen in ärztlicher Psychagogik und Psychotherapie. Arzt und Christ 38 (1992), 301-302.
25. Feldmann, K.: Die Zukunft von Sterben und Tod. Psychomed 5 (1993), 31-34.
26. Fetscher, S.: Medizin ohne Sterblichkeit. Psychosozial 37 (1989), 90-96.
27. Friel P. B.: Death and dying. Ann Intern Med 97 (1982), 767-771.
Aufgaben und Verpflichtungen der Ärzte im Umgang mit Sterbenden werden geschildert. Der Arzt soll die verschiedenen Stadien der Akzeptanz von Krankheit und Tod kennen und berücksichtigen, um daraus sein Behandlungskonzept zu vervollständigen.
28. Gaßmann, R., Hünefeld, A., Rest, F., Schnabel, E.: Untersuchung zur Versorgung Sterbender und ihrer Angehörigen in NRW. Düsseldorf 1992.
29. Genuis S. J., Genuis S. K., Chang W. C.: Public attitudes toward the right to die. Can Med Assoc J 150 (1994), 701-708.
30. Geyer-Kordesch, J., Kröner, P., Seithe, H. (Hrsg.): Leiden, Sterben und Tod. Eine Ringvorlesung im Auftrag des Instituts für Theorie und G-eschichte der Medizin. Münster 1986.
31. Grodin, M. A.: Religious advance directives: the convergence of law, religion, medicine, and public health. Am J Public Health 83 (1993), 899-903.
32. Halper, T.: On death, dying, and terminality: today, yesterday, and tomorrow. J Health Polit Policy Law 4 (1979), 11-29.
33. Hilton, J.: Dying. Penguin Books 1967.
34. Hoff, F.: Von Krankheit und Heilung und vom Sterben. Schattauer Verlag 1975.
35. Howe, J. (Hrsg.): Lehrbuch der psychologischen und sozialen Alternswissenschaft. Band 4: Sterben, Tod, Trauer. Asanger 1992.
36. Hudson, R. P.: Death, dying, and the zealous phase. Ann Intern Med 88 (1978), 696-702.
In der 1978 erschienenen Arbeit beschreibt der Autor zunächst das ungewöhnlich große und öffentliche Interesse an Themen wie Tod und Sterben, das in den vorausgegangenen Jahren zu beobachten war. Es folgt eine kritische Auseinandersetzung mit den außerordentlich unterschiedlichen Ansichten von Personen und Berufsgruppen zu diesem Thema.
37. Jansen, H.H.: Die Widerspiegelung der Endlichkeit unseres Lebens in der bildenden Kunst. Psychomed 5 (1993), 21-25.
38. Jens, W., Küng, H.: Menschenwürdig sterben. Ein Plädoyer für Selbstverantwortung. R. Pieper, München 1995.

39. Kruse, A.: Sterben und Tod - Beiträge aus Musik, Literatur, Theologie und Psychologie. In: Rott, Ch., Oswald, F.: Kompetenz im Alter. Beiträge zur III. Gerontologischen Woche. Heidelberg, 2.5.-6.5.1988. Liechtenstein Verlag 1989, 343-371.
40. Latimer, E.: Caring for seriously ill and dying patients: the philosophy and ethics. Can Med Assoc J 144 (1991), 859-864.
Die Arbeit geht auf die Autonomie des Patienten in therapeutischen Entscheidungen ein. Hoher Stellenwert wird der Verbesserung der "Lebensqualität" des schwerkranken Patienten in jeder Hinsicht eingeräumt.
41. Lavery, M.: A statement of assumptions and principles concerning psychological care of dying persons and their families. Psychological Work Group of the International Work Group on Death, Dying, and Bereavement. J Palliat Care 9 (1993), 29-32.
42. Lockot, R., Rosemeier, H.-P.(Hrsg.): Ärztliches Handeln und Intimität. Eine medizinpsychologische Perspektive. Enke 1983.
43. Löschner, K., Waetzig, H., Standtke, C.: Die Betreuung Sterbender. Z Heilpädagogik 43 (1992), 361-371.
Der Artikel schildert die Situation von Sterbenden unter psychologischem Aspekt. Daraus werden Hinweise für das Verhalten der Sterbebegleiter im Umgang mit Patienten und Angehörigen abgeleitet.
44. Lüth, P.: Sterben heute. Ein menschlicher Vorgang. Stuttgart 1976.
45. Madan, T. N.: Dying with dignity. Soc Sci Med 35 (1992), 425-432.
46. Mappes, N.: Humanes Sterben? In: Abholz, H. u a.: Jahrbuch für Kritische Medizin. Band 12. Medizin, Moral und Markt. Argument-Verlag 1987, 31-39.
47. Matouschek, E. (Hrsg.): Arzt und Tod. Verantwortung, Freiheiten, Zwänge. Schattauer, Stuttgart/New York 1989.
Die Sammlung verschiedener Beiträge spiegelt die Vielfalt der mit Sterben und Tod verbundenen Probleme wider. Dokumentiert werden die Beiträge einer am 06.11.1988 stattgefundenen interdisziplinären Ärztetagung. Vgl. Einzelbeiträge.
48. Matouschek, E.: Wovon reden wir, wenn wir von Sterben und Tod sprechen? In: Matouschek, E. (Hrsg.): Arzt und Tod. Verantwortung, Freiheiten, Zwänge. Stuttgart/New York 1989, 5-31.
Fortschritte in der medizinischen Forschung und Technik sowie gesellschaftspolitische Veränderungen bedingen eine Reflexion ärztlichen Handelns im Umgang mit Sterben und Tod. Im Mittelpunkt beider Betrachtungen Matouscheks steht die Auseinandersetzung um die freie Disposition menschlichen Lebens. Biomedizinische Bereiche, in denen zu

Lebensbeginn über 'Leben' verfügt wird (In vitro Fertilisation, Embryonenforschung, pränatale Medizin, Abtreibung) und Probleme des Lebensendes (Einstellung Erwachsener zum Tod, Bewahrungsauftrag des Arztes, Sterbeablauf, -begleitung und -hilfe) werden besprochen.

49. Matouschek, E.: Gewandelte Auffassungen über Sterben und Tod. Heidelberg 1991.
50. Mendez, O. E.: Death in America: a clinician's perspective. Crit Care Clin 9 (1993), 613-26.
    Der Artikel gibt eine Übersicht über moralische und ethische Gesichtspunkte, über die Rechte des Individuums, über Rechtsauffassungen, die ärztliches Handeln betreffen, und über weitere Rechtsfragen, die mit dem Thema Sterben und Tod in Zusammenhang stehen.
51. Mermann, A. C.: Spiritual aspects of death and dying. Yale J Biol Med 65 (1992), 137-142.
52. Nassehi, A., Weber, G.: Tod, Modernität und Gesellschaft. Westdeutscher Verlag, Opladen 1989.
53. Noyes, R. Jr., Clancy, J.: The dying role: its relevance to improved patient care. Psychiatry 40 (1977), 41-47.
54. Nuland, S.B.: Wie wir sterben. Ein Ende in Würde? München 1994.
55. Ochsmann, R. (Hrsg.): Lebens-Ende. Über Tod und Sterben in Kultur und Gesellschaft. Göttingen-Toronto-Zürich 1991.
56. Orr, R. D., Paris, J. J., Siegler, M.: Caring for the terminally ill: resolving conflicting objectives between patient, physician, family, and institution. J Fam Pract 33 (1991), 500-504.
57. Palouzie, A. M.: Aspects of the European dying process. Soc Sci Med 20 (1985), 851-853.
58. Perkins, H. S., Jonsen, A.R.: Dying right in theory and practice. What do we really know of terminal care? Arch Intern Med 145 (1985), 1460-1463.
59. Pieper, J.: Über die Hoffnung der Kranken. In: Engelmeier, M.P. (Hrsg.): Referate des zehnten Ärztetages im Ruhrbistum Essen. Verlag Wort und Werk, St. Augustin 1977.
60. Poletti, R. A.: Ethics of death and dying. Int J Nurs Stud 22 (1985), 329-334.
61. Preus, A.: Respect for the dead and dying. J Med Philos 9 (1984), 409-418.
62. Reed, P.G.: Religiousness among terminally ill and healthy adults. Res Nurs Health 9 (1986), 35-41.
63. Rest, F.: Vom Handeln im Angesicht des Unausweichlichen. Wege zum Menschen 37 (1985), 281-289.

64. Roy, D.J., Verret, S., Roberge, C.: Death, dying, and the brain. Crit Care Clin 2 (1986), 161-172.
65. Schölmerich, P., Thews, G. (Hrsg.): "Lebensqualität" als Bewertungskriterium in der Medizin. Akademie der Wissenschaften und der Literatur, Mainz. G. Fischer Verlag, Stuttgart 1990
66. Schmied, G.: Sterben und Trauern in der modernen Gesellschaft. Opladen 1985.
67. Schmitz-Scherzer, R.: Sterben - Ein Versuch aus sozialgerontologischer Perspektive In: Schmitz-Scherzer, R., Kruse, A., Olbrich, E.: Altern - Ein lebenslanger Prozess der sozialen Interaktion. Festschrift zum 60. Geburtstag von Frau Professor Ursula Maria Lehr. Steinkopff 1990, 43-52.
68. Schroll M.: Does increased life expectancy imply active life expectancy? Dan Med Bull 39 (1992), 258-261.
69. Schwarz, D.: Leben, Lebenslauf, Alter und Tod. Überlegungen zur Professionalisierung des Lebens. Psychologie & Gesellschaftskritik 12 (1988), 7-25
70. Spiegel-Roesing, I.: Landkarten der Thanatologie. Orientierungen zur Forschung über Sterben und Tod. Integrative Therapie 6 (1980), 95-122.
71. Sugisawa, H., Liang, J., Liu, X.: Social networks, social support, and mortality among older people in Japan. J Gerontol 49 (1994), 3-13.
72. Tausch, A., Tausch, R.: Sanftes Sterben. Was der Tod für das Leben bedeutet. Reinbek 1985.
73. Thomas, H.: Sind Handeln und Unterlassen unterschiedlich legitimiert? Ethik in der Medizin 5 (1993), 70-82.
74. Thomasma, D.C.: The ethics of letting go. J Crit Care 8 (1993), 170-176. Der Artikel behandelt kritisch die fortschreitende Technisierung der Medizin und die daraus sich herleitende Forderung auf das Recht, zu sterben. Es wird versucht, den scheinbaren Gegensatz durch die Betonung der "Würde" des Menschen aufzulösen.
75. Thorson J. A., Powell, F.C.: Meanings of death and intrinsic religiosity. J Clin Psychol 46 (1990), 379-391.
76. Von-Engelhardt, D.: Das Bild des chronisch Kranken in der Literatur des 19. Jahrhunderts. Das Gesundheitswesen, 55 (1993), 112-118.
77. Wass, H.: Dying. Facing The Facts. New York 1989.
78. White, S.: Reflections upon caring for dying people. Inforum 12 (1991), 27.
79. Wilkes, E.: Dying now. Lancet 28 (1984), 950-952.
An 262 Todesfällen wird untersucht, welche Gründe zur Einweisung Sterbender in ein Krankenhaus führten. Es wird festgestellt, daß man-

gelnde Pflegemöglichkeit durch Angehörige ein häufiger Einweisungsgrund waren.

80. Winau, R., Rosemeier, H.-P. (Hrsg.): Tod und Sterben. De Gruyter, Berlin 1984.
81. Wirth, A.: Sterben und Tod. Aspekte einer psychologischen Anthropologie unter besonderer Berücksichtigung der psychoanalytischen Narzißmustheorie. Universität Zürich, Philosophische Fakultät. Zürich 1980.
82. Woll-Schuhmacher, I.: Sterben in Würde - ein Ergebnis sozialer Geborgenheit. Universitas 39 (1984), 915-924.

1.1 Bibliographien

83. Anziani Oggi. Quaderni: La morte, il morire oggi. Death and Dying Today. A.M.R. Supplementa Bibliographica 3
84. Benson, H.B.: The Dying Child. An annotated Bibliography. New York 1988.
85. Blair St., Giles B. A., Hillman H.: Dying and death, with special reference to brain death. A bibliography. Resuscitation 10 (1983), 235-251.
86. Fulton, R. (Hrsg.): Death, Grief and Bereavement. A Bibliography 1845-1975. New York 1977.
87. Koch, G. (Hrsg.): Euthanasie und Sterbehilfe. Eine dokumentierte Bibliographie. Erlangen 1990 (1984).
88. Terminal Care. A Bibliography With Abstracts. Springfield 1979.
89. Zentralstelle für Psychologische Information und Dokumentation, Universität Trier (Ed): Sterben und Tod. Eine Spezialbibliographie deutschsprachiger psychologischer Literatur. Bibliographien zur Psychologie, Nr. 51. Universität Trier, Zentralstelle für Psychologische Information und Dokumentation 1989.

2. Auseinandersetzung mit Sterben und Tod

2.1 Bei den Kranken

2.1.1 Erwachsene und Betagte

90. Bernhard, P.: Angst und Angstbewältigung von Patient und Personal einer medizinischen Intensivstation. Psychther Med Psychol 34 (1984), 50-55.

91. Birkholz, U.P. Angst vor dem Tod in Abhängigkeit von religiösen Einstellungen und Fortlebenserwartungen. Eine psychologische Untersuchung. Köln 1992.

92. Boeger, A.: Bewältigung des Todes bei terminal Erkrankten im mittleren Erwachsenenalter. Z Gerontol 25 (1992), 32-36.

93. Breuer, A.: Bewältigungsformen von Tod und Sterben. Köln 1989.

94. Bron, B.: Die "Wahrheit am Krankenbett" und ihre Bewältigung durch den unheilbar Kranken und Sterbenden. Fortschritte der Neurologie, Psychiatrie 55 (1987), 189-200.

95. Brown J. H., Henteleff P., Barakat S., Rowe C. J.: Is it normal for terminally ill patients to desire death? Am J Psychiatry 143 (1986), 208-211.
Bericht über eine hirntote, schwangere Frau, deren Vitalfunktionen 9 Wochen künstlich aufrechterhalten wurden, bis das Kind geboren wurde.

96. Cartwright, A.: Dying when you're old. Age Ageing 22 (1993), 425-430.

97. Catania, J. A., Turner, H. A., Choi, K. H., Coates, T. J.: Coping with death anxiety: help-seeking and social support among gay men with various HIV diagnoses. AIDS 6 (1992), 999-1005.
Diese an 52 Homosexuellen erhobene Studie kommt zu der Schlußfolgerung, daß die Effektivität von psychosozialer Unterstützung im Verlauf der Krankheit variiert. Nach Ausbruch von Symptomen wird von den Kranken vielschichtige Hilfe angenommen, die sowohl von gleichfalls Betroffenen als auch aus medizinischem und familiärem Bereich angenommen wird.

98. Clade, H.: Wachsende Herausforderungen an die Geriatrie und Gerontologie. Deutsches Ärzteblatt 88 (1991), 15.

99. Cohen, F., Lazarus, R.S.: Coping with the Stress of Illness. In: Stone, G.C. et al. (Eds.), Health Psychology. San Francisco 1980, 217-254.

100. Cotton, P.: Talk to people about dying - they can handle it, say geriatricians and patients. JAMA 269 (1993), 321-322.

101. Dufault, K., Martocchio, B. C.: Symposium on compassionate care and the dying experience. Hope: its spheres and dimensions. Nurs Clin North Am 20 (1985), 379-391.

102. Frankl, D., Oye, RK., Bellamy, P. E.: Attitudes of hospitalized patients toward life support: a survey of 200 medical inpatients. Am J-Med 86 (1989), 645-648.
103. Fry, P. S.: A factor analytic investigation of home-bound elderly individuals' concerns about death and dying, and their coping responses. J Clin Psychol 46 (1990), 737-748.
104. Garrett, G.: A natural way to go? Death and bereavement in old age. Prof Nurse 6 (1991), 744-746, 748-749.
105. Gasser, R.: Umfrage unter Betroffenen. Terminalphase: zu Hause oder im Spital. Krankenpflege 77 (1984), 15-19.
106. Göbel, B.L., Boeck, B.E.: Ego Integrity and Form of Death. A Comparison of Uninstitutional and Independently Living Older Adults. Death Studies Vol. 11. (1987).
107. Graham, H., Livesley, B.: Dying as a diagnosis: difficulties of communication and management in elderly patients. Lancet 12 (1983), 670-672.
108. Hagemaier, M.: Das Problem des Sterbens in der Gerontopsychiatrie. Psychiatrische Praxis 10 (1983), 115-121.
109. Halpert, E.: When the analyst is chronically ill or dying. Psychoanal Q 51 (1982), 372-389.
110. Heim, E., Moser, A., Adler, R.: Defense mechanisms and coping behavior in terminal illness. An overview. Psychother Psychosom 30 (1978), 1-17.
111 Heinrich, K.: Alter und Krankheit. Die Vernichtung des Unerträglichen. Fortschritte der Neurologie, Psychiatrie 59 (1991), 151-154.
112. Higginson, I., Wade, A., McCarthy, M.: Palliative care: views of patients and their families. Br Med J 301 (1990), 277-281.
113. Hinton, J.: Whom do dying patients tell? Br Med J 281 (1980), 1328-1330.
114. Howe, J.: Das Sterben als Gegenstand psychosozialer Alternsforschung. Enke 1987.
115. Kaplan, A. H., Rothman, D.: The dying psychotherapist. Am J Psychiatry 143 (1986), 561-572.
116. Kastenbaum, R.: Death as a Research Problem in Social Gerontology. Gerontologist 6 (1986), 67-69.
117. Kruse, A.: Sterben und Tod - Bestandteil unseres Lebens. In: Kruse, A., Lehr, U., Oswald, F., Rott, Ch.: Gerontologie - Wissenschaftliche Erkenntnisse und Folgerungen für die Praxis. Beiträge zur I. Gerontologischen Woche, Heidelberg, 9.6.-13.6.1986. Verlag Bayerischer Monatsspiegel 1987, 448-494.
118. Kruse, A.: Die Auseinandersetzung älterer Menschen mit chronischer Krankheit, Sterben und Tod. In: Kruse, A., Lehr, U., Oswald, F., Rott,

Ch.: Gerontologie - Wissenschaftliche Erkenntnisse und Folgerungen für die Praxis. Beiträge zur II. Gerontologischen Woche, Heidelberg, 18.6.-23.6.1987. Bayerischer Monatsspiegel Verlagsgesellschaft 1988, 384-426.

119. Kruse, A.: Coping with chronic disease, dying and death - a contribution to competence in old age. Compr Gerontol C 1 (1987), 1-11.

120. Levin, S., Berman, C., Bernstein, G., Bonner, B.: The dying patient - attitudes and responses. S Afr Med J 59 (1981), 21-24.

121. Loo, R.: Personality correlates of the Fear of Death and Dying Scale. J Clin Psychol 40 (1984), 120-122.

122. Marshall, J. R.: The dying elderly patient. Am Fam Physician 28 (1983), 161-5

123. Mehnert, H.: Vom Leben und Leiden unserer Patienten. In: Lasch, H.G., Schlegel, B.: Hundert Jahre Deutsche Gesellschaft für Innere Medizin. Die Kongreßeröffnungsreden der Vorsitzenden 1882-1982. München 1982, 975-987.

124. Meloche, M.: The patient and the dying psychiatrist. Can J Psychiatry 29 (1984), 330-334.

125. Meyer, J.-E.: Endlichkeit des Menschen als Gegebenheit seiner Lebensgeschichte. In: Blankenburg, W.: Biographie und Krankheit. Thieme 1989, 147-151.

Aus psychiatrischer Sicht wird der Tod als Ende der individuellen Lebensgeschichte erörtert. Die individuellen Unterschiede in der Einstellung zum Tod bilden einen wichtigen Teil der Darstellung.

126. Meyer, J.-E.: Todesangst und das Todesbewußtsein der Gegenwart. Springer [2]1982.

127. McCain, N. L., Gramling, L. F.: Living with dying: coping with HIV disease. Issues Ment Health Nurs 13 (1992), 271-284.

Die Studie umfaßt Interviews mit 36 HIV-infizierten Personen. Der Lebensweg wird verfolgt vom Bekanntwerden der HIV-Infektion (seropositiver Test) bis zur manifesten Krankheit Immunschwäche und zum bevorstehenden Tod. Wie die Personen mit der Erkenntnis der Infektion und dem Wissen über den bevorstehenden Krankheitsverlauf fertig werden, welche Mechanismen sie entwickeln, um der Bedrohung gewachsen zu sein, ist Gegenstand der Untersuchung. Die Arbeit beschreibt die psychologischen Stadien, die sich im Endstadium der Immunschwächekrankheit befinden. Besonderheiten im Umgang mit diesen Kranken werden geschildert. Einsamkeit und Angst sind oftmals vorherrschend, so daß verständnisvolle Hilfe anderer erforderlich ist.

128. McCracken, A.L., Gerdsen, L.: Sharing the Legacy. Hospice Care Principles for Terminally Ill Elders. J Gerontol Nurs 17 (1991), 4-8.

129. Munnichs, J.-M.-A.: Endlichkeit des Daseins. Implikationen für eine Psychologie des Alterns. In: Junkers, G., Petermann, F., Roennecke, B., Schmidtchen, S.: Anwendungsfelder der Klinischen Psychologie und Psychotherapie in verschiedenen Lebensaltern, Deutsche Gesellschaft für Verhaltenstherapie,1982, 111-117.
Altern in Würde setzt Interesse an der Zukunft, an der Umgebung, an den Umständen des täglichen Lebens, aber auch die Akzeptanz von Sterben und Tod als Bestandteil des Lebens voraus. Auf die Bewältigung des Verlustes nahestehender Personen wird eingegangen.

130. Ochsmann, R.: Umgang mit der eigenen Sterblichkeit. Beiträge zur Sozialpsychologie, Heft 2. Universität Saarbrücken 1993
Zunächst Diskussion eines Zusammenhanges zwischen Lebensendlichkeit und Sinn des Lebens. Klärung der Begriffe Angst und Furcht. Besonderheit: Der Autor hat einen Fragebogen zum Thema Furcht vor Tod und Sterben entwickelt.

131. Olhansky, J.S.: Notizen. 85 Jahre, dann ist Schluß. Anästhesiol und Intensivmedizin 12 (1990), 370.

132. Ritter-Gekeler, M.: Lebens- und Sterbekrisen. Untersuchungen zur Entwicklung der Bewältigungskonzepte in Psychologie und Sterbeforschung. Weinheim-München 1992.

133. Schmidt, R.: Probleme des Alters und des Todes als therapeutische Aufgabe in der Individualpsychologie. In: Mohr, F.: Individualpsychologie in der Bewältigung von Lebenskrisen. Beiträge zur Individualpsychologie, Nr. 6. Reinhardt 1985, 73-81.

134. Schmitz-Scherzer, R.: Sterben und Sterbebegleitung. In: Lang, E., Arnold, K.: Vorbereitung auf das aktive Alter. Grundlagen, Methoden, Inhalte. Referate der Zweiten Informationsmedizinischen Tage in Hamburg 1985. Enke 1986, 147-159.

135. Schmitz-Scherzer, R.: Sterben. Ein Versuch aus sozialgerontologischer Perspektive. In: Schmitz-Scherzer, R., Kruse, A., Olbrich, E. (Hrsg.): Altern. Ein lebenslanger Prozeß der sozialen Interaktion. Darmstadt 1990, 43-54.

136. Schmitz-Scherzer, R.: Sterben und Tod. In: Baltes, P.B., Mittelstraß, J. (Hrsg.): Altern. Aufgabe und Perspektiven. Berlin 1991.

137. Schmitz-Scherzer, R. (Hrsg.): Altern und Sterben. Angewandte Alterskunde, Band 6. Huber, Bern 1992.

Das 144 Seiten umfassende Buch enthält verschiedene Abschnitte:R. Schmitz-Scherzer: Sterben heute. P. Becker: Sterben aus der Sicht der heutigen Medizin. K.F. Becker: Sterben aus christlicher Sicht. A. Kruse: Sterbende begleiten. V. Kast: Unfähig zu trauern? P.-R. Muschawek-Kürten: Die Hospizbewegung in Deutschland.

138. Schmitz-Scherzer, R.: Sterben und Tod im Alter. In: Baltes, P.B, Mittelstrass, J.: Zukunft des Alterns und gesellschaftliche Entwicklung. De Gruyter 1992, 544-562.
139. Schneider, W.F.: Zukunftsbezogene Zeitperspektive von Hochbetagten. Beiträge zur Gerontologie, Empirische Forschung, Band 1. Roderer 1989.
140. Schröder, A.: Psychische Bewältigungsstrategien bei Brustkrebspatientinnen. Frankfurt-Bern-New York 1985.
141. Schwendtke, A.: Krankenverhalten, kritische Lebenssituationen und coping. Ein medizinsoziologischer Beitrag zu Analysen über Bewältigungen belastender sozialer Situation bei chronisch Kranken. Konstanz 1986.
142. Seale, C.: Communication and awareness about death: a study of a random sample of dying people. Soc Sci Med 32 (1991), 943-952.
143. Purtilo, R. B. : Similarities in patient response to chronic and terminal illness. Phys Ther 56 (1976), 279-284.
144. Schweidtmann, W.: Bewältigung von 'tödlichen' Wahrheiten. Ergebnisse einer empirischen Befragung über die Auseinandersetzung mit dem nahen Tod. Wege zum Menschen 41 (1989), 193-204.
145. Smith, D. K., Nehemkis, A. M., Charter, R. A.: Fear of death, death attitudes, and religious conviction in the terminally ill. Int J Psychiatry Med 13 (1983), 221-232.
146. Still, A., Todd, C.: Differences between terminally ill patients who know, and those who do not know, that they are dying. J Clin Psychol 42 (1986), 287-296.

    Es wird über Interviews mit 22 Allgemeinärzten berichtet. Es wird nach deren Auffassung und Vorgehen im Umgang mit Sterbenden gefragt. Für die Mehrzahl der Befragten war die ärztliche Begleitung der Sterbenden Erfüllung der ärztlichen Aufgabe.
147. Streim, J. E., Marshall, J. R.: The dying elderly patient.Am Fam Physician 38 (1988), 175-183.

    Die Rolle das Arztes als Familienarzt wird im Umgang mit Sterbenden und deren Familie sichtbar gemacht.
148. Vader, B., Wrubel, B., Vader, M.: Death, dying, and the patient with acquired immunodeficiency syndrome. Clin Podiatr Med Surg 9 (1992), 993-996.

149. Valent, P.: Issues with dying patients. Med J Aust 1 (1978), 433-437.
150. Wittkowski, J.: Die Auseinandersetzung mit der Todesthematik - eine Determinante erfolgreichen Alterns? Z Gerontologie 13 (1980), 552-559.
151. Yalom, I. D., Greaves, C.: Group therapy with the terminally ill. Am J Psychiatry 134 (1977), 396-400.

2.1.2 Kinder und Jugendliche

152. Bürgin, D.: Das Kind, die lebensbedrohende Krankheit und der Tod. Huber-Verlag, Bern/Stuttgart/Wien 1978.
Die hochspezialisierte Behandlung neoplastischer Erkrankungen konfrontiert Patienten, Angehörige, Pflege, Ärzte mit langdauernden psychischen Belastungen. Kinder und Jugendliche reagieren auf die potentiell tödliche Krankheit mit einer vorzeitigen, kognitiven und emotionalen Entwicklung. Sie entspricht einer chronischen Streßsituation mit krisenhaften Einbrüchen. Das Ich des Patienten versucht in oszillierenden Phantasieläufen die Bedrohung schrittweise umzugestalten und sofern möglich zu lösen. Bei rasch fortschreitender Krankheit finden sich weitgehende, langdauernde Regressionen mit Einschränkung der sekundären Autonomie und eine kaum zu bewältigende Angst. Soll dem todkranken Kind beigestanden werden, ist des notwendig seine Psychodynamik zu verstehen. Diesem Ziel nähert sich der Kinderpsychiater Bürgin, indem er zunächst die ontogenetische Entwicklung der Begriffe 'Leben' und 'Tod' darstellt sowie auf die psychischen Aspekte somatischer Krankheit und die Besonderheiten pädiatrischer Onkologie eingeht. Den Schwerpunkt des Buches bilden Untersuchungen (Projektive Tests, unstrukturierte Interviews, Spontanzeichnungen) von Kindern und Jugendlichen mit Malignomen.
153. Fischer, E.: Todesvorstellungen von Jugendlichen. Eine empirische Untersuchung zu kognitiven Todesvorstellungen und emotionalem Todeserleben jugendlicher Hauptschüler. Regensburg 1990.
154. Flemming, I.: Tod und Trauer in Kinderbüchern. Praxis Spiel & Gruppe 4 (1991), 110-116.
155. Fröhlich, F.: Die seelische Verarbeitung lebensbedrohlicher Krankheit im Jugendalter. Basel 1986.
156. Gamstorp, I.: The chronically ill, handicapped, dying child and his family: need for total care and support. Brain Dev 2 (1980), 127-132.

157. Goldman, A., Christie D.: Children with cancer talk about their own death with their families. Pediatr Hematol Oncol 10 (1993), 223-231.
158. Gutjahr, P.: Sterben und Tod von Kindern in unserer Zeit. In: Eiff, W. v. (Hrsg.): Kompendium des Krankenhauswesens. Beiträge zu ökonomischen, technischen und rechtlichen Problemen im Krankenhaus. Bd. 1. Bettendorf, Bad Homburg 1987.
159. Iskenius-Emmler, H.: Psychologische Aspekte von Tod und Trauer bei Kindern und Jugendlichen. Europäische Hochschulschriften, Reihe 6, Psychologie, Band 263. Lang 1988.
160. Kohler, J. A., Radford, M.: Terminal care for children dying of cancer: quantity and quality of life. Br Med J Clin Res Ed 291 (1985), 115-116.
161. Kübler-Ross, E.: Kinder und Tod. Kreuz Stuttgart 1984.
Kübler-Ross schildert kompetent ihre Erfahrungen in der Arbeit mit sterbenden Kindern und deren Eltern. Das Buch beschreibt, wie Kinder ihre Krankheit und ihr Sterben erleben, das innere Wissen der Kinder, mit dem sie ihrem Tod begegnen.
162. Lansdown, R.: The care of the child facing death. Prog Pediatr Surg 22 (1989), 64-68.
163. Lascari, A. D.: The dying child and the family. J Fam Pract 6 (1978), 1279-1286.
164. Leist, M.: Kinder fragen nach dem Tod. Gütersloh 1990.
165. Lewis, S., Armstrong, S. H.: Children with terminal illness: a selected review. Int J Psychiatry Med 8 (1977), 73-82.
166. Lonetto, R.: Children's Conceptions Of Death. New York 1980.
167. Malone, M. M.: Consciousness of dying and projective fantasy of young children with malignant disease. J Dev Behav Pediatr 3 (1982), 55-60.
168. Petersen, K. A.: Selective treatment decisions and the legal rights of very young infants.Med J Aust 160 (1994), 377-381.
169. Reuter, St.: Einstellungen zu Tod und Sterben bei Jugendlichen. In: Pritzel, M., van Quekelberghe, R.: Landauer Studien zur Psychologie. Von der Grundlagenforschung zur Anwendung. Asanger 1990, 152-173.
170. Reuter, St.; Grzybinski, O.; Tent, L.: Einstellungen Jugendlicher zu Tod und Sterben. Berichte aus dem Fachbereich Psychologie, Nr. 99. Universität Saarbrücken, Fachbereich Psychologie 1990.
171. Reuter, St., Grzybinski, O., Tent, L.: Einstellungen Jugendlicher zu Tod und Sterben. Psychologische Beiträge 33 (1991), 202-235.
172. Riehm, H.: Tod und Sterben von krebskranken Kindern. In: Wiemann, R., Rosemeier H.P. (Hrsg.): Tod und Sterben. Berlin 1984, 310-316.

173. Rosemeier, H.P.: Zur Psychologie der Begegnung des Kindes mit dem Tod. In: Wiemann, R., Rosemeier H.P. (Hrsg.): Tod und Sterben. Berlin 1984, 291-304.
174. Rosenheim, E., Reicher, R.: Informing children about a parent's terminal illness. J Child Psychol Psychiatry 26 (1985), 995-998.
175. Schleiff, W.: Gedanken und Gefühle Jugendlicher zum Sterben und Tod. Hamburg 1983.
176. Seifert, R., Häseler, V.: Die Begegnung mit dem Tod - Gegenstand eines problemorientierten Seminars. Zeitschrift für Heilpädagogik 37 (1986), 785-791.
177. Shrier, D. K.: The dying child and surviving family members. J Dev Behav Pediatr 1 (1980), 152-157.
178. Student, J.-Ch.: Im Himmel welken keine Blumen. Kinder begegnen dem Tod. Freiburg 1992.
179. Varga, B.: Leben und Sterben bei Kindern. Roderer, Regensburg 1991.
180. Wagner, K.D.: Über Sterben und Tod im Kindesalter. Wissenschaftliche Zeitschrift der Wilhelm-Pieck-Universität Rostock. Naturwissenschaftliche Reihe 35 (1986), 93-94.

2.1.3 Suicidale

181. Allebeck, P., Bolund, C.: Suicides and suicide attempts in cancer patients. Psychol Med 21 (1991), 979-984.
182. Courage M. M., Godbey K. L., Ingram D. A., Schramm L. L., Hale W. E.: Suicide in the elderly: staying in control. J Psychosoc Nurs Ment Health Serv 31 (1993), 26-31.
183. Heuft, G.: Depression, Suizidalität und Sterben. In: Hirsch, R.D.: Altern und Depressivität. Angewandte Alterskunde, Band 4. Huber 1993, 119-128.
184. Hietanen, P., Lonnqvist, J.: Cancer and suicide. Ann Oncol 2 (1991), 19-23.
185. Kerkhof, A. J., Visser, A. P., Diekstra, R. F., Hirschhorn, P. M.: The prevention of suicide among older people in The Netherlands: interventions in community mental health care. Crisis 12 (1991), 59-72.
186. Olkinuora, M., Asp, S., Juntunen, J., Kauttu, K., Strid, L., Aarimaa, M.: Stress symptoms, burnout and suicidal thoughts in Finnish physicians. Soc Psychiatry Psychiatr Epidemiol 25 (1990), 81-86.

187. Pohlmeier, H.: Selbstmord und ein guter Tod. Suizidprophylaxe 12 (1985), 247-263.

188. Scharrer, S.: Was heißt: Recht auf den eigenen Tod? Philosophisch-theologische Aspekte des Umgangs mit dem eigenen Tod. Suizidprophylaxe 12 (1985), 91-111.

2.2 bei den Betreuenden

2.2.1 Ärztliche Einstellungen - allgemein

189. Baume, P.: Living and dying. A paradox of medical progress. Med J Aust 159 (1993), 792-794.

190. Böhme, W. (Hrsg.): Der Arzt und das Sterben. Karlsruhe 1981.

191. Chapman, R.M.: Doctors and Dying. Journal of the American Medical Association 247 (1982), 2569.

192. Charlton, R. C.:Attitudes towards care of the dying: a questionnaire survey of general practice attenders. Fam Pract 8 (1991), 356-359.

193. Durand, R. P., Dickinson, G. E., Sumner, E. D., Lancaster, C. J.: Family physicians' attitudes toward death and the terminally-ill patient. Fam Pract Res J 9 (1990), 123-129.
Ein Umfrage unter 441 Allgemeinärzten in South Carolina ergab, daß die Einstellung der Ärzte zu Tod und Sterben unter anderem vom Lebensalter der Ärzte abhängig war: Ältere Ärzte standen dem Problem aufgeschlossener gegenüber als jüngere. Eine positive Einstellung war bei Ärzten mit religiöser Bindung häufiger, gleichfalls bei solchen, die während ihres Medizinstudiums eine entsprechende Ausbildung erfahren hatten. Schlußfolgerung: Konzepte zum Thema Tod und Sterben und Umgang mit Schwerkranken sollten Bestandteil des Medizinstudiums sein.

194. Gallup, D. G., Labudovich, M., Zambito, P. R.: The gynecologist and the dying cancer patient. Am J Obstet Gynecol 144 (1982), 154-161.

195. Jores, A.: Vom kranken Menschen. Thieme, Stuttgart 1961

196. Jores, A.: Der Mensch und seine Krankheiten. Klett, Stuttgart 1962.

197. Kanzow, U.: Sterbehilfe als persönlicher Beistand überfordert Ärzte und Pflegekräfte. Arzt im Krankenhaus 5 (1979), 279-280.

198. Kaye, J. M.: The physician's role with the terminally ill patient. Clin Geriatr Med 4 (1988), 13-27.
Aufrichtige Kommunikation zwischen Arzt, Patient und Familie sind erforderlich. Wer schwerkranke und sterbende Patienten betreut, wird eigene Reifung erfahren.

199. Knupp, B.: Krankheitserleben und Sterben von AIDS-Patienten. Frankfurt/Main 1990.

200. Lawin, P.: Grenzen christlichen Handelns und Therapieabbruch in der Intensivtherapie. Langenbecks Arch Chir Suppl (Kongreßbericht 1993), 391-395.

201. Lensing, H.: Das Todesproblem bei alten Leuten. Eine kulturvergleichende Studie zwischen Altersheiminsassen in Österreich und in Amerika. Universität Salzburg, Philosophische Fakultät. Salzburg 1974.

202. Levenson, S. A., List, N. D., Zaw-Win, B.: Ethical considerations in critical and terminal illness in the elderly. J Am Geriatr Soc 29 (1981), 563-567.

203. Merriman, A., Lau-Ting, C.: Reactions to death and dying by doctors, medical students and nurses in Singapore 1985-86. Ann Acad Med Singapore 16 (1987), 133-136.

204. Mühlen, H.: Die Sorgen sterbender Patienten. Ansichten von Ärzten, Schwestern, Pflegern, Spitalpfarrern und Patienten im Vergleich. Philosophische Fakultät I, Universität Zürich 1987

205. Nuland, S.B.: Wie wir sterben. Ein Ende in Würde? Kindler, München 1994.

206. Olkinuora, M., Asp, S., Juntunen, J., Kauttu, K., Strid, L., Aarimaa, M.: Stress symptoms, burnout and suicidal thoughts in Finnish physicians. Soc Psychiatry Psychiatr Epidemiol 25 (1990), 81-86.

207. Robbins, I., Lloyd, C., Carpenter, S., Bender, M. P.: Staff anxieties about death in residential settings for elderly people. J Adv Nurs 17 (1992), 548-553.

208. Roberts F.J.: The doctors attitude to the dying Patient. New Zealand Medical Journal 87 (1978), 181.

209. Scheel, B. J., Lynn, J.: Care of dying patients. Clin Geriatr Med 4 (1988), 639-654.
Sorgende Begleitung in der letzten Lebensphase Schwerkranker wird als Verpflichtung und Privileg des Arztes geschildert. Bewertung der medizinischen Befunde und Untersuchungsergebnisse sind nur ein Teil dieser Verpflichtung, die durch verständnisvolle Einschätzung der psychologischen, sozialen und mentalen Situation zu ergänzen sind. Soviel wie möglich soll der Patient in Entscheidungsprozesse einbezogen werden.

210. Sonnenblick, M., Friedlander, Y., Steinberg, A.: Dissociation between the wishes of terminally ill parents and decisions by their offspring. J Am Geriatr Soc 41 (1993), 599-604.

In der Arbeit wird die Frage behandelt, wie sich die Nachkommen zur Anwendung lebensverlängernder Maßnahmen bei ihren Eltern stellen. Die Maßnahmen der Basisbehandlung zur Lebenserhaltung werden (wie zu erwarten) fast immer gewünscht. Nur eine Minderheit der Nachkommen verlangt sogenannte aggressive lebenserhaltende Maßnahmen. Der Grad der Verwandschaft und die Religiosität beeinflussen die Stellungnahme wesentlich.

211. Steinmetz, D., Walsh, M., Gabel, L. L., Williams, P. T.: Family physicians' involvement with dying patients and their families. Attitudes, difficulties, and strategies. Arch Fam Med 2 (1993), 753-760.
Interviews mit 35 Allgemeinärzten in Ohio zeigten, daß die Allgemeinärzte die Sorge für sterbende Patienten und deren Familien als wesentliche Aufgabe betrachten. Dabei handelt es sich um einen wichtigen Teil der sogenannten Familienmedizin. Zwar betrachteten sich die Allgemeinärzte als befriedigend ausgebildet für diese Aufgabe, doch wünschten sie bessere Weiterbildung auf diesem Gebiet der medizinischen Praxis.

212. Tietz, W., Powars, D.: The pediatrician and the dying child. "Physician, know thyself".Clin Pediatr Phila 14 (1975), 585-591.

213. Todd, C., Still, A.: General practitioners' strategies and tactics of communication with the terminally ill. Fam Pract 10 (1993), 268-276.

2.2.2 Ärztliche Einstellungen - in der Palliativmedizin

214. Aulbert, E.: Therapie tumorbedingter Schmerzzustände. Münch med Wschr 129 (1987), 647-650.

215. Besser, S.: Sanfte Schmerz-Therapie mit mentalen Methoden. Düsseldorf 1989.

216. Chan, A., Woodruff, R.K.: Palliative Care in a General Teaching Hospital. Assessment of needs. Med J Aust 155 (1991), 597-599.

217. Charlton R.: The philosophy of palliative medicine: a challenge for medical education.Med Educ 26 (1992), 473-477.

218. Doyle, D.: Palliative Care. The Management Of Far-Advanced Illness. Philadelphia 1984.

219. Doyle, D.: Morphine. Myths, Morality and Economics. Postgrad Med J 67 Suppl 2 (1991), 70-73.

220. Doyle, D., Hanks, G.W.C., MacDonald, N.: (eds.): Oxford Textbook of palliative medicine. Oxfort University Press, Oxford 1993.

221. Driscoll, C. E.: Symptom control in terminal illness. Prim Care 14 (1987), 353-363.
222. Floetzer, T.: Schmerztherapie im Christopherus-Haus. Forum Gesundheitswissenschaften 2 (1991), 73-88.
223. Fothergill-Bourbonnais, F., Wilson-Barnett, J.: A Comparative Study of Intensive Therapy Unit and Hospice Nurses' Knowledge on Pain Management. J Adv Nurs 17 (1992), 362-372.
224. Higginson, I.J., Wade, A.M., McCarthy, M.: Effectiveness of Two Palliative Support Teams. J Public Health Med 14 (1992), 50-56.
225. Jonen-Thielemann, I.: Die Betreuung und Versorgung unheilbar Krebskranker. Der Umgang des Arztes mit dem Kranken. In: Pichlmaier, H. (Hrsg.): Palliative Krebstherapie. Springer, Berlin 1991.
226. Jonen-Thielemann, I.: Allgemeine Probleme der Sterbebegleitung in der Palliativmedizin. In: Bundesärztekammer (Hrsg.): Fortschritt und Fortbildung in der Medizin. Bd. 18 (1994/95). Deutscher Ärzte-Verlag. Köln 1994.
227. Jonen-Thielemann, I.: Zehn Jahre Palliativstation: Chirurgische Universitätsklinik Köln. In: Klaschik, E., Nauck, F. (Hrsg.): Palliativmedizin heute. Springer, Berlin 1994.
228. Jonen-Thielemann, I.: Palliativmedizin, Palliativstation - ein Bekenntnis zum Menschen. Münch Med Wschr 136 (1994), 605-609.
229. Kirchling, J.M.: Family Based Palliative Care. New York 1990.
230. Klaschik, E., Nauck, F.: Therapieerfahrungen im stationären Palliativbereich. In: A. Nassehi, Pohlmann R. (Hrsg.): Sterben und Tod. Probleme und Perspektiven der Organisation von Sterbebegleitung. Münster-Hamburg 1992.
231. Klaschik, E., Nauck, F. (Hrsg.): Palliativmedizin heute. Springer, Berlin 1994.
232. Lee, D.S., McPherson, M.L., Zuckerman, I.H.: Quality Assurance. Documentation of Pain Assessment in Hospice Patients. Am J Hosp Palliat Care 9 (1992), 38-43.
233. Levy, M.H.: Pain Management in Advanced Cancer. Semin Oncol 12 (1985), 394-410.
234. Lubin, S.: Palliative care - could your patient have been managed at home? J Palliat Care 8 (1992), 18-22.
235. Marizin, K., Somoza, E.J., Fridlender, H.: Oral Morphine In The Treatment Of Patients With Terminal Disease. Medicina B Aires 50 (1990), 532-536.
236. Marks, M.: Palliative care. Nurs Stand 6(33 Suppl NU) (1992), 9-14.

237. McGivney, W. T., Crooks, G. M.: The care of patients with severe chronic pain in terminal illness. JAMA 251 1984 1182-1188.

238. Morris, J.N. et al.: The Effect of Treatment Setting and Patient Characteristics an Pain in Terminal Illness. A Report From The National Hospice Study. J Chron Dis 39 (1986), 27-35.

239. Penn, K.: Passive euthanasia in palliative care. Br J Nurs 1 (1992), 462-466.

240. Pichlmaier, H. (Hrsg.): Palliative Krebstherapie. Berlin 1991.

241. Rhymes, J. A.: Clinical management of the terminally ill. Geriatrics 46 (1991), 57-62, 67.

242. Ryan, D. P., Carson, M. G., Zorzitto, M. L.: The first international conference on the Palliative Care of the Elderly: an overview. J Palliat Care 5 (1989), 40-42.

243. Saunders, C., Baines, M.: Leben mit dem Sterben. Betreuung und medizinische Behandlung todkranker Menschen. Bern 1991.
Das Buch von Saunders und Baines ist für den Praktiker geschrieben, der mit der palliativen Pflege zum ersten Mal in Berührung kommt. Es bietet eine Vielzahl praktischer Hinweise im Umgang mit dem Schmerz und zeigt hier seine Stärke. Orientiert an den Bedürfnissen des Patienten wird das Wesen des Schmerzes ebenso angesprochen wie der genaue Einsatz von Analgetika, ihre Unterstützung mittels weiterer Behandlungsmöglichkeiten, die Symptomkontrolle im Endstadium der Krankheit und die psychosoziale Begleitung. Eine Liste wichtiger Adressen in Deutschland verweist auf Ansprechpartner.

244. Schnürch, H. G., Bender, H. G.: Aspekte der palliativen Medizin bei fortgeschrittener Malignomerkrankung am Beispiel des Ovarialkarzinoms. GBK-Mitteilungsdienst 50 (1987), 9-17.

245. Student, J.-C.: Ohne Schmerzen sterben. In: D.W.v. Goddenthow (Hrsg.): Mit dem Tod leben. Freiburg 1989.

246. Tate, T.: Palliative medicine: its content and training. Br J Hosp Med 44 (1990), 140-141.

247. Thielemann-Jonen, I., Pichlmaier, H.: Terminale Pflege Krebskranker. Erfahrungen aus dem Modell einer Station für palliative Therapie in der Chirurgischen Universitätsklinik Köln. Münch Med Wschr 130 (1988), 279-283

248. Twycross, R., Zenz, M.: Die Anwendung von oralem Morphin bei inkurablen Schmerzen. Anästhesist 32 (1983), 279-283.

249. Twycross, R. G.: Care of the dying. Symptom control. Br J Hosp Med 36 (1986), 244-246, 248-249.

250. Wakefield, M. A., Beilby, J., Ashby, M. A.: General practitioners and palliative care. Palliat Med 7 (1993), 117-126.
Eine Umfrage unter 158 australischen Allgemeinärzten wurde von 74 % der Befragten beantwortet. Als Resultat wird regelmäßige Weiterbildung in den Möglichkeiten der palliativen Therapie für erforderlich gehalten. Auch sollte palliative Therapie schon Bestandteil des Medizinstudiums sein.
251. Woodruff, R.K., Jordan, L., Eicke, J.P., Chan, A.: Palliative Care in a General Teaching Hospital. 2. Establishment of a Service. Med J Aust 155 (1991), 662-665.
252. Zielinski, H.R.: Wo Schmerzen ihre Schrecken verlieren. Ein Modell der palliativen Therapie. Matthias-Grünewald-Verlag 1988.

2.2.3 Ärztliche Entscheidungsprozesse, rechtliche Bewertungen, Patiententestament

253. Ashby M., Wakefield M.: Attitudes to some aspects of death and dying, living wills and substituted health care decision-making in South Australia: public opinion survey for a parliamentary select committee. Palliat Med 7 (1993), 273-282.
254. Barroso, P., Osuna, E., Luna, A.: Doctors' death experience and attitudes towards death, euthanasia and informing terminal patients. Med Law 11 (1992), 527-533.
255. Brody, H., Noel, M. B.: Dietitians' role in decisions to withhold nutrition and hydration. J Am Diet Assoc 91 (1991), 580-585.
256. Campbell, A. G.: Deciding the care of severely malformed or dying infants. J Med Ethics 5 (1979), 65-67.
257. Candy, C. E.: 'Not for resuscitation': the student nurses' viewpoint. J Adv Nurs 16 (1991), 138-146.
258. Cantor, N. L.: The permanently unconscious patient, non-feeding and euthanasia. Am J Law Med 15 (1989), 381-437.
259. Caralis, P. V., Hammond, J. S.: Attitudes of medical students, housestaff, and faculty physicians toward euthanasia and termination of life-sustaining treatment. Crit Care Med 20 (1992), 683-690.
260. Carton, R. W., Brown, M. D.: Ethical considerations and CPR in the elderly patient. Clin Chest Med 14 (1993), 591-599.
CPR steht für kardio-pulmonale Wiederbelebung. Dies ist eine häufig angewendete Methode in der Behandlung schwerkranker Patienten. In der

Arbeit werden ethische und rechtliche Betrachtungen angestellt, welche die Entscheidung zum Handeln beeinflussen.

261. Chan, A., Woodruff R,. K.: Palliative care in a general teaching hospital. 1. Assessment of needs. Med J Aust 155 (1991), 597-599.

262. Cohen, C. B.: Interdisciplinary consultation on the care of the critically ill and dying: the role of one hospital ethics committee. Crit Care Med 10 (1982), 776-784.

263. Coyle, N.: Continuity of care for the cancer patient with chronic pain. Cancer 63(11 Suppl) (1989), 2289-2293.

264. Daffurn, K., Kerridge, R., Hillman, K. M.: Active management of the dying patient. Med J Aust 157 (1992), 701-704.
Der Artikel beginnt mit dem Hinweis, daß die aktiven Handlungen von Ärzten bei terminal kranken Patienten gewöhnlich nur vom theoretischen oder nur vom philosophischen Standpunkt aus beleuchtet werden. Im Gegensatz dazu werden hier Einzelheiten des ärztlichen Handelns in einem großen Krankenhaus in Sidney beschrieben. Es wird dargelegt, aus welchen Gründen bei terminal Kranken z.B. die künstliche Beatmung beendet wurde. Vor einer solchen Handlung wurde Consensus der an der Behandlung Beteiligten hergestellt. Die Mehrzahl der Angehörigen akzeptierte die Entscheidung. Entscheidungsgrundlagen werden dargelegt. Der Artikel schließt mit der Aufforderung, daß sich sowohl Professionelle als auch die Gesellschaft an der Diskussion solchen Vorgehens beteiligen mögen.

265. Daly, B. J., Newlon, B., Montenegro, H. D., Langdon, T.: Withdrawal of mechanical ventilation: ethical principles and guidelines for terminal weaning. Am J Crit Care 2 (1993), 217-223.

266. Davidson, B., Van der Laan, R., Davis, A., Hirschfeld, M., Lauri, S., Norberg, A., Phillips, L., Pitman, E., Ying, L. J., Ziv, L.: Ethical reasoning associated with the feeding of terminally ill elderly cancer patients. An international perspective. Cancer Nurs 13 (1990), 286-292.

267. Davies, J. M., Reynolds, B. M.: The ethics of cardiopulmonary resuscitation. I. Background to decision making. Arch Dis Child 67 (1992), 1498-1501.

268. Drerup, U.: Stellungnahme zu der Arbeit von K. M. Flechtner, W. Gaebel und H. Helmchen: Lebensverlängernde Maßnahmen versus würdiges Sterben bei dementen Patienten, Nervenarzt 61 (1990), 561-564. Nervenarzt 62 (1991), 454.

269. Duff, R. S., Campbell, A. G.: On deciding the care of severely handicapped or dying persons: with particular reference to infants. Pediatrics 57 (1976), 487-493.
270. Duff, R. S.: Guidelines for deciding care of critically ill or dying patients. Pediatrics 64 (1979), 17-23.
271. Emanuel, L. L., Barry, M. J., Stoeckle, J. D., Ettelson, L. M., Emanuel, E. J.: Advance directives for medical care-a case for greater use N Engl J Med 324 (1991), 889-895.
272. Fisher, R. H., Meslin, E. M.: Should living wills be legalized? Can Med Assoc J 142 (1990), 23-26.
273. Fishman, B.: The cognitive behavioral perspective on pain management in terminal illness. Hosp J 8 (1992), 73-88.
274. Fox, E., Siegler, M.: Redefining the emergency physician's role in do-not-resuscitate decision-making. Am J Med 92 (1992), 125-128.
275. Freyer, D. R.: Children with cancer: special considerations in the discontinuation of life-sustaining treatment. Med Pediatr Oncol 20 (1992), 136-142.
276. Fried, T. R., Stein, M. D., O'Sullivan, P. S., Brock, D. W., Novack, D. H.: Limits of patient autonomy. Physician attitudes and practices regarding life-sustaining treatments and euthanasia. Arch Intern Med 153 (1993), 722-728.
277. Fried, T.R., Gillick, M. R.: Medical decision-making in the last six months of life: choices about limitation of care. J Am Geriatr Soc 42 (1994), 303-307.
278. Gamble, E. R., McDonald, P. J., Lichstein, P.R.: Knowledge, attitudes, and behavior of elderly persons regarding living wills. Arch Intern Med 151 (1991), 277-280.
279. Gillick, M. R., Hesse, K., Mazzapica, N.: Medical technology at the end of life. What would physicians and nurses want for themselves? Arch Intern Med 153 (1993), 2542-2547.
280. Goetz, L. v., Huber, M.: Das technisch Machbare und die Menschenwürde. Psychologie heute 9 (1982), 76-80.
281. Gross, R.: Die Lebensverlängerung und ihre Grenzen. Dtsch Ärztebl 88 (1991), 838-839.
282. Grote Janz, C. v., Weingarten, E.: Technikgebundene Handlungsabläufe auf der Intensivstation. Zum Zusammenhang von medizinischer und therapeutischer Beziehung. Zschr Soz 12 (1985), 328-340.

283. Henry, J. B., Landolt, A. B., Loeb, L. et al.: Medical futility. Committee on Bioethical Issues of the Medical Society of the State of New York. N Y State J Med 92 (1992), 485-488.

284. Higginson, I.: Palliative care: a review of past changes and future trends. J Public Health Med 15 (1993), 3-8.
Unter dem Gesichtspunkt zukünftiger Aufgaben der Palliativ-Medizin wird überlegt, ob sich Hospize und ambulante Hilfen zunehmend mit Aids-Patienten befassen sollten.

285. Hughes, D. L., Singer, P. A.: Family physicians' attitudes toward advance directives. Can Med Assoc J 146 (1992), 1937-1944.

286. Jansson, L., Norberg, A.: Ethical reasoning concerning the feeding of terminally ill cancer patients. Interviews with registered nurses experienced in the care of cancer patients. Cancer Nurs 12 (1989), 352-358.

287. Kapp, M. B.: Law, medicine, and the terminally ill: humanizing the approach to risk management. Health Care Manage Rev 12 (1987), 37-42.

288. Knox, L. S.: Ethical issues in nutritional support nursing. Withholding and withdrawing nutritional support. Nurs Clin North Am 24 (1989), 427-436.

289. Lappe, M.: Dying while living: a critique of allowing-to-die legislation. J Med Ethics 4 (1978), 195-199.

290. Latimer, E. J.: Ethical decision-making in the care of the dying and its applications to clinical practice. J Pain Symptom Manage 6 (1991), 329-336.

291. Lo, B., Jonsen, A. R.: Ethical decisions in the care of a patient terminally ill with metastatic cancer. Ann Intern Med 92 (1980), 107-111.

292. Loewy, E. H.: Involving patients in do not resuscitate (DNR) decisions: an old issue raising its ugly head. J Med Ethics 17 (1991), 156-160.

293. Musgrave, C. F.: Terminal dehydration. To give or not to give intravenous fluids? Cancer Nurs 13 (1990), 62-66.

294. Nord, E.: The relevance of health state after treatment in prioritising between different patients. J Med Ethics 19 (1993), 37-42.

295. Opderbecke, H.W.: Wo liegen die Grenzen der Intensivmedizin? Fortbildungskongreß der Bayrischen Landesärztekammer. Selecta 21 (1985), 2050.

296. Petersen K. A.: Selective treatment decisions and the legal rights of very young infants. Med J Aust 160 (1994), 377-381.

297. Rosner, F., Kark, P. R., Bennett, A. J., Buscaglia, A., Cassell, E. J., Farnsworth, P. B., Halpern, A. L., Slomka, J.: The negotiation of death: clinical decision making at the end of life. Soc Sci Med 35 (1992), 251-259.

298. Ryan, D.P., Carson, M. G., Zorzitto, M. L.: The first international conference on the Palliative Care of the Elderly: an overview. J Palliat Care 5 (1989), 40-42.

299. Schäfer, H.: Was darf die Medizin von dem, was sie kann? Medizin Mensch Gesellschaft 12 (1987), 144-152.

300. Schara, J. (Interviewpartner): Intensivmedizin: Leben erhalten um jeden Preis? Ein Gespräch mit Joachim Schara. Psychologie heute 9 (1982), 68-75.

301. Schölmerich, P.: Probleme der Intensivmedizin. In: Medizin und Gesellschaft. Frankfurt/Main 1982, 77-97.

302. Scurry, M. T., Bruhn, J. G., Bunce, H.: The house officer and the dying patient: attitudes, experiences, and needs. Gen Hosp Psychiatry 1 (1979), 301-305.

303. Solomon, M. Z., O'Donnell, L., Jennings, B., Guilfoy, V., Wolf, S. M., Nolan, K., Jackson, R., Koch Weser, D., Donnelley, S.: Decisions near the end of life: professional views on life-sustaining treatments. Am J Public Health 83 (1993), 14-23.

304. Sonnenblick, M., Friedlander, Y., Steinberg, A.: Dissociation between the wishes of terminally ill parents and decisions by their offspring. J Am Geriatr Soc 41 (1993), 599-604.

In der Arbeit wird die Frage behandelt, wie sich die Nachkommen zur Anwendung lebensverlängernder Maßnahmen bei ihren Eltern stellen. Die Maßnahmen der Basisbehandlung zur Lebenserhaltung werden (wie zu erwarten) fast immer gewünscht. Nur eine Minderheit der Nachkommen verlangt sogenannte aggressive lebenserhaltende Maßnahmen. Der Grad der Verwandschaft und die Religiosität beeinflussen die Stellungnahme wesentlich.

305. Snider, G. L.: The do-not-resuscitate order. Ethical and legal imperative or medical decision? Am Rev Respir Dis 143 (1991), 665-674.

Der Versuch einer kardiopulmonalen Wiederbelebung ist in den USA weit verbreitet und führt in etwa 15 % zu einem Langzeitüberleben. Es wird festgestellt, daß der Patient das Recht hat, Versuche zur Wiederbelebung abzulehnen. Ein Wiederbelebungsversuch sollte auch dann nicht unternommen werden, wenn der behandelnde Arzt diesen für aussichtslos hält. Die rechtlichen Bedingungen - schriftliche Anweisung - werden erörtert.

306. Solomon, M. Z., O'Donnell, L., Jennings, B., Guilfoy, V., Wolf, S. M., Nolan, K., Jackson, R., Koch-Weser, D., Donnelley, S.: Decisions near the end of life: professional views on life-sustaining treatments. Am J Public Health 83 (1993), 14-23.

307. Sprung, C. L.: Changing attitudes and practices in foregoing life-sustaining treatments. JAMA 263 (1990), 2211-2215
308. Strause, L., Herbst, L., Ryndes, T., Callaghan, M., Piro, L.: A severity index designed as an indicator of acuity in palliative care. J Palliat Care 9 (1993), 11-15.
309. Stone, D.-A.: Leben oder sterben lassen - welche Institutionen dürfen entscheiden? Medizin Mensch Gesellschaft 6 (1981), 72-80.
310. Teres, D.: Trends from the United States with end of life decisions in the intensive care unit. Intensive Care Med 19 (1993), 316-322.
311. The Society of Critical Care Medicine Ethics Committee: Attitudes of critical care medicine professionals concerning forgoing life-sustaining treatments. Crit Care Med 20 (1992), 320-326.
312. Thielicke, H.: Wer darf sterben? Grenzfragen der modernen Medizin. Herderbücherei, Nr. 710. Herder 1979.
313. Troschke, J. v., Schmidt, H. (Hrsg.): Ärztliche Entscheidungskonflikte. Falldiskussionen aus rechtlicher, ethischer und medizinischer Sicht. Stuttgart 1983.
314. Vernon, D. D., Dean, J. M., Timmons O. D., Banner W. Jr., Allen Webb E. M.: Modes of death in the pediatric intensive care unit: withdrawal and limitation of supportive care. Crit Care Med 21 (1993), 1798-1802.
315. Westman, A. S., Lewandowski, L. M., Procter, S. J.: A preliminary list to identify attitudes toward different conditions for discussing possible termination or refusal of medical treatment except for pain relief. Psychol Rep 72 (1993), 279-284.
316. Winslade, W. J.: Legal regulation of terminal care: options and obstacles. Tex Med 87 (1991), 70-75.
317. Woodruff, R. K., Jordan, L., Eicke, J.P., Chan, A.: Palliative care in a general teaching hospital. 2. Establishment of a service. Med J Aust 155 (1991), 662-665.

2.2.4 Pflegeberufe, soziale Dienste, Seelsorge, interprofessionelle Kooperation

318. Adams, J.P., Hershatter, M.J., Moritz, D.A.: Accumulated loss phenomenon among hospice caregivers. Am J Hosp Palliat Care 8 (1991), 29-37.
319. Aronson, E., Pines, A.M., Kafry, D.: Ausgebrannt. Vom Überdruß zur Selbstentfaltung. Stuttgart 1983.
320. Bailey, R., Clerke, M.: Stress and Coping in Nursing. London 1989.

321. Bene, B., Foxall, M. J.: Death anxiety and job stress in hospice and medical-surgical nurses. Hosp J 7 (1991), 25-41.

322. Bernhard, P.: Technik und Menschlichkeit. Beziehungsformen des Pflegepersonals einer Intensivstation. Klinikarzt 11 (1982), 720-725.

323. Bernhard, P.: Angst und Angstbewältigung von Patient und Personal einer medizinischen Intensivstation. Psychther Med Psychol 34 (1984), 50-55.

324. Buchholz-Engels, B.: Verhaltens- u. Erlebensaspekte in der berufsbedingten Konfrontation mit Tod und Sterben bei kath. Krankenhausseelsorgern. Diplomarbeit, Psychologisches Institut der Universität, Bonn 1978.

325. Burisch, M.: Das Burnout-Syndrom. Theorie der inneren Erschöpfung. 1989.

326. Dahmen-Fischer, U.: Psychologische Interventionen zur Reduktion von Stress und Burnout in der onkologischen Krankenpflege. Europäische Hochschulschriften, Reihe 6. Psychologie, Band 379

327. Degner, L. F., Gow, C. M., Thompson, L.A.: Critical nursing behaviors in care for the dying. Cancer Nurs 14 (1991), 246-253.

328. Duchene, O.: Seminar zum Umgang mit Schwer- und Todkranken im Rahmen der Stressprophylaxe im Beruf. Fragebogen zur Erfassung von Einstellungen und Emotionen. In: Höfling, S., Butollo, W.: Psychologie für Menschenwürde und Lebensqualität. Aktuelle Herausforderung und Chancen für die Zukunft. Bericht über den 15. Kongreß für Angewandte Psychologie des Berufsverbandes Deutscher Psychologen, München 1989. Band 1. Deutscher Psychologen Verlag 1990, 451-458.

329. Eibach, U.: Ethische Probleme in der Gerontologie. Z Gerontol 25 (1992), 1-2.

330. Eibach, U.: Menschenwürde und Menschenrechte schwerstpflegebedürftiger Mitmenschen. Z Gerontol 25 (1992), 3-9.

331. Engelke, E.: Die Pflege Schwerst- und Sterbenskranker. Zur Humanisierung der Situation von Pflegekräften. Theorie und Praxis der sozialen Arbeit 38 (1987), 91-98.

332. Field, D.: Nurse's accounts of nursing the terminally ill on a coronary care unit. Intensive Care Nurs 5 (1989), 114-122.

333. Goodmann, H.: Death work. Staff perspectives on the care of terminally ill patients in an acute care hospital. Ann Arbor 1990.

334. Gray Toft, P., Anderson, J. G.: Stress among hospital nursing staff, its causes and effect. Social Science and Medicine 151 (1981), 639-647.

335. Hoffmann, K.: Verhaltens- u. Erlebensaspekte evangelischerKrankenhausseelsorger bei ihrer Begegnung mit sterbenden Patienten. Diplomarbeit, Psychologisches Institut der Universität, Bonn 1978.

336. Hullermann, H.: Gibt es berufliche "Schlüssel"-Erlebnisse beim Pflegepersonal in Alten- bzw. Pflegeheimen, die kognitive und/oder affektive Auseinandersetzung mit der eigenen Sterblichkeit forcieren? In: Ochsmann, R., Howe, J.: Trauer - Ontologische Konfrontation. Bericht über die 2. Tagung zur Thanato-Psychologie vom 23.-24. November 1989 in Osnabrück. Enke 1991, 114-127.
337. Klapp, B. F., Scheer, J. W., Laubach, W.: Zum Verhältnis von Pflegeteam und Ärzten bei der Behandlung somatisch schwerkranker Patienten. Med Welt 35 (1984), 1521-1524.
338. Klockenbusch, W.: Die Betreuung unheilbar Kranker und Sterbender. Psychische Belastungen des Krankenpflegepersonals. Bibliomed 1986.
339. Laubach, W., Scheer, J.W., Klapp, B.F.: Belastungen, Bewältigungsansätze und strukturelle Bedingungen eines internistisch-intensivmedizinischen Behandlungsteams. In: Thewes, U. (Hrsg.): Angewandte Medizinpsychologie. Frankfurt/M. 1984, 234-247.
340. Lindstrom, T. C.: Defence mechanisms and some notes on their relevance for the caring professions. Scand J Caring Sci 3 (1989), 99-104.
341. Linke, B.: Determinanten der Erlebens - und Verhaltensweisen von Krankenschwestern bei der Konfrontation mit Tod und Sterben. Diplomarbeit, Psychologisches Institut der Universität, Bonn 1978.
342. McKay, R. C.: Working with dying people: crises and compensations. Curationis 14 (1991), 1-5.
343. Parkinson, P.: Terminal care. Coping with dying and bereavement. Nurs Stand 6 (1992), 36-38.
344. Perrez, M., Malacrida, R., Bomio, D., Matathia, R.: Psychological stressors in medical care. Forschungsbericht Nr. 72. Universität Saarbrücken, Psychologisches Institut, Abteilung für Klinische Psychologie 1988.
345. Robbins, R.A.: Death anxiety, death competency and self-actualization in hospice volunteers. Hosp J 7 (1991), 29-35.
346. Robbins, I., Lloyd, C., Carpenter, S., Bender, M.P.: Staff anxieties about death in residential settings for elderly people. J Adv Nurs 17 (1992), 548-553.
347. Scheel, B. J., Lynn, J.: Care of dying patients. Clin Geriatr Med 4 (1988), 639-654.
Sorgende Begleitung in der letzten Lebensphase Schwerkranker wird als Verpflichtung und Privileg des Arztes geschildert. Bewertung der medizinischen Befunde und Untersuchungsergebnisse sind nur ein Teil dieser Verpflichtung, die durch verständnisvolle Einschätzung der psychologi-

schen, sozialen und mentalen Situation zu ergänzen sind. Soviel wie möglich soll der Patient in Entscheidungsprozesse einbezogen werden.

348. Schwarz, D.: Zur Alltagswirklichkeit von Klinikseelsorgern. Persönliche und professionelle Bewältigungsformen im Umgang mit schwerer Krankheit und Tod. Frankfurt/Main-Bern-New York-Paris 1988.

349. Tout, L.R., Shama, D.D.: A burnout instrument for hospice. Hosp J 6 (1990), 31-38.
Ein Meßinstrument zu Burnout wird beschrieben, das speziell für Angehörige verschiedener Berufsgruppen in Hospizen entwickelt wurde. Untersuchungen zur Validität und Reliabilität werden ebenso besprochen wie Fragen einer möglichen Verwendung.

350. Tucker, D.A.: Working with the patient designated "Do not resuscitate". How the nurse copes. Focus Crit Care 19 (1992), 35-40.

351. Vachon, M.L.S.: Occupational Stress In The Care Of The Critically Ill, Dying and bereaved. Washington D.C. 1987.

2.2.5 Angehörige

352. Birenbaum, L. K., Robinson, M. A.: Family relationships in two types of terminal care.Soc Sci Med 32 (1991), 95-102.

353. Buckingham, R.W.: Was wir für Sterbende tun können. Praktische Ratschläge für Angehörige und Freunde. Zürich 1990.

354. Dorfmüller, M.: Der psychologische Umgang mit Angehörigen von Intensivpatienten. Med Klin 82 (1987), 207-209.

355. Harder, G.M.: Sterben und Tod eines Geschwisters. Zürich 1991.

356. Lau, E.: Der Intensivpatient aus der Sicht des Angehörigen. Die Schwester/ Der Pfleger 19 (1982), 583-585.

357. Pottinger, A.M., Alexander, D.A.: Do relatives of terminally ill patients also benefit from hospice care? West Indian Med J 39 (1990), 239-242.

358. Schiff, H.S.: Verwaiste Eltern. Stuttgart 1990.
Schiff beschreibt als betroffene Mutter ihre Erfahrung vom Tod des Kindes über die Beerdigung bis hin zu Schritten zurück in den Alltag. Konkrete Ratschläge der Autorin und ein Bericht über eine Selbsthilfegruppe von C. Student, Adressenverzeichnis und kommentierte Literaturliste empfehlen dieses Buch für die Verwendung in Selbsthilfegruppen.

359. Sonnenblick, M., Friedlander, Y., Steinberg, A.: Dissociation between the wishes of terminally ill parents and decisions by their offspring. J Am Geriatr Soc 41 (1993), 599-604.

In der Arbeit wird die Frage behandelt, wie sich die Nachkommen zur Anwendung lebensverlängernder Maßnahmen bei ihren Eltern stellen. Die Maßnahmen der Basisbehandlung zur Lebenserhaltung werden (wie zu erwarten) fast immer gewünscht. Nur eine Minderheit der Nachkommen verlangt sogenannte aggressive lebenserhaltende Maßnahmen. Der Grad der Verwandschaft und die Religiosität beeinflussen die Stellungnahme wesentlich.

360. Tausch, D.: Die Vorstellung des möglichen Sterbens einer nahestehenden Person. Eine empirische Untersuchung einer psychotherapeutischen Möglichkeit. Europäische Hochschulschriften, Reihe 6, Psychologie, Band 224. Lang Frankfurt/Main 1987.

2.3 Thanatopsychologie

361. Benedetti, G.: Das Todessymbol in psychotherapeutischer Verwandlung. In: Benedetti, G., Rauchfleisch, U.: Welt der Symbole. Interdisziplinäre Aspekte des Symbolverständnisses. Vandenhoeck & Ruprecht 1988, 225-233.

362. Bernhard, P.: Rollengebundene Angstbewältigung von Patient und Personal auf der Medizinischen Intensivstation. Praxis der Psychotherapie und Psychosomatik 28 (1983), 181-189.

363. Breuer, A.: Bewältigungsformen von Tod und Sterben. Mathematisch-Naturwissenschaftliche Fakultät, Universität Köln, 1989.

364. Caruso, I.A., Rubner, A.: Notizen zu einer Diskussion über den Tod. Psychologie & Gesellschaftskritik 12 (1988), 45-57

365. Eissler, K.R.: Der sterbende Patient. Zur Psychologie des Todes. Stuttgart 1978.

366. Eissler, K.-R.: Todestrieb, Ambivalenz, Narzissmus. Geist und Psyche, Nr. 2208. Kindler 1980.

367. Elias, N.: Über die Einsamkeit der Sterbenden in unseren Tagen. Frankfurt 1982.

368. Faller, H.: Zum Umgang mit Illusionen bei der psychotherapeutischen Betreuung terminal Krebskranker. Praxis der Psychotherapie und Psychosomatik 38 (1993), 210-218.

369. Fischer, E.: Veränderte Todesvorstellungen - Verdrängung des Todes? Zeitschrift für internationale erziehungs- und sozialwissenschaftliche Forschung 5 (1988), 401-407.

370. Franz, M.-L., v.: Traum und Tod. Was uns die Träume Sterbender sagen. Koesel 1984.

371. Frede, U.: Die Bedeutung des therapeutischen Ansatzes von Moreno für die Begegnung mit unheilbar erkrankten Menschen. Psychotherapie, Psychosomatik, Medizinische Psychologie 41 (1991), 328-335.

372. Frede, U.: Behandlung unheilbar Erkrankter. Psychodramatherapie in Theorie und Praxis. Psychologie Verlags Union 1992.

373. Gross, W.: Der Tod. Freud, Adler, Reich, Moreno, Perls, Jung. Psychologie heute 13 (1986), 67-73.
Der Artikel interpretiert den Weg und die Phasen des Sterbens berühmter Psychotherapeuten.

374. Heim, E.: Psychisches Verhalten bei terminalen Krankheiten. Schweiz Med Wschr 105 (1975), 231-329.

375. Heim, E.: Krankheit als Krise und Chance. Stuttgart 1980.

376. Helmers, S.: Tabu und Faszination. Über die Ambivalenz der Einstellung zu Toten.Krankheit und Kultur, Band 5. Reimer 1989.

377. Hoffmann, J.: Sterben lernen, um leben zu können - Reifen im Bewußtsein der Endlichkeit des Lebens. In: Scheiblich, W.: Abschied, Tod und Trauer in der sozialtherapeutischen Arbeit. Lambertus 1991, Seiten 37-55.

378. Howe; J.: Psychotherapie bei unheilbar Kranken? In: Howe, J.: Therapieformen im Dialog. Anwendung und Integration von Gesprächspsychotherapie, Psychoanalyse und Verhaltenstherapie. Koesel 1982, 145-154.

379. Howe, J., Ochsmann, R. (Hrsg.): Tod - Sterben - Trauer. Bericht über die 1. Tagung zur Thanato-Psychologie vom 4. bis 6. Nov. 1982 in Vechta. Frankfurt 1984.

380. Howe, J.: Psychologische Aspekte von Trauer. In: Howe, J.: Lehrbuch der psychologischen und sozialen Alternswissenschaft. Band 4: Sterben, Tod, Trauer. Asanger 1992, 92-110.

381. Huck, K.: Die Frage der Ethik in der psychotherapeutischen Begleitung Sterbender. Wege zum Menschen 39 (1987), 67-79.

382. Jacob, H.: Fragen zur klinischen Thanatologie. Autopathothanatobiographien, -diarien, -epistulographien gegenüber angloamerikanischen klinisch-thanatologischen Erfahrungen. Psychotherapie, Psychosomatik, Medizinische Psychologie 40 (1990), 449-465.

383. Jacobi, P.,Schneider, E., Baas, H., Steigerwald, F., Fischer, P.A.: Einstellungen Parkinson-Kranker zu Tod und Sterben. In: Fischer, P A.: Spätsyndrome der Parkinson-Krankheit. 5. Frankfurter Parkinson-Symposion am 14. und 15. Februar 1986. Editiones Roche 1986, 183-196.

384. Kastenbaum, R.: Thanato-Psychologie in den Vereinigten Staaten. Vergangenheit, Gegenwart und Zukunft? In: Howe, J., Ochsmann, R. (Hrsg.): Tod, Sterben, Trauer. Bericht über die 1. Tagung zur Thanato-Psychologie vom 4.-6. November 1982 in Vechta. Klotz, Frankfurt 1983.
385. Kastrinidis, P.: Zur Psychotherapie des höheren Lebensalters. Daseinsanalyse 4 (1987), 7-12.
386. Kaufmann, M. u.a. (Hrsg.): Neue Wege einer an der Lebensqualität orientierten ambulanten Krebstherapie. München 1989.
387. Lifton, R.-J.: Über den Tod und die Kontinuität des Lebens. Ein "neues" Paradigma. Kindheit 2 (1980), 351-364.
388. Lobner, P.C.: Ein Sterberitual. Personzentriert 1 (1989), 23-47.
389. Macho, T.H.: Wie frei ist der Tod? Psychologie heute 14 (1987), 50-57.
390. Maass, G.: Psychische Betreuung von Krebskranken. In: Studt, H.H.: Psychosomatik in der inneren Medizin. 2. Diagnose und Behandlung. Springer 1986, 95-102.
391. Meerwein, F.: Die Psychologie des Krebskranken. Basel 1978. Meerwein, F. (Hrsg.): Einführung in die Psycho-Onkologie. Bern-Stuttgart-Wien 1981.
392. Metzger, R.: Die psychische Betreuung sterbender, chronisch kranker Patienten. In: Faust, V., Hole, G.: Depressionen. Symptomatik, Ätiopathogenese, Therapie. Hippokrates 1983, 90-102.
393. Nassehi, A., Weber, G.: Verdrängung des Todes - Kulturkritisches Vorurteil oder Strukturmerkmal moderner Gesellschaften? Systemtheoretische und wissenssoziologische Überlegungen. Soziale Welt 39 (1988), 377-396.
394. Nusko, G.: Coping. Bewältigungsstrategien des Ich im Zusammenhangsgefüge von Kontext-, Person- und Sterbemerkmalen. Frankfurt 1986.
395. Ochsmann, R.: Angst vor Tod und Sterben. Beiträge zur Thanato-Psychologie. Hogrefe, Göttingen-Toronto-Zürich 1993.
396. Ochsmann, R., Howe, J. (Hrsg.): Trauer - Ontologische Konfrontation. Bericht über die 2. Tagung zur Thanato-Psychologie vom 23.-24. November 1989 in Osnabrück. Enke 1991.
397. Potthoff, P.: Der Tod im medizinischen Denken. Die Entwicklung kognitiver und emotionaler Dimensionen der Todesbedeutung. Stuttgart 1980.
398. Richter, H.-E.: Sterbeangst und Destruktivität. Psyche 38 (1984), 1105-1123.
399. Ritscher, W.: Die Ausgrenzung des Todes - gesellschaftliche, kommunikative und familiäre Aspekte. Familiendynamik 14 (1989), 336-347.

400. Ritter, W.: Psychologische Aspekte des Todes. Psychoanalyse und Positive Psychotherapie. Zeitschrift für Positive Psychotherapie 3 (1981), 30-35.
401. Schattenfroh, S.: Jeder stirbt für sich allein. Bild der Wissenschaft 19 (1982), 121-123.
402. Schmeling-Kludas, Ch.: Besondere Probleme Schwer- und Todkranker. In: Koch, U., Lucius-Hoene, G., Stegie, R.: Handbuch der Rehabilitationspsychologie. Springer 1988, 776-794.
403. Schwarz, D.: Sterben in der modernen Gesellschaft. Psychologische und soziologische Beiträge zum Überleben angesichts eines weltlichen Todes. Wege zum Menschen 40 (1988), 273-284.
404. Timm, U.: Thanatologie, Parapsychologie und das Survival-Problem. Zeitschrift für Parapsychologie und Grenzgebiete der Psychologie 22 (1980), 249-258.
405. Turner, J.A.: Nursing Care of the Terminal Lung Cancer Patient. Nurs Clin North Am 27 (1992), 691-702.
406. Volkenandt, M.: Überlegungen zur ärztlichen Betreuung von Patienten mit progredienten malignen Grunderkrankungen. Wege zum Menschen 40 (1988), 455-465.
407. Wittkowski, J.: Affektive Erlebens- und Verhaltensmodi bei der Begegnung mit Tod und Sterben. Ein theoretischer und empirischer Beitrag zur Psychologie des Todes. Universität Würzburg, Philosophischer Fachbereich III. Würzburg 1977.
408. Wittkowski, J.: Tod und Sterben. Ergebnisse der Thanatopsychologie. Universitäts-Taschenbücher, Nr. 766. Quelle & Meyer 1978.
409. Wittkowski, J.: Psychologie des Todes. Wissenschaftliche Buchgesellschaft, Darmstadt 1990.
410. Wittkowski, J.: Psychologie des Todes. Der Tod - wie erleben wir ihn? Universitas 46 (1991), 314-322.
411. Wittkowski, J.: Der aktuelle Forschungsstand der Psychologie des Todes: Eine Zwischenbilanz. In: Frey, D., Koehnken, G.M.: Bericht über den 37. Kongreß der Deutschen Gesellschaft für Psychologie in Kiel 1990, Band 2. Hogrefe 1991, 492-497
412. Wittkowski, J.: Angst vor Sterben und Tod. Zur Beschreibung eines vernachlässigten Konstrukts. Psychomed 5 (1993), 11-15.

3. Institutionen

3.1 Sterben zu Hause

413. Arbeitsgruppe zu Hause sterben (Hrsg.): Zu Hause sterben: Hilfen für Betroffene und Angehörige. Hannover 1990.

414. Busche, A., Student, J.-Ch.: Zu Hause sterben. Hilfen für Betroffene und Angehörige in der Stadt Hannover. Hannover 1990.

415. Costantini, M., Camoirano, E., Madeddu, L., Bruzzi, P., Verganelli, E., Henriquet, F.:Palliative home care and place of death among cancer patients: a population-based study. Palliat Med 7 (1993), 323-331.
In dieser italienischen Studie werden 12.343 Todesfälle ausgewertet, die in den Jahren 1986 bis 1990 eingetreten sind. Die Anzahl der zu Hause Verstorbenen stieg innerhalb dieses Zeitraumes von 27,9 % auf 33,0 % an. Die Gründe für diesen Anstieg werden dargelegt und gewichtet. Ein wichtiger Anteil wird darauf zurückgeführt, daß sich die Möglichkeiten zur palliativen, häuslichen Behandlung weit verbreitet haben.

416. Dobratz, M.C., Wade, R., Herbst, L., Ryndes T.: Pain Efficacy in Home Hospice Patients. A Longitudinal Study. Cancer Nurs 14 (1991), 20-26.

417. Doyle, D.: Hauspflege bei unheilbar Kranken. Ein Leitfaden für Ärzte und Pflegepersonal. Stuttgart 1990.

418. Edwardson, S. R.: Physician acceptance of home care for terminally ill children. Health Serv Res 20 (1985), 83-101.
Die Behandlung terminal kranker Kinder zu Hause angemessen auszuführen, setzt voraus, daß die Familie des Kindes für diese schwere Aufgabe emotional und apparativ gerüstet ist.

419. Ellis, B.: Dying at home. A Family Affair. Nurs RSA 7 (1992), 16-19.

420. Feyen, H: Ambulante Betreuung Tumorkranker und Sterbender. In: von Üxkuell, T., Adler, R., Bertram, W., Haag, A., Herrmann, J.M., Koehle, K.: Integrierte Psychosomatische Medizin in Praxis und Klinik. Schattauer, 2. völl. überarb. u. erw. Aufl. 1992, 127-134.

421. Finlay, I. G.: Care of the dying in general practice. Br Med J Clin Res Ed 291 (1985), 179-181.
Es handelt sich um eine epidemiologische Bearbeitung der Symptoms "Atemnot" im terminalen Stadium von Krebskranken. Dyspnoe wurde in 70,2 % der untersuchten Patienten festgestellt. Die Inzidenz wird für Patienten mit unterschiedlichen Primärtumoren getrennt aufgeführt.

422. Godzik P., Muschaweck, P.R. (Hrsg.): Laßt mich doch zu Hause sterben! Gütersloh 1989.

423. Gyulay, J. E.: Home care for the dying child. Issues Compr Pediatr Nurs 12 (1989), 33-69.
424. Hunt, M.: 'Scripts' for dying at home - displayed in nurses', patients' and relatives' talk. J Adv Nurs 17 (1992), 1297-1302.
425. Kaden, H.: Retrospektive Studie über die häusliche Betreuung ambulant behandelter, terminalkranker Karzinompatienten unter besonderer Berücksichtigung der von den Betreuern geleisteten Pflegearbeit und der ärztlichen Versorgung. Eine empirische Untersuchung. Hamburg 1988.
426. Knowelden, J., Westlake, L., Wright, K. G., Clarke, S. J.: Peterborough Hospital at Home: an evaluation. J Public Health Med 13 (1991), 182-188.
427. Lauer, M. E., Camitta, B. M.: Home care for dying children: a nursing model. J Pediatr 97 (1980), 1032-1035.
428. Levy, M., Duffy, C. M., Pollock, P., Budd, E., Caulfield, L., Koren, G.: Home-based palliative care for children - Part 1: The institution of a program. J Palliat Care 6 (1990), 11-15.
429. Lubin, S.: Palliative Care. Could Your Patient Have Been Managed at Home? J Palliat Care 8 (1992), 18-22.
430. Malkin, S.: Care of the terminally ill at home. Can Med Assoc J 115 (1976), 129-130.
431. Mangurten, H. H.: Home death and hospital follow-up of the dying infant. Am J Perinatol 7 (1990), 302-306.
432. Martin, E. W., Soja, W. D.: Symptom management in the home-based terminal cancer patient. R I Med J 72 (1989), 243-252.
433. Martinson, I. M., Moldow, D. G., Armstrong, G. D., Henry, W. F., Nesbit, M. E., Kersey, J. H.: Home care for children dying of cancer. Res Nurs Health 9 (1986), 11-16.
434. McCormack, A, Hunter-Smith, D., Piotrowski, Z.H., Grant, M., Kubik, S., Kessel, K.: Analgesic Use in Home Hospice Cancer Patients. J Fam Pract 34 (1992), 160-164.
435. McCusker, J., Stoddard, A. M.: Effects of an expanding home care program for the terminally ill. Med Care 25 (1987), 373-385.
436. McWhinney, I. R., Stewart, M. A.: Home care of dying patients. Family physicians' experience with a palliative care support team. Can Fam Physician 40 (1994), 240-246.
437. Muschaweck, P.R.: Laßt mich doch zu Hause sterben, in: Godzik (Hg.): Gütersloher Verlagshaus 1989.
438. Norwood, M.: Home care of the terminally ill. Am J Hosp Pharm 47(8 Suppl), (1990), S 23-26.

Sobald die Entscheidung zu häuslicher Pflege terminal kranker Patienten gefallen ist, sollten genügend Helfer - auch außerhalb der Familie - gefunden werden. Die häusliche Pflege erfordert interdisziplinäre Team-Arbeit unter Einschluß von Sozialarbeitern, Physiotherapeuten usw. Die Voraussetzungen zur häuslichen Pflege werden beschrieben.

439. Petersen, S.: Beyond Hospice Care. A Survey of Community Outreach Programs. Am J Hosp Palliat Care 9 (1992), 15-22.
440. Rhymes, J.A.: Home Hospice Care. Clin Geriatr Med 7 (1991), 803-816.
441. Seale, C.: Community nurses and the care of the dying. Soc Sci Med 34 (1992), 375-382.
442. Spencer, J.: Caring for a terminally ill person with pain, at home. An Australian perspective. Cancer Nurs 14 (1991), 55-58.
443. Spiller, J. A., Alexander, D. A.: Domiciliary care: a comparison of the views of terminally ill patients and their family caregivers. Palliat Med 7 (1993), 109-115.
444. Spilling, R.: Terminal Care at Home. Oxford 1989.
445. Strohal, W., Strohal, H.: Komm, ich laß dich gehen. Schwerkranke zu Hause pflegen. Eschbach 1992.
446. Student, J.-Ch.: Sterbebegleitung konkret. Eine Modellkonzeption ambulanter Hilfen für sterbende Menschen und ihre Angehörigen. Zeitschrift für das Fürsorgewesen 39 (1987), 194-199.
447. Student, J.-Ch.: Zu Hause sterben - Aufgaben für die Sozialarbeit im Umgang mit sterbenden Menschen und deren Angehörigen. Medizinsoziologie 1 (1987), 57-64.
448. Student, J.-Ch.: Hinweise für den Hausarzt zur lindernden Therapie bei sterbenden Menschen. In: Student, J.-Ch.: Das Hospiz-Buch. Lambertus 1989, 158-175.
449. Student, J.-Ch., Busche, A.: Die Rückkehr nach Hause. In: Student, J.Ch.: Das Hospiz-Buch. Lambertus 1989, 146-157.
450. Todd, C. J., Still, A. W.: Communication between general practitioners and patients dying at home. Soc Sci Med 18 (1984), 667-672.

In dieser Arbeit aus dem Jahre 1984 wird aufgrund von Interviews mit vier Allgemeinärzten dargelegt, daß diese sich unterschiedlich gegenüber ihren terminal kranken Patienten verhalten. Drei von ihnen bevorzugten, im Gespräch ihren Patienten keine vollständige Aufklärung über deren Zustand zu geben. Der vierte Arzt bevorzugte die rechtzeitige Aufklärung und hielt es dann für seine Verpflichtung, den Patienten auch in dieser Phase der Krankheit zu begleiten.

451. Thorpe, G.: Enabling more dying people to remain at home. Br Med J 307 (1993), 915-918.
452. Vinning, M.: Helping people to die at home. Austral Nurs J 20 (1990), 17-19.
453. Weisbach, W.-R.: Hausbesuch im Wandel. Deutscher Ärzteverlag, Köln 1991.
454. Weisner, E., Vagn-Hansen, C.: Betreuung von Sterbenden in der Allgemeinpraxis. Allgemeinmed (1986), 184-186.

3.2 Sterben im Krankenhaus

455. Barnes, R., Barrett, C., Weintraub, S., Holowacz, G., Chan, M., Le Blanc, E.: Hospital response to psychosocial needs of AIDS inpatients. J Palliat Care 9 (1993), 22-28.
456. Cohen, C. B.: Interdisciplinary consultation on the care of the critically ill and dying: the role of one hospital ethics committee. Crit Care Med 10 (1982), 776-784.
457. Daffurn, K., Kerridge, R., Hillman, K. M.: Active management of the dying patient. Med J Aust 157 (1992), 701-704.
Der Artikel beginnt mit dem Hinweis, daß die aktiven Handlungen von Ärzten bei terminal kranken Patienten gewöhnlich nur vom theoretischen oder nur vom philosophischen Standpunkt aus beleuchtet werden. Im Gegensatz dazu werden hier Einzelheiten des ärztlichen Handelns in einem großen Krankenhaus in Sidney beschrieben. Es wird dargelegt, aus welchen Gründen bei terminal Kranken z.B. die künstliche Beatmung beendet wurde. Vor einer solchen Handlung wurde Consensus der an der Behandlung Beteiligten hergestellt. Die Mehrzahl der Angehörigen akzeptierte die Entscheidung. Entscheidungsgrundlagen werden dargelegt. Der Artikel schließt mit der Aufforderung, daß sich sowohl Professionelle als auch die Gesellschaft an der Diskussion solchen Vorgehens beteiligen mögen.
458. Edlich, R. F., Kübler-Ross, E.: On death and dying in the emergency department. J Emerg Med 10 (1992), 225-229.
459. George, W.: Sterben im Krankenhaus. Dtsch Ärztebl 85 (1988), 832.
460. George, W., Beckmann, D., Vaitl, D.: Aktuelle empirische Daten zu den Sterbebedingungen im Krankenhaus. Psychotherapie, Psychosomatik, Medizinische Psychologie 39 (1989), 306-309.

Das psychosoziale Umfeld und die Sterbebedingungen in 70 deutschen Krankenhäusern werden dargestellt. Die Krankenhäuser haben verschiedene Fachdisziplinen und Träger. Die Auswertung der zu diesem Thema entwickelten Fragebögen ergibt eine kritische Sicht der Sterbesituation. Vorschläge zur Verbesserung der Situation werden gemacht.

461. George, W. Beckmann, D., Vaitl, D.: Sterbesituation im Krankenhaus. Aktuelle empirische Daten. Psycho 15 (1989), 749-754.

462. Gerlach, U.: Technik und humane Medizin. In: Schriftenreihe der Westfälischen Wilhelms-Universität, H. 6. Münster 1982.

463. Hecht, A.B., Moser, D.H.: Organizational Evolution. A Hospice Case Study. Hosp J 7 (1991), 57-71.

464. Herschbach, P.: Arbeitsbedingungen im Krankenhaus. Die psychische Belastung von Ärzten / Ärztinnen und Krankenpflegekräften im Krankenhaus. Weinheim 1991.

465. Herzig, E.A. (Hrsg.): Betreuung Sterbender. Beiträge zur Betreuung Sterbender im Krankenhaus. Basel 1979.

Die Organisation des Krankenhauses für die Bedürfnisse Sterbender zu öffnen, ein menschengerechtes Sterben im Krankenhaus zu ermöglichen, ist erklärtes Ziel dieses Buches. Es geht auf ein Symposium vom 07.11.1975 zurück. Seine Stärke liegt in der Fülle praktischer Vorschläge, die es z.T. immer noch lesenswert erscheinen lassen: Bezüglich der Organisation und Vernetzung des Betreuungsteams wurden Anregungen für die jeweilige Berufsgruppe erarbeitet, (Pflege, Ärzte, Seelsorger und Sozialarbeiter, freiwillige Helfer). Empfehlungen werden gegeben für die Betreuung des Sterbenden (Kommunikation, Gespräch über die Wahrheit, Tagesablauf, Eß-, Schlafgewohnheiten, Beschäftigung, Telephon, Krankenzimmer, religiöse Vorschriften) und der Angehörigen und Konsequenzen für die Aus- und Fortbildung werden gezogen.

466. Hockley, M., Dunlop, R., Davies, R. J.: Survey of distressing symptoms in dying patients and their families in hospital and the response to a symptom control team. Br Med J Clin Res Ed 296 (1988), 1715-1717.

Zwei Gruppen von unheilbar kranken, sterbenden Patienten werden verglichen. Patienten der Gruppe, denen keine spezifizierte, diesem Stadium der Krankheit angemessene Behandlung zuteil wurde, hatten wesentlich mehr zu leiden als die terminal kranken Patienten einer zweiten Gruppe, die von einem spezialisierten multidisziplinären Team behandelt wurden.

467. Hockley, J.: Caring for the dying in acute hospitals. Nurs Times 85 (1989), 47-50.

468. Huck, K.: Sterben im Krankenhaus - und die Situation des Helfers. In: Petzold, H., Stoeckler, M.: Aktivierung und Lebenshilfen für alte Menschen. Aufgaben und Möglichkeiten des Helfers. Junfermann 1988, 97-112.

469. Huppmann, G., Werner, A.: Sterben in der Institution: psychologische Aspekte. Medizin Mensch Gesellschaft 7 (1982), 155-168.

470. Mc Whan, K.: Caring for Dying Patients in Acute hospital Wards. A review. Nurs Pract. 5 (1991), 25-28.
Unterschiede im Umgang mit sterbenden Patienten im Akutkrankenhaus gegenüber Hospizen werden aufgezeigt. Im Speziellen wird die Situation beschrieben, in der auf einer Krankenhausstation mit überwiegend akut Kranken ein terminal kranker Patient stirbt. Räumliche Verhältnisse, Begleitung durch Familie und Freunde werden berücksichtigt. Vorschläge zur Verbesserung schließen den Artikel.

471. Reed, P. G.: Spirituality and well-being in terminally ill hospitalized adults. Res Nurs Health 10 (1987), 335-344.

472. Ridder, P.: Tod und Technik. Sozialer Wandel in der Medizin. Soziale Welt 34 (1983), 110-119.

473. Schmeling, Ch., Jaehrig, Ch., Koch, U.: Sterben im Krankenhaus. Medizin Mensch Gesellschaft 7 (1982), 140-149.

474. Siegrist, J. Arbeit und Interaktion im Krankenhaus. Vergleichende Medizinsoziologische Untersuchung im Akutkrankenhaus. Stuttgart 1978.

475. Sporken, P., Genewein, C.M. (Hrsg.): Menschsein - Menschbleiben im Krankenhaus. Patmos Verlag, Düsseldorf 1979.

476. Stecker, E.: The terminally ill patient on an acute psychiatric unit. A case study. J Psychosoc Nurs Ment Health Serv 31 (1993), 13-15.

477. Sudnow, D.: Organisiertes Sterben. Frankfurt 1973.

478. Walsh, S., Kingston, R. D.: The use of hospital beds for terminally ill cancer patients. Eur J Surg Oncol 14 (1988), 367-370
Wesentliche Gründe für die stationäre Behandlung von Patienten in der letzten Lebensphase sind spezielle ärztliche und pflegerische Maßnahmen, die zu Hause nicht in gleicher Sicherheit ausgeführt werden können. Dies gilt insbesondere für Patienten ohne nähere Angehörige. Auch die "Lehre" vom Umgang mit Schwerkranken wird als Grund für stationäre Behandlung angeführt. Die Autoren halten die gut geplante Versorgung und Behandlung Sterbender innerhalb eines Krankenhauses für angemessener als die Versorgung in einem abgeschlossenen Hospiz.

479. Weingarten, E.: Bemerkungen zur sozialen Organisation des Sterbens im Krankenhaus. In: Wienau, R., Rosemeier, H.P. (Hrsg.): Tod und Sterben. Berlin - New York 1984, 349-357.
480. Wisiak, U.V.: Medizinisch-psychologische Aspekte in der Betreuung von Intensivpatienten. Medizin Mensch Gesellschaft 13 (1988), 215-219.
481. Wu, A. W., Rubin, H. R., Rosen, M. J.: Are elderly people less responsive to intensive care? J Am Geriatr Soc 38 (1990), 621-627.
482. Würmeling, H.B.: Menschenbild, Tod und Sterben im Zeitalter der Apparatemedizin. 2. Internat. Symposium für medizinische Ethik. Bad Segeberg 1989.

3.3 Sterben in anderen Institutionen

483. Albrecht, E.: Medizinische Sterbebegleitung in Hospizen. Dtsch Ärztebl 87 (1990), 44-46
484. Beutel, H., Tausch, D. (Hrsg.): Sterben - eine Zeit des Lebens. Ein Handbuch der Hospizbewegung. Quell Verlag, Stuttgart 1989.
485. Broude, A. M.: The philosophy of hospice care for the terminally ill patient. Part I. Hospice care with the emphasis on the home situation. S Afr Med J 63 (1983), 487-488.
486. Broude, A.M.: The philosophy of hospice care for the terminally ill patient. Part II: A protocol for hospice care. S Afr Med J 63 (1983), 489-491.
487. Byock, I.R.: Final Exit: a wake-up call to hospice. Hosp J 7 (1991), 51-66.
488. Carlson, J. P., Murray, C. L., Martinson, P.: The hospice concept. Comfort care for dying patients. Postgrad Med 77 (1985), 55-61, 65-66.
489. Clark, D.: Contradictions in the Development of New Hospices. A Case Study. Soc Sci Med 33 (1991), 995-1004.
490. Corr, C.A., Corr, D.M. (Eds.): Hospice Care - Principles and Practice. London 1983.
491. Cutchins, C.H.: Making Room for Hospice. Geriatr Nurs New-York 12 (1991), 144-146.
492. Dingwerth, P.: Sterbekliniken oder was brauchen Sterbende. Stuttgart 1980.
Dome, N. H.: The role of hospice in the care of terminally ill patients. Radiol Technol 53 (1982), 313-316.
493. Endrich, G.: Hospize. Fürsorge, Geborgenheit und menschenwürdiges Sterben. Dtsch. Ärzteblatt 86 (1989), 20-21, 25-26.
494. Eppinger, D.: Sterben gehört zum Leben - Die Hospizbewegung. Theorie und Praxis der sozialen Arbeit 40 (1989), 297-306.

495. Fried, A.: Wo man in Frieden sterben kann. Die Hospizbewegung. Wuppertal 1988.

496. Homann, N.: Grundgedanken über die Gründung und die Praxis eines Hospizes. Recklinghausen 1990.

497. James, N., Field, D.: The Routinization of Hospice. Charisma and Bureaucratization. Soc Sci Med 34 (1992), 1363-1375.

498. Lorenz, W.: Hospice-Movement - Sterbekliniken und die Pflege Sterbender in Großbritannien. Soziale Arbeit 35 (1986) 453-458.

499. Mac Donald, D.: Hospice Patients without Primary Care Givers. A Critique of Prevailing Intervention Strategies. Home Healthc Nurse 10 (1992), 24-26.

500. Mac Donald, D.: Hospice development. Insights from four models. Am J Hosp Palliat Care 8 (1991), 37-44.

501. Maull, F.: Dying in prison: sociocultural and psychosocial dynamics. Hosp J 7 (1991), 127-142.
Die Studie umfaßt überwiegend männliche Gefangene mit Aids und Krebs. Die psychosozialen Besonderheiten von Patienten im Gefängnis und im Gefängnishospital werden beleuchtet. Mißtrauen, Feindseligkeit, Verzweiflung erschweren die Situation von terminal Kranken im Gefängnis.

502. Moga, D.N., Brodeur, S.E., Beckman, P.: AIDS in the Workplace. Implications for Hospice Programs. Hosp J 7 (1991), 151-169.

503. Muschaweck-Kürtgen, P.R.: OMEGA - Mit dem Sterben leben. Das OMEGA-Konzept für die Begleitung Sterbender zu Hause oder im Hospiz. Konzept der Gesellschaft OMEGA.

504. Plumb, J. D., Ogle, K.S.: Hospice care. Prim Care 19 (1992), 807-820.

505. Stoddard, S.: Die Hospiz-Bewegung. Ein anderer Umgang mit Sterbenden Lambertus, Freiburg 1987.

506. Student, J.-Ch.: Bedingungen für ein menschenwürdiges Sterben - Die zehn Grundprinzipien der Hospiz-Bewegung. Medizin Mensch Gesellschaft 12 (1987), 232-240.

507. Student, J.-Ch. (Hrsg.): Das Hospiz-Buch. Lambertus, Freiburg 1989.
Vielfältige Problemlösungen im Zusammenhang mit Sterben, Tod und Trauer werden von verschiedenen Hospiz-Fachleuten bearbeitet. Hilfe für Helfer bei der Lebensbegleitung Sterbender und Schwerstkranker.

508. Student, J.-Ch.: Was ist ein Hospiz? In: Student, J.-Ch.: Das Hospiz-Buch. Lambertus, Freiburg 1989, 19-30.

509. Student, J.-Ch.: Die Hospizbewegung. Eine andere Beziehung zu den Sterbenden. Wien Med Wschr 140 (1990) 2 p. following 566.

510. Williams, R.W.: Why start a Hospice. Is the Need for a Hospice Real or Perceived? Am J Hosp Palliat Care 8 (1991), 22-25.

3.4 Vergleich der Institutionen

511. Buckingham, R. W, Lack, S. A., Mount, B. M., MacLean, L. D., Collins, J. T.: Living with the dying: use of the technique of participant observation. Can Med Assoc J 115 (1976), 1211-1215.

512. Cartwright, A.: Balance of care for the dying between hospitals and the community: perceptions of general practitioners, hospital consultants, community nurses and relatives. Br J Gen Pract 41 (1991), 271-274.
Übereinstimmend wünschen die befragten Gruppen, daß mehr terminal Kranke zu Hause mit Unterstützung ihrer Familie sterben können. Die Voraussetzung ist adäquate Fürsorge und Behandlung im Hause des Kranken. Erschwernisse in dieser Studie, die im Jahre 1987 ausgeführt wurde, waren z.B. ungenügende Schmerzbekämpfung bei der häuslichen Behandlung oder unzureichende Bettenzahl im Hospital.

513. Catalan Fernandez, H. G., Pons Sureda, O., Recober Martinez, A., Avella Mestre, A., Carbonero Malberti, J.M., Benito Oliver, E., Garau Llinas, I.: Dying of cancer. The place of death and family circumstances. Med Care 29 (1991)841-852.
Eine Untersuchung von 335 Todesfällen (Krebspatienten) in Mallorca ergab, daß 46% der Patienten zu Hause verstorben waren.

514. Clifford, C. A., Jolley, D. J., Giles, G. G.: Where people die in Victoria. Med J Aust 155 (1991), 446-451, 456.

515. Conrad, N. L.: Spiritual support for the dying. Nurs Clin North Am 20 (1985), 415-426.
Der Autor beschreibt Kriterien und Schwierigkeiten in der Betreuung sterbender Patienten in einer Allgemeinpraxis und vergleicht seine Erfahrungen mit den Möglichkeiten der Behandlung in Krankenhäusern oder Hospizen. Unter anderem werden die Möglichkeiten der interdisziplinären Zusammenarbeit diskutiert.

516. Copp, G., Dunn, V.: Frequent and difficult problems perceived by nurses caring for the dying in community, hospice and acute care settings. Palliat Med 7 (1993), 19-25.

517. Dawson, N.J.: Need satisfaction in terminal care settings. Soc Sci Med 32 (1991), 83-87.

518. Dunlop, R.J. (Ed.): Terminal Care Support Teams. The Hospital-Hospice-Interface. Oxford 1990.

519. Edwardson, S.R.: The choice between hospital and home care for terminally ill children. Nurs Res 32 (1983), 29-34.

520. Eibach, U.: Kliniken für unheilbar kranke und sterbende Menschen? Z Gerontologie 13 (1980), 547-551.

521. Eibach, U.: Medizin und Menschenwürde. Wuppertal 1976.

522. Fisher, R. H., Nadon, G. W., Shedletsky, R.: Management of the dying elderly patient. J Am Geriatr Soc 31 (1983), 563-564.
Die unterschiedlichen Bedingungen der verschiedenen medizinischen Einrichtungen, in denen ältere Menschen sterben, werden geschildert.

523. Gallmeier, W.M., Bruntsch, U.: Hospize, Palliativstationen etc. Ausdruck der Krise der Medizin? Med Wschr 130 (1988), 275/37-277/41.

524. Gassmann, R., Hünefeld, A., Rest, F., Schnabel, E.: Untersuchungen zur Versorgung Sterbender und ihrer Angehörigen in Nordrhein-Westfalen. Ministerium für Arbeit, Gesundheit und Soziales NRW 1992. Studie zur Sterbebegleitung und Hospizbewegung.

525. Herd, E. B.: Terminal care in a semi-rural area. Br J Gen Pract 40 (1990), 248-251.

526. Levin, S. M., Feldman, M.B.: Terminal illness in a psychiatric patient - issues and ethics. S Afr Med J 63 (1983), 492-494.

527. Mac Adam, D.B.: Care of the dying. Relevance of the hospice concept to general practice. Aust Fam Physician 12 (1983), 249-250.
Der Autor nennt die Voraussetzungen, die für die Behandlung Sterbender zu Hause erfüllt sein müssen. Team-Arbeit ist erforderlich. Die Familie des Kranken soll soviel wie möglich an der Behandlung beteiligt werden. Verfügbarkeit des Arztes und enge Kooperation mit Pflegekräften sind notwendig.

528. Malden, L. T., Sutherland, C., Tattersall, M. H., Morgan, J., Forsyth, S., Levi, J.A., Gunz, F.W.: Dying of cancer. Factors influencing the place of death of patients. Med J Aust 141 (1984), 147-150.
Anhand der Krankengeschichten von 1.724 Todesfällen aus den Jahren 1979 bis 1981 in Sidney wurde festgestellt, daß 82 % der onkologisch erkrankten Patienten in Krankenhäusern bzw. Hospizen verstarben. 18 % starben zu Hause. Bedingungen, welche das Sterben zu Hause ermöglichen, werden angeführt und erläutert.

529. Mount, B.M.: The problem of caring for the dying in a general hospital; the palliative care unit as a possible solution. Can Med Assoc J 115 (1976), 119-121.

530. Pallesen, A.E.: Care for the dying in Denmark. Dan Med Bull 39 (1992), 265-268.
531. Ramsay, A.: Care of cancer patients in a home-based hospice program: a comparison of oncologists and primary care physicians. J Fam Pract 34 (1992), 170-174.
532. Saunders, C.: Hospiz und Begleitung im Schmerz. Wie wir sinnlose Apparatemedizin und einsames Sterben vermeiden können. Freiburg-Basel-Wien 1993.
533. Saunders, C.: Hospice and Palliative Care. An Interdisciplinary Approach. London 1990.
534. Seale, C.: A comparison of Hospice and Conventional Care. Soc Sci Med 32 (1991), 147-152.
535. Sporken, P.: Sterben in Institutionen. Medizin Mensch Gesellschaft 7 (1982), 150-155.
536. Student, J.-Ch.: Hospiz versus 'Sterbeklinik'. Wege zum Menschen 37 (1985), 260-269.
537. Townsend, J., Frank, A.O., Fermont, D., Dyer, S., Karran, O., Walgrove, A., Piper, M.:Terminal cancer care and patients' preference for place of death: a prospective study. Br Med J 301 (1990), 415-417.
538. Wissing, H.: Das Sterben in Institutionen aus der Sicht der Pflegenden. Eine vergleichende Untersuchung von Angehörigen zweier helfender Berufe. Kiel 1992.

4. Sterbephasen

539. Claxton, J. W.: Paving the way to acceptance. Psychological adaptation to death and dying in cancer. Prof Nurse 8 (1993), 206-211.
540. Hagglund, T.B.: The final stage of the dying process. Int J Psychoanal 62 (1981), 45-49.
542. Howe, J.: Die Phasentheorie des Sterbens von Kübler-Ross. In: Howe, J.: Lehrbuch der psychologischen und sozialen Alternswissenschaft. Band 4: Sterben, Tod, Trauer. Asanger 1992, 54-68
543. Kübler-Ross, E.: Interviews mit Sterbenden. Kreuz-Verlag, Stuttgart/Berlin 1971.
544. Lindley-Davis, B.: Process of dying. Defining characteristics. Cancer Nurs 14 (1991), 328-333.

545. Longhofer, J.: Dying or living?: The double bind. Cult Med Psychiatry 4 (1980), 119-136.

546. Morris, J. N., Suissa, S., Sherwood, S., Wright, S. M., Greer, D.: Last days: a study of the quality of life of terminally ill cancer patients. J Chronic Dis 39 (1986), 47-62.

547. Reuben, D. B., Mor, V.: Dyspnea in terminally ill cancer patients. Chest 89 (1986), 234-236.
Krebspatienten im terminalen Stadium der Krankheit wurden in 28 Hospizen bzw. Palliativstationen in USA und Kanada hinsichtlich ihrer "Lebensqualität" untersucht. Wie zu erwarten zeigte sich eine zunehmende Verschlechterung in den letzten Wochen vor dem Tode. Bemerkenswert ist, daß etwa 20 % der untersuchten Patienten nicht in eine extreme Verminderung der "Lebensqualität" gerieten. Kritisch wird über die Parameter berichtet, die zur Beurteilung der "Lebensqualität" herangezogen wurden.

548. Seeland, I.B.: The final 48 hours. Observations on the last days of life. Philadelphia 1991.

549. Shrader, D.: On dying more than one death. Hastings Cent Rep 16 (1986), 12-17.

550. Witzel, L.: Behaviour of the dying patient. Br Med J 2 (1975), 81-82.

551. Witzel, L.: Das Verhalten Sterbender. In: Bitter, W. (Hrsg.): Alter und Tod. Annehmen oder verdrängen? Stuttgart 1984, 81-96.

552. Zack, M. V.: Loneliness: a concept relevant to the care of dying persons. Nurs Clin North Am 20 (1985), 403-414.

5. Nahtodeserfahrungen, Erfahrungen von Reanimierten, perimortale Forschung

553. Bedall, F., Nagel, B.: Forschungsnotiz: Der Zusammenhang zwischen Wochentag und Todestag in Todesanzeigen. Medizin Mensch Gesellschaft 17 (1992), 63-64.
Es wurden 1.612 Todesanzeigen in einer deutschen überregionalen Tageszeitung im Hinblick auf Geschlecht des Verstorbenen und Wochentag des Todes überprüft. Die Auswertung ergab eine gleichmäßige Verteilung der Todesfälle über alle Wochentage.

554. Bhowmick, B. K.: Recurrent near-death experience with post-vagotomy syndrome. J R Soc Med 84 (1991), 311.

555. Blumenthal-Barby, K, Oezkan, I: 10 Jahre Perimortale Forschung. Versuch einer Bilanz. Psychomed 5 (1993), 6-10.
556. Dougherty, C.M.: The near-death experience as a major life transition. Holist Nurs Pract 4 (1990), 84-90.
557. Goleman, D.: Grenzerfahrung Tod. Psychologie heute 4 (1977), 44-47.
558. Gordon, B.D.: Near-death experience. Lancet 2 (1989), 1452.
559. Greyson, B.: Varieties of near-death experience. Psychiatry 56 (1993), 390-399.
560. Harpur, T.: Near-death experience denied. Can Med Assoc J 147 (1992), 1315-1316.
561. Holden, J. M., Mac Hovec, F.: Risk management in hypnotic recall of near-death experiences. Am J Clin Hypn 36 (1993), 38-46.
562. Jansen, K. L.: The near-death experience. Br J Psychiatry 154 (1989), 883-884.
563. Jansen, K. L.: Neuroscience and the near-death experience: roles for the NMSA-PCP receptor, the sigma receptor and the endopsychosins. Med Hypotheses 31 (1990), 25-29.
564. Jansen, K. L.: Transcendental explanations and near-death experience. Lancet 337(8735) (1991), 244.
565. Kellehear, A.: The near-death experience as status passage. Soc Sci Med 31 (1990), 933-939.
566. Kellehear, A.: Culture, biology, and the near-death experience. A reappraisal. J Nerv Ment Dis 181 (1993), 148-156.
567. Manz, A., Flesch-Janys, D.: Zur Brauchbarkeit von Todesbescheinigungen bei epidemiologischen Untersuchungen. Das öffentliche Gesundheitswesen 53 (1991), 765-775.
568. Miller, M. D.: Therapeutic effects of a near-death experience in anorexia nervosa. Adolesc Psychiatry 19 (1993), 489-501.
569. Owens, J. E., Cook, E. W., Stevenson, I.: Features of "near-death experience" in relation to whether or not patients were near death. Lancet 336(8724) (1990), 1175-1177.
570. Owens, J. E., Cook, E. W., Stevenson, I.: Near-death experience. Lancet 337(8750) (1991), 1167-1168.
571. Rappaport, W., Witzke, D.: Education about death and dying during the clinical years of medical school. Surgery 113 (1993), 163-165.
Die Autoren stellen fest, daß die Lehre im Umgang mit Tod und Sterben in den Universitäten deutlich an Umfang zugenommen hat. Trotzdem wird aus der Umfrage geschlossen, daß sich nur etwa die Hälfte der Gradu-

ier-ten nach eigener Einschätzung genügend ausgebildet fühlte, um mit Schwerkranken in terminalen Krankheitsituationen umzugehen.

572. Redaktion 'Psychologie heute'(Red. Ernst, H.): Grenzerfahrungen. Beltz-Verlag, Weinheim 1984.

573. Schroeter-Kunhardt, M.: Nah-Todeserfahrungen. Oder: Ein neues anthropologisches Paradigma. TW Neurologie Psychiatrie 6 (1992), 621-622.

574. Siegel, R. K.: Der Blick ins Jenseits - eine Halluzination? Psychologie heute 8 (1981), 22-33.
Neuere Untersuchungen über Grenzerfahrungen und Nahtodeserfahrungen sprechen dafür, daß die beschriebenen Phänomene Halluzinationen entsprechen. Ein Vergleich mit den durch Drogen verursachten Halluzinationen liegt nahe.

575. Stumpfe, K.-D.: Psychosomatische Reaktionen bei dem Erlebnis der Todesnähe. Ein Zustand der affektiven Dissoziation. Zeitschrift für Psychosomatische Medizin und Psychoanalyse 31 (1985), 215-225.
Menschen, die z.B. nach Unfall oder bei schwerer Erkrankung dem Tode nahe sind, berichten von Farbempfindungen, Musik, Bildern aus der Vergangenheit. Ähnliche Phänomene werden von Menschen in Hypnose geschildert. Es dürfte sich um psychogene Phänomene handeln.

576. Tuttle, M. J.: Near-death experience denied [letter]. Can Med Assoc J 146 (1992), 1700.

577. Voss-Eiser, M.: Sterbeerlebnisse - Todeserfahrung? - Gedanken zum biblischen Todesverständnis vor dem Hintergrund der modernen Sterbeforschung. In: Scheiblich, W.: Abschied, Tod und Trauer in der sozialtherapeutischen Arbeit. Lambertus 1991, 71-93.

578. Walker, F. O.: A nowhere near-death experience: heavenly choirs interrupt myelography [letter]. JAMA 261 (1989), 3245-3246.

579. Williams, B.: Near-death experience denied [letter]. Can Med Assoc J 148 (1993), 376.

580. Xipolitas-Kennedy, E.: Archetypische Erfahrungen in der Nähe des Todes. Ein Vergleich zwischen "Todeserlebnissen" und "Todesträumen". Universität Innsbruck, Naturwissenschaftliche Fakultät. Innsbruck 1980.

6. Sterbebegleitung

6.1 Allgemeine Aspekte

581. Ärztegesellschaft d. Kantons Bern (Hrsg.): Bewältigung des Sterbens. Bern 1985.
582. Becker, P., Eid, V. (Hrsg.): Begleitung von Schwerkranken und Sterbenden. Praktische Erfahrungen und wissenschaftliche Reflexion. Mainz 1988.
583. Blumenthal-Barby, K.: Betreuung Sterbender. Berlin 1991.
584. Blumenthal-Barby, K.: Wenn ein Mensch stirbt. Berlin 1989.
585. Blumenthal-Barby, K.: Leben im Schatten des Todes. Wie wir Schwerstkranken und Sterbenden helfen können. Wiesbaden 1991.
586. Blumenthal-Barby, K.; Spyra, K.; Mehls, P.: Perimortale Betreuung - humanistische Aufgabe und Verpflichtung. Versuch einer Standortbestimmung. Zeitschrift für Alternsforschung 44 (1989), 121-123.
587. Bowers M.K.: Counseling the Dying. London-New York 1975.
588. Dawson, N.J.: Need Satisfaction in Terminal Care Settings. Soc Sci Med 32 (1991), 83-87.
589. Die deutschen Bischöfe: Schwerkranken und Sterbenden beistehen. Sekretariat der Deutschen Bischofskonferenz, Bonn 1991.
590. Flammer, E., Tausch-Flammer, D.: Die personzentrierten Einstellungen in der Begleitung Sterbender. In: Behr, M., Esser, U., Petermann, F., Pfeiffer, W., Tausch, R.: Jahrbuch 1992 für Personzentrierte Psychologie und Psychotherapie, Band 3. GwG-Verlag 1992, 132-143.
591. Gardner, K.: Quality of Care for the Terminally Ill. An Examination of the Issues. Chicago 1985.
592. Goddenthow, D.W.v. (Hrsg.): Sterbebegleitung und praktischer Rat. Freiburg-Basel-Wien 1989.
593. Gruber, F.W.: Sterbebegleitung. NLP-Journal 4 (1991), 20-21.
594. Helmich, P., Hesse, E., Köhle, K., Mattern, H., Pauli, H., von Uexeküll, Th., Wesiak, W.; Psychosoziale Kompetenz in der ärztlichen Primärversorgung. Springer-Verlag, Berlin-Heidelberg 1991.
595. Huber, N.: Begleitung geistig behinderter Menschen beim Sterben. In: Rapp, N., Strubel, W., Hellpach, W.. Beiträge zu Werk und Biographie. Lambertus 1992, 232-242.
596. Hyman, R.B., Bulkin, W.: Physician Reported Incentives and Disincentives for Referring Patients to Hospice. Hosp J 6 (1990), 39-64.

597. Isele, H.: Die Betreuung von Krebskranken in der Allgemeinmedizin. In: Dreibholz, J., Hahn, K.D. (Hrsg.): Hausarzt und Patient. Lehrbuch der Allgemeinmedizin. Hannover 1983, 319-322.
598. Köhle, K., Simons, C. Urban, H.: Zur psychologischen Betreuung unheilbar Kranker. In: Grundmann, E., Flaskamp, W. (Hrsg.): Krebsbekämpfung. Bd. 2: Krebsnachsorge. Stuttgart-New York 1980, 97-123.
599. Köhle, K., Simons, C., Kubanek, B.: Zum Umgang mit unheilbar Kranken. In: Adler, R. u.a. (Hrsg.): Psychosomatische Medizin. München-Baltimore-Wien 1990, 1199-1244.
600. Köhle, K., Simons, C., Urban, H.: Zum Umgang mit unheilbar Kranken. In: Uexküll, T. (Hrsg.): Lehrbuch der Psychosomatischen Medizin. München 1989, 1203-1251.
601. Köttner, H.J.: Der Umgang mit Sterbenden. Zeitschrift für Positive Psychotherapie 13 (1990), 8-20.
602. Levinson, P.: Obstacles in the treatment of dying patients. Am J Psychiatry 132 (1975), 28-32.
603. Lohmann, M.: Die Auswirkungen einer geleiteten Vorstellungsübung über Sterben und Tod im entspannten Zustand. Sterbemeditation. Europäische Hochschulschriften Reihe VI Bd. 226. Frankfurt-Bern-New York-Paris 1987.
604. Pluzny, G., Sailer, I.: Sterben gehört zum Leben - Begleitung behinderter Menschen beim Sterben. Ein Praxisbericht. In: Rapp, N., Strubel, W., Hellpach, W.: Beiträge zu Werk und Biographie. Lambertus 1992, 224-231.
605. Rest, F.: Den Sterbenden beistehen. Ein Wegweiser für die Lebenden. Heidelberg, Wiesbaden 1991.
606. Saunders, C., Baines, M.: Leben mit dem Sterben. Betreuung und medizinische Behandlung todkranker Menschen. Huber 1991.
607. Schrömbgens, H.H.: Die hausärztliche Betreuung des Unheilbaren und Sterbenden. Z Allg Med 63 (1987), 363-367.
608. Spiegel-Roesing, I., Petzold, H. (Hrsg.): Die Begleitung Sterbender. Theorie und Praxis der Thanatotherapie. Vergleichende Psychotherapie, Band 6. Junfermann, Paderborn 1984.
609. Sporken, P.: Umgang mit Sterbenden. Medizinische, pflegerische und pastorale Aspekte der Sterbehilfe. Düsseldorf 1973.
610. Sporken, P.: Hast du denn bejaht, daß ich sterben muß? Eine Handreichung für den Umgang mit Sterbenden. Düsseldorf 1981.
611. Sporken, P.: Begleitung in schwierigen Lebenssituationen. Ein Leitfaden für Helfer. Freiburg-Basel-Wien 1984.

612. Tausch, A.-M.: Personenzentrierte Hilfe für Krebspatienten. In: Hautzinger, M., Schulz, W. (Hrsg.): Klinische Psychologie und Psychotherapie. Bd. 3: Depression, Psychosomatik. Berlin-Tübingen 1980, 207-214.
613. Tausch-Flammer, D.: Sterbenden nahe sein. Was können wir noch tun? Freiburg 1993.
614. Thomalla, J.: Die ambulante Betreuung terminal Krebskranker aus der Sicht des Hausarztes. Köln 1991.
615. Witzel, L.: Der Sterbende als Patient. Med. Klin. 68 (1973), 1373-1378.
616. Wolff, G., Zuschlag, B.: Sterbebeistand bei Kindern und Erwachsenen. Report Psychologie 3 (1978), 18-20.

6.2 Ärzte

617. The physician's role in managing terminal care. A Harvard Medical School symposium.Geriatrics 44 (1989), 83-90, 93, 96-97.
618. Armstrong, D.: Silence and truth in death and dying. Soc Sci Med 24 (1987), 651-657.
Die Literatur zum Thema "Wahrheit am Krankenbett" ist besonders seit den sechziger Jahren angewachsen. Gegenüber früherer Zeit wird das Gespräch mit dem Sterbenden über den Ernst der Situation frühzeitiger und offener geführt.
619. Aulbert, E.: Psychosoziale Betreuung des unheilbar Kranken durch den Arzt. In: Niederle, N. Aulbert, E.: Der Krebskranke und sein Umfeld. Thieme 1987, 63-79.
620. Baile, W. F., Di Maggio, J. R., Schapira, D. V., Janofsky, J.S.: The request for assistance in dying. The need for psychiatric consultation. Cancer 72 (1993), 2786-2791.
621. Balint, M.: Der Arzt, sein Patient und die Krankheit. Stuttgart 1964.
622. Barroso, P., Osuna, E., Luna, A.: Doctors' death experience and attitudes towards death, euthanasia and informing terminal patients. Med Law 11 (1992), 527-533.
623. Becker, P., Reiner, A.: Beobachtungen und Hilfen am Sterbebett aus ärztlicher und seelsorglicher Sicht. Heidelberg 1978.
624. Bodemer, C. W.: Physicians and the dying: a historical sketch. J Fam Pract 9 (1979), 827-832.
625. Coyle, N., Adelhardt, J., Foley, K. M., Portenoy, R. K.: Character of terminal illness in the advanced cancer patient: pain and other symptoms during the last four weeks of life. J Pain Symptom Manage 5 (1990), 83-93.

626. Dickinson, G.E., Tournier, R.E.: A longitudinal study of sex differences in how physicians relate to dying patients. J Am Med Wom Assoc 48 (1993), 19-22.
627. Dozor, R. B., Addison, R. B.: Toward a good death: an interpretive investigation of family practice residents' practices with dying patients. Fam Med 24 (1992), 538-543
628. Duebbel, A.: Die berufsbedingte Konfrontation mit Sterben und Tod von Altenpflege-kräften in Altenpflegeheimen und -stationen. In: Ochsmann, R., Howe, J.: Trauer - Ontologische Konfrontation. Bericht über die 2. Tagung zur Thanato-Psychologie vom 23.-24. November 1989 in Osnabrück. Enke 1991, 102-113.
629. Durand, R. P., Dickinson, G. E., Sumner, E. D., Lancaster, C. J.: Family physicians' attitudes toward death and the terminally-ill patient. Fam Pract Res J 9 (1990), 123-129.
630. Hartwich, P.: The question of disclosing the diagnosis to terminally ill patients. Arch Psychiatr Nervenkr 227 (1979), 23-32.
631. Howe, J.: Zur Problematik von Psychotherapie mit Sterbenden. In: Winau, R., Rosemeier, H.-P.: Tod und Sterben. De Gruyter 1984, 317-330.
632. Jung, M.: Verweigertes Leben, verweigerter Tod: Die moralischen Konfikte der Medizin an den Grenzen des Lebens. Erlangen 1995.
633. Körner, U., Seidel, K., Thom, A.: Grenzsituationen ärztlichen Handelns. Berlin 1984.
634. Kramer, P. D.: Integrated psychiatric treatment of a dying patient. Gen Hosp Psychiatry 5 (1983), 291-299.
635. Kruse, A.: Die Auseinandersetzung mit Sterben und Tod - Möglichkeiten eines ärztlichen Sterbebeistandes. Z Allgemeinmed 64 (1988), 87-95.
636. Lutterotti, M., v.: Sterbebegleitung als Aufgabe des Arztes. In: Student, J.Ch.: Das Hospiz-Buch. Lambertus 1989, 44-56.
637. Meares, A.: The psychological treatment of cancer: the patient's confusion of the time for living with the time for dying. Aust Fam Physician 8 (1979), 801-805.
638. Miyaji, N. T.: The power of compassion: truth-telling among American doctors in the care of dying patients. Soc Sci Med 36 (1993), 249-264.
Interviews mit 32 Ärzten aus amerikanischen Lehrkrankenhäusern sollten klären, wie sich Ärzte in USA im Gespräch mit sterbenden Patienten verhalten. Verschiedene Kategorien der Gesprächsführung werden beschrieben. Die Entwicklung der Gesprächsführung wird vor dem klinischen Hintergrund von Diagnose, Therapiemöglichkeiten und Prognose besprochen.

639. Ott, G.H.: Grenzen ärztlichen Handelns. Münch Med Wschr 127 (1985), 1157-1160.
640. Parkes, C. M.: Care of the dying. The role of the psychiatrist. Br J Hosp Med 36 (1986), 250, 252, 254-255.
641. Power, D., Kearney, M.: Management of the final 24 hours. Ir Med J 85 (1992), 93-95.
Der Artikel befaßt sich in erster Linie mit der Symptom-bezogenen medikamentösen Therapie, doch wird betont, daß die Familie des sterbenden Patienten gleichfalls große Beachtung verdient.
642. Reiter, J.: Begleitung unheilbar Kranker und Sterbender in der Praxis. Münch Med Wschr 127 (1985), 1085.
643. Rhymes, J. A.: Clinical management of the terminally ill. Geriatrics 46 (1991), 57-62, 67.
644. Schmale, A. H.: The dying patient. Adv Psychosom Med 10 (1980), 99-110.
645. Schwartz, A. M., Karasu, T. B.: Psychotherapy with the dying patient. Am J Psychother 31 (1977), 19-33.
646. Spiegel-Rösing, J.: Psychotherapie mit Sterbenden. Ein kritischer Überblick vorliegender Ansätze. In: Spiegel-Rösing, J., Petzold, H. (Hrsg.): Die Begleitung Sterbender. Theorie und Praxis der Thanatotherapie. Paderborn 1984, 85-140.
647. Stedeford, A.: Psychotherapy of the dying patient. Br J Psychiatry 135 (1979), 7-14.
648. Still, A. W., Todd, C. J.: Role ambiguity in general practice: the care of patients dying at home. Soc Sci Med 23 (1986), 519-525.
Es wird über Interviews mit 22 Allgemeinärzten berichtet. Es wird nach deren Auffassung und Vorgehen im Umgang mit Sterbenden gefragt. Die Mehrzahl der Befragten hielt die ärztliche Begleitung der Sterbenden für die Erfüllung ihrer ärztlichen Aufgabe, die Befriedigung beinhaltet.
649. Todd, C., Still, A.: General practitioners' strategies and tactics of communication with the terminally ill. Fam Pract 10 (1993), 268-276.
650. Zühlke, T. E., Watkins, J. T.: The use of psychotherapy with dying patients: an exploratory study. J Clin Psychol 31 (1975), 729-732.

6.3 Pflegeberufe und soziale Dienste

651. Amenta, M. O'Rawe, Bohnet, N.L.: Nursing Care Of The Terminally Ill. Boston 1986.

652. Arblaster, G., Brooks, D., Hudson, R., Petty, M.: Terminally ill patients' expectations of nurses. Aust J Adv Nurs 7 (1990), 34-43.

653. Bergen, A.: Nurses caring for the terminally ill in the community: a review of the literature. Int J Nurs Stud 28 (1991), 89-101.

654. Blues, A.G., Zerwekh, J.v.: Hospice and Palliative Nursing Care. Orlando 1989.

655. Engelke, E.: Die Pflege Schwerst- und Sterbenskranker aus der Sicht der Betroffenen. Theorie und Praxis der sozialen Arbeit 38 (1987), 255-263.

656. Field, D.: 'We didn't want him to die on his own' - nurses' accounts of nursing dying patients. J Adv Nurs 9 (1984), 59-70.

657. Field, D.: Nursing the Dying. London-New York 1989.

658. Field, D.: Communication with dying patients in coronary care units. Intensive Crit Care Nurs 8 (1992), 24-32.
Der Artikel behandelt die Kommunikation mit sterbenden Patienten in Coronary Care Units in USA. Die Bereitschaft, im ärztlichen Gespräch die Diagnose und terminale Prognose anzusprechen, scheint heute größer als vor Jahren.

659. Friedman, N., Huls, J.: Intimacy: The Cornerstone of Caring. Am J Hosp Palliat Care 8 (1991), 31-35, 44.

660. Heater, B.S., Aubuchon, B.: Controversies In Critical Care Nursing. Rockville 1988.

661. High, D. M.: Truth telling, confidentiality, and the dying patient: new dilemmas for the nurse. Nurs Forum 24 (1989), 5-10.

662. Karl, A.: Sterbebegleitung als Aufgabe der Krankenschwester. In: Student, J.-Ch.: Das Hospiz-Buch. Lambertus 1989, 57-62.

663. Klitzing-Naujoks, W. v., Klitzing, K. v.: Die Krankenschwester und der sterbende Patient. Prozesse in der Krankenschwester-Patient-Beziehung bei der Pflege schwer- und todkranker Patienten. Praxis der P-sychotherapie und Psychosomatik 37 (1992), 48-55.

664. Moseley, J. R.: Symposium on compassionate care and the dying experien-ce. Alterations in comfort. Nurs Clin North Am 20 (1985), 427-438.

665. Reisetter, K. H., Thomas, B.: Nursing care of the dying: its relationship to selected nurse characteristics. Int J Nurs Stud 23 (1986), 39-50.

667. Sankar, A.: Ritual and dying: a cultural analysis of social support for caregivers.Gerontologist 31 (1991), 43-50.

668. Seale, C.: Community nurses and the care of the dying. Soc Sci Med 34 (1992), 375-382.
669. Smits, A., Mansfield, S., Singh, S.: Facilitating care of patients with HIV infection by hospital and primary care teams. Br Med J 300 (1990), 241-243.
670. Stoller, E. P.: Effect of experience on nurses' responses to dying and death in the hospital setting. Nurs Res 29 (1980), 35-38.
671. Wilson-Barnett, J.: Nursing Issue And Research In Terminal Care. Chichester 1988.

6.4 Seelsorger

672. Becker, P., Reiner, A.: Beobachtungen und Hilfen am Sterbebett aus ärztlicher und seelsorglicher Sicht. Heidelberg 1978.
673. Bliesener, T., Hausendorf, H., Scheytt, Ch.: Klinische Seelsorgegespräche mit todkranken Patienten. Springer 1988.
674. Bräumer, H.: Auf dem letzten Weg. Seelsorge am Schwerkranken und Sterbenden. Neunhausen, Stuttgart 1988.
675. Christian-Widemeier, P.: Krankenhausseelsorger und todkranker Patient. Im Spiegel ihrer wechselseitigen Wahrnehmung. Berlin-Heidelberg-New York 1988.
676. Fasselt, G.: Die gemeinsame Verantwortung von Arzt und Seelsorger für die Kranken. M. Grünewald-Verlag, Mainz 1987.
677. Fasselt, G.: Lebensqualität des Krebskranken aus der Sicht des Klinikseelsorgers GBK - Fortbildung aktuell - Krebsdiagnostik und Therapie 63 (1993), 8-11.
678. Kröger, G.: Sterben und Tod in einer neurologischen Klinik. Erfahrungen einer Pastorin in eineinhalb Jahren. Fortschritte der Neurologie, Psychiatrie 51 (1983), 399-408.
679. Lückel, K.: Das Vermeiden des Sterbens - und die Begegnungen mit dem Unvermeidbaren. Gestalthilfen in der Seelsorgebegleitung sterbender Menschen. Integrative Therapie 6 (1980), 194-202.
680. Lückel, K.: Begegnung mit Sterbenden. Gestaltseelsorge in der Begleitung sterbender Menschen. München 1994.
681. Mayer-Scheu, J.: Seelsorge im Krankenhaus. Mainz 1977.
682. Mayer-Scheu, J.: Macht und Ohnmacht der Krankenhausseelsorge. Ein Werkstattbericht von einer Intensivstation. Wege zum Menschen 34 (1982), 260-268:

683. Mayer-Scheu, J.: Vom "Behandeln" zum "Heilen". Die Aufgabe von Theologie und Seelsorge im Krankenhaus. In: Mayer-Scheu, J., Kautzky, R. (Hrsg.): Vom Behandeln zum Heilen. Die vergessene Dimension im Krankenhaus. Wien 1982.
684. Neuberger, J.: Caring for dying people of different faiths. London 1988.
685. O'Conner, B.P. (Ed.): The pastoral role in caring for the dying and bereaved. Pragmatic und Ecumenical. New York 1986.
686. Piper, H.Ch.: Der Seelsorger als Betreuer des sterbenden Mitmenschen und seiner Familie. In: Student, J.-Ch.: Das Hospiz-Buch. Lambertus 1989, 73-80.
687. Schockenhoff, E.: Vom Umgang des Seelsorgers mit Sterbenden. Akademietagung, Kath. soziale Akademie, Münster 1991.
688. Simon, L.: Erwartungen an den Seelsorger im Krankenhaus. Lebendige Seelsorge 36 (1986), 17-23.
689. Stepnick, A., Perry, T.: Preventing spiritual distress in the dying client. J Psychosoc Nurs Ment Health Serv 30 (1992), 17-24.
690. Thomas, K.: Warum Angst vor dem Sterben? Erfahrungen und Antworten eines Arztes und Seelsorgers. Herder 1980.

6.5 Angehörige

691. Beck Friis, B., Strang, P.: The family in hospital-based home care with special reference to terminally ill cancer patients. J Palliat Care 9 (1993), 5-13.
692. Birenbaum, L. K.: The relationship between parent-sibling communication and coping of siblings with death experience. J Pediatr Oncol Nurs 6 (1989), 86-91.
693. Brown, M. A., Powell-Cope, G.: Themes of loss and dying in caring for a family member with AIDS. Res Nurs Health 16 (1993), 179-191.
694. Critz, S. H.: The attitudes and experiences of families with death determination in the home. Am J Hosp Care 6 (1989), 38-43.
695. Jay, P.: Relatives caring for the terminally ill. Nurs Stand 5 (1990), 30-32.
696. Lewis, J. M.: Dying with friends: implications for the psychotherapist. Am J Psychiatry 139 (1982), 261-266.
697. Spiller, J. A., Alexander, D. A.: Domiciliary care: a comparison of the views of terminally ill patients and their family caregivers. Palliat Med 7 (1993), 109-115.

6.6 Musik-, Poesie-, Bibliotherapie

698. Beck, S.L.: The therapeutic use of music for cancer-related pain. Oncol Nurs Forum 18 (1991), 1327-37.

699. Mandel, S. E.: The role of the music therapist on the hospice/palliative care team. J Palliat Care 9 (1993), 37-39.
Der Artikel beschreibt die Bedéutung der Musiktherapie für die Lebensqualität von terminal Kranken und deren Familien. Damit wird ein Musiktherapeut zum wichtigen Mitglied des Behandlungsteams.

700. Munro, S.: Musiktherapie bei Sterbenden. Praxis der Musiktherapie, Fischer/Bärenreiter, Stuttgart 1986.

701. Petzold, H.: Poesie- und Bibliotherapie mit alten Menschen und Sterbenden. Integrative Therapie 8 (1982), 286-324.

6.7 Sterbebegleitung bei Kindern

702. Ashby, M. A., Kosky, R. J., Laver, H. T., Sims, E. B.: An enquiry into death and dying at the Adelaide Children's Hospital: a useful model? Med J Aust 154 (1991), 165-170.

703. Barton, L. (Ed.): Care of the Child Facing Death. Routledge & Kegan Paul, London-Boston 1974.

704. Buckingham, R.W.: Mit Liebe begleiten. Die Pflege sterbender Kinder. München 1987.

705. Bürgin, D.: Begleitung sterbender Kinder. Wege zum Menschen 37 (1985), 270-280.

706. Chesterfield, P.: Communicating with dying children. Nurs Stand 6 (1992), 30-32.

707. Dominica, F.: The role of the hospice for the dying child. Br J Hosp Med 38 (1987), 334-336, 340-343.

708. Freyer, D. R.: Children with cancer: special considerations in the discontinuation of life-sustaining treatment. Med Pediatr Oncol 20 (1992), 136-142.

709. Gamstorp, I.: The chronically Ill, handicapped, dying child and his family: need for total care and support. Brain Dev 2 (1980), 127-132.

710. Gary, G. A.: Facing terminal illness in children with AIDS. Developing a philosophy of care for patients, families, and caregivers. Home Healthc Nurse 10 (1992), 40-43.

711. Gortner, Z.: Kooperationsmöglichkeiten zwischen Kinderklinik und Seelsorge auf der onkologischen Station. Ein Projekt. Krankenpflege-Journal 22 (1984), 24-29.
712. Henkel, W.: Studienheft Probleme von Pflegepersonal bei der Betreuung todkranker Kinder. Frankfurt/Main 1988.
713. Kohler, J. A., Radford, M.: Terminal care for children dying of cancer: quantity and quality of life. Br Med J Clin Res Ed 291 (1985), 115-116.
714. Kuhse, H., Singer, P.: Muß dieses Kind am Leben bleiben? H. Fischer Verlag, Erlangen 1993
715. Lansdown, R.: The care of the child facing death. Prog Pediatr Surg 22 (1989), 64-68.
716. Levy, M., Duffy, C. M., Pollock, P., Budd, E., Caulfield, L., Koren, G.: Home-based palliative care for children - Part 1: The institution of a program. J Palliat Care 6 (1990), 11-15.
717. Meehan, J.: Pain control in the terminally ill child at home. Issues Compr Pediatr Nurs 12 (1989), 187-197.
718. Meert, K., Lieh-Lai, M., Sarnaik, I., Sarnaik, A.: The role of intensive care in managing childhood cancer. Am J Clin Oncol 14 (1991), 379-382.
719. Whittam, E. H.: Terminal care of the dying child. Psychosocial implications of care. Cancer 71(10 Suppl) (1993), 3450-3462.
720. Worthington, R. C.: The chronically ill child and recurring family grief. J Fam Pract 29 (1989), 397-400.

6.8 Kommunikation, Verständigung, Aufklärung, Recht

721. Ansohn, E.: Die Wahrheit am Krankenbett. München 1965.
722. Armstrong, D.: Silence and truth in death and dying. Soc Sci Med 24 (1987), 651-657.
Die Literatur zum Thema "Wahrheit am Krankenbett" ist besonders seit den sechziger Jahren angewachsen. Gegenüber früherer Zeit wird das Gespräch mit dem Sterbenden über den Ernst der Situation frühzeitiger und offener geführt.
723. Barroso, P., Osuna, E., Luna, A.: Doctors' death experience and attitudes towards death, euthanasia and informing terminal patients. Med Law 11 (1992), 527-533.
724. Becker, E., Bhandari, M., Cramer, R., Hoffmann, K., Ludwig, B., Schwarzkopf, S., Stock, R.: Über den Umgang mit Sterbenden. Aufklären oder schweigen? Bild der Wissenschaft 19 (1982), 114-120.

725. Bettex, M.S.: Umgang mit Widerstand und Verdrängung bei Krebspatienten. Krankendienst 56 (1983), 4-10.

726. Bok, S.: Sollen Ärzte lügen dürfen? Psychologie heute 7 (1980), 57-63.

727. Brettel, H.-F., Juhle, E.: Haftungsrechtliche Fragen bei der Aufklärung der Patienten. Münch Med Wschr 125 (1983), 85-88.

728. Bräutigam, W., Meerwein, F. (Hrsg.): Das therapeutische Gespräch mit Krebskranken. Fortschritte der Psycho-Onkologie. Bern-Stuttgart-Toronto 1985.

729. Buchborn, E.: Die ärztliche Aufklärung bei infauster Prognose. Internist 22 (1981), 162.

730. Cable, D. G.: Caring for the terminally ill: communicating with patients and family. Henry Ford Hosp Med J 39 (19919 85-88.
Die Arbeit bestätigt die große Bedeutung, die einer angemessenen Gesprächsführung zwischen schwerkrankem Patient, Arzt und Familie zukommt. Diese Art der Gesprächsführung ist direkter Bestandteil des Therapieplans.

731. Dickhaut, H.H.: Das ärztliche Gespräch in Todesnähe. Zeitschrift für Positive Psychotherapie 13 (1990), 21-26.

732. Eser, A.: Grenzen der Behandlungspflicht aus juristischer Sicht. In: Lawin, P., Huth, H. (Hrsg.): Grenzen der ärztlichen Aufklärungs- und Behandlungspflicht. INA 34. Stuttgart-New York 1982, 77-94.

733. Farrar, A.: How much do they want to know? Communicating with dying patients. Prof Nurse 7 (1992), 606-610.
Die Stellung der erfahrenen Krankenschwester und ihre Bedeutung für das ärztliche Gespräch mit sterbenden Patienten werden hervorgehoben. Die erfahrene Schwester sollte die verbalen und nicht verbalen Hinweise ihrer Patienten erkennen. Sie verstärkt dadurch wesentlich das Behandlungsteam.

734. Freyberger, H. (Ed.): Psychotherapeutic interventions in life-threatening illness. Advances in psychosomatic medicine, Volume 10. Karger 1980.
Das Buch enthält wichtige Kapitel über mögliche psychotherapeutische Intervention bei schwerkranken und sterbenden Patienten, die von Fachleuten verschiedener Disziplinen bearbeitet wurden. Der Themenkreis umfaßt Intensivstation, Krebsstation, der sterbende Patient, Fortführung oder Beendigung der Therapie bei unheilbar Kranken.

735. Füllmich, Reiner. Der Tod im Krankenhaus und das Selbstbestimmungsrecht des Patienten. Über das Recht des nicht entscheidungsfähigen Patienten, künstlich lebensverlängernde Maßnahmen abzulehnen. Frankfurt/Main 1990.

736. Geisler, L.: Arzt und Patient. Frankfurt/Main 1987.
737. Gerlach, U.: Über den ärztlichen Umgang mit Schwerkranken und Sterbenden. Schriften zur Förderung der Westf. Wilhelms-Universität, Heft 74. Münster 1993.
738. Glaser, G.B., Strauss, A.: Interaktionen mit Sterbenden. Beobachtungen für Ärzte, Schwestern, Seelsorger und Angehörige. Göttingen 1974.
739. Gortner, Z.: Kooperationsmöglichkeiten zwischen Kinderklinik und Seelsorge auf einer onkologischen Station. Ein Projekt. Krankenpflege-Journal 22 (1984), 24-29.
740. Gödan, H.: Die sogenannte Wahrheit am Krankenbett. Darmstadt 1972.
741. Graham, H., Livesley, B.: Dying as a diagnosis: difficulties of communication and management in elderly patients. Lancet 2(8351) (1983), 670-672.
742. Hartmann, F.: Aufgaben der Verständigung zwischen Arzt und Kranken. Akademietagung, Kath. soziale Akademie, Münster 1992.
743. Havens, D.M., Greenberg, P.: Talk About Death and Dying. It's the Law. J Pediatr Health Care 6 (1992), 158-160.
744. Heinecker, R.: Heilen - Helfen - Mut zusprechen. Münch Med Wschr. 128 (1986), 369.
745. Hoeder, H.J.: Schwerkranke und Sterbende informieren. Ein Merkblatt für Ärzte. GwG Zeitschrift 67 (1987), 43-45.
746. Janicek, R.: Mit Patienten richtig reden. Melsungen 1990.
747. Kalish, R.A. (Ed.): Caring Relationships. The Dying and the Bereaved. Farningdale-New York 1980.
748. Killeen, M.E.: Clinical Clowning. Humor in Hospice Care. Am J Hosp Palliat Care 8 (1991), 23-27.
749. Klitzing-Naujoks, W.v., Klitzing, K.v.: Die Krankenschwester und der sterbende Patient. Prozesse in der Krankenschwester-Patient-Beziehung bei der Pflege schwer- und todkranken Patienten. Prax Psychother Psychosom 37 (1992).
750. Köhle, K., Raspe, H.H. (Hrsg.): Das Gespräch während der ärztlichen Visite. Empirische Untersuchung. München 1982.
751. Köhle, K.: Die Wahrheit am Krankenbett - Dialektik ärztlicher Kommunikation mit Krebskranken. In: Alt, D., Weiss, G.: Im Leben bleiben. Psychosoziale Aspekte der Nachsorge brustkrebskranker Frauen. Springer 1991, Seiten 17-38.
752. Kübler-Ross, E.: Interviews mit Sterbenden. Kreuz-Verlag, Stuttgart 1971.
753. Kübler-Ross, E.: Verstehen was Sterbende sagen wollen. Eine Einführung in ihre symbolische Sprache. Stuttgart 1981.

754. Luban-Plozza, B.: Patient, Arzt, Familie im Umgang mit Schmerz und Leid. Berlin 1986.

755. Mauz, F.: Das ärztliche Gespräch. Therapiewoche (1960), 311-316.

756. Piper, H.C.: Schwestern reden mit dem Patienten. Göttingen 1980.

757. Pöldinger, W.: Die Angst des Patienten - die Angst des Arztes. Schweizerische Ärztezeitung 67 (1986), 1364-1370.

758. Reimer, C., Kurthen, B.: Zur Beziehungsproblematik zwischen Ärzten und Krebspatienten. Psychotherapie, Psychosomatik, Medizinische Psychologie 35 (1985), 86-94.

759. Reutter, S.: Die Interaktion zwischen Arzt und Patient. Med Klinik 75 (1980), 526.

760. Schmidt, W.: Probleme und Chancen der Kommunikation zwischen Sterbenden, Angehörigen, therapeutischem Team und Klinikseelsorger bei der Begleitung von Sterbenden. Theologia practica 21 (1986), 222-227.

761. Schweidtmann, W.: Sterbebegleitung. Menschliche Nähe am Krankenbett. Stuttgart 1991.

762. Schmitz-Scherzer, R., Becker, K.F.: Einsam sterben. Warum? Hannover 1982.

763. Seale, C.: Communication and awareness about death. A study of a random sample of dying people. Soc Sci Med 32 (1991), 943-952.
Bericht über den Umgang mit Sterbenden in England aus dem Jahre 1987. Im Vergleich zum Jahre 1969 ist festzustellen, daß Diagnose und Prognose einer zum Tode führenden Krankheit häufiger eröffnet wird. Die Art der Gesprächsführung wird geschildert, die Mitteilung von der tödlichen Krankheit über mehrere Gespräche verteilt.

764. Senn, H.J.: Wahrhaftigkeit am Krankenbett. In: Meerwein, F. (Hrsg.): Einführung in die Psycho-Onkologie. Bern-Stuttgart-Wien 1981, 64-83.

765. Senn, H.J., Glaus, A.: Wahrhaftigkeit am Krankenbett. Auch bei Tumorpatienten? Schweiz.Rdsch Med Prax 80 (1991), 200-205.

766. Siegrist, J.: Aufklärung in Grenzsituationen. In: Kruse, T., Wagner, H. (Hrsg.): Sterbende brauchen Solidarität. München 1986, 25-40.

767. Sodemann, U.: Affektanalyse von Visitengesprächen bei todkranken und nicht todkranken Patienten. Berlin 1988.

768. Steinacker, I./Börsig, A.: Kommunikation mit dem beatmeten Intensivpatienten. Die Schwester / Der Pfleger 22 (1983), 599-604.

769. Tausch, A.-M.: Gespräche gegen die Angst. Krankheit. Ein Weg zum Leben. Reinbek 1981.

770. Trube-Becker, E.: Rechtsmedizinische Probleme zur Sterbehilfe beim alten Menschen. Z Gerontologie 14 (1981), 284-295.

771. Turnbull, P.R.: The Relationship of the Surgeon to the Patient with Advanced Malignant Disease. New Zealand Medical Journal 92 (1988), 354.
772. Tzschaschel, I.: "Aufklären nimmt nicht den Mut." Die meisten Kranken möchten informiert werden. Eine Studie. Physikalische Medizin und Naturwissenschaften 6 (1990), 71-73.
773. Wetterau, M.: Der Heilauftrag des Arztes und der entgegenstehende Wille des moribunden Patienten unter besonderer Berücksichtigung des Suizidenten. Köln 1992.

7. Sterbehilfe

774. Arbeitskreis-Arzt-und-Seelsorger: Sterbehilfe zwischen Mitleid, Mord und Menschlichkeit. Wege zum Menschen 41 (1989), 372-374.
775. Battin, M. P.: Euthanasia: the way we do it, the way they do it. J Pain Symptom Manage 6 (1991), 298-305.
776. Boehm, M.: Euthanasie oder die billigste Problemlösung? Soziale Arbeit 30 (1981), 297-302.
777. Burgess, M. M.: The medicalization of dying. J Med Philos 18 (1993), 269-279.
778. Campbell, C. S.: 'Aid-in-dying' and the taking of human life. J Med Ethics 18 (1992), 128-134.
779. Cantor, N. L.: The permanently unconscious patient, non-feeding and euthanasia. Am J Law Med 15 (1989), 381-437.
780. Caralis, P. V., Hammond, J. S.: Attitudes of medical students, housestaff, and faculty physicians toward euthanasia and termination of life-sustaining treatment. Crit Care Med 20 (1992), 683-690.
781. Daikos, G. K.: The terminal quality of life and passive or active euthanasia. Qual Assur Health Care 2 (1990), 375-386.
Aktive Euthanasie wird abgelehnt. Passive Euthanasie besteht z.B. darin, daß mögliche Wiederbelebungsversuche nicht angewendet werden. Einige Merkmale zur Entscheidungsfindung werden angegeben. Sie beziehen sich auf medizinische, rechtliche, geistige und geistliche Betrachtungen des Problems.
782. Eibach, U.: Sterbehilfe - Tötung auf Verlangen. Verlag R. Brockhaus, Wuppertal 1988.
783. Eibach, U.: "Sterbehilfe" und die "Lebenswert"-Diskussion. Geistige Behinderung 29 (1990), 394-405.

784. Genkel, I., Wunder, M: Memorandum gegen die neue Lebensunwert-Diskussion. Theorie und Praxis der sozialen Arbeit 44 (1993), 51-55.

785. Kautzky, R.: Hilfe zum Leben, Hilfe beim Sterben. Suizidprophylaxe 12 (1985), 77-90.

786. Kissel,-D.: Zum Problem der Euthanasie heute: Bestandsaufnahme - Kritik - Perspektive. Geriatrie & Rehabilitation 1 (1988), 127-131.

787. Lauter, H.; Meyer, J.-E.: Die neue Euthanasie-Diskussion aus psychiatrischer SichtFortschritte der Neurologie, Psychiatrie 60 (1992), 441-448.

788. Munnichs, J. M. A.: Sterbehilfe, Sterbebegleitung. Hintergründe und Bedingungen. In: Kisker K P, Lauter H, Meyer J E, Müller C, Stroemgren E.: Psychiatrie der Gegenwart. Band 8: Alterspsychiatrie. Springer, 3. neubearb. Aufl. 1989, Seiten 375-396.

789. Penn, K.: Passive euthanasia in palliative care. Br J Nurs 1 (1992), 462-466.

790. Pollard, B., Winton, R.: Why doctors and nurses must not kill patients. Med J Aust 158 (1993), 426-429.

791. Seibert, H.: Praktische Tötungsethik. Eine Auseinandersetzung mit der "Euthanasie"-Philosophie Peter Singers. Soziale Arbeit 40 (1991), 157-162.

792. Sporken, P.: Die Sorge um den kranken Menschen. Grundlagen einer neuen medizinischen Ethik. (Patmos Verlag) 1977.

8. Trauer und therapeutische Unterstützung

793. Adamowski, K., Dickinson, G., Weitzman, B., Roessler, C., Carter-Snell, C.: Sudden unexpected death in the emergency department: caring for the survivors. Can Med Assoc J 149 (1993), 1445-1451.

794. Aldridge, D.: Families, cancer and dying. Fam Pract 4 (1987), 212-218. Die herausragende Bedeutung des Arztes für Allgemeinmedizin (Familienarzt) wird aufgezeigt. Die schwere Krebskrankheit bringt einschneidende Veränderungen für den Betroffenen und für seine Angehörigen mit sich. Der Familienarzt ist mit der Lebensgeschichte seines Patienten und seiner Familie vertraut und hat dadurch beste Voraussetzungen für umfassende Hilfe für seinen Patienten und dessen Familie.

795. Arbeitsgruppe zu Hause sterben (Hrsg.): Zu Hause sterben: Trauer über den Tod eines Kindes. Hilfe für verwaiste Eltern. Hannover 1990.

796. Arndt, M.: Leben-Leid-Sterben-Trauer. Materialien zur Krankenpflegeausbildung, Bd. 3. Freiburg-Basel-Wien 1990.

797. Beutel, M.: Zur Psychobiologie von Trauer und Verlustverarbeitung - neuere immunologische und endokrinologische Zugangswege und Befunde Psychotherapie, Psychosomatik, Medizinische Psychologie 41 (1991), 267-277.
In dem Artikel werden psychoimmunologische und endokrinologische Studien vorgestellt, woraus sich ergibt, daß Trauer ebenso wie Depressionen immunsuppressive Effekte haben, deren klinische Relevanz noch nicht gesichert ist.

798. Binsack, T. (Interviewpartner): "Der sterbende Mensch darf traurig sein und weinen". Universitas 47 (1992), 389-395.

799. Blumenthal-Barby, K., Mehls, P., Lossow, J., Spyra,-K.: Geborgenheit für Hinterbliebene. Zeitschrift für Alternsforschung, 1990, 45 (1), 53-55.

800. Brocher, T.: Wenn Kinder trauern. Wie sprechen wir über den Tod? Zürich 1980.

801. Carroll, R.: Mourning: a concern for medical-surgical nurses. Medsurg Nurs 2 (1993), 301-303, 338.

802. Diessenbacher, H.: Tod und Trauer. Wenn Ehefrauen ihren Mann verlieren. Psychologie & Gesellschaftskritik 12 (1988), 87-98.

803. Dobrick, B.: Wenn die alten Eltern sterben. Das endgültige Ende der Kindheit. Stuttgart 1989.

804. Fässler-Weibel, P. (Hrsg.): Gelebte Trauer. Vom Umgang mit Angehörigen bei Sterben und Tod. Freiburg/CH 1991.

805. Field, D.: Formal instruction in United Kingdom medical schools about death and dying. Med Educ 18 (1984), 429-434.
Eine Umfrage unter den Universitäten (Medical Schools) in Großbritannien aus dem Jahre 1983 ergab, daß alle Universitäten außer 4 ein Lehrangebot über Tod und Sterben für Studenten hatten.

806. Föll, E.: Die psychosoziale Problematik Angehöriger von unheilbar an Krebs Erkrankten. Eine empirische Untersuchung unter dem Aspekt der terminalen Pflege und des Todes im Krankenhaus. Hamburg 1988.

807. Fooken, I.: Partnerverlust im Alter. In: Mayring, Ph., Saup, W.: Entwicklungsprozesse im Alter. Kohlhammer 1990, 57-73.

808. Geuss, H.: Morbidität und Mortalität bei Verwitwung. In: Howe, J.: Lehrbuch der psychologischen und sozialen Alternswissenschaft. Band 4: Sterben, Tod, Trauer. Asanger 1992, 111-119.

809. Geyman, J. P.: Dying and death of a family member. J Fam Pract 17 (1983), 125-134.

810. Goldmann-Posch, U.: Wenn Mütter trauern. Erinnerungen an das verlorene Kind. München 1988.
Goldmann-Posch gibt als Journalistin Einblick in die Innenwelt trauernder Frauen.Sie beschreibt das Abschiednehmen als "spezifisch weibliche Kunst" (vgl. M. Mitscherlich in ihrem Vorwort). Einer Bestandsaufnahme der Situation von trauernden Eltern folgen Gespräche mit betroffenen Müttern.
811. Graham, S.B.: When babies die. Death and the education of obstetrical residents. Med Teach 13 (1991), 17-175.
812. Harding, D.J., Southern, J.: Using a Community Networking Approach in a Bereavement Program. Am J Hosp Palliat Care 8 (1991), 20-22.
813. Hegge, M.: A Qualitative retrospective study of coping strategies of newly widowed elderly. Effects of anticipatory grieving on the caregiver. Am J Hosp Palliat Care 8 (1991), 28-34.
814. Hermans, K.: Sterben und Tod auf einer operativen Intensivstation aus der Sicht naher Angehöriger. Gießen 1990.
815. Herrmann, N.: Mit Trauernden reden. Zürich 1988.
Als Seelsorgerin gibt Herrmann aus persönlicher wie beruflicher Erfahrung hilfreiche Hinweise für den Umgang mit Trauernden. Ein besonderes Kapitel beschäftigt sich mit Eltern, deren Kind gestorben ist.
816. Hockley, J. M., Dunlop, R., Davies, R. J.: Survey of distressing symptoms in dying patients and their families in hospital and the response to a symptom control team. Br Med J Clin Res Ed 296 (1988), 1715-1717.
Zwei Gruppen von unheilbar kranken, sterbenden Patienten werden verglichen. Patienten der Gruppe, der keine spezifizierte, diesem Stadium der Krankheit angemessene Behandlung zuteil wurde, hatten wesentlich mehr zu leiden als die terminal kranken Patienten einer zweiten Gruppe, die von einem spezialisierten multidisziplinären Team behandelt wurden.
817. Hügen, G.: Leben mit dem Tod. Der Umgang mit Sterben, Tod und Trauer in der Benediktinerabtei Königsmünster. Altenberge 1990.
818. Huthmacher, R.A.: Die Angehörigen schwerst- und lebensbedrohlich Kranker sowie sterbender Erwachsener. Psychosoziale Belastungen, emotionale Reaktionen, Möglichkeiten der Betreuung. Beiträge zur medizinischen Psychologie und medizinischen Soziologie, Band 3. Königshauses & Neumann 1991.
819. Ide, H.: Mein Kind ist tot. Trauerarbeit in einer Selbsthilfegruppe. Reinbek 1988.
Für verwaiste Eltern bedeutet der Tod eines Kindes eine Krise, die ihr eigenes Leben bis in die Grundfesten erschüttert. Ide beschreibt als betrof-

fene Mutter in Form eines Tagebuches die Phasen ihres Trauerprozesses in einer Selbsthilfegruppe.

820. Jerneizig, R., Schubert, U.: Der letzte Abschied. Ratgeber für Trauernde. Essen 1991.
821. Jerneizig, R., Langenmayr, A., Schubert, U.: Leitfaden zur Trauertherapie und Trauerberatung. 1992 - Einführung für med. Personal in die Trauerarbeit, praxisnahe Darstellung.
822. Kast, V.: Trauern. In: Mohr, F.: Individualpsychologie in der Bewältigung von Lebenskrisen. Beiträge zur Individualpsychologie, Nr. 6. Reinhardt 1985, 73-81.
823. Käsler, H.: Mit der Trauer leben. München 1993.
824. König, P., Steurer-Spitaler, H., Waanders, R.: Die psychologische Führung Angehöriger von Schädel-Hirnverletzten. Zentralbl Neurochir 53 (1992), 78-84.
825. Köttner, H.J.: Trauer und Trauerreaktionen. Zeitschrift für Positive Psychotherapie 14 (1992), 40-48.
826. Krautschik, A.: Trauer in der Arzt-Patient-Beziehung. Psycho 13 (1987), 814-820.
827. Kruse, A.: Partnerschaft bei chronischer Erkrankung und im Prozess des Sterbens. In: Karl, F., Friedrich, I.: Partnerschaft und Sexualität im Alter. Internationale Kasseler Gerontologische Gespräche, Band 1. Steinkopff 1991, 79-104.
828. Kübler-Ross, E.: Was können wir noch tun? Antworten auf Fragen nach Sterben und Tod. Gütersloh 1980.
829. Kuntz, B.: Exploring the grief of adolescents after the death of a parent. J Child Adolesc Psychiatr Ment Health Nurs 4 (1991), 105-109.
830. Lasker, J.N., Toedter, L.J.: Acute versus chronic grief. The Case of Pregnancy Loss. Am J Orthopsychiatry 61 (1991), 510-522.
831. Le Frain, J., Taylor, J., Ernst, L.: Coping with sudden infant death. Lexington 1982.
832. Lehr, U. (Hrsg.): Lehrbuch der psychologischen und sozialen Alterswissenschaft. Einführungswerk für alle Aus- und Weiterbildungsinstitutionen in Altenhilfe, -pflege, -bildung. Bd. 4: Sterben - Tod - Trauer. Heidelberg 1992.
833. Levy, L.H.: Anticipatory Grief. Its measurement and proposed reconceptualization. Hosp J 7 (1991), 1-28.
834. Lewis, C.S.: Über die Trauer. Braunschweig 1990.

835. Lutz, G., Künzer-Riebel, B. (Hrsg.): Nur ein Hauch von Leben. Eltern berichten vom Tod ihres Babys und von der Zeit ihrer Trauer. Frankfurt/Main 1991.
Der Tod von Kindern vor, während und nach der Geburt findet wenig Beachtung. In dieser Sammlung berichten früh verwaiste Eltern über ihre Situation (Totgeburt, Tod nach Frühgeburt, Plötzlicher Kindstod ...), über ihre Hoffnung auf ein Kind und ihren abgrundtiefen Schmerz bei dem Verlust. Für Menschen in vergleichbaren Lebenssituationen bzw. für ein Bemühen, sie besser zu verstehen, ist diese Sammlung hilfreich. Sie wird ergänzt durch die Analyse V. Kasts "Wenn Geburt und Tod zusammenfallen." zur Trauerreaktion der Eltern sowie aus ärztlicher Sicht K.-H. Wehkamps Reflektion zum "Kindstod in der Frauenklinik". Eine Adressenliste befindet sich im Anhang.
836. Margolis, O.S.: Loss, Grief And Bereavement. A Guide for Counseling. New York 1985.
837. Matouschek, L.: Trauer, die nicht enden will. Gütersloh 1990.
838. Melson, S. J., Rynearson, E. K.: Unresolved bereavement: medical reenactment of a loved one's terminal illness. Postgrad Med 72 (1982), 172-179.
839. Merz-Abt, Th., Stutz, P.: Gottesdienst feiern mit Trauernden. Anregungen zur Auseinandersetzung mit Sterben, Tod und Auferstehung und Gottesdienstmodelle. Luzern 1992.
840. Meyer, Ch.: Surviving death. A Practical Guide to Caring for the Dying and Bereaved. Mystic 1988.
841. Mittag, O: Psychologische und psychotherapeutische Aspekte der Trauer. Psychotherapie, Psychosomatik, Medizinische Psychologie 42 (1992), 150-157.
842. Moore, K.: Training social workers to work with the terminally ill. Health Soc Work 9 (1984), 268-273.
843. Rando, T.A.: Grief, Dying And Death. Clinical Interventions For Caregivers. Champaign 1984.
844. Ransford, H.E., Smith, M.L.: Grief resolution among the bereaved in hospice and hospital wards. Soc Sci Med 32 (1991), 295-304.
845. Raphael, B.: The Anatomy of Bereavement. A Handbook for the Caring Professions. London 1984.
846. Ringel, E.: Das Problem der Todesbewältigung. In: Scheiblich, W.: Abschied, Tod und Trauer in der sozialtherapeutischen Arbeit. Lambertus 1991, 11-28.

847. Ross-Alaolmolki, K.: Supportive care for families of dying children. Nurs Clin North Am 20 (1985), 457-466.
848. Schibilsky, M.: Trauerwege. Beratung für heilende Berufe. Düsseldorf 1989.
849. Schiff, H.S. Verwaiste Eltern. Stuttgart 1990.
850. Schmied, G.: Sterben und Trauern in der modernen Gesellschaft. Leske & Budrich 1985.
851. Schmitz-Scherzer, R.: Sterben und Sterbebegleitung. In: Lang, E., Arnold, K.: Vorbereitung auf das aktive Alter. Grundlagen, Methoden, Inhalte. Referate der Zweiten Informationsmedizinischen Tage in Hamburg 1985. Enke 1986, 147-159.
852. Schmitz-Scherzer, R.: Sterben. Ein Versuch aus sozialgerontologischer Perspektive. In: Schmitz-Scherzer, R., Kruse, A., Olbrich, E. (Hrsg.): Altern. Ein lebenslanger Prozeß der sozialen Interaktion. Darmstadt 1990, 43-54.
853. Schmitz-Scherzer, R.: Sterben und Tod. In: Baltes, P.B., Mittelstraß, J. (Hrsg.): Altern. Aufgabe und Perspektiven. Berlin 1991.
854. Schmitz-Scherzer, R. (Hrsg.): Altern und Sterben. Angewandte Alterskunde, Band 6. Huber, Bern 1992.
855. Schneider, W.F.: Zukunftsbezogene Zeitperspektive von Hochbetagten. Philosophische Fakultät, Universität Bonn 1987.
856. Scruby, L. S., Sloan, J. A.: Evaluation of bereavement intervention. Can J Public Health 80 (1989), 394-398.
857. Shrier, D. K.: The dying child and surviving family members. J Dev Behav Pediatr 1 (1980), 152-157.
858. Small, M., Engler, A.J., Rushton, C.H.: Saying goodbye in the intensive care unit: helping caregivers grieve. Pediatr Nurs 17 (1991), 103-105.
859. Speck, P.W.: Loss And Grief In Medicine. London 1978.
860. Spiegel, Y.: Der Prozeß des Trauerns. München-Mainz 1973, 1989.
861. Steele, L. L.: The death surround: factors influencing the grief experience of survivors. Oncol Nurs Forum 17 (1990), 235-241.
862. Ströbe, W., Ströbe, M.-S., Gergen, K., Gergen, M.: Der Kummer-Effekt: Psychologische Aspekte der Sterblichkeit von Verwitweten. Berichte aus dem Fachbereich Psychologie der Philipps-Universität Marburg/Lahn, Nr. 65 1979.
863. Symes, J.: What comfort for this grief? Coping with perinatal bereavement. Prof Nurse 6 (1991), 437-438, 440-441.
864. Tyner, R.: Elements of empathic care for dying patients and their families. Nurs Clin North Am 20 (1985), 393-401.

865. Vogel, M., Legler, G.: Verlust und Trauer. In: Dunde, S.R.: Beratungsführer zu AIDS für Angehörige psychosozialer und medizinischer Berufe. Hippokrates 1991, Seiten 158-172
866. Worden, W. J.: Beratung und Therapie in Trauerfällen. Ein Handbuch. Bern 1987.
867. Yalom, I. D., Lieberman, M. A.: Bereavement and heightened existential awareness. Psychiatry (1991), 334-345.
868. Ziegler, M.: Sterben, Tod, Trauer. Vom Umgang mit dem Unvermeidlichen. Linz 1989.

9. Lehre, Ausbildung, Fortbildung im Umgang mit Sterbenden

869. Bachmann-Mettler, I.: Interdisziplinäre Weiterbildung in Palliativpflege, -medizin und -betreuung. Schweiz Rdsch Med Prax 81 (1992), 7-10.
870. Benoliel, J.Q.: Death Education For The Health Professionals. Washington 1982.
871. Berman, S., Villarreal, S.: Use of a seminar as an aid in helping interns care for dying children and their families. Clin Pediatr Phila 22 (1983), 175-179.
872. Bloch, S.: Teaching medical students how to care for the dying. Med J Aust 2 (1975), 902-903.
873. Bloch, S.: Instruction on death and dying for the medical student. Med Educ 10 (1976), 269-273.
Der Autor geht der Frage nach, welches der beste Weg ist, Medizinstudenten im Umgang mit sterbenden Patienten zu unterrichten. Kritische Betrachtung zu Umfang und Inhalt dieses Unterrichts und wer der Lehrer sein soll.
874. Blumenfield, M., Levy, N. B., Kaufman, D.: Current attitudes of medical students and house staff toward terminal illness. Gen Hosp Psychiatry 1 (1979), 306-310.
Im Gegensatz zu älteren Untersuchungen sprach sich die Mehrzahl der 1979 im Downstate Medical Center befragten Studenten und jungen Ärzte dafür aus, den schwerkranken Patienten ihre Diagnose mitzuteilen. Die Autoren betonen die Notwendigkeit, den Umgang mit Sterbenden in die Lehre aufzunehmen.
875. Buchanan, J., Millership, R., Zalcberg, J., Milne, J., Zimet, A., Haines, I.: Medical education in palliative care. Med J Aust 152 (1990), 27-29.

876. Brommer, J.: Sterben und Tod als Lernbereich der Erwachsenenbildung. Eine explorative Studie zum Lehr-/Lerngeschehen im Themenbereich 'Sterben und Tod'. Frankfurt am Main 1988.

877. Bulkin, W., Lukashok, H.: Training physicians to care for the dying. Am J Hosp Palliat Care 8 (1991), 10-15.

878. Burge, F. I., Latimer, E. J.: Palliative care in medical education at McMaster University. J Palliat Care 5 (1989), 16-20.

879. Care of the patient with advanced cancer: a course for clinical medical students at Oxford. J Cancer Educ 4 (1989), 103-108.
Medizinstudenten in Oxford erhalten in einem 5-Tage-Kurs Instruktionen zur Behandlung terminal kranker und sterbender Patienten. Die Themen umfassen symptomatische Behandlung, ethische Probleme, psychosoziale Fürsorge und die Bedeutung von interdisziplinärer Team-Arbeit.

880. Charlton, R.: The philosophy of palliative medicine: a challenge for medical education. Med Educ 26 (1992), 473-477.

881. Charlton, R.: Education about death and dying at Otago University Medical School. N Z Med J 106 (1993), 447-449.
Die Studenten der drei klinischen Schulen der Otago University Medical School wurden befragt, wie sie ihre Fähigkeiten selbst einschätzen, mit Sterbenden umzugehen und nach ihren Kenntnissen über Symptomenkontrolle (symptomatische Therapie) bei Sterbenden. Das Ergebnis von 392 ausgewerteten Rückmeldungen macht klar, daß das Lehrangebot in Bezug auf ärztlichen Umgang mit Sterbenden intensiviert werden muß.

882. Clarke, P. J.: Exploration of countertransference toward the dying. Am J Orthopsychiatry 51 (1981), 71-77.

883. Corr, C.A., Blumenthal-Barby, K., Foster, D.H., Henen, S.B., Morgan, J.D., Wass, H., Morgan, M.A., Rogers, J., Stevenson, R.G., Webb, P.: A Statement of Assumptions and Principles Concerning Education About Life-threatening Illness, Death, Dying, and Bereavement for Volunteers and Non-professionals. International Work Group on Death, Dying and Bereavement. Am J Hosp Palliat Care 8 (1991), 26-27.

884. Dickinson, G. E., Pearson, A. A.: Death education in selected medical schools as related to physicians' attitudes and reactions toward dying patients. Annu Conf Res Med Educ 16 (1977), 31-36.
Die Untersuchung belegt, daß diejenigen jungen Ärzte, die an einem Lehrprogramm zum Umgang mit Sterbenden teilgenommen hatten,dieser Aufgabe besser gewachsen waren. Die Untersuchung wurde an der großen Zahl von 1.093 Ärzten ausgeführt.

885. Dietrich, M. C.: A proposed curriculum on death and dying for the allied health student. J Allied Health 9 (1980), 25-32.
Darstellung verschiedener Curricula, die bereits in der studentischen Lehre angewendet werden..

886. Di Maggio, J. R.: Educating psychiatry residents about death and dying. A national survey. Gen Hosp Psychiatry 15 (1993), 166-170.

887. Eibach, U.: Der Tod - Eine Herausforderung an das ärztliche Selbstverständnis und die Medizinerausbildung aus der Sicht eines Krankenhausseelsorgers. Z Med Ethik 40 (1994), 113-118.

888. Feldman, A.: The dying patient. Psychiatr Clin North Am 10 (1987), 101-108.
Der Autor stellt fest, daß die meisten Universitäten (Medical Schools) den Umgang mit Sterbenden nicht in den Lehrplan der Studenten aufgenommen haben, wenngleich dies nach seiner Einschätzung dringend erforderlich ist.

889. Firth-Cozens, J., Field, D.: Fear of death and strategies for coping with patient death among medical trainees. Br J Med Psychol 64 (1991), 263-271.
Der Artikel beschreibt eine Längsschnittuntersuchung der Todesfurcht von Medizinstudenten nach dem ersten Jahr ihres Pflichtpraktikums. Frühere Ergebnisse werden bestätigt, nach denen Todesfurcht als multidimensionales Konstrukt anzusehen ist. Die Furcht vor dem eigenen Tod erreicht den niedrigsten Meßwert, die Furcht, eine nahestehende Person durch Tod zu verlieren, übereinstimmend den höchsten Wert. Mit wachsendem zeitlichen Abstand reduziert sich die Todesfurcht, wenngleich nicht signifikant.Die häufigste beim Tod eines Patienten genutzte Bewältigungsstrategie ist Rationalisierung - dies gilt besonders für männliche Studenten, gefolgt von emotionaler oder klinischer Unterstützung des Patienten, welche besonders von weiblichen Studenten eingesetzt wird. Die höchsten Angst- bzw. Streßwerte zeigten sich in Verbindung mit Vermeidung, Abweisung und Ratsuche, während Rationalisierung die niedrigsten Werte aufwies. Weiterhin wurde die Beziehung von Todesfurcht zu individuellen Unterschieden wie Empathie, Geschlecht, Tod der Eltern, Angst der Eltern sowie Streß untersucht.

890. Frommelt, K.H.: The effects of death education on nurses' attitudes toward caring for terminally ill persons and their families. Am J Hosp Palliat Care 8 (1991), 37-43.

891. Gammage, S. L., Mc Mahon, P. S.: The occupational therapist and terminal illness: Learning to cope with death. Am J Occup Ther 30 (1976), 294-299.

892. Graham, S. B.: When babies die: death and the education of obstetrical residents. Med Teach 13 (1991), 171-175.

893. Gumpert, R.: Weiterbildung im Umgang mit scherkranken und sterbenden Patienten. Die Schwester/Der Pfleger 24 (1985), 222-224 und 396-398.

894. Haaf, H.G., Huppmann, G.: Todesbezogene Einstellungen und Kontrollüberzeugungen von Medizinstudenten. Eine Querschnittstudie.Psychotherapie, Psychosomatik, Medizinische Psychologie 42 (1992), 349-356.
In der Studie, die auf der Auswertung von Fragebögen basiert, werden keine wesentlichen Änderungen in der Überzeugung von Medizinstudenten im Laufe ihrer Ausbildung festgestellt. Die Gründe hierfür werden diskutiert und münden in dem Vorschlag, die Validität der benutzten Fragebögen zu überprüfen und zu verbessern.

895. Howells, K., Gould, M., Field, D.: Fear of death and dying in medical students: effects of clinical experience. Med Educ 20 (1986), 502-506.
Medizinstudenten mit Erfahrung im Umgang mit Sterbenden unterscheiden sich hinsichtlich Furcht vor Sterben und Tod nicht von weniger erfahrenen Studenten. Hingegen stellt diese Untersuchung fest, daß die Gruppe der erfahrenen Studenten häufiger über den eigenen Tod und über den Umgang mit Sterbenden nachdenkt.

896. Hull, F.M.: Death, Dying and the Medical Student. Med Educ 25 (1991), 491-496.

897. Hurtig, W.A., Stewin, L.: The effect of death education and experience on nursing students' attitude towards death. J Adv Nurs 15 (1990), 29-34.

898. Irvine, B.: Teaching palliative nursing to students. Nurs Stand 7 (1993), 37-39.

899. Kaye, J. M.: Will a course on death and dying lower students' death and dying anxiety? J Cancer Educ 6 (1991), 21-24.
In dieser Arbeit wird über eine Station für Herzkranke berichtet. Typische Todesursachen der Patienten auf dieser Station waren Herzstillstand und Herzversagen. Die positive Einstellung der Mitarbeiter dieser Coronar-Unit basiert auf verschiedenen Faktoren, wovon ein günstiger Stellenplan, geringer Arztwechsel, gutes Einverständnis untereinander als wichtig empfunden wurden. Von großer Bedeutung war auch das offene ärztliche Gespräch am Krankenbett über Krankheit und Prognose sowie die Überzeugung, daß alles, was für den Patienten getan werden konnte, geschehen war.

900. Knight, C.F., Knight, P.F., Gellula, M.H., Holman, G.H.: Training our Future Physicians. A Hospice Rotation for Medical Students. Am J Hosp Palliat Care 9 (1992), 23-28.

901. Knox, J. D., Thomson, G. M.: Breaking bad news: medical undergraduate communication skills teaching and learning. Med Educ 23 (1989), 258-261.

902. Koch, U., Schmeling, Ch.: "Umgang mit Sterbenden" - ein Lernprogramm für Ärzte, Medizinstudenten und Krankenschwestern. Medizinische Psychologie 4 (1978), 81-93.
In diesem Artikel aus dem Jahre 1978 werden Form und Inhalt eines Lernprogramms für Medizinstudenten, Ärzte und Pflegepersonal zum Umgang mit Sterbenden dargelegt. Das Programm umfaßt Lehrveranstaltungen, Diskussion von Fallbeispielen, Rollenspiele.

903. Koch, U., Schmeling, C.: Betreuung von Schwer- und Todkranken. Ausbildungskurs für Ärzte und Krankenpflegepersonal. München - Wien - Baltimore 1982.
Dies Buch ist als Trainingsleitfaden für Multiplikatoren geschrieben, die Ausbildungskurse über das Thema übernehmen. Es handelt sich um die überarbeitete Fassung eines Ausbildungskurses der Abteilung für Medizinische Psychologie des UKH Hamburg-Eppendorf (Vgl. Engelke 1979, 125-140). Das Buch gliedert sich in drei Teile. Im Mittelpunkt steht die Frage, wie mit schwer- und todkranken Patienten kommuniziert werden soll. Zunächst werden auf der Basis einer Analyse der sozialen und psychischen Probleme von betroffenen Patienten sowie des versorgenden Personals Ansätze zur Verbesserung der psychosozialen Versorgung Sterbender in den Institutionen entwickelt. In einem zweiten Teil werden Lernziele für den Umgang mit betroffenen Patienten diskutiert, Ausbildungsmodelle anderer Autoren sowie eigene Erfahrungen dargestellt. Der dritte Teil gibt detailliert den Ausbildungskurs "Umgang mit Schwer- und Todkranken" wieder: Lang- und Kurzversionen des Programms, Praktische Voraussetzungen der Durchführung, benötigte Materialien, Durchführungs- und Übungsanleitungen, Arbeitsblätter erlauben jedem Erwachsenenbildner, den Kurs abzuhalten bzw. Bausteine in die eigene Konzeption einzubeziehen. Die Autoren begründen einleuchtend, daß Medizinstudenten auch kurzfristig in einem Hospiz bzw. auf einer Palliativ-Station arbeiten sollten, um die Bedeutung dieses Teils der praktischen Medizin und seine Wertigkeit in der Behandlung Sterbender kennenzulernen. Die Befragung von Medizinstudenten an der Universität

Birmingham weist aus, daß die Studenten kaum praktische Erfahrung im Umgang mit Sterben und Tod während ihres Medizinstudiums gewonnen hatten. Aus diesem Ergebnis wird gefolgert, daß die Notwendigkeit besteht, die Lehre über Tod und Sterben für Medizinstudenten zu verbessern.

905. Koch, U., Schmeling, C.: Betreuung von Schwer- und Todkranken. Möglichkeiten und Grenzen der Ausbildung von Krankenhauspersonal. In: Howe, J., Ochsmann, R. (Hrsg.): Tod-Sterben-Trauer. Frankfurt 1985. 101-106.

906. Kühnert, S.: Sterbebegleitung als Thema in der Altenpflegeausbildung: Ein Erfahrungsbericht. Z Gerontologie 18 (1985), 88-92.

907. Linn, M. W., Linn, B. S., Stein, S.: Impact on nursing home staff of training about death and dying. JAMA 250 (1983), 2332-2335.

908. Longo, D. R., Darr, K.: Hospital care for the terminally ill: a model program. Hosp Prog 59 (1978), 62-65, 84.

909. Mac Leod, R. D.: Teaching hospice medicine to medical students, house staff, and other caregivers in the United Kingdom. Hosp J 9 (1993), 55-67.

910. Marie, H.: Reorienting staff attitudes toward the dying. Hosp Prog 59 (1978), 74-76, 92.

911. Marks, S. C. Jr., Bertman, S. L.: Experiences with learning about death and dying in the undergraduate anatomy curriculum. J Med Educ 55 (1980), 48-52.
Ein Curriculum mit Diskussion über Tod, Sterben und ein Bericht über das Interesse, das diese Themen bei den Studenten der University of Massachusetts Medical School fanden, wird dargelegt.

912. Marks, M.: Palliative care. Nurs Stand 6 (33 Suppl NU, (1992), 9-14.

913. Martin, R. W., Wylie, N.: Teaching third-year medical students how to care for terminally ill patients. Acad Med 64 (1989), 413-414.
Die Mehrzahl der Medical Schools in den Vereinigten Staaten unterrichten ihre Medizinstudenten im Umgang mit sterbenden Patienten. Die Autoren beschreiben in diesem Artikel ein Schulungsprogramm, das sie seit 1979 anwenden.

914. Mermann, A. C., Gunn, D. B., Dickinson, G. E.: Learning to care for the dying: a survey of medical schools and a model course. Acad Med 66 (1991), 35-38.
Die Arbeit läßt erkennen, daß auch in den USA Lehrveranstaltungen für Medizinstudenten zum Thema Tod und Sterben relativ neu sind. Es wird festgestellt, daß Lehrmethoden und Lerninhalte an den verschiedenen

Universitäten unterschiedlich gewertet werden. Als Beispiel sei genannt, daß in der Yale Universität Patienten als Lehrer fungierten. An den meisten Universitäten waren Vorlesungen und Patientenvorstellungen die gebräuchlichen Methoden.

915. Merriman, A., Lau-Ting, C.: Reactions to death and dying by doctors, medical students and nurses in Singapore 1985-86. Ann Acad Med Singapore 16 (1987), 133-136.

916. Meyer, W.: Über den Umgang mit dem Tod auf der internistischen Station. Ein Erfahrungsbericht. Psycho 12 (1986), 787-790.
Der Artikel behandelt zwei Beispiele aus der praktischen Medizin. Schlußfolgerung: Der Themenkreis Sterben und Tod sollte wichtiger Bestandteil studentischer und ärztlicher Bildung sein.

917. Milton, I. C.: Concerns of final year baccalaureate students about nursing dying patients. J Nurs Educ 23 (1984), 298-301.

918. Mullaly, R. W., Osmond, H.: Medical education and the dying patient. South Med J 72 (1979), 409-411.

919. Muthny, F.A.: Forschung zur Krankheitsverarbeitung und psychosomatische Anwendungsmöglichkeiten. Dtsch Ärztebl 91 (1994), A 3090-3107.

920. Nelson, W. A.: Clinical teaching of care for terminally ill in a psychiatry clerkship. J Med Educ 55 (1980), 610-615.
Das Konzept der Medical School Dartmouth für Studenten im Umgang mit Sterben und Tod wird vorgestellt.

921. Piper, H.C.: Die Begleitung von Sterbenden in der Ausbildung von Krankenhausseelsorgern. In: Engelke, E., Schmoll, H.J., Wolff, G. (Hrsg.): Sterbebeistand bei Kindern und Erwachsenen. Stuttgart 1979, 57-63.

922. Potthoff, P.: Der Tod im medizinischen Denken. Die Entwicklung kognitiver und emotionaler Dimensionen der Todesbedeutung. Klinische Psychologie und Psychopathologie, Band 11. Enke 1980.
In einer Untersuchung aus dem Jahre 1980 wird die Entwicklung des Todeskonzeptes bei Studenten verschiedener Semesterstufen sowie jungen Ärzten und Krankenpflegepersonen dargestellt. Gegenüber anderen Untersuchungen wird in dieser Studie keine affektive Abwehr oder Versachlichung gegenüber dem Tod festgestellt. Der Artikel schließt mit Vorschlägen für eine verbesserte medizinische Ausbildung unter Berücksichtigung der Themen Sterben und Tod.

923. Razavi, D., Delvaux, N., Farvacques, C., Robaye, E.: Immediate effectiveness of brief psychological training for health professionals dealing with

terminally ill cancer patients: a controlled study. Soc Sci Med 27 (1988), 369-375.
Die kontrollierte Studie erweist den Nutzen eines psychologischen Trainings für Angehörige aller Medizinberufe im Umgang mit Schwerkranken.

924. Rest, F.: Sterbebeistand, Sterbebegleitung. Stuttgart-Berlin-Köln 1992.
925. Ringel, E.: Sterben und Tod als Problem des medizinischen Unterrichts. Dynamische Psychiatrie 32 (1975), 143-158.
926. Sahler, O. J., Mc Anarney, E. R., Friedman, S. B.: Factors influencing pediatric interns' relationships with dying children and their parents. Pediatrics 67 (1981), 207-216.
927. Schmeling, Ch., Koch, U.: Gruppenerfahrungen mit dem Hamburger Lernprogramm "Umgang mit Sterbenden". Medizinische Psychologie 4 (1978), 201-202.
Die Erfahrungen mit dem publizierten Lernprogramm zeigen bei der Auswertung, daß sich bei den Teilnehmern (Studenten, Pflegekräfte, Zivildienstleistende), die Einstellung zu Sterben und Tod nicht verändert hat. Hingegen erkannten die Teilnehmer die vielfältigen Probleme beim Umgang mit terminal Kranken. Die praktischen Hinweise zum Umgang mit Sterbenden hielten die Teilnehmer für den wichtigsten Teil des Lernprogrammes.
928. Schober, C.: Tod und Sterben aus der Sicht von Medizinstudenten. Heidelberg 1988.
929. Sneddon, M. C., Eagle, P.: Educational support in palliative care. Nurs Stand 5 (1991), 38-39.
930. Sorrentino, E.A.: Hospice Care. A Unique Clinical Experience for MSN Students. Am J Hosp Palliat Care 9 (1992), 29-33.
931. Stedeford, A., Twycross, R. G.: Care of the patient with advanced cancer: a course for clinical medical students at Oxford. J Cancer Educ 4 (1989), 103-108.
932. Steinmetz, D., Walsh, M., Gabel, L. L., Williams, P. T.: Family physicians' involvement with dying patients and their families. Attitudes, difficulties, and strategies. Arch Fam Med 2 (1993), 753-760; Diskussion 761.
933. Stoltmann, A., Wassewitz, J.: Psychische Betreuung Sterbender - ein Schwerpunkt berufsethischer Erziehung. Psychische Betreuung Sterbender auf einer Intensivtherapiestation. Heilberufe 37 (1985), 341-343.
934. Straub, H.: Mit dem Sterben leben. Entwicklung eines Kompaktseminars zur Sterbebegleitung für Pflegepersonal. In: Howe, J., Ochsmann, R. (Hrsg.): Tod-Sterben-Trauer, Frankfurt 1985.

935. Tout, L.R., Shama, D.D.: A burnout instrument for hospice. Hosp J 6 (1990), 31-38.

936. Wanzer, S. H., Federman, D. D., Adelstein, S. J., Cassel, C.K., Cassem, E. H., Cranford, R. E., Hook, E. W., Lo, B., Moertel, C. G., Safar, P. et al.: The physician's responsibility toward hopelessly ill patients. A second look. N Engl J Med 320 (1989), 844-849.
Die besondere Verantwortung der Ärzte gegenüber schwerkranken und sterbenden Patienten wird hervorgehoben. Betont wird die Notwendigkeit für weitere Verbesserungen des studentischen Unterrichts im Umgang terminal kranken Patienten.

937. Warren, W.G.: Death Education and Research. Critical Perspectives. New York-London 1989.

938. Weissman, D. E.: Preclinical palliative medicine education at the Medical College of Wisconsin. J Cancer Educ 8 (1993), 191-195.
Das Curriculum des beschriebenen Kurses enthält die Grundzüge angewandter Palliativ-Medizin. Das Verhältnis Arzt-Patient-Familie nimmt einen wichtigen Platz ein.

939. Welk, T.A.: An educational model for explaining hospice services. Am J Hosp Palliat Care 8 (1991), 14-17.

940. Wist, E.: Teaching communication with cancer patients and terminally ill patients to medical students. J Cancer Educ 8 (1993), 119-122.

941. Youll, J. W.: The bridge beyond: strengthening nursing practice in attitudes towards death, dying, and the terminally ill, and helping the spouses of critically ill patients. Intensive Care Nurs 5 (1989), 88-94.

10. Kostenanalysen

942. Bayer, R., Callahan, D., Fletcher, J., Hodgson, T., Jennings, B., Monsees, D., Sieverts, S., Veatch, R.:The care of the terminally ill: morality and economics. N Engl J Med 309 (1983), 1490-1494.

943. Beck-Friis, B., Norberg, H., Strang, P.: Cost analysis and ethical aspects of hospital-based home-care for terminal cancer patients. Scand J Prim Health Care 9 (1991), 259-264.

944. Bloom, B. S., Kissick, P. D.: Home and hospital cost of terminal illness. Med Care 18 (1980), 560-564.

945. Bronstein, J. M., Jones, C. A.: Ethics, technology, and the high cost of dying: a public forum. South Med J 79 (1986), 1485-1488.

946. Cummings, J. E., Hughes, S. L., Weaver, F. M., Manheim, L. M., Conrad, K. J., Nash, K., Braun, B., Adelman, J.: Cost-effectiveness of Veterans Administration hospital-based home care. A randomized clinical trial. Arch Intern Med 150 (1990), 1274-1280.

947. Eiff, W. v. (Hrsg.): Kompendium des Krankenhauswesens. Beiträge zu ökonomischen, technischen und rechtlichen Problemen im Krankenhaus, Bd. 1. Bettendorf, Bad Homburg 1987.

948. Hughes, S. L., Cummings, J., Weaver, F., Manheim, L., Braun, B., Conrad, K.: A randomized trial of the cost effectiveness of VA hospital-based home care for the terminally ill. Health Serv Res 26 (1992), 801-817.

949. Kosmale, U.: Humanes Sterben als ein ökonomisches Problem. Soziale Arbeit 29 (1980), 295-302.
Die Bauweise moderner Krankenhäuser verhindert häufig, daß terminal Kranke und Sterbende Geborgenheit in Anwesenheit ihrer Angehörigen finden können. Dem wird die Bauweise von Hospizen gegenübergestellt.

950. Lubitz, J. D., Riley, G. F.: Trends in Medicare payments in the last year of life. N Engl J Med 328 (1993), 1092-1096.
Ein Vergleich der Ausgaben im Gesundheitswesen in den Jahren 1976, 1980, 1985 und 1988 zeigt eine allgemeine Steigerung der Ausgaben, läßt aber nicht den Schluß zu, daß bei Patienten im letzten Lebensjahr unverhältnismäßig höhere Kosten für das Gesundheitswesen entstehen.

951. Rasaiah, B.: Stop wasting health care dollars on dying seniors, physician says [letter]. Can Med Assoc J 144 (1991), 1379-1380.

952. Sager, M. A., Easterling, D. V., Kindig, D. A., Anderson, O. W.: Changes in the location of death after passage of Medicare's prospective payment system. A national study. N Engl J Med 320 (1989), 433-439.

953. Scitovsky, A. A.: "The high cost of dying": what do the data show? Milbank Mem Fund Q Health Soc 62 (1984), 591-608.
Das Problem "Kosten-Nutzen-Rechnung" wird aufgezeigt. Eine deutliche Warnung vor ökonomischen Überlegungen wird ausgesprochen.

954. Strandell, C.: Strategies for financing home healthcare. Home Healthc Nurse 9 (1991), 4-8.

955. Temkin-Greener, H., Meiners, M. R., Petty, E. A., Szydlowski, J. S.: The use and cost of health services prior to death: a comparison of the Medicare-only and the Medicare-Medicaid elderly populations. Milbank Q 70 (1992), 679-701.

Pflegewissenschaft

Franco Rest

Einleitung

Die folgenden Annotationen zum Bereich "Pflegewissenschaft" wurden vom 1.1.1993 bis 30. 6. 1994 erstellt von Dipl.theol. Veronika Bindels, Aachen (1.1.-31.-12.1993) und Dipl.theol./Dipl.phil. Paul Timmermanns, Bonn (1.1.-30.6.1994) unter Anleitung von Prof. Dr. Franco Rest und Frau Prof. Dr. Sigrid Michel, beide Dortmund. Dieser relativ kurze Zeitraum hat Vorläufigkeit und Unabgeschlossenheit zur Folge. Die Bibliographie und die Annotationen haben demnach einen exemplarischen Charakter und dienen dazu, weitere wissenschaftliche Arbeiten anzuregen und vorzubereiten.

Die Vorgaben lauteten zu Beginn: Die Pflegewissenschaft ist als eigener Wissenschaftsbereich relaiv jung. Im Blick auf die Schwerpunkte der Forschungsarbeitsgemeinschaft wäre jedoch eine besondere Sichtung internationaler Vorarbeiten für eine Qualitätskontrolle von Pflege bei Schwerkranken und Sterbenden, der diesbezüglichen Arbeiten zum Pflegeprozeß und zur Pflegetheorie (Grund-, Behandlungs-, Funktions-, Ganzheitspflege), zu denpalliativen, Psychodynamischen, sozialen und spirituellen Pflegeaufgaben dringend notwendig. Außerdem wäre aufzulisten, welche Arbeiten zum Verhältnis von stationärerer und ambulanter Pflege bestehen, und welche Formen der Selbstpflege der Pflegenden bezüglich der Terminalpflege entwickelt wurden.

Abgesehen von einigen sehr wenigen pflegewissenschaftlichen Vorarbeiten[1] begann die Kranken-, Alten- und Sozialpflege erst Anfang der 70er Jahre in Deutschland mit einer Besinnung auf die wissenschaftlichen Wurzeln der pflegerischen Thematik. Erst Anfang der 80er Jahre etablierte sich die wissenschaftliche Reflexion zur Schmerztherapie und zur Palliation einschl. der palliativen Pflege. Die Thanatologie[2], Orthothanasie, pflegerische Ethik[3] und Sterbebeistandsfor-

---

1 Vgl. Jeanne C. Quint-Benoliel, The Nurse and the Dying Patient. New York 1967 u.a.

2 Vgl. Artikel "Thanatologie". In: A. Eser, M.v. Lutterotti, P. Sporken (Hg.), Lexikon Medizin-Ethik-Recht. Freiburg 1989, 1155 ff.

3 Vgl. z.B. Franco Rest, Pflegerische Ethik in der Altenhilfe. Hrsg. v. Deutschen Berufsverband staatlich anerkannter Altenpfleger/-innen (DBVA). Bruchköbel 1978; Ders., Pflegerisch-kommunikative Ethik unter besonderer Berücksichtigung der Kranken- und Sozialpflege. In: Deutsche Krankenpflegezeitschrift 31, 1978,

schung[4] fanden erst allmählich Eingang in die Forschung und (universitäre) Bildung. Besonders die Pflege führt in Deutschland weitgehend ein Schattendasei. Während in den meisten Ländern Europas Pflege als Universitätsdisziplin gestaltet wird und also auch Pflegeforschung geschieht, sind hierzulande die Pflegekräfte nach wie vor weitgehend nur Hilfskräfte und werden Pflegefragen allenfalls in Nebenkapiteln der medizinischen Wissenschaft behandelt. Ein wichtiger Wendepunkt wird markiert durch die erste umfangreiche annotierte Bibliographie aus dem Jahr 1978[5], durch welche der folgenden wissenschaftlichen Arbeit die wichtigsten Vorbedingungen auch des internationalen Gesprächs aufbereitet worden waren, an die angeknüpft werden konnte. Inzwischen ist das pflegewissenschaftliche Handbuch zur Thematik Sterben-Trauer-Tod[6] bereits in der 3. Auflage erschienen, und werden zunehmend auch pflegewissenschaftliche Forschungen auf diesem Sektor durchgeführt. Von der annotierten Bibliographie wird erwartet, daß sie auch in diese Richtung wichtige Impulse wird setzen können. Die wichtigsten Themen sind:

1. Pflegetheorie und Pflegeprozeß der Terminalpflege
   Stichworte: Pflegetheorie in der Ausbildung; Funktionspflege; Ganzheits-Pflege; Palliativpflege; Terminalpflege der Krebskranken, AIDS-Patienten, geriatrische (gerontopsychiatrische) Patienten, Bewußtlose, Kinder
2. Pflegequalität mit den Stichworten Qualitätskontrolle und Qualitätssicherung
3. Pflege von Schwerstkranken und Sterbenden zu Hause mit den Stichworten der ambulanten Pflegedienste (incl. der amulanten Hilfen) und der Begleitung der pflegenden Angehörigen
4. Die Hospizbewegung

382-386.

4 Vgl. F. Rest, Praxisanwendung von Sterbebeistandsforschung für berufliche Helfer und Familien. In: J. Howe/R. Ochsmann (Hg.), Tod-Sterben-Trauer. Bericht über die 1. Tagung zur Thanato-Psychologie 1982 in Vechta. Fachbuchhdlg. Psychologie: Frankfurt/M. 1984, 89-100.

5 F. Rest, Praktische Orthothanasie (Sterbebeistand) im Arbeitsfeld sozialer Praxis. Bd. II: Dokumentation in- und ausländischer Literatur zur multidisziplinären Auseinandersetzung mit Tod und Sterben unter besonderer Berücksichtigung des Umgangs mit Sterbenden. Westdeutscher Verlag: Opladen 1978 (Forschungsberichte des Landes NRW 2763). Es handelt sich um 811 Annotationen aus allen Randgebieten.

6 Franco Rest, Sterbebeistand - Sterbebegleitung - Sterbegeleit. Studienbuch für Pflegekräfte, Ärzte, Seelsorger, Hospizhelfer, stationäre und ambulante Begleiter. Stuttgart 1989 (3. überarbeitete und erweiterte Auflage 1994).

5. Pflegerische Zusatzfragen mit den Stichworten: Umgang mit Sterbenden, Sterbebegleitung und Belastung der Pflegenden (Pflege der Pflegenden, Psychohygiene)

Aus dem Stichwort-Überblick geht bereits hervor, daß die Beforschung der Pflege durch die Pflegenden noch in den Anfängen steckt. Dabei haben sich jedoch bereits wichtige Schwerpunkte herausgebildet, welche erkennen lassen, daß die pflegerische Fragestellung sich nicht mit medizinischen Aspekten deckt. Der Mediziner blickt auch als Wissenschaftler gewissermaßen horizontel, indem er das Typische eines Krankheitsverlaufes oder Erscheinungsbildes (Symptomatik u.a.) sucht; er vergleicht Krankheitsbilder. Die pflegerische Blickrichtung ist jedoch vorwiegend vertikal, indem das Typische einer erkrankten Persönlichkeit in seiner Krankheit aufgesucht wird; die Pflege vergleicht Menschen in ihrer sterblichen Biographie. Wenn also z.B. von "unterstützender Pflege" die Rede ist, so meint dies nicht die Pflege als Stütze der Medizin, sondern als selbständiges professionelles Handeln, das den Patienten stützt besonders in der Zeit größter Anfechtungen.

Besondere Kapitel der Pflegewissenschaft befassen sich u.a. mit der Pflegeforschung, z.B. auch durch hochspezialisierte Forschungsschwestern, Pflege verwirrter Menschen im Angesicht des Lebensendes, der begleitenden Krebs(Tumor-Schmerz)-Pflege, die Qualitätssicherung z.B. durch den Einbezug der Patienten bei der Qualitätsbeurteilung, das Selbstverständnis von Hospizpflege, die Wechselwirkung von sterbe-integrierender Aus- und Fortbildung mit der qualifizierung der Pflege, die Durchführung der Symptomkontrolle durch pflegerische und ehrenamtliche Kompetenz, die Qualifizierung der häuslichen Pflege (z.B. auch von sterbenden Kindern, Behinderten oder Altersverwirrten), die besonderen Probleme der AIDS-Pflege, die spirituellen Aufgaben der Pflege. Es wird in den Quellen deutlich, daß die Pflegequalität u.a. abhängig ist von funktionierender Wechselwirkung mit dem medizinischen Personal unter Aufhebung jeglicher Hierarchieformen und von der anthropologisch-ethischen Besinnung unter Einbezug einer Reflexion über die eigene Sterblichkeit.

Die pflegewissenschaftlichen Arbeiten zur Thematik müssen in der nächsten Zeit aus ihrer Nische in den Zeitschriften heraustreten und zunehmend in den Mittelpunkt treten. Bei der Sterbebegleitung, beim Umgang mit Toten und bei der Trauer sind Ärzte immer mehr "Hilfspersonal" der Pflege. Besonders die Integration des Biographischen und Spirituellen im Umgang mit Sterben, Tod und Trauer macht mindestens die Gleichrangigkeit des pflegerischen Handelns mit dem ärztlichen deutlich.

INHHALTSVERZEICHNIS

1. Pflegetheorie und Pflegeprozeß der Terminalpflege

1.1 Pflegetheorie und Pflegeausbildung

1. Bachmann-Mettler, Irene/Fellinger-Bachhofen, Kathrin: Krankenpflege in einem amerikanischen Krankenhaus für Krebskranke. Berichte über einen Aufenthalt am Memorial Sloan Kettering Cancer Center. In: Deutsche Krankenpflegezeitschrift 40 (1987), 316, 317.
In ihrem Beitrag berichten die beiden Krankenschwestern Irene Bachmann-Mettler und Kathrin Fellinger-Bachofen über ein fünftägiges Praktikum in einem amerikanischen Privatkrankenhaus für Krebskranke, in dem sie im Anschluß an den 4. Internationalen Kongreß über onkologische Krankenpflege in New York im September 1986 Gelegenheit hatten, die praktische Umsetzung der fachlich hochstehenden Pflege und Betreuung der Patienten in Amerika zu begutachten. Das Memorial Sloan Kettering Cancer Center in Manhatten/New York erschien ihnen als Ort für klinische Krebsforschung für ihre speziellen Zwecke geeignet. Während dieser Zeit wurde ihnen die Möglichkeit geboten, Einblick in die tägliche Arbeit von verschiedenen Fachpersonen zu nehmen, mit Krankenschwestern auf Stationen, Tageskliniken und Ambulantorien bis hin zur hochspezialisierten Forschungsschwester alltägliche Probleme zu diskutieren und ihre Arbeit zu verfolgen. Besonders beeindruckend erschien ihnen in diesem Zusammenhang die gut ausgebaute Aus-, Fort- und Weiterbildung ihrer amerikanischen Kolleginnen, deren Arbeit durch ein gut strukturiertes interdisziplinäres Team ergänzt wird. Gerade angesichts eines so hoch spezialisierten Fachgebietes wie dem der Onkologie können sich amerikanische Krankenschwestern so ganz auf ihre pflegerischen Aufgaben konzentrieren und werden daher als Spezialistinnen in ihrem Fachgebiet anerkannt.
2. Hoffmann, Inge/Ennulath, Annette: Krankenpflege auf der gynäkologischen Station. In: Deutsche Krankenpflegezeitschrift 40 (1987), 489-491.
Es ist allgemein bekannt, daß die Krankenpflege ein anspruchsvoller und belastender Beruf ist. Dennoch stellt die Arbeit in der gynäkologischen Station insofern ein besonderes Problem speziell für die Krankenschwestern dar, als sie hier durch den Umgang mit den Schwerkranken mit ihren kranken und verstümmelten Ebenbildern konfrontiert werden. Dadurch ist ihre Betroffenheit unmittelbarer als auf anderen Stationen, weil hier die weibliche Identität direkt in Frage gestellt wird.Inge Hoffmann will mit diesem Artikel für diese spezifischen Belastungen auf der gynäkologischen Station sensibilisieren. Dazu gibt sie zunächst einen

Überblick über die hier möglichen Eingriffe, bevor sie einige psychologische und psychosomatische Aspekte der Pflege auf dieser Station thematisiert. Der Umgang mit den Patientinnen wird dabei immer durch das eigene Gefühl als Frau, durch die Identifikation mit der Patientin, aber auch durch eigene Tabuthemen und Vorurteile sowie durch eigene Abwehrmechanismen beeinflußt. Diese Faktoren gilt es der Krankenschwester bewußt zu machen, ihre Bewältigung wird erleichtert durch ein gewisses Maß an Lebenserfahrung, aber bedarf darüber auch neben einer gezielten psychologischen Aus- und Weiterbildung der Supervision in Balintgruppen oder in regelmäßig stattfindenden Gruppenbesprechungen auf der Station.

3. Koch, Uwe/Schmeling, Christoph: Betreuung von Schwer- und Todkranken. Ausbildungskurs für Ärzte und Krankenpflegepersonal. München/ Wien/Baltimore 1982.

   Das Ausbildungskonzept wurde seit 1976 durchgeführt und wissenschaftlich begleitet. Anlaß war die Feststellung der Widersprüche zwischen dem kurativen Ansatz des Krankenhauses und den tatsächlichen Bedürfnissen der Sterbenden. Die Betroffenheit des Krankenhauspersonals aus dieser Tatsache soll durch eine gezielte und längerfristige Ausbildung korrigiert werden, damit die Sterbebegleitung auch als Krankenhausaufgabe realisiert wird. Denn die Kommunikationsintensität zwischen Patient und Personal nimmt mit zunehmender Terminalität sprunghaft ab. Deshalb sollen die gesellschaftliche, institutionelle und persönliche Ebene der Auseinandersetzung beschritten werden. Damit wird erreicht, daß sich die Kommunikation wieder intensiviert und zugleich auch sensibilisiert. Das Konzept arbeitet vorwiegend auf der kognitiven Ebene, wobei die Kognitionen durch Gesprächseinheiten sichtbar gemacht werden. Es wird an 5 Tagen mit 28 Übungsteilen gearbeitet. Die Hindernisse für eine angemessene Sterbebegleitung z.B. durch den Zeitrahmen im Krankenhaus kann selbstverständlich auch ein solches Konzept nicht beseitigen.

4. Quint-Benoliel, Jeanne C., The Nurse and the Dying Patient. New York 1967.

   Dieser "Klassiker der Pflegewissenschaft" für das Problem der Sterbebegleitung wurde leider bislang nicht übersetzt und müßte wohl auch an einigen Stellen überarbeitet werden. Trotzdem ist der umfassende Zugang zu allen pflegerischen Fragestellungen incl. der Forschung vorbildlich. Bedeutsam ist auch die Beeinflussung der Aus- und Weiterbildung der Pflegekräfte durch dieses Werk.

5. Reichert Kremar, Carol: Psycho-soziale Aspekte in der Pflege zytostatisch behandelter Patienten. In: Deutsche Krankenpflegezeitschrift 44 (1991), 36-40.
   Für viele Patienten, die mit Krebs leben, ist diese Diagnose keine finale Aussage, sondern eine Aufforderung zur Anpassung an die Krankheit. Dies gilt insbesondere für Patienten, die mit Zytostatika behandelt werden. Chemotherapiepatienten können in monatlichen Abständen stationär behandelt werden oder ihre Behandlung ambulant erfahren. In beiden Fällen sind sie meistens in der Lage, die Aktivitäten des täglichen Lebens auszuführen, mit Ausnahme der Zeiten, in denen die Nebenwirkungen der Zytostatika dies verhindern. In diesem Aufsatz analysiert Carol Reichert Kremar das Gesundheits-Krankheits-Kontinuum, den Verlust und die Compliance als der theoretischen Basis, um danach die Probleme zu erläutern, denen sich Patienten in ihrem Anpassungsprozeß an den Krebs als einer chronischen Krankheit gegenüber sehen. Abschließend fordert Carol Reichert Kremar, Patienten nicht nur als Objekt der Pflege zu betrachten, sondern sie als aktive Partner ernstzunehmen und sie in bezug auf ihre aktive Teilnahme an Pflege und Genesung zu unterstützen. Problemanalysen und die Ausarbeitung individueller Pflegepläne werden dabei ermöglicht durch ein verbessertes Verständnis der Problemursachen und der Problemformen, denen sich Krebspatienten gegenübersehen. Damit könne das Pflegepersonal nicht nur die technische Seite der Pflege bewältigen sondern auch die psycho-soziale Dimension der Pflegequalität weiter verbessern.
6. Ulcar, Ingrid: Menschlich sterben in unmenschlicher Zeit - Möglichkeiten und Grenzen der Sterbebegleitung. In: Pflege 4 (1991), 31-44.
   Dieser Artikel ist Teil der Arbeit "Menschlich sterben in unmenschlicher Zeit - Möglichkeiten und Grenzen der Sterbebegleitung", die der Autorin zur Erreichung des akademischen Grades eines Magisters der Philosophie an der Karl-Franzens-Universität in Graz diente.Im hier veröffentlichten Ausschnitt werden die Begriffe "Sterben" und "Tod" aus verschiedenen Betrachtungsweisen (biologisch-medizinisch, soziologisch, christlich und esoterisch) erläutert, die Konstrukte "menschlich" und "unmenschlich" beschrieben sowie die psychische Situation des Krankenpflegepersonals im Umgang mit Schwerkranken und Sterbenden dargestellt. Der Ausschnitt schließt mit 8 Vorschlägen zur Verbesserung der Aus- bzw. Fort- und Weiterbildung des Pflegepersonals hinsichtlich der Auseinandersetzung mit Sterben, Tod und Sterbebegleitung.

1.2 Funktionspflege

7. Reichert, Nicole: Funktionspflege versus patientenorientierte Pflege. In: Die Schwester/Der Pfleger 32 (1993), 129-136.
Mit ihrer Gegenüberstellung von Funktionspflege und patientenorientierter/ganzheitlicher Pflege will Nicole Reichert eindringlich für eine Verbesserung der derzeitigen Krankenpflegeausbildung plädieren. Zu diesem Zweck stellt sie die beiden Pflegekonzepte gegenüber und wägt ihre jeweiligen Vor- und Nachteile ab, auch in Übertragung auf die derzeitige Situation des Pflegenotstandes. Sodann schildert sie die derzeitige Situation der Krankenpflegeausbildung und überprüft, inwiefern die Übertragung der jeweiligen Pflegekonzepte geeignet erscheinen, die offensichtlichen Mängel der Krankenpflegeausbildung zu beheben. Deutlich wird in ihrer engagierten, aber dennoch kenntnisreichen Darstellung, daß das Konzept der patientenorientierten/ganzheitlichen Pflege geeignet wäre, eine bessere Ausbildung zu gewährleisten und eine größere Berufszufriedenheit gerade auch unter den Berufsanfängern zu fördern. Eine Verbesserung der derzeitigen Pflegesituation aber sei nicht zuletzt auch ein gesellschaftspolitisches Erfordernis.

1.3 Ganzheitliche Pflege und "Seelsorge"

8. Becker, Paul/Eid, Volker (Hg.): Begleitung von Schwerkranken und Sterbenden. Praktische Erfahrungen und wissenschaftliche Reflexion. Mainz ^{2}1988..
Der Sammelband beginnt mit Erfahrungsberichten des Arztes, der Krankenschwester, bei Kindern und der Seelsorge; diese Erfahrungsberichte sind immer mit ausführlichem Hintergrundmaterial versehen. Besonders der Bericht zum Umgang mit sterbenden Kindern nimmt auch praktische Anregungen auf (Träume, Zeichnen, Modellieren u.a.). Im 2. Teil werden Aspekte für die Reflexion der Erfahrungen gegeben: zur Wahrheit am Sterbebett (F. Rest), zur verbalen und nonverbalen Kommunikation (U.V. Wisiak), zum Umgang mit Familie und Freunden (R. Schmitz-Scherzer). Der 3. Teil nimmt philosophische, sozialwissenschaftliche (F:Menne), psychologische, theologische (V. Eid) und juristische (A.Eser) Aspekte auf.
9. Gasser, Ruth: Terminalphase: zu Hause oder im Spital? Umfrage unter Betroffenen. In: Krankenpflege 77 (1984), 15-19.

Ruth Gasser, Krankenschwester im Spital Bethanien in Zürich, ging in ihrer Abschlußarbeit für den Weiterbildungslehrgang "Pflege von Tumorkranken" der Frage nach, weshalb es nur in wenigen Fällen gelingt, Krebskranke in der Termianlphase zu Hause zu betreuuen, obwohl dies der Wunsch vieler Patienten wäre. Umfragen in verschiedenen Personenkreisen führten sie dabei zu der Überzeugung, daß Sterben zu Hause nur unter ganz bestimmten Voraussetzungen sinnvoll ist. Befragt wurden je 50 gesunde und 50 kranke Personen, wobei sich rund die Hälfte der Befragten zum Zeitpunkt der Befragung in Remission befanden und nicht im Spital waren. Ergänzend wurden 20 Angehörige von Tumorpatienten, 7 in Zürich frei praktizierende Onkologen sowie in der häuslichen Tumorpflege tätige Gemeinde- und Onkologieschwestern zu ihrer Meinung bezüglich der Vor- und Nachteile der Pflege von Tumorpatienten zu Hause befragt. Ergebnis ihrer Untersuchung ist, daß es nur dann sinnvoll ist, die Terminalphase zu Hause zu verbringen, wenn sich der Patient daheim geborgener fühlt als im Spital, wenn die Angehörigen bereit sind, die Pflege voll zu übernehmen, und wenn die Angehörigen ferner auf die notwendige Unterstützung der Gemeinde- und Onkologieschwester sowie auf die Hausbesuche des Onkologen oder Hausarztes rechnen können. In allen anderen Fällen sei es dagegen notwendig, nach Möglichkeit im Spital ein "zu Hause" zu errichten.

10. Meier, Martha: Die Bedeutung des Begriffes Ganzheitlichkeit der Pflege bei verschiedenen Autoren. In: Pflege 2 (1989), 27-35.

    Ganzheitliche Pflege ist zum Schlagwort geworden. Es ist ein oft gebrauchter und mißverstandener Ausdruck, wobei meist stillschweigend vorausgesetzt wird, daß jedermann dasselbe darunter versteht wie der jeweilige Autor. Dabei gehen die Wertvorstellungen und Auffassungen darüber, was ganzheitlich in der Pflege sein soll und was die Voraussetzungen dafür oder die Auswirkungen davon sind, weit auseinander. Dieser Beitrag hat zum Ziel, die Bedeutung des Begriffes Ganzheitlichkeit bei verschiedenen Autoren aus der Krankenpflegeliteratur zu analysieren und zu kommentieren. Es wird auch versucht zu erklären, warum es in der Krankenpflege schwierig ist, neue Erkenntnisse in die Praxis umzusetzen.

11. Schibilsky, Michael: Trauerwege. Beratung für helfende Berufe. Düsseldorf [3]1992.

    Wichtige Bestandteile gesunder Trauer ist der Ansatz bei der Biographie (Lebensbilanz), das grundsätzliche Zulassen, der fließende Übergang von vorauseilendem Trauern über die Begleitung zur Nachbereitung, die besondere Besinnung aufgrund des Glaubens bzw. der christlichen Wahrnehmung des Verlaufs. Basis der Darstellung ist die evangelisch-theologische Bilanzarbeit anhand von biblischen Geschichten (Lazarus, Gethsemane und Emmaus) und anderen literarischen Quellen. Die "Trauerwege" sind insofern bereits irgendwo aufgeschribene Pfade, die abgeschritten werden sollen. Besonders der zweite Teil des Buches versucht praktische Hinweise für die Hand der Trauerbegleiter, insbesondere für Seelsorger. Dabei wird dann stärker strukturiert und in Modellen gearbeitet, die zur "Anwendbarkeit" neigen.

12. Schneider, Birgitta: Sterbebegleitung. In: Die Schwester/Der Pfleger 32 (1993), 550-553.
    Die Gemeindereferentin Birgitta Schneider berichtet in diesem Artikel von ihrer Tätigkeit als Seelsorgerin in den Bonner Universitätskliniken, wo sie in den letzten sechs Jahren schwerpunktmäßig in der Sterbebegleitung gearbeitet hat. Ausgehend von der seelischen Dynamik des Sterbeprozesses wirbt sie um Verständnis für die besondere Situation Sterbender und fordert den Begleiter dazu auf, eine besondere Sensibilität für die Hintergründe dieser Situation zu entwickeln. Mit ihren Erfahrungen will sie zum Nachdenken anregen, vollziehen sich doch im Sterben alle Lebensprozesse. Sterben ist immer intensives Leben.
13. Stock, Klaus: Die seelsorgliche Begleitung schwerkranker und sterbender Menschen. In: Die Schwester/Der Pfleger 32 (1993), 156-159.
    Die Begleitung Schwerstkranker und Sterbender ist für Pflegende immer wieder eine Herausforderung, die oft bis an die Wurzeln der eigenen Substanz geht. In diesem Beitrag versucht Klaus Stock von der Seelsorge für Beratungsdienste und Pflegeberufe in der Diözese Regensburg Wege der Hilfe aufzuzeigen, und zwar sowohl für Pflegende als auch für Patienten. Im Vergleich von früher und heute kennzeichnet er an drei Stichworten den Wandel, den die seelsorgliche Begleitung schwerkranker und sterbender Menschen erfahren hat: vom priesterlichen Einzeldienst zum therapeutischen Team, von der Ausrichtung auf das Jenseits zum Ernstnehmen des ganzen Lebens und vom kirchlichen Ritual zur menschlichen Gebärde und zu mehr seelsorglichem Gespräch. Stock schließt mit praktischen Hinweisen, die ärztliche wie pastorale Zuwendung in gleicher Weise kennzeichnen sollten, damit das Reich Gottes seine befreiende Wirkmacht auch im Sterben entfalten kann.

1.4 Palliativpflege

14. Bachmann-Mettler, Irene: Die Akzeptanz implantierbarer, venöser Dauerkatheter durch Krebspatienten. In: Die Schwester/Der Pfleger 26 (1987), 1012-1014.
Für viele Tumorpatienten und für viele Krankenschwestern kann im Laufe der Tumorbehandlung eine Blutentnahme, eine zytostatische Therapie oder das Einlegen eines peripheren intravenösen Katheters zum Alptraum werden. Die Patienten leiden besonders unter dieser für sie extrem schmerzhaften und belastenden Situation. Seit einigen Jahren nun wird ein vollständig implantierbares venöses Kathetersystem als Unterstützungsmaßnahme bei der Behandlung maligner Tumoren und verschiedener Leukämieformen angewandt. In diesem Beitrag, der die schriftliche Fassung eines Referates darstellt, das anläßlich des Symposions "Unterstützende Pflege bei Krebspatienten" des Kantonsspitals in St. Gallen im Jahre 1987 gehalten wurde, stellt Irene Bachmann-Mettler die Ergebnisse einer Patientenumfrage bezüglich der Akzeptanz dieses Kathetersystems vor. Befragt wurden 22 Patienten im Alter von 19-62 Jahren, die Fragebögen wurden zum Teil durch ein persönliches Gespräch über die Vor- und Nachteile des Systems ergänzt. Bei dieser Umfrage hat es sich gezeigt, daß sich trotz durchaus bestehender Nachteile alle Patienten im Rückblick wieder für diese Behandlungsform entscheiden würden. Als Ergebnis ihrer Umfrage hält Irene Bachman-Mettler fest, daß die Lebensqualität der Patienten durch ein venöses Kathetersystem verbessert werden, so daß diese Möglichkeit einer Umgehung repetierter Venenfunktion frühzeitig mit dem Arzt diskutiert werden sollte.
15. Kern, Maria: Onkologischer Schmerz - aus der Sicht der Pflege. In: Die Schwester/Der Pfleger 30 (1991), 792-794.
Der Beitrag geht aus von der Erfahrung, daß Tumorschmerzen nicht nur organbedingt sind, sondern immer auch im Zusammenhang mit der Krankheitsbewältigung und dem psychosozialen Umfeld des Patienten stehen. Schon in der Antike wurde dabei für die Tumorschmerzen das Sinnbild des Krebses gewählt, der mit seinen nagenden Scheren, die den Körper zerstören, die Schmerzhaftigkeit und die damit verbundene Angst vor der Krankheit darstellt. Diese Angst sei es nach Maria Kern vor allem, die die Schmerzen verstärke oder sie sogar hervorrufen könne. Aufgrund der Komplexität und Vielschichtigkeit der Bedeutung und der Ursachen des Tumors, der die ganze Körper-Seele-Geist-Einheit erfasse, stellt sie den onkologischen Schmerz in einen größeren Zusammenhang.

So skizziert sie zunächst die Entwicklung des Schmerzverständnisses von der Antike bis heute, bevor sie das heutige psycho-physiologische Verständnis des Schmerzes erläutert (Spezifitätstheorie, Patterntheorie, Notizeption, Gate-Control-Theorie, körpereigenes Schmerzabwehrsystem). Sie schließt ihren Beitrag mit einer Schmerzdefinition des Komitees für Taxonomie der Internationalen Association for the Study of Pain (IASP) und der Unterscheidung zwischen akutem und chronischem Schmerz.

16. Niederschlag, Heribert: Christlicher Glaube in der Krankenpflege. In: Die Schwester/Der Pfleger 32 (1993), 357-361.

In diesem Vortrag, der am 29. Oktober 1992 anläßlich des 65jährigen Bestehens der Krankenpflegeschule St. Vincenz-Krankenhaus in Limburg/Lahn gehalten wurde, erinnert Heribert Niederschlag an die christlichen Wurzeln der Krankenpflege und fragt nach der Tragkraft des Glaubens für heutige Menschen, für Ärzte, Schwestern und Pfleger ebenso wie für Patienten. Dazu schildert er zunächst den Lebenslauf zweier Pioniere der Krankenpflege: Johannes von Gott (1495-1550) und Friedrich von Bodelschwingh (1831-1910). Diese Lebensbeschreibungen konfrontiert er sodann mit dem lähmenden Grundgefühl der Gegenwart, in der häufig das Leben als unabwendbarer Lauf in den Tod empfunden wird. Angesichts dieser Resignation wirbt er für eine neue "ars moriendi", eine Kunst, die beizeiten eingeübt werden will. Bezogen auf den Kranken beinhaltet diese Kunst des Sterbens eine Zuwendung zum Kranken, die ihn selbst im Blick behält und so den Mut zur Wahrheit findet. Der Glaube aber birgt in sich die Hoffnung, daß Gott auch "auf krummen Zeilen gerade zu schreiben versteht", so daß sogar Schuld sich schließlich noch in Segen verwandeln kann. Eine Hoffnung, aus der sich leben und sterben läßt.

17. Pampus, M.: Die Begleitung Sterbender. In: Caritasschwester 1 (1986), 5,6.

In diesem ersten Teil des zweiteilig angelegten Aufsatzes über die Begleitung Sterbender berichtet Martina Pampus über den pflegerischen und psychischen Sterbebeistand. Einleitend weist sie darauf hin, daß wie bei der Geburt auch beim Sterben der betreffende Mensch auf die Mithilfe seiner Mitmenschen angewiesen ist. Das Ziel des Sterbebeistandes bestehe darin, dem Sterbenden zu einem eigenen Sterben und Tod und wenn möglich auch zu einer Sinnerkenntnis dieses letzten Lebensabschnittes zu verhelfen. Das Tabu des Todes in der heutigen Zeit sowie die Einstellung des Helfenden zum Sterben und zum Tod können sich jedoch nach Pampus auf einen gelingenden Sterbebeistand erschwerend auswirken. Im

Bereich des pflegerischen Sterbebeistandes werden Körperpflege und Schmerzbekämpfung näher ausgeführt, in den Bereich des psychischen Sterbebeistandes fallen die personale und emotionale Hilfe sowie die Frage der Wahrheitsvermittlung.

18. Stützer, Karin: Probleme des pflegerischen Umgangs mit Brustkrebspatientinnen. In: Deutsche Krankenpflegezeitschrift 40 (1987), 482-488.
Der hier veröffentlichte Auszug aus einer sehr viel umfangreicheren Zulassungsarbeit thematisiert die besondere Problematik des pflegerischen Umganges mit Brustkrebspatientinnen und zeigt, daß tiefgreifende Ängste bei Patientinnen wie Pflegepersonal identisch sind und das Verhältnis belasten, wenn sie nicht offen aufgearbeitet werden. Das zugrundeliegende Informationsmaterial entstammt einer Befragung betroffener Frauen in verschiedenen Selbsthilfegruppen im süddeutschen Raum, ergänzt durch eine Befragung von Krankenschwestern einer Frauenklinik. Die Konfrontation mit der Lebenskrise Krebs betrifft brustkrebskranke Frauen in einer doppelten Weise. Zusätzlich zur ständigen Lebensbedrohung müssen sie durch die Amputation der Brust einen tiefgreifenden Identitätsverlust als Frau bewältigen. In dieser Situation fühlen sie sich oftmals von Ärzten wie Pflegepersonal ungenügend aufgeklärt und verstanden, so daß sie sich immer mehr in sich selber zurückziehen. Obwohl nun der Kontakt zu den betroffenen Frauen als gestört beschrieben wird, zeigt die Befragung des Pflegepersonals ein hohes Maß an empathischem Problembewußtsein. Daß die gewünschte Kommunikation dennoch häufig mißlingt, liegt an den massiven unbewußten Ängsten, die gerade die Brustkrebserkrankung auch im Pflegepersonal auslöst. Zu ihrer Überwindung müßten nach Karin Stützer mehr als bisher Balintgruppen in die Kliniken eingeführt werden. Nötig sei auch eine stärkere Rezeption der psychoonkologischen Seite der Krebsentstehung und -bewältigung, um die schwierige psychische Lage brustkrebskranker Frauen zu verstehen und angemessen damit umgehen zu können.

19. Tausch, Reinhard: Seelisch heilsame Bedingungen für Krebspatienten. In: Krankenpflege 40 (1986), 81-83.
Gestützt auf seine eigene Erfahrung durch die Krebserkrankung seiner Frau sowie auf psychologische Untersuchungen stellt Reinhard Tausch in diesem Aufsatz die Bedeutung seelisch heilsamer Bedingungen für den an Krebs Erkrankten dar. Die Krebserkrankung sei ein enormer plötzlicher Einschnitt in sein seelisches Leben: neben der Auseinandersetzung mit dem möglichen nahen Ende werde der Patient durch die Trennung von der häuslichen Umwelt, den oft bedrückenden Therapiemethoden sowie durch

einen reduzierten Körper deutlichen seelischen Belastungen ausgesetzt. Vor diesem Hintergrund erweisen sich nach Tausch seelisch heilsame Bedingungen als unerläßlich, um trotz der Krankheit seelisch heil zu bleiben und intensiv und bewußt zu leben. Als seelisch heilsam nennt Tausch die Erfahrung des Patienten, in seiner seelischen Innenwelt von anderen gehört und verstanden zu werden, mit seiner Persönlichkeit und seiner seelischen Innenwelt repektiert und umsorgt zu werden sowie die Aufrichtigkeit und Ehrlichkeit auf seiten des Helfers. Schließlich übertragen sich auch seelische Stützung aus dem Team und aus der eigenen persönlichen Entwicklung des Helfers positiv auf den Patienten.

20. Zieger, Gabriele: Der Krebspatient - ein chronisch Kranker? Die Begleitung Schwerkranker aus der Sicht der Krankenpflege. In: Deutsche Krankenpflegezeitschrift 44 (1991), 29-33.

In engagierter Weise bringt Gabriele Zieger in diesem Artikel die Bedeutung des Pflegepersonals für die Begleitung Sterbender zum Ausdruck. Ihre Hauptaufgabe als Krankenschwester sieht sie dabei nicht im reibungslosen Abwickeln von Routinearbeiten, die den täglichen Stationsablauf bestimmen, sondern im direkten Kontakt zu Patienten, ihrer pflegerischen und insbesondere psychischen Betreuung. Die Verwirklichung dieser Sicht von Krankenpflege gestaltet sich aber in einer auf Heilung ausgerichteten Welt äußerst schwierig. Am Beispiel der täglichen Visiten verdeutlicht die Autorin die üblichen Defizite des menschlichen Umgangs im Krankenhaus. Doch wächst auch unter den Ärzten die Erkenntnis, daß der Sterbende in besonderem Maße ihrer Betreuung bedarf, einer ganzheitlichen Betreuung, die sowohl seine körperliche und psychische Verfassung als auch sein soziales Umfeld und seine Angehörigen umfaßt. Diese Betreuung ist aber nicht ohne die Pflegenden zu leisten. Als Chance erweist sich hier gerade der zunächst unverbindliche Kontakt über die tägliche Pflege, der bei aufmerksamer Beobachtung zahlreiche Ansatzpunkte für eine vertiefte Betreuung bietet. Nötig sei hier nur das Bemühen um Verständnis sowie das Bestreben, sich ganz auf den Patienten und seine Nöte einzulassen. Doch auch Pflegende fühlen sich oft hilflos angesichts der ausweglosen Situation und der massiven Ängste der Patienten. Wichtig erscheint Gabriele Zieger hier allein die Bereitschaft zum ersten Schritt. Denn wenn ein Patient spürt, daß er sterben muß, dann braucht er keine Heldentaten und keine Wunderheilung. Dann braucht er Menschen, die für ihn da sind und ihn auf diesem Weg begleiten.

1.5 Terminalpflege

1.5.1 Krebs-Patienten

21. Delbrück, Hermann, Krebsschmerz. Rat und Hilfe für Betroffene und Angehörige. Stuttgart 1993.
Mit diesem Buch liegt ein allgemeinverständlicher Ratgeber für die Hand des Nicht-Mediziners vor, der auf bestem Wissensstand die Schmerztherapie und ihre Verfahren vorstellt. Es werden die Ursachen erklärt, die ursächliche, apparative und operative, die medikamentöse Schmerzbehandlung vorgestellt und zu den "alternativen" Behandlungsmöglichkeiten (physikalische, psychotherapeutische, "sanfte") abgegrenzt. Das Buch berücksichtigt auch die diätetischen Möglichkeiten und versucht den Patienten selbst zu aktivieren, sich nicht nur behandeln zu lassen, sondern Selbstheilung und Selbsthilfe einzusetzen. Da die Krebserkrankung auch unmittelbare soziale Folgen haben kann, werden diese dargestellt und soziale und häusliche Rehabilitation benannt. Das Buch schließt mit einem Glossar und einer Adressenliste.
22. Kleist von, Sabine: Möglichkeiten und Grenzen der Krebsprävention. In: Krankenpflege 43 (1989), 321-324.
Zwei Hauptwege können zur Bekämpfung der Krebserkrankung beschritten werden. Der erste ist, den Krebs durch eine intensive Behandlung zu heilen. Die hier erzielten Erfolge sind zwar sehr hoch, liegen jedoch in erster Linie bei den selteneren Krebsarten. Dagegen hat die Therapie der häufigen Karzinome, wie die der Lunge, der Brust und des Magen-Darm-Traktes, insbesondere wenn sie bereits ein fortgeschrittenes Stadium erreicht haben, seit Jahren keine Steigerung der Heilungsrate mehr erbracht, und demzufolge sind die Mortalitätsraten dieser Tumoren unverändert hoch. Deshalb fordert die Immunbiologin Sabine von Kleist, die therapeutischen Bemühungen in verstärktem Maße dem zweiten Wege zuzuwenden, d.h. nicht nur der Verbesserung der Früherkennung, sondern vor allem auch der Krebsprävention. Deren Bedeutung erhellt nicht zuletzt aus der Tatsache, daß nach neuesten Schätzungen nur ca. 2 Prozent aller Krebserkrankungen auf rein genetische bzw. kongenitale Faktoren, dagegen 90 Prozent des malignen Wachstums auf äußere Faktoren zurückzuführen sind. Am Beispiel der Ernährung, des Rauchens sowie der UV-Strahlung verdeutlicht Sabine von Kleist den komplexen Zusammenhang tumorfördernder und inhibierender Komponenten. Das Rauchen jedoch macht besonders deutlich, daß die meisten Menschen erst dann bereit sind, ihren Lebensstil zu ändern, wenn sie von einer Krankheit

unmittelbar betroffen bzw. bedroht sind. Da sich aber einige Krebserkrankungen der Früherkennung überhaupt entziehen, muß hier eine Änderung in der Einstellung gegenüber der Krankheit Krebs erzielt werden.

23. Schröck, Rudolf: Gynäkologische Krebserkrankungen. Strategien der Therapie und Pflege. In: Deutsche Krankenpflegezeitschrift 40 (1987), 506-511.
Die Vorsorge, Diagnostik, Behandlung und Betreuung (Nachsorge) bei Krebserkrankungen ist eine zentrale Aufgabe der Frauenheilkunde. Moderne, differenzierte Behandlungsstrategien bei gynäkologischen Malignomen wie Ovarial-, Endometrium- und Cervixkarzinom sowie das schwierige Problem des Mammakarzinoms erfordern eine hohe Fachkunde sowie ein außerordentliches Engagement aller in den Heilberufen Tätigen. Es ist daher die Pflicht aller im Krankenhauswesen Tätigen, sich mit den speziellen Problemen onkologischer Patienten eingehend zu beschäftigen und die "modernen" Konzepte sog. multimodaler Therapie, d.m. die Kombination vieler verschiedener Therapiearten, in ihrer wesentlichen Zielsetzung zu kennen. Als Gegengewicht zum häufig negativen Einfluß aus nicht-medizinischen Presseorganen zielt daher der Gynäkologe Rudolf Schröck mit diesem Beitrag auf eine bessere Transparenz derzeitiger Therapiekonzepte in der Tumortherapie und den damit verbundenen pflegerischen Problemen. Als Leitparameter des ärztlichen Bemühens muß dabei nach Schröck immer die Verhältnismäßigkeit des Einflusses der Tumorkrankheit zum Einfluß der therapeutischen Maßnahmen auf die Lebensqualität betrachtet werden, soll doch die Patientin nicht nur "am", sondern auch "im Leben" bleiben.

24. Wadler, Joyce: Einschnitt. Mein Leben mit Brustkrebs. München 1994.
In diesem Buch berichtet die amerikanische Journalistin Joyce Wadler über die Erfahrungen, die sie mit der Diagnose, der Operation und der Nachsorge ihrer eigenen Brustkrebserkrankung gemacht hat. Neben einer guten Beobachtung der medizinischen Aspekte sind diesem persönlichen Lebenszeugnis vor allem die psychischen und psycho-sozialen Schwierigkeiten wichtig, in die die Brustkrebserkrankung das partnerschaftlich-relationale Umfeld des Patienten bringen kann.

1.5.2 AIDS-Patienten

25. Bieberstein, Reinhard: Begegnung mit sterbenden AIDS-Patienten. Möglichkeiten psychosozialer Betreuung Schwerstkranker und Sterbender mit AIDS. In: Deutsche Krankenpflegezeitschrift 41 (1988), 29-33.
Reinhard Bieberstein, evangelischer Seelsorger an einer der beiden Universitätskliniken in Berlin, berichtet in diesem Beitrag über seine Begegnungen mit schwerstkranken und sterbenden Menschen mit AIDS. Immer noch stellt diese Krankheit eine Ausnahmesituation dar, die auf der Seite der Betroffenen, ihrer Angehörigen, aber auch auf seiten des Pflegepersonals von besonderen Stigmatisierungen gekennzeichnet ist. Bieberstein will mit seinen Erfahrungen Pflegenden, Betreuenden und Angehörigen von Patienten mit "erworbenem Immundefekt" Mut machen, sich angstfrei auf diese Todkranken einzulassen. Dargestellt wird die Situation der AIDS-Kranken im Krankenhaus. Eingewiesen in die Isolierstation sehen sie sich aufgrund der Stigmatisierungen ihrer Krankheit auch einer sozialen Isolierung ausgesetzt. Der Kontakt zu den Angehörigen bleibt oft bis zum Tode schwierig. Doch auch für die Pflegkräfte bringt die Betreuung von AIDS-Kranken enorme Belastungen mit sich. Fast alle AIDS-Kranke sterben im Krankenhaus, obwohl auch sie den Wunsch haben, zu Hause sterben zu dürfen. Wichtig erscheint in diesem Zusammenhang, daß die notwendige Begleitung der Sterbenden nicht an professionelle Helfer gebunden bleibt. Was zählt, ist allein das Verständnis, das dem Sterbenden (oder auch dem Angehörigen, dem Pflegenden) für seine Lage entgegengebracht wird. Neben entlastenden Gesprächsgruppen für alle Betroffenen bleiben aber auch in Zukunft Information und Aufklärung über diese Krankheit unerläßlich, um noch bestehende Ängste so weit wie möglich abzubauen.
26. Bönsch, Hedwig: Ich pflegte einen AIDS-Kranken. In: Krankendienst 60 (1987), 181-188.
Hedwig Bönsch berichtet in diesem Beitrag in engagierter Weise von ihrer neunmonatigen häuslichen Betreuung eines Aids-Kranken in Berlin. Die gelernte Krankenschwester will mit ihren Erfahrungen zur Auseinandersetzung mit dieser immer noch tabuisierten Krankheit anregen, um so bestehende Ängste beim Umgang mit AIDS-Patienten abzubauen. An acht Punkten versucht sie zu diesem Zweck die Besonderheiten von AIDS im Unterschied zu einer "normalen" Krankheit hervorzuheben. Ein wesentlicher Unterschied besteht nun ihrer Meinung nach darin, daß durch die AIDS-Erkrankung gleich zwei Tabuthemen betroffen werden: der Tod

und die Sexualität. Da AIDS immer noch unheilbar sei, werde ihre Betreuung unausweichlich zu einer Sterbebegleitung. Andererseits konfrontiere diese Krankheit zugleich mit Homosexualität und anderen Randphänomenen der Gesellschaft wie Prostitution und Drogenabhängigkeit, denen gegenüber Vorbehalte gehegt werden. Neben bestehender Angst vor Ansteckung seien es hauptsächlich diese Schwierigkeiten, die den unbefangenen Umgang mit AIDS-Patienten erschwerten, so daß diese von weitgehender Isolation betroffen seien. Zusätzlich würden sie meistens von großen Schuldgefühlen gequält. Schließlich aber müsse die Betreuung der AIDS-Patienten auch ihre Angehörigen und Freunde umfassen, da auch sie von der Isolation der AIDS-Erkrankten betroffen seien. Bei aller Schwere dieser Aufgabe hebt Hedwig Bönsch aber abschließend hervor, daß ihre Betreuung letztendlich für sie eine große Bereicherung war.

27. Borchers, Andreas/ Melchinger, Heiner: Aids-Pflege zu Hause. Zur Versorgungssituation am Beispiel Berlin. Auswertung eines Bonner Modellprogramms. In: Forum Sozialstation 56 (1991), 32-37.
AIDS ist einerseits längst aus den Schlagzeilen, andererseits haben sich inzwischen in vielen Bereichen Erfahrungen im Umgang mit Krankheit und den von ihr betroffenen Menschen etablieren können. Das gilt auch für die ambulante Pflege. Welche Versorgungsangebote es mittlerweile gibt, warum Fortbildung und Supervision so wichtig sind und was ambulante Dienste zur häuslichen Intensivpflege brauchen, schildert dieser Beitrag. Die Autoren, Andreas Borchers und Dr. Heiner Melchinger vom Institut für Entwicklungsforschung und Strukturforschung GmbH an der Universität Hannover, haben darin die Ergebnisse ihrer Studie zusammengefaßt.

28. Brömmelhaus, Helga: Symptomatische Pflege und funktionsspezifische Massnahmen bei HIV-Infizierten und Aids-Kranken. In: Die Schwester/ Der Pfleger 29 (1990), 806-808.
Die Pflege eines AIDS-Kranken erfordert vom Pflegepersonal mehr noch als die Betreuung anderer Kranker einen sehr hohen Einsatz und einen pflegerischen Aufwand, der häufig über das Normalmaß hinausgeht. Die pflegerischen Maßnahmen bei AIDS-Patienten müssen dabei besonders die Symptome des Krankheitsbildes lindern. Neben der Grund- und Behandlungspflege nimmt die psychische Betreuung einen breiten Raum in der Pflege der Patienten ein. Zum Schutz des Patienten vor weiteren Infektionen sowie zum eigenen Schutz vor einer Übertragung der Krankheit müssen ferner die pflegerischen und hygienischen Abläufe der Grund-

pflege mit größter Sorgfalt ausgeübt werden. In thematischer Gliederung skizziert Helga Brömmelhaus in diesem Artikel notwendige Verhaltensweisen zum Schutz vor eigener und fremder Infektion im Umgang mit HIV-Infizierten und an AIDS erkrankten Patienten. Im einzelnen geht sie dabei auf die Pflege bei der Erkrankung der Haut (Durchführung sowie Wundversorgung bei entzündlichen Prozessen der Haut), die Pflege bei Erkrankung des Intestinaltraktes, bei der Erkrankung der Lunge sowie bei Erkrankungen des Zentralnervensystems ein. Schließlich nennt sie die notwendigen Hygienemaßnahmen auf der Intensivstation, bei OP-spezifischen Maßnahmen sowie die zu ergreifenden Maßnahmen bei Verletzungen des Personals. In einem Schaubild werden Schutzmaßnahmen im Umgang mit HIV-Infizierten und an AIDS erkrankten Patienten zusammengestellt.

29. Bürgel, Sr. Norberta: Eine Heimat am Ende des Lebens. "Maria Frieden", Hospiz für AIDS-Kranke in Oberharmersbach. In: Caritas Gemeinschaft. Für Pflege- und Sozialberufe e.V. 45 (1993), 73,74.

Vorliegender Artikel beschreibt das Hospiz und die Tagungsstätte "Maria Frieden" in Oberharmersbach, etwa 50 Kilometer von Offenburg entfernt, in dem seit 1990 jeweils 10 an der Immunschwäche AIDS erkrankte Menschen ihre letzte Herberge finden können. Träger dieser Einrichtung ist die Kongregation der Franziskanerinnen vom Göttlichen Herzen Jesu in Gengenbach, im Hospiz arbeitet jedoch ein interdisziplinäres Team von 18 Mitarbeitern aus den unterschiedlichsten Berufen (Sozialpädagoge, Arzt, Krankenschwester/Pfleger, Altenpflegerin, Seelsorger, Koch, Kaufmann, Erzieherin, Putzfrau). Das Haus "Maria Frieden" stellt eine Verbindung aus Hospiz- und Begegnungshaus dar, um einer Ghettoisolierung bewußt entgegenzuwirken. Die Arbeit in diesem Hospiz ist getragen von dem Grundgedanken und den Zielen der Hospizbewegung. Die Pflege umfaßt somit den ganzen Menschen und schließt seine individuelle Betreuung wie psychosoziale Begleitung, ebenso wie die seiner Angehörigen und die "Betreuung" der Mitarbeiter mit ein. Detaillierte Erläuterungen erfolgen im Text.

30. Domek, Oskar: Aids - Krankheit und Herausforderung. In: Krankenpflege 41 (1987), 226-233.

Der Artikel gibt eine Definition von AIDS, geht auf die psychische Situation der AIDS-Patienten ein und macht deutlich, wie wichtig es für die Patienten ist akzeptiert zu werden. Beim näheren Betrachten der psychischen Betreuung wird festgestellt, daß diese viel Zeit in Anspruch nimmt und der Grundpflege wieder besondere Bedeutung zukommt. Die Pflege der HIV-Patienten wird angesprochen und AIDS-typische Begleiterkrankungen angeführt. Im letzten Abschnitt stehen die hygienischen Maßnahmen im Mittelpunkt, immer vor dem Hintergrund, daß es nicht nur darum geht, das Personal vor einer möglichen Infektion zu schützen, sondern auch darum, Patienten vor weiteren opportunistischen Infektionen zu bewahren.

31. Fröschl, M./Braun-Falco, O.: Erscheinungsprofil der HIV-Infektionen (AIDS) und praktische Schutzmaßnahmen. In: Krankendienst 60 (1987), 189-196.
Der Artikel umfaßt einen ausführlichen Überblick über das Erscheinungsprofil, Symptomatik und Möglichkeiten zur Diagnostik der HIV-Infektion (AIDS). Desweiteren thematisieren die Autoren die notwendigen Schutzmaßnahmen im Umgang mit HIV-infizierten Patienten, den Schutz vor HIV-Infektionen in der ärztlichen Praxis und grenzen schließlich Situationen ohne Infektion ab.

1.5.3 Alte/verwirrte Patienten

32. Altschul, Annie: Der alte verwirrte Patient und seine Pflege in der Gemeinde. In: Pflege 1 (1988), 44-49.
In diesem Beitrag sind zahlreiche Forschungsergebnisse kurz beschrieben. Sie betreffen Erkenntnisse, über die auch das Pflegepersonal betagter verwirrter Menschen in der Gemeinde informiert sein muß. Es werden Beobachtungen einer Gruppe von Schülerinnen geschildert, die in verschiedenen psychiatrischen Stationen gelernt haben, welche Faktoren zu Verwirrungszuständen beitragen. Als Beispiel von Innovation auf dem Gebiet der Betreuung betagter Menschen ist eine Wohngemeinschaft beschrieben, in der sehr verwirrte Menschen unabhängig und geschützt leben können. Auf Zitate und Quellenangaben wurde im Text bewußt verzichtet, da er durch die Aufführung der in großer Zahl existierenden Literatur zu schwerfällig geworden wäre. Die Bibliographie am Schluß weist den interessierten Leser jedoch auf weiterführende Literatur hin.

33. Falck, Ingeborg/Der Bundesminister für Arbeit und Sozialordnung, Referat Öffentlichkeitsarbeit (Hg.): Analyse der rehabilitationfördernden und -hindernden Faktoren in der Geriatrie. Bonn 1985.
Eine für eine historische Betrachtung der Entwicklung von Sterbebegleitung in der Bundesrepublik interessante Arbeit, da sie auf der grundsätzlichen Ablehnung der Spezialeinrichtungen (1979) wie der Hospize

aufbaut. Lediglich der Beitrag von F. REST unterscheidet sich von dieser Grundeinstellung; sein Beitrag ist einer der ersten, die solche Einrichtungen in Deutschland wissenschaftlich absichern. Erst 1985 kam es zu entsprechenden Gründungen. Der Ausgangspunkt für diese Entwicklung ist hier deutlich zu umreißen, zumal wissenschaftliche Begründungen z.B. für den Haupteinsatz der Seelsorger versucht werden. In der Mitte des Buches steht eine Wut-Liste, welche die festgestellten Unzulänglichkeiten erhellt. Ein Beitrag (J. Cervos-Navarro) begründet die Sinnhaftigkeit der enzephalistischen Todesdefinition, wobei er die Folgen für die Altersverwirrtheit außer Acht läßt.

1.5.4 Bewußtlose Patienten

34. Bridges, Thomas J.: Oral Care of the Dying Patient. Neurilogical Aspects. In: Austin H. Kutscher u.a. (Hg), The Terminal Patient. Oral Care. New York/London 1973, 99-105.
Die Mundpflege bei komatösen Patienten dient der Aurechterhaltung der Lebensfunktionen, Instandhaltung der Luftwege, Beseitigung von Sekretionen, Wegen der Versorgung mit flüssiger und fester Nahrung. Bei semi-komatösen Patienten kommen unter Berücksichtigung der Krebs- und neurologischer Erkrankungen Aufgaben hinzu: Bewußtseintrübungen bis zum tiefen Koma, Individualisierung und Improvisation als Zusatz zur Routine-Pflege, Anwendung von Sedativa und Tranquilizer, Beobachtung der wirklichen Grundlagen für ein bestimmtes Verhalten, Lagerungsprobleme bei Dränage-Therapie.
35. Seiler, Walter O.: Dekubitusrisiko des kachektischen Krebspatienten: Ursache und Prophylaxe. In: Die Schwester/Der Pfleger 26 (1987), 1014-1016.
Für die betroffenen Patienten bedeuten Dekubitalulzera, die nicht selten zu schwerer Sepsis führen, eine schmerzhafte und schwere Belastung. In seinem Beitrag, der auf den Vortrag des Autors anläßlich des Symposions "Unterstützende Pflege bei Krebspatienten" des Kantonsspitals St. Gallen im Jahre 1987 zurückgeht, analysiert Walter O. Seiler die Ursachen der Dekubituspathogenese und nennt Möglichkeiten zu ihrer wirksamen Prophylaxe. Wie aus den Ausführungen Seilers klar hervorgeht, ist die wichtigste Ursache der Dekubitusentstehung eine anhaltende Druckeinwirkung auf die Haut an gleicher Stelle und in genügender Größe beim immobilen Patienten. Gefährdet sind demnach neben geriatrischen auch

komatöse oder gelähmte Patienten jeden Alters. Die Druckwirkung wird durch die harte Unterlage einer normalen Matratze erzeugt. Eine wirksame Dekubitusprophylaxe muß daher darauf zielen, die Druckeinwirkung von der harten Unterlage auf gefährdete Hautbezirke total oder auf ein Minimum zu reduzieren. Seiler empfiehlt hierzu die Lagerung auf superweicher Unterlage und ein zusätzliches (zweistündliches) Umlagern in 30-Grad-Schräglage sowie Mobilisieren nach Möglichkeit. Alle anderen, immer noch gebräuchlichen Maßnahmen, die nicht die Ursache der Dekubituspathogenese berücksichtigen, seien daher notwendig ineffizient.

1.5.5 Kinder

36. Kaufmann, Ursula: Psychosoziale Aspekte in der pädiatrischen Onkologie. In: Deutsche Krankenpflegezeitschrift 42 (1989), 620-624.
Mit den heute gegebenen Heilungschancen krebskranker Kinder haben sich auch die Schwerpunkte der psychosozialen Probleme verschoben. Die Familien müssen mit der Dauerbelastung einer chronischen, eventuell tödlich verlaufenden Krankheit über lange Zeit leben und dabei doch ihre Kinder zukunftsgerichtet versorgen. In dieser Situation sind sie auf eine verständnisvolle psychosoziale Begleitung angewiesen, die eine früh einsetzende Rehabilitation und Reintegration der Patienten in ihr früheres Umfeld, in Schule und Beruf, zum Ziel hat. Gleichzeitig sind die Betroffenen auf dem Weg durch die verschiedenen Krankheitsphasen situations- und altersangepaßt zu begleiten. Zur Unterstützung der Familien ist in der Regel eine verständnisvolle psychosoziale Begleitung ausreichend, die wiederum durch die Begleitung von seiten des Klinikpersonals ergänzt wird. In Einzelfällen kann jedoch auch eine spezielle psychotherapeutische Betreuung der Patienten und ihrer Familien erforderlich werden. Ebenso bedarf auch das Klinikpersonal der eigenen Entlastung in Teambesprechungen und balintgruppenähnlichen Sitzungen. Die Anforderungen an eine umfassende psychosoziale Betreuung krebskranker Kinder und ihrer Familien sind somit vielfältig. Sie ist eine notwendige Hilfe zur Selbsthilfe, wie in dem kenntnisreichen Beitrag der Ärztin Ursula Kaufmann deutlich wird.

1.6 Belastung des Krankenpflegepersonals

37. Bender, Iris: Eingebettet in Liebe und Fürsorge. Betreuung sterbender Kinder zu Hause. In: Die Schwester/Der Pfleger 26 (1987), 1019-1022.
In diesem Beitrag schildert die Kinderkrankenschwester Iris Bender ihre Arbeit in einem Modellprojekt der Station Peiper, einer hämatologisch-onkologischen Station der Gießener Universitäts-Kinderklinik. Als Ambulanzschwester erfüllt sie dabei in erster Linie eine Mittlerfunktion zwischen der Klinik und den Eltern, die ihr Kind zum Sterben mit nach Hause genommen haben. Durch ihre Arbeit soll zum einen die Verbindung zur Klinik aufrecht erhalten werden, um bei Komplikationen oder Überforderung eine Rückkehr in die Klinik zu ermöglichen, zum anderen soll den Eltern durch ihre Arbeit auch jederzeit ein bekannter Ansprechpartner zur Verfügung stehen. Ihre Aufgabe besteht für sie darin, Kind und Eltern bis zum Tod zu begleiten, und zwar in psychischer wie in pflegerischer Hinsicht. Wichtigstes Ziel jeglicher Betreuung sei es ferner, Eltern, Kind und Geschwister in die Lage zu versetzen, sich offen über Krankheit und Tod zu unterhalten. Dabei sei es aber umstritten, daß diese Art von Begleitung für die Angehörigen eine immense Belastung darstelle, über die sich beide Elternteile vorher im klaren sein sollten. Auch der Pflegende werde bei der häuslichen Betreuung stärker als in der Klinik persönlich gefordert. Doch trotz der Schwere dieser Aufgabe waren im nachhinein alle Eltern glücklich, ihrem Kind diesen letzten Dienst erwiesen zu haben. Dieser Dienst sollte durch angemessene Unterstützung und gezielte Schulung von Ärzten und Schwestern mehr Eltern ermöglicht werden.
38. Döring, Monika u.a.: Die Pflege Sterbender. In: Deutsche Krankenpflegezeitschrift 41 (1988), 17-20.
1982 formulierte der Deutsche Berufsverband für Krankenpflege (DBfK) als Aufgabe der Krankenpflege: "Menschen aller Altersstufen in Problemen des Lebensendes beizustehen und dem einzelnen ein würdiges Sterben zu ermöglichen." Inzwischen akzeptiert das Pflegepersonal zunehmend die Sterbebegleitung als eigene Aufgabe. Die Hilfe für den Sterbenden besteht in Behandlung, Begleitung und Pflege. Diese allgemeine Definition füllen die Autoren dieses Beitrages mit konkreten praktischen Vorschlägen zur Ausgestaltung der Pflege Sterbender. Neben der Klärung des Begriffes des Sterbens umfaßt die pflegerische Komponente der Sterbebegleitung dabei sowohl den äußeren Rahmen der Unterbringung des Sterbenden als auch die Beachtung bestimmter inhaltlicher Rücksichtnahmen in bezug auf die körperliche Pflege. Die psychische Begleitung

Sterbender muß unterscheiden zwischen solchen Faktoren, auf die das Pflegepersonal direkten Einfluß hat und solchen Bedürfnissen des Patienten, bei deren Erfüllung dem Pflegepersonal lediglich eine Mittlerfunktion zukommt. In beiden Fällen geht es darum, die Situation und den Prozeß des Sterbens so erträglich wie möglich zu gestalten. Die Erfüllung dieser Aufgaben kann jedoch nur gelingen, wenn die Angehörigen bewußt in die Verarbeitung des Sterbeprozesses miteinbezogen werden. Schließlich muß die Sterbebegleitung mehr noch als andere Bereiche der Krankenpflege auf eine ausreichende Psychohygiene des Pflegepersonals achten.

39. Hannich, Hans-Joachim: Umgang und Grenzen der Intensivbehandlung aus psychologischer Sicht. In: Die Schwester/Der Pfleger 29 (1990), 838-841.
Hans-Joachim Hannich beschreibt in seinem Artikel die besondere psychosoziale Problematik von Ärzten und Pflegepersonal auf der Intensivstation. Angesichts der Frage nach der Grenzziehung zwischen Leben und Tod stelle sich hier das Dilemma: "erst behandeln, dann entscheiden", was er durch Fallbeispiele veranschaulicht. Weitere Konfliktpunkte sind die Kollision von ärztlicher und pflegerischer Sicht sowie die Verleugnung der Vergänglichkeit des Menschen. Hannich schließt seinen Beitrag mit einem Appell an alle Betroffenen, daß Therapie niemals Selbstzweck werden dürfe. Es gehe dabei nicht um Machbarkeit, sondern um sinnvolles Handeln zur Wahrung der Würde des Menschen.

40. Hartung, Sibylle: Sterben im Bereich der Dialyse. In: Die Schwester/Der Pfleger 29 (1990), 841-842.
Sibylle Hartung beschreibt in diesem Beitrag aufgrund ihrer 23jährigen Erfahrung als Krankenschwester, davon 11 Jahre in der chronischen Dialyse, die Situation des Sterbens auf dieser Station. Die besondere Abhängigkeit der Dialysepatienten von der Maschine bedingt ihrer Meinung nach auch eine besondere Problematik im persönlichen Umgang mit diesen Patienten. Die zum Teil langjährige Pflege im Bereich der Dialyse konfrontiere mit einem oft schnellen körperlichen und psychischen Verschleiß des Patienten. Das Pflegepersonal vermeide dagegen eine tiefere Beziehung zu den Patienten, da es sich der daraus entstehenden psychischen Belastung nicht gewachsen fühle. Tod und Sterben sei daher in dieser Station ein Tabuthema. Nach ihren Erfahrungen ist der "Ist-Zustand" des Dialyse-Alltags eine permanente Überforderung des Pflegepersonals. Trotzdem würden in keinem Dialysezentrum psychologische Hilfen angeboten. Bisherige Versuche scheiterten, weil sie außerhalb der Arbeitszeit und zu Kosten des Pflegepersonals angeboten worden seien, sie scheiterten ferner an bestehendem Mißtrauen innerhalb des Personals.

Größere Offenheit untereinander sowie psychologische Hilfen aber seien angesichts der offenkundigen Überforderung eine dringende Notwendigkeit.

41. Heine, Rolf: Elemente anthroposophisch erweiterter Krankenpflege. In: Deutsche Krankenpflegezeitschrift 45 (1992), 76-78.
Im Mittelpunkt der modernen Krankenpflege steht der Patient mit seiner individuellen biographischen Situation, seinen Leiden, Bedürfnissen und Behinderungen. Für den Krankenpfleger Rolf Heine bietet die anthroposophisch erweiterte Krankenpflege für diese in der Praxis schier nicht zu bewältigende Aufgabe wirklichkeitsbezogene Lösungsansätze. Leitend ist dabei das durch die Anthroposophie gegebene Menschenbild, aus dem heraus die traditionellen Pflegemethoden neu begründet und erweitert werden. Nicht zuletzt die Frage nach der Spiritualität der Pflege öffnet hierbei nach Heine neue Horizonte für die tägliche Arbeit. Anthroposophische Krankenpflege sei dabei nicht gebunden an ein anthroposophisch geführtes Krankenhaus. Sie werde vielmehr in dem Maße möglich, in dem einzelne Pflegende sich um Gesichtspunkte bemühen, die tägliche Arbeit mit Hilfe der Geisteswissenschaft Rudolf Steiners zu durchdringen. Ziel der Darstellung Heines ist es, einige Aspekte zur Erweiterung der Pflegekunst beizutragen. Sie orientiert sich dabei, ausgehend vom Leitbild der Pflege, an der Pflegepraxis der Filderklinik bei Stuttgart. Unter den Stichworten Hilfeleistung und Anregung der Lebensprozesse, Gestaltung der Atmossphäre, Bezugspflege, Schicksalsgemeinschaft und Sterbebegleitung versucht Heine sodann das Besondere der anthroposophischen Krankenpflege deutlich zu machen. Diese Art der Pflege ist jedoch nur als Gemeinschaftsaufgabe zu leisten und bedarf der besonderen Zusammenarbeit zwischen Pflegenden und Ärzten.

42. Lutz, Rose-Marie: Die Rolle der Kinderkrankenschwester auf einer onkologischen Station. In: Deutsche Krankenpflegezeitschrift 42 (1989), 619-627.
Die Behandlung von Krebs im Kindesalter hat in den letzten Jahren erhebliche Fortschritte gemacht. Die Auswirkungen dieses Erfolges und der damit verbundenen Therapie in bezug auf die Anforderungen an die Betreuenden wie Pflegepersonen und Ärzte wurden jedoch lange Zeit nicht thematisiert. In der Ausbildung wird die veränderte Rolle der Kinderkrankenschwester in der Pflege des lebensbedrohlich erkrankten Kindes und seiner Familie immer noch nicht genügend berücksichtigt. Dabei entspricht der Arbeitsbereich einer Kinderkrankenschwester auf einer solchen Station heute eher dem einer "Familienschwester". Gleichzeitig

bringen Eltern sehr unterschiedliche Voraussetzungen und Probleme mit und entsprechen nicht immer den Erwartungen des Pflegepersonals. Eine Zusammenarbeit auf der Station ist jedoch nur mit einer vernünftigen Verteilung der Aufgaben und Rollen möglich, wenn Eltern, Kinderkrankenschwester und Arzt lernen, sich als Partner zu verstehen. Die genaue Kenntnis der spezifischen Belastung von Eltern und Patienten während der einzelnen Phasen der Behandlung (Aufnahme, Diagnostik und nachfolgender Stationsaufenthalt, Entlassung), auf die die Kinderkrankenschwester Rose-Marie Lutz mit ihrem Beitrag aufmerksam machen will, ist dabei eine wesentliche Voraussetzung für eine gelingende Zusammenarbeit. Ebenso unerläßlich ist jedoch auch die Psychohygiene des Pflegepersonals durch Teamgespräche, Balintgruppen, Fortbildungen sowie geregelte Arbeitszeiten, da die Pflegenden weder die Rolle der Eltern übernehmen können noch sollen.

43. Michler, Kristina: Anforderungen an das Pflegepersonal bei der Betreuung zytostatisch-therapierter Patienten im Krankenhaus. In: Krankenpflege 43 (1989), 279-280.

Die Betreuung zytostatisch-therapierter Patienten stellt hohe Anforderungen an das Pflegepersonal. Es werden Krankenschwestern und Krankenpfleger benötigt, die gewissenhaft die fachspezifische Pflege durchführen, die die schweren psychischen Belastungen ertragen können sowie dazu ausgebildet sind, dem Krebskranken in seiner schwierigen Situation im Krankenhaus beizustehen. Im weiteren Text werden Symptome und geeignete Pflegemaßnahmen bei zytostatisch behandelten Patienten dargestellt.

44. Schmeling, Christoph: Sterben im Krankenhaus. In: Medizin, Mensch und Gesellschaft 7 (1982), 140-149.

Der Anteil derjenigen, die im Krankenhaus sterben, steigt stetig. In der Bundesrepublik betreut die Institution knap 2/3 der Menschen im letzten Abschnitt ihres Lebens. In diesem Beitrag wird zunächst auf die psychischen Belastungen auf seiten der Ärzte und Schwestern eingegangen, die Todkranke zu betreuen haben, ohne auf diese Aufgabe vorbereitet worden zu sein. Dann wird die Aufmerksamkeit der Situation des Sterbenden zugewandt, die - über die für alle Krankenhauspatienten bestehenden Einschränkungen hinaus - insbesondere durch die mangelnden Kommunikationsmöglichkeiten mit der Umwelt bis hin zur Isolation gekennzeichnet ist. Die intrapsychische Verarbeitung der Todkrankensituation wird ausführlich beschrieben. Aufgezeigt werden Ansätze zur Verbesserung der psychosozialen Versorgung Sterbender, wobei neben einer Verbesserung der Personalschlüssel für Krankenhäuser und Altenheime die Ausbildung von Ärzten und Schwestern für die Betreuung Schwer- und Todkranker vorrangig scheint. Abschließend werden einige Verbesserungsvorschläge für die tägliche Arbeit auf der Station vorgebracht.

45. Schmucker, Hildegard: Das prä- und postoperative Aufklärungsgespräch aus pflegerischer Sicht. In: Die Schwester/Der Pfleger 26 (1987), 1010-1012.
Immer noch ist die Krankheit Krebs eine stärkere Herausforderung als alle vergleichbaren Erkrankungen, da sie im allgemeinen Bewußtsein mit Unheilbarkeit und frühem Tod gleichgesetzt wird. Von dieser Belastung ist auch das prä- und postoperative Aufklärungsgespräch geprägt, wie Hildegard Schmucker in dieser Niederschrift eines anläßlich des Symposions "Unterstützende Pflege bei Krebspatienten" des Kantonsspitals in St. Gallen im Jahre 1987 gehaltenen Referates deutlich macht. Unabhängig vom jeweiligen Kenntnisstand der Patienten ist die Zeit der Diagnostik für diese eine Zeit hoher Belastung. Doch ist die präoperative Phase dabei zumeist noch von einer weitgehenden Verdrängung gekennzeichnet, an die trotz der zum Teil radikalen Operationen noch starke Hoffnungen auf eine mögliche Heilung geknüpft werden. Dennoch muß die Krankheitsbewältigung bereits hier beginnen. Für die Pflegenden bedeutet das intensive Zuwendung und Begleitung sowie die Bereitschaft zu sich ständig wiederholenden Gesprächen. Die Krise der postoperativen Phase kann dagegen von einer schlechten Aufklärung seitens des Arztes noch verschärft werden. Zu beachten ist hierbei die Prozeßhaftigkeit der Wahrheit, die nicht nur von der gegebenen Information, sondern auch von der Aufnahmekapazität und der Sprachbeherrschung des Patienten sowie von der Eindeutigkeit der ärztlichen Aussagen bestimmt wird. Hilfreich wäre hierbei das Hinzuziehen einer Pflegeperson zum ärztlichen Aufklärungsgespräch, da so spätere Nachfragen des Patienten ermöglicht würden.

46. Schnaper, Nathan u.a., Management of the Dying Patient and His Family. A Volume in MSS' Series on Attitudes Toward Death. New York 1974.
Es geht um die emotionalen Reaktionen und Ängste sterbender Menschen und ihrer Familien, emotionale Faktoren des beruflichen Reagierens, um die Isolation der Sterbenden, die moralischen Faktoren der Helfer, die Stützungsfunktion der Pflege und die Rolle des Psychiaters innerhalb dieses Prozesses.

47. Seeger, Ursula: Grenzen der Behandlung in der Intensivmedizin aus pflegerischer Sicht. In: Die Schwester/Der Pfleger 29 (1990), 837-838.

Viele früher totgeweihten Patienten können heute dank des Fortschritts in der Intensivmedizin über- und weiterleben. Leider können durch den medizinisch-technischen Fortschritt auch viele Patienten am Sterben gehindert werden. Bedingt durch die pflegerischen Aufgaben und die ständige Präsenz am Patientenbett, erlebt das Pflegepersonal häufig, daß diese angebliche Lebensverlängerung zu einer Tortur der Sterbensverlängerung wird. Ursula Seeger geht in ihrem Bericht des Weiteren auf die Belastungen des Pflegepersonals und die Verantwortlichkeit der Pflegenden ein. Abschließend appelliert sie an die Ärzte und leitenden Krankenpflegekräfte, mehr Transparenz, Information und Diskussion der Therapie zu ermöglichen, die Krankenpflegekräfte in die Gespräche mit Angehörigen einzubeziehen, innerhalb der Dienstzeit regelmäßige Teamgespräche einzurichten sowie die Teilnahme an einer Balintgruppe zu ermöglichen.

48. Stolp, Susanne: Die Betreuung onkologischer Patienten. In: Deutsche Krankenpflegezeitschrift 44 (1991), 33-46.
In ihrem Beitrag berichtet Susanne Stolp von einer seit zwei Jahren bestehenden hämatologischen Intensivstation. Auf der Station werden überwiegend Patienten mit Leukämie, Lymphonen und Sarkomen betreut. Neben den vielen pflegerisch-technischen Aufgaben spielt auf der Station, wie auf jeder anderen onkologischen Station, die psychische Betreuung eine zentrale Rolle; diese soll Gegenstand der Ausführungen sein. Einleitend werden die Voraussetzungen für eine gute psychische Betreuung kurz aufgezeigt und anschließend folgende wichtigen Aufgabenbereiche des Pflegepersonals erörtert: Unterstützung des Patienten durch Information und Instruktion, Vermittlung, Begleitung des Patienten und seiner Angehörigen, Sterbebegleitung. Zu den Voraussetzungen für eine gute psychische Betreuung gehört, daß eine Atmossphäre geschaffen wird, in der es dem Patienten überhaupt möglich ist, Gespräche über seine Ängste und Sorgen zu führen. Dazu gehören Wahrhaftigkeit jeder einzelnen Pflegeperson, das Offensein für ein Gespräch sowie die Fähigkeit zum Zuhören. Die Krankenschwester ist dabei nicht eine sterile Person sondern ein Mensch, der einen anderen Menschen durch eine schwierige Zeit ein Stück auf seinem Weg begleitet. Abschließend weist Susanne Stolp darauf hin, daß Sterbebegleitung mehr als bisher in den Lehrplan eingegliedert werden müßte.

49. Thimme, Walter: Grenzen der Therapie in der Intensivmedizin. In: Die Schwester/Der Pfleger 29 (1990), 835-836.

Die Grenzen der Therapie auf der Intensivstation sind die Grenzen zwischen schwerkrank und sterbend. Mit den Problemen dieser Grenzziehung hat der Arzt genauso zu tun wie die Krankenschwester und der Krankenpfleger. Es ist eine Grenzziehung, die nicht an bestimmte Fachgebiete gebunden ist. Sie wird beeinflußt durch eine bestimmte Symptomatik des Todes sowie durch den Einfluß außermedizinischer Bereiche. Wichtiger als die wissenschaftlich fundierte Grenzziehung der Intensivmedizin erscheint Walter Thimme dabei, sich die fluktuierende Struktur dieses Grenzgebietes klar zu machen, die in Gesprächen zwischen allen Beteiligten eingebettet sei. Prognostik, Diagnostik und Therapie ändern sich dabei täglich, ebenso wie die Einstellung des Patienten und die Möglichkeit, das, was man plant, in die Tat umzusetzen. So erscheint die Grenzziehung eine uralte und dennoch täglich neue Herausforderung zur bestmöglichen Hilfe.

50. Zieger, Gabriele: Sterben und Tod im Krankenhaus - Belastung, Trauma der Pflegenden?. In: Die Schwester/Der Pfleger 32 (1993), 842-849.

In diesem Artikel thematisiert Gabriele Zieger auf der Grundlage ihrer zehnjährigen Tätigkeit in einer onkologischen Klinik die psychischen Belastungen des Pflegepersonals bei der Pflege Schwerkranker und Sterbender. Die ständige Konfrontation mit dem Tod, die Hilflosigkeit angesichts der Trauer der Angehörigen und nicht zuletzt das Schuldgefühl, daß der Patient trotz intensivster Therapie und bester Pflege dennoch gestorben ist, wirken dabei ungeheuer belastend auf die Pflegenden. Einige entziehen sich dieser ständigen Belastung durch erfolgreiche Verdrängungsmechanismen, andere jedoch fühlen sich durch diese Belastung überfordert. In der Auseinandersetzung mit möglichen Bewältigungsstrategien für den Umgang mit Schwerkranken und Sterbenden steht für Gabriele Zieger dabei nicht der Patient, sondern der Pflegende selbst im Mittelpunkt, der durch die ständige Konfrontation mit dem Tod zur Auseinandersetzung mit seiner eigenen Sterblichkeit herausgefordert wird. Im weiteren Verlauf ihres Artikels analysiert sie die Belastungsfaktoren Angst, Unsicherheit und Schuldgefühle genauer, da diese der eigenen Person entspringen und sich so am ehesten beeinflussen lassen. Daneben scheint aber auch ein Umdenken der Pflegenden selbst erforderlich: Ziel ihrer Bemühungen sollte es nicht mehr sein, den Tod zu überwinden, sondern dem Patienten die unter den gegebenen Umständen bestmögliche Hilfe zukommen zu lassen.

2. Pflegequalität

2.1 Qualitätskontrolle

51. Bachmann-Mettler, Irene: Tumorpatienten beurteilen die Pflegequalität und formulieren Erwartungen an das Krankenpflegepersonal. In: Die Schwester/Der Pfleger 28 (1989), 751-753.
In der Pflege von Tumorpatienten sind in den letzten Jahren große Fortschritte erzielt worden. Diese Fortschritte verdanken wir weitgehend den Onkologieschwestern, die sich intensiv mit pflegerischen Unterstützungsmaßnahmen von Krebskranken auseinandersetzen und sich den spezifischen Problemen wie Schmerzen, Ernährung, psychische Verarbeitung der Krankheit usw. angenommen haben. Wenn man die entsprechende Fachliteratur durchsieht, findet man wissenschaftlich fundierte Forschungsarbeiten, welche heute die Basis pflegerischen Wissens und Handelns bilden. Bei der Arbeit von Irene Bachmann-Mettler handelt es sich daher nicht um eine Untersuchung über die Art oder Anwendungsweise von spezifischen pflegerischen Maßnahmen, vielmehr geht es darum, zu erfahren, wie der Patient mit den erhaltenen Unterstützungsmaßnahmen zufrieden ist und ob er diese Unterstützung, vor allem im psychologischen Bereich, vom Krankenpflegepersonal überhaupt erwartet. Die Patientenumfrage und die Analyse der Resultate wurden im Rahmen des zweijährigen Weiterbildungslehrganges "Pflege von Tumorkranken" 1987 von den 14 Teilnehmern selbständig durchgeführt.

2.2 Qualitätssicherung

52. Miller, Audrey: Wird die Pflegequalität durch die Anwendung des Pflegeprozesses beeinflußt?. In: Pflege 1 (1988), 94-102.
Da es in Europa nur wenige Forschungsergebnisse über die Wirksamkeit des Pflegeprozesses gibt, hat die Autorin eine vergleichende Studie über verschiedene Methoden der Vorgehen in der Pflege auf geriatrischen Stationen durchgeführt und die Auswirkungen dieser Pflege auf den Zustand der Patienten im Verlauf von zwei Jahren überprüft. Die Kriterien waren Abhängigkeitsgrad, Kontinenz, Mobilität, Dekubitus, Zufriedenheit und Wohlbefinden der Patienten, Entlassungs- und Sterbequoten, soziale Kontakte, Beschäftigung. Die Resultate zeigen, daß Langzeitpatienten auf Abteilungen, die mit dem Pflegeprozeß arbeiten, zu-

friedener, weniger inkontinent, weniger stark abhängig, aktiver in der Selbstpflege sind, und daß ihre Zufriedenheit und Lebensqualität eindeutig höher ist als bei Langzeitpatienten auf funktionsbezogenen Abteilungen.

3. Pflege von Schwerkranken und Sterbenden

3.1 Ambulanter Pflegedienst

53. Aulbert, Eberhard/Niederle, Norbert (Hg.): Die Lebensqualität des chronisch Krebskranken. Stuttgart/New York 1990.
Neben einer wesentlichen Anzahl von Artikeln zu Problemen und Hintergründen der zytostatischtherapeutischen so wie der palliativmedizinischen Krebsbehandlung enthält der Band n.a. interessante Beiträge zum "Prinzip 'Hoffnung' in der Aufklärung des chronisch Krebskranken" (E. Heidemann), zu "psychologischen Hilfen für die Betreuung Krebsbetroffener" (R. Verres), zur "seelsorglichen Stützung unheilbar Kranker" (C. Scheytt) und zu "sozialrechtlichen Möglichkeiten der Hilfe unheilbar Kranker" (H. Delbrück). Hintergrund der Zusammenstellung der Artikel insgesamt ist der Begriff der "Lebensqualität", wie er von Onkologen als eine Handlungleitlinie genommen wird, wenn ihre Krebsbehandlung von kurativen Maßnahmen in die Palliation übergehen muß.

54. Godzik, Peter/Muschaweck, Petra R. (Hg.): Laßt mich doch zu Hause sterben! Gütersloh 1989.
Einer der wenigen Quellenbände, die sich ausschließlich mit der häuslich-ambulanten Arbeit befassen. Die Beiträge sind praxisorientiert und leicht erfaßbar. Sie wenden sich vor allem an pflegende Angehörige und an Alltagsberufe.

55. Häberle, Heide: Kinder- oder Familienklinik. Das krebskranke Kind und seine Familie. In: Deutsche Krankenpflegezeitschrift 42 (1989), 624-627.
Die Familientherapeutin Heide Häberle untersucht in ihrem Beitrag die Bedeutung, die der Familie bei der Betreuung krebskranker Kinder zukommt. Dabei ist zum einen zu bedenken, welche Konsequenzen sich aus der Anwesenheit von Familienangehörigen für die Struktur in der Klinik ergeben, aber auch, was diese für das Selbstverständnis der in den Kliniken Tätigen bedeutet. Das Einbeziehen der Familie in die Betreuung krebskranker Kinder bedeutet aber auch, daß Kinder früher oder öfter nach Hause entlassen werden. So wird zur zentralen Frage, was das

Kranksein eines Kindes für die Familie bedeutet und welche Hilfeleistungen der Familie gegeben werden können. Die notwendige psychosoziale Betreuung der ganzen Familie muß dabei den enormen sozialen, finanziellen und psychischen Belastungen Rechnung tragen, vor die sich die Familie durch die Erkrankung ihres Kindes gestellt sieht (u.a. monatl. Mehrausgaben von 900,- DM, Trennung der Familien, Vernachlässigung "gesunder" Familienmitglieder). Hierbei gilt es zum einen, familiäre Konflikte präventiv aufzufangen, zum anderen jedoch auch die ganze Familie in anstehenden Entscheidungen miteinzubeziehen. Auch die Pflegenden bedürfen besonderer Maßnahmen, um der bestehenden Überlastung auf dieser Station entgegenzuwirken (Fort- und Weiterbildung, psychosoziale Teambesprechungen, Abbau von Überstunden). Abschließend nennt Heide Häberle praktische Hilfen für die Betroffenen, die neben die Unterstützung in der klinischen Versorgung treten müssen.

56. Jäger, Hans: Die psychosoziale Betreuung krebskranker Patienten in den USA. In: Deutsche Krankenpflegezeitschrift 37 (1984), 154-155.

Der hier veröffentlichte Überblick über den Stand der psychosozialen Betreuung krebskranker Patienten in den USA basiert auf den Erfahrungen eigener klinischer Arbeit und Forschung des Autors am Krebszentrum in Rochester im Staat New York. Hans Jäger schildert in diesem Bericht einige Unterschiede zu dem in Deutschland üblichen Behandlungssystem krebskranker Patienten vor allem in psychosozialer Hinsicht. Die in den USA weitfortgeschrittene Spezialisierung und Bildung von Untergruppen in der Medizin ermöglicht auch eine intensive Patientenbetreuung, Forschung und Lehre im Bereich der psychosozialen Onkologie. Die duchschnittliche Verweildauer im Krankenhaus in Amerika ist dabei auch für Krebspatienten kürzer als in Deutschland. So werden Bestrahlungsbehandlungen und Betreuung der Nebenwirkungen nach Möglichkeit ambulant durchgeführt. Alle stationär behandelten Patienten werden gleichzeitig durch die psychoonkologische Abteilung betreut. Eine wichtige Rolle innerhalb des multidisziplinären Teams nimmt dabei die onkologische Fachschwester ein. In der Ambulanz ist sie zuständig für die technische Verabreichung von i.v.-Zytostatika, auf der Station bespricht sie therapiespezifische Fragen mit den Patienten. Des Weiteren ist sie für die kontinuierliche Weiterbildung der Krankenschwestern im Onkologiebereich sowie für ihre Supervision zuständig. Jäger schließt mit einem Überblick über amerikanische Forschungsvorhaben, psychodynamische Behandlungsmöglichkeiten und die Verbindung von Forschung und Lehre in Rochester.

57. Kosse-Knirim, Christa: Kontakte und Hilfen zwischen Alt und Jung. Eine Untersuchung der emotionalen Beziehungen zwischen der mittleren und älteren Generation in Stadt- und Landfamilien. Bonn 1992.
Die Probleme der emotionalen Beziehungen zwischen den Menschen im ländlichen Bereich sind oftmals zu wenig untersucht worden. Andererseits stellen sie jedoch eine wesentliche Basis für ambulante und familiäre Hilfen dar. Insofern ist die Analyse des Spannungspotentials im Zusammenhang mit Hilfeleistungen außerordentlich bedeutsam. Im ländlichen Bereich ist das Gefälle zwischen den Erwartungen der älteren Generation und dem vergleichsweise sehr hohen Leistungswillen der jügeren spannungsträchtig; zudem können die Forderungen auf dem Lande mit erhöhtem Druck begleitet werden. Der Faktor "Wohnentfernung" beeinflußt die Hilfspotentiale nachdrücklich. Besonders spannungsbedroht sind einfache soziale Schicht, einfaches Bildungsniveau, niedriges Einkommen, hohes Alter und ländlicher Wohnort. Hier wird der Vorwurf der Undankbarkeit besonders laut. Das wird aber auch vor allem durch die Einstellung zur Hilfe und weniger durch den Hilfebedarf geprägt; die Hilfebereitschaft wird durch den Hilfeanspruch negativ bedrängt, da die Freiwilligkeit der Hilfe die positive emotionale Beziehung prägen würde.
58. Schmid, Monika: Pflege des Sterbenden zu Hause - aus der Sicht einer Krankenschwester. In: Die Schwester/Der Pfleger 26 (1987), 1016-1019.
Monika Schmid erörtert in diesem Beitrag, der auf einen Vortrag der Autorin anläßlich des Symposions "Unterstützende Pflege bei Krebspatienten" des Kantonsspitals in St. Gallen im Jahre 1987 zurückgeht, welche Voraussetzungen für eine Pflege des Sterbenden zu Hause erfüllt sein müssen. In der Schweiz wird diese Pflege seit 1984 durch ein onkologisches Ambulatorium, seit 1979 durch einen Onkologie-Schwesterndienst zur Betreuung Tumorkranker zu Hause unterstützt. Die Arbeit des Betreuerteams, das je nach familiärer Situation aufgebaut sein sollte, beginnt dabei in aller Regel bei der Entlassung des Patienten. Dort sollte nach Möglichkeit bereits der erste Kontakt stattfinden, um eine gewisse Vertrautheit zum Patienten zu schaffen und evtl. bestehende Ängste der Angehörigen abzufangen und abzuschwächen. Ferner sollte nach Monika Schmid auch die Pflege Sterbender neue Hoffnungen (wie Schmerzlinderung, Erhalten möglichst guter Lebensqualität, friedliche Umgebung, Erledigung unerledigter Aufgaben, beschwerdefreies Sterben) schaffen. Große Bedeutung kommt dabei der Schmerzlinderung und dem beschwerdefreien Sterben zu. Dabei sollte der körperliche Schmerz unter Kontrolle gebracht werden, ohne den seelischen Schmerz (Trauerarbeit,

Reifeprozeß) und sozialen Schmerz (Realitätsschmerz) als Ausdruck des inneren Reifungsprozesses des Sterbenden zu behindern. Auch die Angehörigen müßten in die Betreuung mit einbezogen werden. Nicht zuletzt aber sei es wichtig, auch die Angst vor dem Sterben beim Patienten zuzulassen.

59. Sellschopp, Almuth: Probleme des Pflegeperonals bei der psychosozialen Betreuung von Krebspatienten. In: Deutsche Krankenpflegezeitschrift 37 (1984), 150-152.
Almuth Sellschopp macht in ihrem Artikel die außerordentlichen Belastungen der Pflege und Versorgung von Krebskranken für das Pflegepersonal in Krankenhäusern und in der ambulanten Krankenpflege deutlich. Als wichtige Bezugsgröße muß es zum einen in der Lage sein, die unterschiedlichen Bedürfnisse der Patienten wahrnehmen zu können, zum anderen aber hat es auch eine Mittlerposition zwischen Patient, Angehörigen und Ärzten. Zudem brauchen diese Patienten neben ihrer psychisch-pflegerischen Betreuung sehr viel emotionale Zuwendung, um ihre Krankheit bewältigen zu können. Zugleich aber besteht eine enorme Diskrepanz zwischen dem notwendigen Engagement für Krebspatienten und dem geringen Erfolg der Anstrengungen. Darüber hinaus wird die pflegerische Arbeit oft durch eine mangelnde Zusammenarbeit mit den Ärzten erschwert. Die psychosoziale Betreuung von Krebspatienten könnte nach Almuth Sellschopp erleichtert werden, wenn festgefahrene hierarchische Strukturen und die einseitige Betonung einer Organmedizin zugunsten einer stärkeren Wahrnehmung und Berücksichtigung seelischer und sozialer Bedürfnisse aufgelockert würden. Durch gezielte Fortbildungsveranstaltungen für Ärzte, Sozialarbeiter sowie Krankenschwestern und-pfleger, wie sie bereits vom psychosozialen Nachsorgezentrum und Ausbildungsseminar an der Chirurgischen Universitätsklinik in Heidelberg angeboten werden, könnte dieser Mangel behoben werden.

3.2 Betreuung der pflegenden Angehörigen

60. Caroff, Phyllis/Rose Dobrof: Social Work. Its Institutional Role. In: Bernard Schoenberg u.a. (Hg), Anticipatory Grief. New York/London 1974, 251-263.
Die professionellen Bemühungen der Sozialarbeit auf dem Gebiet der Thanatologie werden zu einer Art Gegenkultur zur Todesverdrängung und Tabuisierung. Die neue Bajahung des Lebens als eines sterblichen macht

den Tod vertrauter. Dazu muß die Sozialarbeit die Beobachtungen koordinieren, Richtlinien bereitstellen zur Befähigung und Intervention, Fahrstraßen der Sicherheit anlegen. Wichtigstes Konzept ist die Individualisierung durch die Konzeption von Sterben und Tod als sozialen Vorgängen, Zusammensetzung aus sozialer Notlage und verfügbaren Fähigkeiten der Individuen. Die Interventionen beziehen sich auf das Beziehungssystem zwischen Patient und Familie, Patient und institutionellen Begleitern, Institution und Familie.

61. Müller, Elisabeth: Die Bedeutung der Angehörigen. Die Betreuung krebskranker Kinder im Kinderspital St. Gallen. In: Schweizer Spital 6 (1985), 29,30.
Elisabeth Müller beschreibt hier die Arbeit im pädiatrischen onkologischen Zentrum in St. Gallen. Das Kinderspital St. Gallen ist eines der sechs kinderonkologischen Zentren der Schweiz. Die Diagnose einer Krebserkrankung wird meist dort gestellt. Während der ersten Therapieperiode bleiben die Kinder im Spital, danach müssen sie in zwei- bis vierwöchigen Abständen kontrolliert und für gewisse Therapien erneut hospitalisiert werden. Insgesamt dauert die Therapie 2-3 Jahre, die Heilungsrate beträgt 50 Prozent. Im Kinderspital St. Gallen sind stets 50-60 Kinder in Behandlung. Die Behandlung von Krebserkrankungen im Kindesalter ist ohne intensive Zusammenarbeit mit den Eltern nicht mehr vorstellbar. Den Eltern bietet diese Mitarbeit wiederum die Möglichkeit einer aktiven Bewältigung der Erkrankung und der vielfältigen Ängste, die dadurch ausgelöst werden. Auch wenn das "Rooming-in" von Eltern nicht möglich ist, werden Eltern und Geschwister so weit wie möglich in den Spitalbetrieb und die Pflege intergriert, so daß bei Erreichen der Remission aber auch bei einem erneuten Rückfall das erkrankte Kind nach Möglichkeit zu Hause gepflegt werden kann. Die Fruchtbarkeit dieses Ansatzes zeigt sich gerade auch in der weiteren Mitarbeit von Eltern geheilter Kinder.

62. Pägel, Ute: Pflege onkologisch erkrankter Patienten in der Urologie. In: Die Schwester/Der Pfleger 28 (1989), 747-750.
Eine umfassende Krankenpflege in der Urologie verlangt von jedem Mitarbeiter ein reiches Maß an Fachwissen und Erfahrung sowie eine hohe psychische und physische Einsatzbereitschaft. Besonders verantwortungsvoll und engagiert gestaltet sich die Krankenpflege bei onkologisch Erkrankten, ohne Unterschied, ob es sich dabei um Patienten mit einem Karzinom der Niere, der ableitenden Harnwege, Blase, Prostata oder des Hodens handelt. Bei diesen Patienten steht nicht nur die allgemeine prä-

und postoperative Versorgung und Pflege im Vordergrund, vielmehr müssen ganz spezielle präoperative Maßnahmen und Untersuchungsmethoden beachtet werden. Darüber hinaus darf bei diesen Patienten die psychische Begleitung in keinem Fall fehlen. Denn die Belastung durch das Wissen über die Krankheit, die Folgen, die Prognose, die Nachsorge, ein evtl. Identitätsverlust (z.B. nach Ureterhautfistelungen oder Penisamputation), sind für den Patienten nicht leicht zu tragen. Hier kann und muß das Pflegepersonal versuchen, einfühlsam und engagiert durch konsequente Krankenbeobachtung und -betreuung dem Patienten, wenn nötig auch seinen Angehörigen, zu helfen. Dies aber erfordert vom Krankenpflegepersonal genaue Kenntnisse über Krankheitsbilder und -verläufe sowie über therapeutische und krankenpflegerische Maßnahmen. Diese versucht Ute Pägel in einer Auflistung der in der Urologie möglichen Eingriffe, gegliedert nach Diagnostik, Therapie und mögliche Nebenwirkungen, zu vermitteln.

4. Hospizbewegung

63. Bantle, Regina/Schmidt, Ursel: Die Pflege von Tumorpatienten im Finalstadium. Erfahrungsbericht nach einem dreimonatigen Praktikum im St. Joseph Hospice. In: Deutsche Krankenpflegezeitschrift 41 (1988), 33-38. Mit ihrem Erfahrungsbericht möchte Regina Bantle einen Einblick in die Pflege von sterbenden Patienten in einem Londoner Hospiz geben, wo die Autorin 1985 ein dreimonatiges Praktikum absolviert hat. Das Hospiz lernte sie dort kennen als einen Ort, wo in beispielhafter Weise auf die Bedürfnisse des sterbenden Menschen eingegangen wird und den Patienten so die Möglichkeit gegeben wird, den letzten Teil ihres Lebens bewußt zu gestalten. Zunächst beschreibt Regina Bantle, was man sich unter einem Hospiz vorzustellen hat: Nach der historischen Entwicklung von St. Jospeh skizziert sie zu diesem Zweck die Besonderheiten dieses Hauses im Unterschied zu herkömmlichen Krankenhäusern, die Aufnahmekriterien eines Hopsizes sowie die Zusammensetzung des Pflegepersonals. In der Beschreibung des Tagesablaufes wird immer wieder deutlich, daß der Patient ganz im Mittelpunkt steht. Schließlich ergibt sich bei sterbenden Patienten jedoch eine Vielzahl besonderer Pflegeprobleme. Anhand ausgewählter Probleme wie Schmerzen, Übelkeit und Erbrechen, Darmtätigkeit, Exsikkose und Eßstörungen, Dekubitusprophylaxe umd dem

Problem der Wahrheitsmitteilung macht die Autorin auch hier das Besondere der Hospizpflege deutlich. Mehr als herkömmliche, auf Diagnostik und Heilung ausgerichtete Krankenhäuser erscheinen "Spezialkrankenhäuser" wie das Hospiz geeignet, eine optimale Betreuung Sterbender zu gewährleisten. Auch hier kann aber keine wirksame Sterbebegleitung geleistet werden, ohne sich zuvor mit der eigenen Sterblichkeit auseinandergesetzt zu haben.

64. Becker, Paul: Raststätten auf dem Wege. Der Hospizgedanke von seinen Anfängen bis heute. In: Caritas Gemeinschaft. Für Pflege- und Sozialberufe e.V. 45 (1993), 68-70.

Paul Becker erinnert in diesem Artikel an die Entwicklung des Hospizgedankens von seinen Ursprüngen bis heute. Durch den Filmbericht "...noch 16 Tage" von Iblacker und Braun über das erste Sterbehospiz der Neuzeit, St. Christopher's Hospice in London, wurde die Arbeit Cicely Saunders in weiten Teilen Europas bekannt und machte vielen Menschen ihr Defizit im Umgang mit Sterbenden und Trauernden bewußt. Auch für Paul Becker wurde dieser Filmbericht zu einem persönlichen Schlüsselerlebnis, das seine weitere ärztliche Tätigkeit bestimmte. Seitdem hat sich auch in Deutschland eine breite Hospizbewegug gegründet. Dennoch dürfen Hospize nicht als Sterbeghetto mißverstanden werden. "Hospize sind keine verbindlichen Endstationen", so Paul Becker, "und dürfen diese auch nie werden. Sie sind vielmehr Raststätten auf dem Wege - entweder auf einem Weg nach Hause oder auch auf einem Weg aus dieser Welt hinaus." (70) Im Hopsiz werden dem Patienten in einem zeitlich begrenzten Aufenthalt durch eine sorgfältige Symptomkontrolle die Einübung und Übernahme der Pflege durch die Angehörigen, die Begleitung der Begleiter (etwa durch Supervision), Schmerzfreiheit und die Ermittlung und Sicherstellung palliativer (lindernder) Bedürfnisse vermittelt. Auf Dauer könnte sich so vielleicht sogar die Sterbebegleitung zu Hause, in den Kliniken und Altenheimen wieder einbürgern. Voraussetzung für die Übernahme der Sterbebegleitung durch die Angehörigen ist jedoch die unverzichtbare Arbeit der Sozialstationen und die Entlastung der Angehörigen durch die Arbeit der Hausbetreuungsdienste. Um dieses Ziel zu erreichen, muß die Existenz ambulanter wie stationärer Hospizarbeit auf Dauer gesichert werden.

65. Buckingham, Robert W.: Mit Liebe begleiten. Die Pflege sterbender Kinder. München 1987.

Das Buch ist erstmalig 1983 erschienen und steht im Einflußfeld von E. Kübler-Ross. Der Verfasser ist einer der Mitbegründer der Hospizbewegung in den USA. Gerade an den Kindern wird jedoch deutlich, wie wenig Hospice-Care stationär gesehen werden darf. Das Buch ist mit wissenschaftlicher Quellenarbeit versehen, die allerdings nahezu ausschließlich amerikanische Literatur verwertet. Der Anhang bietet einige noch aktuelle Adressen. Die gesamte Darstellung geht von einem "Harmoniemodell" aus, in dem z.B. Aggressivität als Bewältigungsstrategie nicht vorkommen darf. Pflegewissenschaftliche Ansätze begleiten die praktischen Hinweise, bei denen das Hauptaugenmerk auf dem häuslichen Bereich und auf dem Familiensatem liegt.

66. Fackler, Sr. Anna Lioba: Wo Leben und Sterben zusammengehören. Das "Hospiz Louise" in Heidelberg. In: Caritas Gemeinschaft. Für Pflege- und Sozialberufe e.V. 45 (1993), 71-72.
Das "Hospiz Louise", benannt von Louise von Marillac (1591-1660), eingerichtet und getragen vom Orden der Barmherzigen Schwestern vom Hl. Vinzenz von Paul, Freiburg, liegt in Heidelbergs Weststadt auf dem Areal des St. Josefkrankenhauses. Es ist ein ehemaliges Zwei-Familienhaus. Die Aufnahmekapazität beschränkt sich daher auf 5 unheilbar kranke und sterbende Menschen. Zwei Grundsätze bestimmen die praktische Arbeit: Der erste Grundsatz lautet: "Der Gast ist König." Das bedeutet, daß nicht die Pflegenden sondern die Gäste den Arbeitsablauf bestimmen. Der zweite Grundsatz ist eine ganzheitliche Pflege, die die individuellen Bedürfnisse der Patienten aufmerksam erfassen und nach Möglichkeit auch zu erfüllen sucht. Das Team setzt sich aus haupt- und ehrenamtlichen Mitarbeitern zusammen.

67. Homann, Norbert: Grundgedanken über die Gründung und die Praxis eines Hospizes. Recklinghausen 1990.
Es handelt sich um einen ausführlicheren Rechenschafts- und Sachstandsbericht über die Gründung und spätere Arbeit des ersten "echten" Hospizes in der Bundesrepublik aus dem Jahre 1986. Da das Hospiz aus einer Initiative des nahen Krankenhauses hervorging, wird das Wechselverhältnis Hospiz-Krankenhaus reflektiert; dabei werden auch die finanziellen Aufwendungen dargelegt.

68. Muschawek, Petra-R.: Sterbende begleiten - eine Chance für unser Leben. In: Deutsche Krankenpflegezeitschrift 41 (1988), 41-43.
Petra-R. Muschawek ist niedergelassene Ärztin. Sie hat die Gründung der Vereinigung "OMEGA - mit dem Sterben leben" mitinitiiert. In diesem Beitrag schildert sie ihre persönliche Motivation, sich intensiv mit Tod und Sterben zu beschäftigen, die Gründe, die zur Entstehung von "OMEGA" geführt haben sowie die Zielsetzung dieser Vereinigung.

69. Schneider, Susanne: Sterben in Würde. Aus einer Studienarbeit zur Hospiz-Philosophie. In: Altenpflege 6 (1989), 360-364.
Die Studienarbeit von Susanne Schneider ist entstanden aus einem Gefühl der Verzweiflung angesichts des oft unbefriedigenden Umgangs mit dem Tod in Krankenhäusern und Heimen. In der Hospizbewegung entdeckte die ehemalige Krankenschwester einen neuen Weg im Umgang mit Sterbenden, der das Sterben wieder als Teil des Lebens erscheinen läßt und letztlich dazu beiträgt, das Leben wieder menschlicher zu gestalten. Susanne Schneider beschreibt die Entstehung der Hospizbewegung in Großbritannien, ihre inhaltliche Ausgestaltung auf der Basis der essentiellen Grundwerte von Respekt, Wahrheit und Würde, die Aufnahmekriterien eines Hospizes sowie die Charakteristika der hospizspezifischen Betreuung in Schmerzkontrolle und Kommunikation. Darüber hinaus weist sie auf die Notwendigkeit von Fortbildung und Teamarbeit hin, die den sterbenden Menschen samt seinem ganzen persönlichen Umfeld in die Sterbebegleitung mit einbezieht. Sie schließt mit der Frage der Fianzierung und einem Ausblick auf die damalige Lage in Deutschland. Ohne das Hospiz gegen das Hospital ausspielen zu wollen, hofft sie dennoch, daß von der Hospizbewegung auch die Pflege von alten Menschen und von chronisch Kranken revolutioniert werden wird.

70. Student, Johann-Christoph (Hg.): Das Hospiz-Buch. 2., akt. und erg. Aufl., Freiburg i.Br. 1991 ([1]1989).
Johann-Christoph Student berichtet in diesem Buch von der Übertragung der Hospizidee auf deutsche Verhältnisse, wobei er jedoch nicht auf die bereits bestehenden vielfältigen Organisationsformen und unterschiedlichen Hospizinitiativen eingeht. Dargestellt wird vielmehr das Besondere der Sterbebegleitung im Hospiz, an der immer mehrer Bezugspersonen beteiligt sind. Ein Arzt, eine Krankenschwester, eine Sozialarbeiterin, ein Seelsorger und freiwillige Helfer und Helferinnen berichten daher über ihre jeweilige Rolle in der Sterbebegleitung. Auch die Problematik der Angehörigen und mögliche Hilfen für die Helfer werden erörtert. Die praktischen Hinweise nennen Bedingungen für die Rückkehr nach Hause, Ratschläge für den Hausarzt zur lindernden Therapie und Vorschläge zur Umsetzung der Hospizarbeit vor Ort. Im Anhang werden Anschriften bereits bestehender Hospize, allerdings auf dem Stand von 1990, Adressen bundesweit arbeitender Hospiz-Organisationen und der internationalen Hospizbewegung sowie Weiterbildungsmöglichkeiten für Hospiz-Mitarbeiter genannt.

71. Student, Johann-Christoph: Bedingungen für menschenwürdiges Sterben. Die zehn Grundprinzipien der Hospizbewegung. In: Medizin-Mensch-Gesellschaft 12 (1987), 232-240.
Menschenwürdiges Sterben bedeutet vor allem so zu sterben, wie es dem Betreffenden selbst gemäß ist. Hierzu ist es erforderlich, einem Menschen auch in der letzten Phase seines Lebens hinreichende Gestaltungsmöglichkeiten einzuräumen. Während in der Bundesrepublik die weitaus meisten Menschen in der Anonymität von Kliniken sterben, hat sich in England und den USA eine Gegenbewegung formiert, die insbesondere für mehr Menschen die Möglichkeit schafft, zu Hause zu sterben. Gemeint sind die Hospizprogramme. Ihre grundlegenden zehn Handlungsprinzipien bringt Johann-Christoph Student zur Darstellung.

72. Student, Johann-Christoph: Das Sterben nicht verschlafen. Die Schmerztherapie mit Morphin in der Hauskrankenpflege. In: Forum Sozialstation 45 (1988), 14-16.
Seit nahezu 15 Jahren gibt es eine neue Anwendungsform mit Morphin. Sie macht es möglich, schwerstkranken Menschen die unerträglichen Schmerzen im Finalstadium ihrer todbringenden Krankheit ohne Betäubung des Bewußtseins zu nehmen. Immer noch kann sich diese Schmerztherapie jedoch nur langsam und gegen große Vorbehalte durchsetzen. Christoph Student, Arzt und Leiter der Arbeitsgruppe "Zu Hause sterben" an der Evangelischen Fachhochschule Hannover, erläutert in diesem Artikel diese besondere Therapieform und ihre positiven Aspekte für die Hauskrankenpflege. Ihr wesentlicher Erfolg beruht dabei auf einer Wechselwirkung zwischen Schmerztherapie und guter Pflege: Eine gute Schmerztherapie setzt beim sterbenden Menschen Kräfte frei, die seine Möglichkeiten verbessern, noch letzte Dinge zum Abschluß zu bringen. Umgekehrt aber ermöglicht ein fürsorglicher, liebevoller und freier Umgang mit dem sterbenden Menschen den richtigen Einsatz schmerzstillender Mittel und verstärkt zugleich deren Wirkung.

73. Stoddard, Sandol: Die Hospiz-Bewegung. Ein anderer Umgang mit Sterbenden. Freiburg i.Br. 2., verb. Aufl. 1988 ([1]1987) (The Hospice Movement - A Better Way of Caring for the Dying, London 1979).
In diesem Standardwerk zur Einführung in die Hospizbewegung berichtet Sandol Stoddard ausführlich über die Ursprünge der Hospizidee von der Arbeit der Johanniter auf Rhodos bis hin zur heutigen Verwirklichung der Hospizidee im englischen und amerikanischen Raum, wo erhebliche Vorarbeiten in der Pflege Sterbender geleistet wurden. Am Beispiel von St. Christopher's in London und einem Hospiz in New Haven/Connecticut

veranschaulicht sie sodann konkret, was Arbeit und Pflege der Hospize heute ausmacht, ohne daß sich diese jedoch in konkrete Formen pressen ließen. Sie schließt mit einer Darstellung der Sterberituale in den verschiedenen Kulturkreisen. Im Anhang hat die Übersetzerin Elisabeth Albrecht aus eigener Erfahrung schwerpunktmäßig zusammengetragen, was ein Hospiz an Pflegeleistung und individuell abgestimmter Medikation leisten kann und soll.

74. Wiedemann, Renate: Das Tabu des Sterbens durchbrechen. Wie die Hospiz-Bewegung Lebensbeistand statt Sterbehilfe leistet. In: Forum Sozialstation 45 (1988), 9-13.
Entstanden sind sie in England, inzwischen gibt es sie weltweit: Hospize, in denen Schwerkranke und Sterbende auf ihrem letzten Lebensabschnitt zu Gast sind. Sie erhalten dort eine optimale Schmerztherapie und erfahren zusammen mit Angehörigen und Freunden Anteilnahme und Zuwendung. Die Journalistin Renate Wiedemann beschreibt in diesem Artikel den Weg der deutschen Hospizbewegung mit dem Ziel, eine sinnvolle und lebenswerte Alternative zur aktiven Sterbehilfe aufzuzeigen. Zugleich will sie die Erkenntnis vermitteln, wieviel intensives Leben durch guten menschlichen und ärztlichen Beistand oft bis in die letzten Stunden hinein möglich ist, um so bestehende Ängste abzubauen.

75. Zech, Detlev/Grond, Stefan: Palliativmedizin, Entwicklung in Deutschland. In: Die Schwester/Der Pfleger 32 (1993), 827-835.
Der vorliegende Artikel ist aus einem Symposion "Palliativmedizin heute" hervorgegangen, zu dem das Malteser-Krankenhaus in Bonn, die deutsche Krebshilfe sowie ALPHA-Rheinland (Ansprechstelle im Land NRW zur Pflege Sterbender, Hospizarbeit und Angehörigenbegleitung) namhafte Experten nach Bonn eingeladen hatten. Detlev Zech und Stefan Grond ziehen hier die Bilanz von zehn Jahren Palliativmedizin in Deutschland, zeigen den gegenwärtigen Stand auf und entwickeln Zukunftsperspektiven. Dazu zeichnen sie zunächst den Ursprung, die Ziele und die Entwicklung der Hospizbewegung nach, die sich nach dem Londoner Vorbild mittlerweile in über 40 Ländern verbreitet hat. Als Variante zum "klassischen Hospiz" steht des Weiteren die Palliativmedizin im Mittelpunkt ihrer Ausführungen. Neben der Palliativstation werden dabei auch ambulante Einrichtungen vorgestellt. Erst 1991 beginnt in Deutschland ein von staatlicher Seite initiiertes Palliativprojekt, das jedoch von erheblichen Schwierigkeiten begleitet wird. Die Stellung der Kirchen zur Hospizbewegung hat sich von einer eher ablehnenden Haltung 1978 bis hin zu einer breiten Würdigung im Jahre 1991 gewandelt. Abschließend werden

Zukunftsperspektiven aufgezeigt, die mit steigenden Kapazitäten ein gewisses Umdenken erfordern, so etwa in der Lösung der auf Krebserkrankungen beschränkten Hospize, die langfristig eine einheitliche Finanzierung in ambulanten und stationären Diensten erfordern.

5. Pflegerische Zusatzaufgaben

5.1 Umgang mit Sterbenden (Tod)

76. Brandt, Siewert: Von Sterbenden das Leben lernen. Gemeindepastor Siewert Brandt über Erfahrungen mit Trauer und Tod. In: Forum Sozialstation 45 (1988), 7-9.
Die Begleitung Sterbender setzt nicht nur voraus, daß der Begleiter gelernt hat, Wünsche und Gefühle eines Begleitenden ernst zu nehmen und angemessen darauf zu reagieren. Sie konfrontiert darüber hinaus mit eigenen unbetrauerten Verlusterlebnissen, die zuerst aufgearbeitet werden müssen, bevor eine wirksame Hilfe am Sterbebett geleistet werden kann. Der Weg, am Sterben eines Menschen Anteil zu nehmen, führt somit nicht über professionelle Gesprächstechniken, sondern über nachgeholte Trauerarbeit bei sich selbst, die die Vergangenheit ebenso einschließt wie die eigene begrenzte Zukunft. Erst dann wird die Hilfe möglich, die Sterbende am meisten brauchen: Jemand, der ihnen zuhören kann und ganz für sie offen ist. Auch den Begleitern selbst ermöglicht die Auseinandersetzung mit ihrer eigenen Sterblichkeit ein intensiveres Leben.

77. Christian-Widmaier, Petra: Krankenhausseelsorger und todkranker Patient im Spiegel ihrer wechselseitigen Wahrnehmung. Berlin u.a. 1988.
Die von Petra Christian-Widmaier vorgelegte Untersuchung entstand im Rahmen eines Forschungsprojektes zur Seelsorger-Patienten-Interaktion an der Universität Ulm in einem Sonderforschungsbereich "Psychotherapeutische Prozesse". In Anlehnung an die klassischen amerikanischen Feldstudien zu Sterben und Tod im Krankenhaus von Glaser/Strauß und von Sudnow sowie im Blick auf die wissenschaftlichen Auseinandersetzungen mit Tod und Sterben von Spiegel-Rösing/Petzold und von Winau/Rosemeier nimmt sie eine sozialwissenschaftlich-empirische Untersuchung der seelsorglichen Interaktion mit todkranken Patienten vor, an der vierzehn Klinikpfarrer katholisch- wie evangelisch-christlicher Konfession und sechs schwerkranke Patienten teilnahmen. Methodisch versucht sie hierbei

dieses Interaktionsfeld in den drei unterschiedlichen Ebenen der Vorstellungen, Handlungen und Gespräche zu analysieren, wobei durch diese methodologische "Triangulation" eine besondere ganzheitliche Dimension dieser Art von Interaktion in den Blick geraten soll. Weiterhin versucht die Untersuchung sich methodisch in einem Grundsatz "symbolischen Interaktionismus'" zu verankern, d.h. sie zielt auf bildhaft verstandene Bedeutunggebungsprozesse ab, in denen Seelsorger und Patienten in der Interaktion sich selber und wechselseitig ihr Gegenüber deuten und identifizieren. Dadurch soll die Gewinnung und Beobachtung tatsächlicher Auswirkungen von Selbst- und Fremdbildern in der Klinikseelsorger-Patienten-Interaktion auf empirischer Grundlage gelingen. Die Kontinuität der operativen Begriffsdefinition in dem bei den Analysen verwendetem psychologischen Grundbegriff des "Fremdbildes" kann u.U. in seiner Abgrenzung zur bloßen "Fremdwahrnehmung" einerseits wie zur beim Gegenüber antizipierten Wahrnehmung der eigenen Person andererseits dem Leser der Untersuchung uneindeutig scheinen. Mittels dieser inhaltlich-methodologischen Festlegung des Analysefeldes versucht die vorgelegte Untersuchung zunächst die strukturelle Erschließung der "Rollenselbstbilder" der Krankenhausseelsorger, wobei die Interpretation dieser "Rollenselbstbilder" zum einen in ihrer Einbindung in das seelsorgliche Selbstverständnis des Seelsorgers und zum anderen in dessen Konfrontation mit der Institution "Krankenhaus" gestaltfinden soll. Hierbei wird eine deutliche Dominanz des Selbstverständnisses der Seelsorger in den Interpretationsstrukturen ihrer "Selbstbilder" festgestellt. Desweiteren wird eine unsichere und ambivalente Selbstdefinition der Seelsorger im Bezugsrahmen "Krankenhaus" als auffällig konstatiert. Die "Fremdbilder", mit denen Seelsorger sich vom todkranken und sterbenden Patienten her konfrontieren, waren konfessionell zu unterscheiden, da der evangelische Krankenhausseelsorger vordringlich in der Funktion des Krisenbegleiters, wohingegen der katholische Krankenhausseelsorger eher in einem religiös-rituellen Handlungsfeld von den Befragten gesehen wurde. Das Bild, in dem die Patienten die Krankenhausseelsorger sehen, wird in der Untersuchung vor allem hinsichtlich eines idealtypischen einerseits und realtypischen Gehalts andererseits differenziert. Konturiert wird es mittels den von Patienten gewünschten Aufgabenfeldern, notwendigen Voraussetzungen und Haupterwartungen als auch am bei Mitpatienten und Stationspersonal vermuteten Bild des Krankenhausseelsorgers. Hierbei wird die inhaltliche Auseinandersetzung mit fünf einschlägigen Studien zu dem Thema gesucht, deren Intentionen und

Ergebnisse tabellarisch dargestellt werden. Abschließend werden die "seelsorglichen Selbst- und Fremdbilder" mit den Fremdbildern der Patienten vom Krankenhausseelsorger verglichen. Als zentrales Ergebnis der Untersuchung stellt die Autorin eine "durchgängige Wahrnehmungsdiskrepanz" zwischen den untersuchten Interaktionsparteien des seelsorglichen Gesprächs heraus, was sie als Folge eines "differenten Wirklichkeitsbezuges" beider Seiten deutet.

78. Glaser, Barney G.: Interaktion mit Sterbenden. Beobachtungen für Ärzte, Schwestern, Seelsorger und Angehörige. Göttingen 1974 (zuerst erschienen in Chikago 1965).

Gegenstand der Untersuchung ist die Interaktion zwischen Krankenhauspersonal und Patient. Bedeutendste Variable ist die Bewußtheit. Die Erwartungshaltung der Pflegenden ändert sich entsprechend der Bewußtheit des Patienten. Das hat unmittelbar Einfluß auf die später entwickelte Hospizpflege gehabt, da hier vom Prinzip der vollen Informiertheit des Patienten ausgegangen wird. Es werden unterschieden: geschlossene Bewußtheit, Argwohn, qwechselseitige Täuschung, offene Bewußtheit. Das wechselseitige Wissen wird entscheidend für die Begleitung.

79. Herzig, Emil A. (Hg.): Beiträge zur Betreuung Sterbender im Krankenhaus. Basel [3]1981.

Ergebnis eines Symposions von Psychologen, Sozialarbeitern, Pädagogen, Theologen und vor allem Pflegeausbildern. Themen sind: Angst vor dem eigenen Tod, die Patientenfragen, das Erfassen der Grenzen der Medizin. Die Umgebung der Sterbenden und die Ausbildung der Begleiter müssen zusammengreifen. Durch die einfachen Formulierungen und die didaktische Aufbereitung ist das Buch ein Handbuch oder Unterrichtswerk für Praxisberatung auf der Grundlage der Kenntnisse von 1975.

80. Koch, Frank: Zum Umgang mit Sterbenden. In: Krankenpflege 44 (1990), 84-86.

Frank Koch beschreibt in seinem Aufsatz, wie wenig das Sterben, der Tod in unserem Leben präsent sind. Er spricht vom Sterben als einem täglichen Geschehen und geht auf die zwei physischen Kategorien , plötzlicher Tod und langsames Sterben, ein. Das Sterben muß angenommen und verarbeitet werden, vom Erkrankten und der Umwelt. Die Annahme des Todes erfolgt in Phasen, die er mit Hilfe des von Elisabeth Kübler-Ross erstellten Phasen-Planes erläutert. Koch betrachtet die Erfahrungen aus dem Umgang mit Sterbenden und beleuchtet dabei konkreter die Bedeutung von Angst und Hoffnung. Wichtig für die Sterbebegleitung ist seiner Meinung nach die Vorbereitung auf den Tod, für jeden.

81. Lau, Ephrem Else: Tod im Krankenhaus. Soziologische Aspekte des Sterbens in Institutionen. Köln 1975.
Eine Untersuchung des Sozialverhaltens der Krankenhaus-Mitarbeiter in Sterbesituationen. Angewandt wird das berufliche Rollenmodell, das als von der Institution Krankenhaus mit ihren spezifischen Zielen und von gesamtgesellschaftlichen Vorstellungen geprägt verstanden wird. Beschrieben werden die Erwartungen an bestimmte Rollenträger, deren konkretes Handeln und Verhalten, sowie Abweichungen. Rollenspezifische Techniken als Bewältigungsstrategien werden dargestellt und ihre Bedeutung innerhalb der Behandlungsgruppen (Ärzte, Pflege). Dadurch werden die sozialen Faktoren der Situation Sterbender erfaßt.

82. Ochsmann, Randolph (Hg.): Lebens-Ende. Über Tod und Sterben in Kultur und Gesellschaft. Heidelberg 1991.
Eine Zusammenstellung von verschiedenen Beiträgen vorwiegend aus der Universität Osnabrück. Besonders für erziehungswissenschaftliche Aufgaben verwendbar sind die Werkbetrachtungen von Musikopera (17. Jh. bis Gegenwart) von H. C. Schmidt und zum Bewußtwerden der eigenen Sterblichkeit durch die Todesfurcht von Randolph Ochsmann. Gerade aufgrund des letzteren Literaturberichtes müßten künftige Arbeiten daran interessiert sein, die Bewußtseinsarbeit bei unmittelbar und mittelbar mit der Sterblichkeit Umgehenden zu differenzieren (z.B. Hospizhelfer versus Krankenhauspersonal). Ärgerlich in dem Zusammenhang ist die Art, wie sich W. Lenzen auf Falldiskussionen einläßt, um moralphilosophische Entscheidungen zu finden. Als Orientierungshilfe für den Praktiker ergibt sich eher Verwirrung als Ratlosigkeit.

83. Schara, J. (Hg.): Humane Intensivtherapie. Erlangen 1982.
Der Sammelband war das Resultat eines ersten Anästhesiologen-Kongresses, der sich mit den psychischen und sozialen Aufgaben der Anästhesie und Intensivmedizin im Bereich der Begleitung Schwerstkranker befaßte. In gewisser Weise kennzeichnet dieser Sammelband die Wende von der technologisch und pharmakologisch dominierten Intensivmedizin zur patientenzentrierten, die sich auch von den Sozialwissenschaften und Theologen in die Pflicht nehmen läßt. Insofern klingen auch kommunikations-psychologische, supervisorische, ethische und pflegerische Erkenntnisse an. Im Beitrag des Herausgebers zur "Pflege am Intensivkrankenbett" wird an die Erfahrungen des britischen Anästhesisten J.S. Robinson angeschlossen, mit denen er die psychologischen Auswirkungen der Intensivpflege im "intensiv care Syndrom" zusammenfaßte. Die entwikkel-ten "Regeln" lauten: Rede, Wiederhole, Hör zu, Halte, Achte!, wobei die Reihenfolge nicht von Bedeutung ist.

84. Schweidtmann, Werner: Sterbebegleitung. Menschliche Nähe am Krankenbett. Stuttgart 1991.
Vor allem aus pastoralpsychologischer Sicht werden Probleme des Umgangs mit Sterbenden in den Krankenanstalten aufgewiesen ohne die Erfahrungen der Hospiz- und Selbsthilfe-Bewegung; das zeigen vor allem seine ausführliche Behandlung der sogenannten Wahrheitsfrage und die eingestreuten Beispiele. Dadurch kommt aber der Verfasser zu einer weitgehend negativen Zustandsbeschreibung, welcher mit spirituellen und psychischen Anregungen begegnet werden soll. Dem Phasenmodell nach Kübler-Ross weist er begrenzte Erklärungsmöglichkeiten und Praxis nach. Dem stellt er dann Ergebnisse der Streßforschung vor allem im Anschluß an R.S. Lazarus und eigene Untersuchungen gegenüber, wobei er von "Bewältigungsforschung" spricht. Es werden Bewältigungsformen und Faktoren ihrer Auswahl vorgestellt und mit Wahrnehmungsstrategien ergänzt. Daraus ergibt sich ein Prozeß des Coping, also ein umfangreicheres Inventar zur Ausprägung von Bewältigungsformen im Sterben und den entsprechenden möglichen Interventionen. Durch eine Befragung bei Krebspatienten werden verschiedene Ergebnisse des Theoriemodells gesichert bzw. modifiziert, was zu einer Sterbebegleitung führt, die mehr Bewußtheit der Patienten und der Begleiter voraussetzt. Die Begleitung der Begleiter wird dann durch Anleitungen zur Praxisauswertung und-kontrolle vorgestellt (Balintgruppen, Seminare, Skill-Training, Supervision) und durch pastorale Ansätze ergänzt.

85. Sporken, Paul: Umgang mit Sterbenden. Medizinische, pflegerische, pastorale und ethische Aspekte der Sterbehilfe. 4., neu bearb. und erw. Aufl., Düsseldorf 1978 ([1]1973).
In diesem Buch äußert sich der holländische Medizinethiker und Theologe Paul Sporken zu den ethischen Fragen, die durch die heute vorhandenen medizinischen und pflegerischen Möglichkeiten, das Leben des Menschen zu erhalten bzw. zu verlängern, entstanden sind. Es ist eine Zusammenfassung der beiden Bücher "Menschlich sterben" und "Umgang mit Sterbenden". Kapitel 1, 2 und 5 sind die entsprechenden Kapitel aus "Menschlich sterben". Das 7. Kapitel enthält eine völlig neu geschriebene Überlegung zur Euthanasie. Darüber hinaus äußert sich Paul Sporken in diesem Buch zur Problematik von Krankheit, Sterben und Tod, zum Bereich der Sterbehilfe und des Sterbebeistandes, zu medizinischen und pflegerischen Aspekten des Sterbeprozesses, zum Erleben des Sterbeprozesses (Beginn des Sterbebeistandes, Sterbephasen, Wahrheitsmitteilung, Annahme des

Todes, Beziehung zwischen Pflegepersonal und Sterbenden), zu besonderen Schwierigkeiten beim Sterbebeistand und zur Sterbepastoral.

86. Sudnow, David: Organisiertes Sterben. Eine soziologische Untersuchung. Frankfurt 1973 (zuerst erschienen New Jersey 1967)
Grundlagen der Untersuchung sind eine konnotative Kategorisierung von Tod und Sterben und eine Feldforschung in Krankenhäusern unterer und gehobener Kategorie. Todesfälle waren dort verplante Alltagsangelegenheiten, ohne daß darüber gesprochen worden wäre. Den physischen Kontakt mit Toten haben nur Pflegekräfte und Helferinnen, nicht aber die Ärzte. Je höher der Standard des Krankenhauses, desto tabuisierter der Bereich. Unterschieden wird auch das hohe Ausmaß des Verschweigens bei jungen Patienten gegenüber der relativen Offenheit gegenüber älteren. Unterschieden wird zwischen klinischem, biologischem und sozialem Tod. Der soziale Tod tritt ein, wenn sozial relevante Attribute des Patienten für den Umgang mit ihm keine Rolle mehr spielen. Aber selbst im Koma dürften Patienten bruchstückhaft Gespräche wahrnehmen. Zudem neigen Ärzte zu einer relativ späten Todesprognose; und nachdem diese erfolgt ist, wird die soziale Situation des Patienten zunehmend vernachlässigt. Dem ist gerade von der pflegerischen Seite her entgegenzuwirken. Die Hierarchie des Krankenhauses erschwert die Mitteilung "schlechter Nachrichten" und die Ernstnahme der Trauer-Aufgaben.

87. Zinker, Joseph C./Stephen L. Fink: The Possilility for Psychological Growth in a Dying Person. In: Journal of General Psychology 74, (1966), 185-199.
Ausgangspunkt der Studie ist einerseits die Feststellung, daß jeder mit eigenen Erfahrungen stirbt, und andererseits die von Abraham Maslow formulierte Bedürfnistheorie in ihrer Bedeutung für die Sterbesituation. In der Anwendung der Theorie gibt es zwei Möglichkeiten: die positive Wende hin zur Größe ausgehend von der Befriedigung niederer Bedürfnisse bis zur Selbstverwirklichung; die negative Wende hin zum Verfall zur Ausschließlichen Befriedigung der körperlichen Bedürfnisse. Anhand eines Beispiels werden die Möglichkeiten des positiven Wachsens aufgezeigt.

5.2 Sterbebegleitung

88. Brauckmann, Monika: Begleitung eines Patienten im Sterbeprozess. In: Die Schwester/Der Pfleger 28 (1989), 1010-1013.

Auch heute noch ist die spezielle Vorbereitung für den Umgang mit Sterbenden in der Krankenpflegeausbildung eher die Ausnahme. Wichtiger Unterrichtsinhalt im Rahmen einer patientenorientierten Krankenpflege ist daher die zielorientierte Ausbildung "Umgang mit Sterbenden", die fest in das dreijährige Ausbildungskonzept integriert sein sollte. Denn erst die eigene Konfrontation mit Sterbenden ermöglicht es dem Unterrichtenden, die ganzheitliche Pflege eines Patienten im Sterbeprozeß zu planen, durchzuführen, zu beurteilen und dabei kognitive und emotionale Aspekte des eigenen Verhaltens im Umgang mit Sterbenden zu reflektieren. Nach Klärung der Begriffe des Begleitens und der Zielsetzung der Sterbebegleitung erläutert Monika Brauckmann an einem konkreten Beispiel, wie sich die Pflegeplanung und Reflexion eines Sterbeprozesses vollziehen kann. Neben organisatorischen Aspekten und der Information der Pflegegruppe umfaßt die Pflegeplanung dabei zunächst die sorgfältige Informationssammlung aller den Patienten betreffenden Daten (wie Personalien, Diagnose und Therapie, familiäre und soziale Situation sowie die Einschätzung verbleibender Ressourcen des Patienten). Die pflegerischen Ziele der Begleitung im Sterbeprozeß erstrecken sich auf die Unterstützung aller noch vorhandener Aktivitäten des täglichen Lebens, auf die Bewältigung physischer Beschwerden sowie auf die Verarbeitung psychischer, sozialer und geistiger Probleme im Sterbeprozeß. Wesentliches Element der Sterbebegleitung sind schließlich auch die Pflegegespräche in Pflegesituationen, die Aufschluß über das persönliche Empfinden und die Wünsche des Patienten geben. Das geschilderte Beispiel macht deutlich, daß das Erleben von Krankheit, Sterben und Tod entscheidend von der eigenen Einstellung zu Leben und Sterben sowie vom Grad der Annahme der eigenen Sterblichkeit geprägt ist.

89. Christophorus-Hospiz-Verein (Hg.): Pflegen bis zuletzt. München o.J. (1989).

Ein nicht im Buchhandel erhältliches und deshalb oftmals übersehenes Buch zu nahezu allen Aspekten angemessener Sterbebegleitung; zugleich ein Programm für künftige Arbeiten. Einige Beiträge sind methodisch begrenzt, wie z.B. durch den Einfluß psychoanalytischer Erklärungen oder stark religiös geprägter Beiträge. Das Buch hat meditativen Charakter durch zahlreiche Bilder und besinnliche Texte zwischen den Fachaufsätzen.

90. Goddenthow von, Diether W. (Hg.): Mit dem Tod leben. Sterbebegleitung und praktischer Rat. Freiburg 1989.

Das Sammelwerk besteht aus mehreren Teilen: 1. Mit dem Tod leben, eine essayistische Auseinandersetzung mit den Todesbildern der Gegenwartsgesellschaft; 2. Menschenwürdig sterben, drei Beiträge zur Physiologie, Schmerzkontrolle besonders in der Hospizbewegung, psychische Aspekte der Sterbebegleitung; 3. Trauerarbeit, zur neuen Kultur der Trauerhilfen und zu den Selbsthilfegruppen; 4. Bilder des Todes, eine geschichtliche Betrachtung der Darstellung des Todes in Literatur und Kunst (leider ohne Abbildungen); 5. Praktischer Rat, vom Nachlaß und Testament über Steuerprobleme bis zur Bestattungssorge. Der Anhang erfaßt einige wichtige Adressen.

91. Lamerton, Richard: Sterbenden Freund sein. Helfen in der letzten Lebensphase. Mit einer Einl. hrsg. von Paul Türks. Aus dem Engl. von Ursula Schottelius und Markus von Lutterotti. Leicht gekürzte Ausg. Freiburg i.Br. 1991 ([1]1973).

Lamerton war Arzt am Hospiz in Huckney bei London. Für ihn können die Patienten am besten lehren, wie man mit Sterbenden umzugehen hat. Den Punkt, von dem an "man nichts mehr für den Patienten tun kann", gibt es nicht. Aber durch die Dominanz der Genesenden haben Krankenhäuser ein gebrochenes Verhältnis zur Begleitung Sterbender. Im Hospiz spielt der Arzt nicht mehr die erste Rolle, sondern das Team, dessen Vorsitzender der Betroffene ist. Zentrale Aufgaben sind das viel Zeit erfordernde Gespräch, die Schmerbehandlung, die wahrgenommenen psychischen und spirituellen Schmerzen. Dazu ist der Abbau jeder Hierarchie von Nöten und die Ernstnahme vorauseilender und nachgehender Trauer. Er verdeutlicht letzteres am Sterben der Kinder, die mehr Angst vor der Trennung von den Eltern als vor Sterben und Tod haben. In seinen Ausführungen zur Euthanasie betont er den Zeitpunkt, von dem an es vielleicht das Gesündeste ist, zu sterben. Dieser Zeitpunkt kann nur von allen Beteiligten gemeinsam wahrgenommen werden. Freiwillige Euthanasie ist immer ein Signal für Mängel in der psychischen und sozialen Begleitung bzw. für pflegerische Mängel.

92. Pisarski, Waldemar: Begleiter für die Kranken - Umgang mit der Wahrheit. In: Krankenpflege 40 (1986), 77-80.

Ausgehend vom Postulat der Wahrheit am Krankenbett stellt Waldemar Pisarski in seinem Aufsatz dar, wie wichtig das Angebot der Weggemeinschaft für Patienten ist. Weggefährte, Begleiter ist man dann, wenn man an der Seite der Patienten bleibt, neben ihnen, bei ihnen, ihre Schritte teilt, ihren Rhythmus ernst nimmt, ihre Bewegung aufnimmt. Wichtig ist ihm hierbei, daß die Weggemeinschaft immer ein Angebot für den Patienten bleibt, und daß ihm das Privileg zusteht, darauf einzugehen oder nicht. In der Unterscheidung einzelner Typen des Begleitens veranschaulicht Pisarski, wie ein solcher Begleiter sein sollte. Wesentliche Hilfen zum konkreten Umgang mit Patienten aufgrund eines tieferen Verständnisses seiner Situation bieten dabei die Ergebnisse der Thanatologie, hierbei besonders die "Interviews mit Sterbenden" von Elisabeth Kübler-Ross. Die andere wesentliche Komponente einer guten Sterbebegleitung ist die Ernstnahme der eigenen Person. Wegbegleitung ist dabei keine Frage der zeitlichen Dauer, sondern eines anderen Umganges mit der zur Verfügung stehenden Zeit. Der Weggefährte wird dabei feststellen, daß er nicht immer souverän und kontrolliert sein kann, daß auch er an seine eigenen Grenzen stoßen wird. Er gewinnt dafür aber eine tiefe Authentizität, die eine echte Begegnung erst ermöglicht. Pisarski schließt mit einem Appell an alle Helfer, über ihrer wichtigen Aufgabe sich nicht selbst zu vergessen und sich ihre Lebendigkeit zu bewahren.

93. Rest, Franco: Vom sozialen Ort des Sterbens. Ein Vertrag zwischen einem Schwerkranken und seinem "Freund". In: Deutsche Krankenpflegezeitschrift 41 (1988), 38-41.

Dieser Freundschaftsvertrag zwischen einem Schwerkranken und seinem Helfer versucht die Beziehung zwischen einem schwerkranken (meist mit ihm bekannter infauster Diagnose) und der wichtigsten sozialen, kommunikativen und emotionalen Person neu zu regeln, d.h. so zu regeln, daß diese Beziehung auch in den schwersten Stunden bzw. Augenblicken Bestand haben kann. Zu oft wird diese Beziehung derart großen Belastungen ausgesetzt, daß sie gegenüber Bedrohlichkeiten von außen oder im Augenblick des totalen Zusammenbruchs nicht standhält. Besonders das Sterben von gesellschaftlich geächteten Personen (Drogen, AIDS, gesteigerte Verwirrtheit u.a.) sowie sozial zerbrochenen oder an sozialer Rückmeldung gehinderten Menschen (Querschnittslähmung, Aphasien, Gerontopsychiatrie u.a.) fördert einerseits Vereinsamungen der Betroffenen und andererseits den Rückzug des behandelnden Personals. Entstanden ist dieser "Freundschaftsvertrag" 1985 im Zusammenhang mit der Konstituierung der Vereinigung "OMEGA - mit dem Sterben leben", als ein Versuch, den Sterbebeistand nunmehr von der Patientenseite aus neu zu regeln und dem "Freundschaftsnehmer" gewisse Verbindlichkeiten zuzusichern. Dabei zeigen erste Erfahrungen, daß in vielen Fällen die Diskussion dieses Vertrages einer vertraglosen Freundschaft geradezu den Weg bereitete, indem er beiden Partnern die Möglichkeit gibt, Probleme des Kranken wie des Helfers offen zu durchdenken und so zu einer bewußteren Beziehung zu gelangen.

94. Rest, Hans O. Franco: Sterbebeistand, Sterbebegleitung, Sterbegeleit. Studienbuch für Krankenpflege, Altenpflege und andere. Stuttgart/Berlin/Köln [3]1994.
Die neueste Auflage dieses Standardwerkes der Sterbebegleitung in der Pflegewissenschaft berücksichtigt nun auch die Hospizbewegung und die neue Euthanasie-Diskussion im Anschluß an die Niederländischen Regelungen und an die Entwicklung der Bioethik. Das Buch legt nach einer umfangreichen Vorbemerkung mit den notwendigen Definitionen und der Eröffnung eines persönlichen Zugangs in vier Teilen die Grundlagen jeglichen pflegerischen, somatischen, sozialen, psychischen und spirituellen Verhaltens: in den "Quellen des Handelns" geht es um die Wahrheitsfrage am Krankenbett, die weiteren ethischen Maßstäbe, eine Institutionenkunde und die rechtlichen Abgrenzungen. Im zweiten Teil geht es um die Auseinandersetzung mit der eigenen Sterblichkeit, wobei auch auf sektiererische Tendenzen verwiesen, die biographische Pflege verfolgt, die Philosophie und Theologie des Helfens und des Todes ausgebreitet und politisch-ethische Bezüge hergestellt werden. Der dritte Teil sucht nach einem Verständnis des sterbenden Menschen aufgrund des sozialen Ortes der Sterbebegleitung, der Psychologie und einer Bedürfnislehre des Sterbenden, der beiden Altersgruppen (Kinder und Senioren), einer ausgereiften Bewußtseinslehre auch des Bewußtlosen und Komatösen und der Betrachtungen des Sterbeprozesses. Im letzten methodischen Teil werden die verbale und nonverbale Kommunikation mit Sterbenden, die Pflege, die Raum- und Zeitgestaltung, die Sorge um einige besondere Patientengruppen (Suizid, AIDS, Intensiv) und die Formen der Trauer behandelt. Im Anhang werden aktuelle Materialien verfügbar gemacht.

95. Schlaudraff, Udo: Sterbehilfe und würdiger Tod. Gedanken zur Sterbebegleitung aus der Sicht der Klinikseelsorge. In: Deutsche Krankenpflegezeitschrift 41 (1988), 25-28.
Der Beitrag Udo Schlaudraffs zur Sterbehilfe aus der Sicht der Klinikseelsorge basiert auf einem Vortrag des Autors anläßlich einer Tagung in der Evangelischen Akademie in Hofgeismar im Jahre 1986. Auf dieser Tagung wurde ein Entwurf zur Ergänzung des Strafgesetzbuches diskutiert, der eine gesetzliche Regelung für die Grenzen der Strafbarkeit bei passiver und indirekter Sterbehilfe sowie bei der Nichtverhinderung von Suiziden zu finden versuchte. Vor diesem Hintergrund nimmt Udo Schlaudraff zur Frage nach dem Recht auf einen würdigen Tod auf der Grundla-

ge seiner praktischen Erfahrung Stellung. Zu diesem Zweck macht er zunächst auf die besondere Sprache Sterbender aufmerksam, deren Sprachwerte und Symbolwerte auch heute noch oft nicht verstanden werden, sondern statt dessen häufig einem Verwirrtheitszustand zugeschrieben werden. Aus diesen Erfahrungen zieht Schlaudraff den Schluß, daß die Würde des sterbenden und kranken Menschen nicht allein vom Selbstbestimmungsrecht des einzelnen her definiert werden könne. Ärztliches Handeln in der Nähe des Todes dürfe daher nicht den Tod an sich, sondern nur den vorzeitigen Tod bekämpfen. Auch die Indikation zur Reanimation erfolge häufig noch zu unkritisch, und könne zuweilen einem gelingenden Sterben entgegenwirken. Schließlich aber sei die Frage nach einem würdigen Tod nicht ohne die Frage nach der Würde der Toten zu beantworten, ein Problem, das auch heute noch nicht zufriedenstellend gelöst ist.

96. Spiegel-Rösing, Ina/Petzold, Hilarion (Hg.): Die Begleitung Sterbender. Theorie und Praxis der Thanatotherapie. Ein Handbuch. Paderborn 1984. Das Buch diente der Begründung einer sogenannten Thanatotherapie auf der Grundlage gestalttherapeutischer Arbeit, die sich jedoch wohl mit der Zeit als eine Sackgasse herausstellte. Trotzdem ist das Buch außerordentlich aspektereich geschrieben und holt sehr weit aus: von einer Wissenschaftstheorie der Thanatologie bis zu Praxisberichten aus der Tumortherapie, der Intensivstation, dem Altenheim und der Seelsorge-Begleitung. Die psychotherapeutischen Ansätze werden ebenso ausführlich dargestellt wie der ethische Kontext. Der wissenschaftliche Apparat der Beiträge ist ungewöhnlich umfangreich und erfaßt vor allem die englischsprachige Literatur. Es wird versucht, einen vollständigen Überblick der Konzepte, Methoden, Modelle, wissenschaftlichen Systeme und Hypothesen zu geben, die bis zum Beginn der 80-er Jahre vorlagen. Es wird sichtbar, wie weit das wissenschaftliche Feld vorbereitet war, als die Hospizbewegung sich etablierte. Das wird in einem Beitrag (Petra Christian-Widmaier) besonders deutlich, in dem die verschiedenen beginnenden Alternativbewegungen im Kontext der traditionellen Versorgung (Krankenhaus, Altenheim) gesehen werden. Nur in einigen Beiträgen wird thematisiert, daß eigentlich kein therapeutisches Ziel definiert werden kann und darf, also auch nicht das friedvolle ("peaceful") Sterben, dem jedoch viele Verfasser anhängen (z.B. S. Grof u.a.). Großen Widerhall in der Literatur haben die Beiträge zur Begleitung sterbender Kinder (D. Bürgin) und zur Seelsorge (C. Scheytt) gefunden. Grundlagen der Sterbeerziehung in didaktisch-methodischer Hinsicht bietet der Beitrag

von K. Huck und H. Petzold, wobei es schwerpunktmäßig um die Fort- und Weiterbildung von Fachkräften geht.

5.3 Zur Ethik der medizinischen Pflege

97. Eissler, Kurt R.: Der sterbende Patient. Zur Psychologie des Todes. Stuttgart 1978.
Der Autor ist Psychoanalytiker. Im ersten Teil behandelt er Gedanken zum Tode. Teil zwei behandelt drei ausgewählte Fallgeschichten, anhand derer die Anforderungen an eine psychotherapeutische Behandlung des Sterbenden dargelegt werden. Im letzten Teil setzt sich der Autor u.a. mit dem Spannungsfeld psychischer und biologischer Aspekte des Todes auseinander. Er stellt dem Konzept der Euthanasie jenes der Orthothanasie entgegen, d.h. des Sterbens in einer der Realität des Todes angemessenen Weise.

98. Genewein Curt M./Paul Sporken, Menschlich pflegen. Grundzüge einer Berufsethik für Pflegeberufe. Düsseldorf 1975 ([2]1976).
Beide Verfasser sind Theologen allerdings mit großer seelsorgerischer Praxis in Krankenhäusern. Eine Stellungnahme zur Thematik aus der unmittelbaren Sicht von Pflegekräften fehlt demnach. Trotzdem haben die Ausführungen einen sehr weitgehenden praktischen Ansatz, der vor allem einer reichhaltrigen Praxisreflexion deutlich wird. Die Darstellung beginnt mit einer umfassenden Definition, wobei auf die normativen Ansätze besonders eingegangen wird. Zwei folgende Kapitel machen deutlich, daß beide Verfasser tief in der katholischen Tradition wurzeln. Die Kapitel 4-7 nehmen die unmittelbaren pflegerischen Aufgaben zum Anlaß, wobei sie großen Wert auf Lebensgestaltung und Lebensführung der Pflegenden legen, was wir heute vielleicht mit Psychohygiene oder mit "Pflege der Pflegenden" bezeichnen würden. Die Dimension der Verantwortung wird aus dem Beziehungsgefüge hergeleitet, so daß die Wechselseitigkeit und also eine "Beziehungspflege" als Ziel erkennbar werden. Im abschließenden, umfgangreichsten Kapitel gehen die Verfasser auf praktische Einzelfragen ein: Geburtenregelung, Sterilisation, Genetik, Abortus, künstliche Befruchtung, Transplantation, Suizid, Euthanasie, Sterbehilfe u.a. Die Darstellung ist für die 70-er Jahre als überaus kenntnisreich zu bezeichnen, ist aber für die Gegenwart teilweise überholt.

99. Helber, Albert: Beim Sterben helfen - Hilfe zum Sterben, wo ist die Grenze? In: Deutsche Krankenpflegezeitschrift 41 (1988), 20-24.

Albert Helber thematisiert in seinem Aufsatz die Frage nach der Sterbehilfe aus ärztlicher Sicht. Seiner Einschätzung nach ist die derzeitige Sterbediskussion dabei nicht mehr von der Frage nach dem Tod oder dem Sterben an sich , sondern vielmehr von der Angst vor einem langsamen und qualvollen Siechtum zum Tode hin geprägt. Diese Entwicklung führt er auf die drastischen Veränderungen zurück, die das Lebensende fast aller Menschen in den letzten Jahrzehnten erfahren habe. Als Beispiel für diese Veränderungen nennt er die zunehmende Privatisierung des Sterbens in Krankenhaus oder Altenheim, die allgegenwärtige Veröffentlichung des Sterbens in den Massenmedien sowie die Sterbeverlängerung durch die Möglichkeiten der modernen Medizin. Auch wenn die aktive Sterbehilfe als indiskutabel erscheint, so stellt sich seiner Meinung nach am Lebensende doch die Frage nach den Grenzen des ärztlichen Heilauftrages. Helber schlägt in diesem Zusammenhang vor, den Kranken als entscheidende Instanz wahrzunehmen und zu respektieren. Gleichwohl weist er darauf hin, daß manche Patienten mit dieser Entscheidung über ihr Leben überfordert seien. In bezug auf die Hilfe im Sterben nennt Helber anschließend drei Besonderheiten des Umgangs mit Sterbenden: den Umgang mit der Wahrheit, mit dem Schmerz und nicht zuletzt mit der Angst. Diese bleibe in den meisten Fällen bis zum Ende das alles beherrschende Grundproblem, zumal nur die wenigsten Patienten ihr Sterben wirklich annehmen könnten.

100. Koch, Gerhard: Euthanasie, Sterbehilfe. Eine dokumentierte Bibliographie. Erlangen ^{2}1990.

Die Bibliographie umfaßt 2146 Literaturhinweise nach übergreifenden Aspekten geordnet: Definitionshinweise, Veröffentlichungen bis 1920, 1920-1932, 1933-1945, Seit 1945, pränatale Euthanasie, Euthanasie in der Geriatrie. Vor allem werden Lexikonartikel gesichtet und großenteils auch wörtlich abgedruckt. Die Entwicklungen lassen sich leicht nachzeichnen und aus den Quellen erheben. Aspekte der Sterbebegleitung bleiben völlig unberücksichtigt. Ein Gesamtvorwort gibt einen überblickhaften Einblick in die Gesamtentwicklung.

101. Kramer, Hans (Hg), Krankendienst der Zukunft. Job oder menschlicher Einsatz? Düsseldorf 1974.

Im Mittelpunkt der verschiedenen Studien steht die Berufsethik und die entsprechende Ausbilcung für die Pflegeberufe. Besondere Schwierigkeiten scheint der Trend zu einer "offenen Moral" zu machen. Die Untersuchung ist stark von einer religiösen Ethik geprägt.

102. Linke, Detlef B.: In Würde altern und sterben. Zur Ethik der Medizin. Gütersloh 1991.
Kenntnisreich und engagiert schreibt der Bonner Neurochirurg über das Altern und den Persönlichkeitsverlust. Seine Sichtweise ist die eines beobachtenden Wissenschaftlers und die eines dezidierten Christen. Diese Mischung verschafft den gesicherten Daten jeweils eine fordernde Dimension. Besonders wichtig scheint für Pflegekräfte und Mediziner die Deutung der Gehirnlichkeit des Menschen als Personalitäts-Definition oder als Teilaspekt einer Personalitäts-Analyse. Sterbehilfe wird entlarvt als Lebenshilfe für jene, die mit der Realität des Sterbens nicht zurechtkommen; sie darf also keine praktische Behandlungsstrategie für den Umgang mit jeweils anderen Menschen werden. Angesichts der Zunahme von altersverwirrten Menschen ist die philosophisch gedeutete und empirisch gesicherte Hirnfunktion selbst bei Komatösen von außerordentlicher Tragweite für künftige Diskussionen. Gerontopsychiatrie und Neurochirurgie/Neurophysiologie werden miteinander reden müssen, damit sie nicht wissenschaftlich aneinander vorbei arbeiten.

103. Rest, Franco: Die Wahrheit am Krankenbett. In: Die Schwester/Der Pfleger 20 (1981), 794-797.

104. Rest, Franco: Von der "Richtigkeit der Diagnose" zur "Wahrheit am Krankenbett. In: Fortschritte der Medizin. Prima folia. 101, (1983), 297-298. 320.
Durch die Einführung der Unterscheidung zwischen Wahrheit als einer persönlichen Kategorie, die nie im Griff eines Therapeuten oder Arztes wäre, und der Wirklichkeit, Diagnose, Realität, die niemals "Wahrheit" wären, weil sie abhängig sind vom erkennenden Subjekt, den diagnostischen Methoden und der Vorläufigkeit einer Realität, gelingt eine Klärung des schwierigen Problems der richtigen Information, zur richtigen Zeit, auf angemessene Weise. Die intrapersonale Wahrheit muß auf andere Weise in der Begleitung erreicht werden als durch die Erfüllung einer Mitteilungspflicht durch den Arzt.

105. Rest, Franco: Pflegerisch-kommunikative Ethik unter besonderer Berücksichtigung der Kranken- und Sozialpflege. In: Deutsche Krankenpflegezeitschrift 31 (1978), 382-386.
Auf der Grundlage einer Identitäts- und einer Bedürfnislehre werden ethische Grundsätze erarbeitet, für die in der Praxis sich die freie Wahl einschränkt. Grundlage ist die operationale Ethik nach Rappoport, die beispielhaft auf krankenpflegerische Prinzipien angewendet wird.

106. Thunberg, Ursula, Death and the Dying Adult. In: Richard C. Simons/Herbert Pardes (Hg), Understanding Human Behavior in Health and Illness. Baltimore 1977, 387-394.
Es geht um die Universalität des Todes und die Frage, ob die Diagnose mitgeteilt werden kann oder muß. Dazu dienen einige Fallberichte. Betont wird die grundsätzliche Möglichkeit einer akzeptierenden Haltung gegenüber dem Tod, als auch die Notwenigkeit der Erkenntnis des Todes als integrierten Bestandteil des Lebens.

6. Sonstige

107. Jerneizig, Ralf/Langenmayr, Arnold/Schubert, Ulrich: Leitfaden zur Trauertherapie und Trauerberatung. Göttingen [2]1994 ([1]1991).
Alle in therapeutischen oder sozialen Berufen Tätige werden immer häufiger mit problematischen Trauerverläufen konfrontiert, ohne auf die besondere emotionale Situation Trauernder genügend vorbereitet zu sein. Mit diesem Leitfaden, der aus der praktischen Arbeit der Trauerberatungsstelle Essen entstanden ist, wollen die Autoren dieses Defizit aufarbeiten und gezielte Informationen über den therapeutischen und beratenden Umgang mit Trauernden vermitteln. Dazu werden zunächst die "Grundlagen der Therapie und Beratung Trauernder" aufgezeigt. Neben einem kurzen Überblick über die Psychologie der Trauer, ihre Symptomatik und inneren Mechanismen umfaßt dieser erste Teil auch die Darstellung bereits bestehender Interventionsformen und Beratungsansätze. Im Anschluß daran wird der aus der Arbeit der Trauerberatungsstelle Essen entwickelte Ansatz der klientenzentrierten Trauertherapie vorgestellt. Der zweite Teil zur "Praxis der Trauertherapie und Trauerberatung" behandelt typische Problemfelder Trauernder und Möglichkeiten ihrer therapeutischen Bearbeitung. Durch die Analyse von Auszügen aus Gesprächsprotokollen gewinnt die Darstellung an Praxisnähe und Anschaulichkeit.
108. Juchli, Liane: Wohin mit meinem Schmerz? Hilfe und Selbsthilfe bei seelischem und körperlichem Leiden. Freiburg i.Br. 1993.
Die bekannte Pflegewissenschaftlerin äußert sich hier zur Frage nach dem Einsatz von Medikamenten, Psychotherapien und Naturheilmitteln bei der Schmerztherapie.

109. Lindemann, Erich: Symptomatology and Management of Acute Grief. In: American Journal of Psychiatry 101 (1944), 141-148.
Ausgehend von Beobachtungen an 101 Personen, die kürzlich einen Menschen durch Trauerfall verloren hatten, verfolgt Erich Lindemann die Hypothese, daß akuter Kummer ein definiertes Syndrom mit psychischen und somatischen Symptomen ist, wobei ermehrere Fälle unter diesem Aspekt unterscheidet. Die realistische Annahme einer neuen Rolle, die Überwindung von Schuldgefühlen und die Akzeptation des Trauerprozesses sind wichtige Aspekte bei der Bewältigung des Kummers.

110. Schmied, Gerhard: Sterben und Trauern in der modernen Gesellschaft. München/Zürich 1988 ([1]1985).
Bei diesem Buch handelt es sich um einen Leitfaden für Lehre und Praxis in Medizin, Krankenpflege, Sozialarbeit und Seelsorge. Als Soziologe registriert Schmied den derzeitigen Zustand gesellschaftlicher Diskussion zu Sterben, Tod und Trauer, wobei er in verständlicher Sprache große Teile der verfügbaren Literatur sichtet. Dabei geht es ihm um den Standort des Sterbens in der Gesellschaft (langes, seltenes Sterben), eine soziale Diagnose (tabuisiert, verdrängt, privatisiert) und um den institutionellen Rahmen. Einige Desiderate der Forschung werden jedoch nicht erfüllt: der Kriegstod, die Todesstrafe, die Frühgeburten, Formen des Bekenntnis-Todes und altersspezifische Untersuchungen sind unzureichend vertreten.

Philosophie

Jan P. Beckmann/Annemarie Gethmann-Siefert

Einleitung

Diskussion und Reflexion über Sterben und Tod des Menschen bilden ein zentrales Thema der Philosophie seit ihren Anfängen bei den Griechen, ja sind, folgt man A. Schopenhauer, "der eigentlich inspirierende Genius" der Philosophie. Daß sich die Vernunft angesichts der Endlichkeit des Menschen als eine *kontingente* denken muß, ist für die Philosophen seit je her gleichermaßen Skandalon wie Herausforderung. Die Probleme beginnen mit der Frage, ob der Mensch mit Hilfe der natürlichen Vernunft überhaupt etwas vom Tod *wissen* kann. Um *was* handelt es sich bei Sterben und Tod? Die Fragen setzen sich fort: *Wer* stirbt eigentlich? Der Mensch als ganzer oder nur sein Körper? Stirbt der Mensch als Person vor dem biologischen Ende seines Körpers? Und schließlich: *Wie* soll der Mensch mit Sterben und Tod umgehen, mit dem eigenen wie mit dem der Mitmenschen? Im Hintergrund dieser Fragen stehen drei Notwendigkeiten, denen niemand ausweichen kann: Erstens die Notwendigkeit der *Realitäts- bzw. Existenzvergewisserung*, zweitens die Notwendigkeit der *Selbstvergewisserung*, und drittens die Notwendigkeit der *Sollensvergewisserung*. Konkret: Die philosophische Untersuchung von Sterben und Tod wirft die Frage nach der Realität bzw. genauer: nach ihrem Sinn auf, sodann die Frage nach dem Menschen bzw. genauer: nach dem Bild, das wir uns vom Menschen machen, und schließlich die Frage nach der Verpflichtung, genauer: nach der Verantwortung, die der Mensch für sich selbst und für seinesgleichen übernehmen muß. Mit der Realitäts- und der Sinnfrage beschäftigen sich seit je her *Ontologie* und *Metaphysik*, mit der Frage nach dem Menschen die *Anthropologie* und mit der Frage nach der Verantwortung die *Ethik*.

I.

Auch die gegenwärtige philosophische Diskussion über Sterben und Tod findet schwerpunktmäßig in den drei aus der Tradition bekannten Feldern der Ontologie bzw. Metaphysik, der Anthropologie und der Ethik statt, dies jedoch unter völlig neuen Bedingungen, die sich durch die Frage skizzieren lassen: *Wie ist unter den Bedingungen einer durch Wissenschaft und Technik beherrschten Welt humanes Sterben möglich?* Die im letzten Jahrzehnt enorm akzelerierten Entwicklungen in nahezu allen Gebieten der Medizin, insbesondere in den Bereichen der Intensiv- und Altersmedizin, haben die Philosophie mit zum Teil völlig neuen Fragen und

Problemen konfrontiert. So geht es in der Ontologie z.B. um die Frage, wieweit die Wirklichkeit durch neue Definitionen umgestaltet wird bzw. neue Wirklichkeiten Ergebnisse von Definitionsprozessen sind, wie dies z.B. infolge der Praxis des sog. 'Hirntod-Kriteriums' der Fall zu sein scheint. In der Anthropologie stellt sich erneut und mit Nachdruck die Frage, ob das das Denken der Neuzeit beherrschende dualistische Bild vom Menschen als eines Körper-Geist-Wesens angesichts der neuesten Entwicklungen im bio-medizinischen Bereich nicht einer grundsätzlichen Kritik und Revision zu unterziehen ist. Hinsichtlich der ethischen Implikationen und Grundsätze des Umgangs mit Sterben und Tod stellt sich die Frage, ob die traditionelle Ethik hierzu noch hinreichende Antworten zu geben vermag oder ob eine z. T. neue Ethik entwickelt werden muß.

II.

Die im folgenden aus einer größeren Anzahl von Titeln[1] ausgewählten und teilweise annotierten bibliographischen Angaben entstammen, von Ausnahmen abgesehen, den vergangenen drei Jahrzehnten. Hauptgrund für diese zeitliche Eingrenzung ist der Umstand, daß die leitende Fragestellung, wie in einer durch Wissenschaft und Technik bestimmten Zeit ein humanes Sterben möglich ist, die philosophische Diskussion über Sterben und Tod insbesondere seit den sechziger Jahren nachhaltig beeinflußt. Dabei muß freilich festgehalten werden, daß die philosophischen Grundlagen dieser neueren Diskussion naturgemäß weit über die sechziger Jahre zurückweisen und in der abendländischen Philosophietradition eines Sokrates, Thomas von Aquin oder Kant verwurzelt sind. Für das 20. Jahrhundert maßgebend sind die Beiträge aus Phänomenologie, Existenzphilosophie und Fundamentalontologie (Sartre, Jaspers, Heidegger). Es sind diese philosophischen Traditionen, auf denen die heutige Diskussion basiert.

Für die systematische Gliederung des Beitrags der Philosophie zum Thema 'Sterben und Tod' bieten sich die drei Grundfragen nach Bestimmung, Subjekt und den ethischen Implikationen als Schwerpunkte an. Daß eine solche systematische Gliederung lediglich operationalen Charakter hat und daß viele der angegebenen Beiträge mehr als nur einem Bereich zuzuordnen sind, versteht sich von selbst. Sowenig wie die Disziplineneinteilung Ontologie/Metaphysik, Anthropologie, Ethik etc. die Einheit der Philosophie in Frage stellen kann, sowenig können der Sache nach die Fragen nach dem Was, dem Wer und dem Wozu von Sterben und Tod auseinanderdividiert werden. Das der Gliederung der Literatur zugrundegelegte Schema hat insoweit nur orientierenden Charakter.

---

1 Die Langfassung der von den Verf. erstellten philosophischen Bibliographie enthält etwa doppelt soviele Einträge.

III.

Einen ersten Schwerpunkt bilden Untersuchungen zur Realität, zur Verstehbarkeit und zur Sinngebung von Sterben und Tod. So hat die Diskussion um das sogenannte Hirntod-Kriterium zur Erörterung der Frage geführt, ob mit den Mitteln von Wissenschaft und Technik neue Realitäten definiert werden. Weiterhin Anlaß zur Diskussion ist noch immer der Hiatus zwischen der empirischen Gegebenheit des Todes der Anderen und dem empirisch nicht zugänglichen eigenen Tod. Hinsichtlich der Sinngebungen schließlich spielen neben der schon klassischen Diskussion über den Tod als Übel (sogenannte Epikur-Debatte) in der Philosophie des 20. Jahrhunderts insbesondere die existentialistische These von der 'Grenzerfahrung' (Jaspers) und das fundamentalontologische Verständnis des Todes als eines 'Existentials' (Heidegger) eine die Diskussion ebenso anregende wie provozierende Rolle.

Die Auseinandersetzung mit dem epikureischen Argument, der (eigene) Tod könne nicht als Übel erfahren werden, wird in einer Reihe amerikanischer Publikationen geführt. Das Problem einer solchen "logischen" bzw. besser erkenntnistheoretischen Auseinandersetzung liegt in der Beschränkung der Diskussion auf den Tod als individuelles Phänomen. Ebenso wie in dieser Debatte wird auch in der an Heideggers existentialer Bestimmung des Todes orientierten existentialistischen Deutung des Seins des Menschen als eines "Seins zum Tode" zwar eine konsequenzenreiche Einsicht in die Bedingungen endlicher Existenz eröffnet, das Problem aber lediglich speziell in seiner individuellen und generell in einer ontologischen Bedeutung behandelt. Lediglich in der dialogischen Philosophie im Anschluß an G. Marcel und E. Levinas wird das Problem der Todeserfahrung des Anderen erörtert, und zwar wiederum nicht unter der anthropologisch interessanten Variante des Sterbens, d. h. der zwischenmenschlichen oder sozialen Gestaltung des Lebensprozesses zum Tode, sondern unter der Perspektive der Unsterblichkeitshoffnung.

Die - ebenfalls klassische - Frage nach der Unsterblichkeit ist zum einen vor dem Hintergrund der Diskussion um die 'Ablösung' der Metaphysik durch das sogenannte 'nachmetaphysische Denken' Thema der Diskussion; zugleich aber differenziert sich der Begriff 'Unsterblichkeit' in das traditionelle theologische Verständnis eines Lebens nach dem Tode, dessen widerspruchsfreie Denkweise die Philosophie auf-, aber nicht beweisen kann, und in die Diskussion einer gleichsam diesseitigen Unsterblichkeit. Die Auseinandersetzung mit der Frage der Unsterblichkeit und damit mit der Unterstellung einer Existenz Gottes, wird für die Frage des Todes wichtig, weil der Tod als Ende des menschlichen Lebens den Sinn des menschlichen Lebens als ganzes scheinbar infragestellt. Die Argumentation läuft entweder so, daß es vernünftigerweise unumgänglich ist, eine Unsterblichkeit des Menschen, damit einen Garanten für die Unsterblichkeit (Gott) anzunehmen, um die Hypothese, menschliches Leben als ganzes sei sinnvoll, zu retten. Die Gegenargumente lauten, daß ein Leben auch in sich, d. h. in den Grenzen endlicher Existenz, sinnvoll oder sinnlos sein kann. So gesehen hängt der Sinn des Lebens jedoch nicht an einer Garantie des letztgültigen Sinnes, sondern an der Gestaltung der endlichen "Sinne" (G. Scherer), d. h. der Sinnhaftigkeit der einzelnen menschlichen Vollzüge.

Daß die Zuordnungen der Diskussionsbeiträge zum Bereich Anthropologie der Zahl derjenigen zum Bereich der Ontologie nachstehen, ist nicht zufällig, sondern hat seinen Grund darin, daß das Problemfeld Sterben und Tod in einer dualistischen Anthropologie nicht behandelt werden muß. Als existentielles Problem ist es nämlich bereits gelöst durch die theologische (nicht philosophische) Deutung des Todes als Übergang der durch den sterblichen Körper belasteten endlichen Existenz zur geistigen Existenzform. Dagegen setzt die ganzheitliche Anthropologie häufig mit dem Problem des Todes als des Zerbrechens der menschlichen Einheit an. Dieses Problem wird zum Grundproblem bzw. zum experimentum crucis einer ganzheitlichen Anthropologie. Die Anthropologie steht grundsätzlich vor der Frage, ob die bisherigen philosophischen Entwürfe eines Menschenbildes auf die heutigen Erfordernisse adaptierbar sind oder ob ganz neue anthropologische Ansätze entwickelt werden müssen. Eine nicht unwichtige Rolle spielt die anthropologische Bedeutung der menschlichen Angst vor dem Tod. Die Diskussionen um Sterben und Tod mit Blick auf die Geschichtlichkeit und Sozialität des Menschen schließlich weisen über den Bereich der Philosophie im engeren Sinne hinaus auf Soziologie, Historiographie, Ethnologie etc.

Hinsichtlich der ethischen Implikationen heutigen Umgehens mit Sterben und Tod geht es um die Grundfrage, ob die bisher entwickelte Ethik bei der Analyse der sich zum Teil völlig neu stellenden Probleme hinreicht, oder ob eine zum Teil oder insgesamt Ethik zu entwickeln ist. Im einzelnen wird diskutiert, wie man begründen kann, daß des Menschen Recht auf humanes Sterben mit des Mitmenschen Pflicht zur Hilfe miteinander vermittelt werden, und zwar nach Maßgabe der Unterscheidung zwischen einer Hilfe *im* Sterben im Unterschied zu einer solchen *beim* Sterben. In der Selbstmorddebatte geht es zunächst in der amerikanischen Diskussion um die Frage, ob der Suizid angesichts der Erfahrung des Todes als Übel eine rationale Entscheidung sein kann. In der übrigen Diskussion steht dagegen stärker die Frage im Vordergrund, ob und wenn ja wieweit Autonomie und Freiheit des Menschen durch sein Recht auf den Freitod aktualisiert oder tangiert werden. Die Euthanasie-Debatte schließlich ist in Deutschland infolge der unter dem Deckmantel dieses euphemistischen Begriffs begangenen Verbrechen des Nationalsozialismus vorbelastet. Was die sog. 'Singer-Debatte' angeht, so steht in den Annotationen dieser Bibliographie die Kritik an den Unzulänglichkeiten des empiristischen Person-Verständnisses im Vordergrund, neben der Auseinandersetzung mit dem Utilitarismus und der Utilitarismuskritik von neuaristotelischer oder kantischer Seite.

Da zum Verständnis der derzeitigen Diskussion um Sterben und Tod in der Philosophie die Kenntnis der philosophischen Tradition von großer Bedeutung ist, sind im Anhang einige philosophiegeschichtliche Darstellungen genannt.

Es ging den Herausgebern der vorliegenden Bibliographie nicht um Vollständigkeit, sondern um Repräsentativität in der Angabe der philosophischen Publikationen zum Thema der Forschungsarbeitsgemeinschaft. Die ausgewählten Titel sollen einen Einblick in die Struktur und die Schwerpunkte der gegenwärtigen Diskussion vermitteln. Daß die angegebenen Titel dabei zugleich stellvertretend für andere, hier aus Raumgründen nicht genannte Publikationen stehen, versteht sich von selbst.

Den studentischen und wissenschaftlichen Mitarbeitern und Mitarbeiterinnen Sylke Paczenski, Kirsten Reetz MA und Olaf Engel sei an dieser Stelle für ihre Hilfe gedankt.

INHALTSVERZEICHNIS

1. Was sind Sterben und Tod? Probleme der Ontologie und der Metaphysik

1.1 Realität von Sterben und Tod

1.1.1 Begriff von Sterben und Tod

1. Bowker, John: The Meanings of Death. Cambridge, New York u.a. 1991.
2. Browne, Alister: Defining Death. In: Brenda Almond/Donald Hill (Hgg.): Applied Philosophy. Morals and Metaphysics in Contemporary Debate. London/New York 1991, 312-321.
3. Casper, Bernhard: Thanatos pollachos legetai. In: Archivio di Filosofia (1981), 63-72.
4. Donelly, John (Ed.): Language, Metaphysics and Death. New York, Fordham University Press 1978.
5. Galloway, Joseph W. : On Johnstone's "Phenomenology of Death" and "Philosophy of Sleep". In: Philosophy and Phenomenological Research 38 (1977-1978), 107-113 (vgl. H. Johnstone, Toward a Phenomenology of Death und Toward a Philosophy of Sleep).
6. Johnstone, H. W., Jr.: Reply to Mr. Galloway. In: Philosophy and Phenomenological Research 38 (1977-1978), 114-118.
7. Johnstone, H.W.: DoesDeath Have a Nature? In: TheJournal of Medicine and Philosophy (Chicago) 3 (1978), 8-23.
8. Kenyon, G.: Human Death. A Philosophical Analysis. In: Gnosis. A Journal of Philosophic Interest 2 (1981), 21-40.

   Der Tod - definiert als die Abwesenheit von Leben - ist kein erfahrbares, dem Leben zugehöriges Ereignis, so daß man von ihm auch kein Wissen durch Bekanntschaft erwerben kann. Gestützt auf Wittgenstein weist Kenyon auf die Kontextabhängigkeit von Todesdefinitionen hin. Alles, was man sinnvollerweise vom Tod aussagen kann, betrifft nicht den Tod an sich, sondern das Sterben. Der eigentliche Gegenstand philosophischer Untersuchungen zum Begriff Tod und Sterben sind daher menschliche Ein- und Vorstellungen vom Tod. Sprachliche Aussagen, die suggerieren, "Tod" sei ein Zustand derselben Art wie z. B. "krank", leisten nur eine unzureichende Thematisierung des Problems.
9. Lavin, Michael: How Not to Define Death. Some Objections to Cognitive Approaches. In: The Southern Journal of Philosophy (Memphis, Tenn.) 23 (1985), 313-24.

   Die nähere Definition des Todesbegriffs mit Hilfe von Identitätstheorien der Person ist wegen des Fehlens von Bewußtsein nicht möglich. Der Tod ist ein biologisches Phänomen, Todesdefinitionen sind folglich ein Problem der Naturwissenschaft und nicht der Philosophie. Lavin akzeptiert weder den Rückgriff auf die Hirntod-Definition in der Rechtfertigung von Organtransplantationen noch die Forderung, in Bezug auf den Menschen einen spezifischen Todesbegriff (geknüpft an die Rolle des Gehirns) zu entwickeln.

10. Leist, Anton (Hg.): Um Leben und Tod. Moralische Probleme bei Abtreibung, künstlicher Befruchtung, Euthanasie und Selbstmord. Frankfurt a.M. 1990.
11. Nagel, Herbert: Aber Sterben ist anders und der Tod ist ein Thema. In: Alternative 24 (1981), 55-62.
12. Olson, Robert G.: "Death". In: Encyclopedia of Philosophy. Bd. 2, 307-309. New York 1967.
13. Rosenberg, Jay F.: Thinking Clearly About Death. Englewood-Cliffs. N.J. 1983.
14. Scherer, Georg. Das Problem des Todes in der Philosophie. 2. unveränd. Aufl. Darmstadt 1988.
15. Schiffer, R.B.: The Concept of Death. Tradition and Alternative. In: The Journal of Medicine and Philosophy (Chicago) 3 (1978), 24-37.
16. Schlemmer, J. (Hg.): Was ist der Tod? München ²1970.
17. Schulz, Walter: Wandlung der Einstellung zum Tode. In: Der Mensch und sein Tod. Hrsg. von J. Schwartländer. Göttingen 1976, 94-107.
    Schulz unterscheidet medizinische, juristische, soziologische und sozialpsychologische Aspekte in der heutigen Thematisierung des Todes. Historischer Abriß: Ausführungen zu christianisierenden Interpretationen der altgriechischen Todesvorstellung, über neuzeitliche Unsterblichkeitskritiken bis hin zur nachmetaphysischen Auffassung des 19. Jhdts. Unterstützt durch diesen Blick in die Geschichte plädiert er für eine phänomenologische Analyse der Themen 'Ende' und 'Zeiterfahrung', wobei der Begriff der Vergänglichkeit als Tatsachenbeschreibung, nicht als Erklärung des Todes verstanden werden soll.
18. Walton, Douglas N.: On Defining Death. An Analytical Study of the Concept of Death in Philosophy and Medical Ethics. Montreal 1979.
19. Weier, Winfried: Die Wende im existentiellen Bewußtsein von Zeit und Tod. In: Salzburger Jahrbuch für Philosophie 21-22 (1976-77), 163-182.
20. Winch, Peter: Ceasing to Exist. In: Proceedings of the British Academy 68 (1982), 329-53.

1.1.2 Tod als Bestandteil des Lebens, als Ereignis

21. Bender, Frederick L.: Death and Modern Technical Society. In: Hetzler, Florence M./Kutscher Austin, H. (Hgg.), Philosophical Aspects of Thanatology (Bd. 1). New York 1978, 1-18.
Veränderungen der modernen Gesellschaft und des menschlichen Selbstverständnisses durch die Technik führen dazu, daß der Mensch als Ding angesehen und somit technisch manipuliert werden kann - u. a. mit der Konsequenz einer Entfremdung vom eigenen Tod. Mit der cartesischen Deutung des Körpers als Maschine wird der Tod tabuisiert, denn Maschinen sterben nicht. Der moderne Mensch kann auf der Basis dieser anthropologischen Konzeption kein Todesverständnis entwickeln. Lediglich das Bewußtsein vom eigenen Tod, der eigenen Endlichkeit wäre eine zureichende Basis für eine solche Thematisierung.
22. Carse, James P. Philosophical Reflections on the Status of Death as a Fact. In: Hetzler, Florence M., Kutscher Austin, H. (Hgg.). Philosophical Aspects of Thanatology (Bd. 1). New York 1978.
23. Dumas, André: Le retour de la mort. In: Esprit 44 (1976), 501-515.
Dumas setzt sich mit den Arbeiten von Ariès, Kübler-Ross, Ziegler u.a. auseinander, um für die philosophische Thematisierung der Todeserfahrung eine empirische Basis zu gewinnen, die die Vielfalt von Erfahrungsmöglichkeiten nicht von vornherein begrifflich nivelliert. Philosophisch wird diese Erfahrung des den Tod integrierenden Lebenskreislaufes in Nietzsches "Also sprach Zarathustra" thematisiert.
24. Berlinger, Rudolf: Das Nichts und der Tod. Frankfurt a.M. 1954.
25. Druet, Pierre-Philippe: Pour vivre sa mort. Ars moriendi. Paris 1981.
26. Fink, Eugen: Metaphysik und Tod. Stuttgart 1969.
Tod bzw. Todesgewißheit sind für den Menschen zentrale Motive, Metaphysik zu betreiben. Der Bezug des menschlichen Todesbewußtseins zur Zeitlichkeit hat Bedeutung für einen anthropologischen Zugang zum Thema. Cartesische Seinsgewißheit und Todesgewißheit treiben den Menschen in eine Krise; hierin liegt der Grund für den Trieb zur Reflexion über das Sein. Das Enden von Leben kann nicht nach dem Modell des Zerfalls geformter Materie gedacht werden. Statt dessen geht es um die Frage nach dem "ursprünglichen Verhältnis der Menschengemeinschaft zum Tode" als dem "sittlichen Grund aller menschlichen Welt-Bezüge". Der eigene Tod ist zwar nicht erlebbar, aber verstehbar. Der Eigentod gilt als Zeitende, der Fremdtod als Phänomen in der Zeit. "Die Fragen der Ontologie und Kosmologie fallen - im Hinblick auf den Tod -

zusammen mit den brennenden Fragen nach dem Sinn der menschlichen Existenz." - Letztlich kann Metaphysik aber dem Tod nicht beikommen, "ihre Begriffe versagen vor dem Nichts". Der Tod "bleibt das Skandalon der Vernunft, das Unbegreifliche für den Begriff", der Tote ein "ontologisches Rätsel".

27. Furley, David: Nothing to Us. In: Norms of Nature. Ed. by M. Schofield and G. Striker. Cambridge: Cambridge University Press 1986, 75-91.
Furley diskutiert in Anlehnung an die Epikur-Debatte die Frage nach der Furcht vor dem Tod. Diese kann nur dann eliminiert werden, wenn man in einen Zustand gerät, in dem zukünftige Möglichkeiten der Selbstentfaltung keine Rolle mehr spielen. Eine Möglichkeit, diesen Zustand zu erreichen, ist der Rückzug auf die Freuden intellektueller Betätigung und die Abkehr von zeitlichen Glückserwartungen.

28. Holz, Harald: Philosophische Gedanken über Sterben und Tod. In: Neue Zeitschrift für systematische Theologie und Religionsphilosophie 13 (1971), 139-163.

29. Kampits, Peter: Von der Verhülltheit des Todes. Todesdeutungen im Absprung von der Metaphysik. In: Philosophischer Literaturanzeiger 36 (1983), 300-310.

30. Körner, Uwe: Sterben und Tod und der Sinn des Lebens. In: Deutsche Zeitschrift für Philosophie 30 (1982), 876-91.

31. Kübler-Ross, Elisabeth: Interviews mit Sterbenden. Gütersloh 1969.

32. Lévinas, Emmanuel: Le philosophe et la mort. In: Chabanis, Christian: La mort, un terme ou un commencement? Paris 1982, 341-352.
Lévinas geht aus von der Todeserfahrung im Sinne der Erfahrung des fremden Todes, näherhin des Todes eines geliebten Anderen. Aus der unbedingten Bejahung des "Du", der Person des Anderen, eröffnet sich die Perspektive der Unsterblichkeitshoffnung. Der ontologische Wert des "Du" wird gegen die Korruptibilität der Endlichkeit in der Hingabe an den Dialogpartner als das wesentliche Moment menschlichen Daseins gesetzt und auch über die Todeserfahrung hinaus aufrechterhalten.

33. Momeyer, Richard W.: Confronting Death. Indianapolís 1988.

34. Mora, José Ferrater: Being and Death. Berkeley/L.A., University of California Press, 1965.

35. Sartre, Jean-Paul: Das Sein und das Nichts.Versuch einer phänomenologischen Ontologie. Hamburg 1962.

36. Simmel, Georg: Zur Metaphysik des Todes. In: Ders.: Logos. Bd 1. Tübingen 1911.

37. Tilliette, Xavier. Mort et métaphysique. In: Revue des Sciences Religieuses 67 (1979), 161-182.

38. Troisfontaines, Roger: La mort, une nouvelle naissance? In: La Foi et le Temps 9 (1979), 515-542.

M. Troisfontaines setzt sich mit philosophischen Perspektiven der Todeserfahrung als einer Neugeburt auseinander. Eine erste Möglichkeit einer solchen Erfahrung findet sich in der Liebe und deren Option für die Ewigkeit des Anderen. Für die bildhafte Darstellung des Todes als Neugeburt gibt T. zunächst eine vorläufige Bestimmung des Todes an, wobei die Ambiguität des Phänomens eine einhellige Definition nicht möglich macht. Der Tod kann als Vollendung, aber auch als gewaltsame Unterbrechung des Lebens verstanden werden; phänomenologisch läßt sich weder für die eine noch für die andere Option argumentieren, obwohl die Vollendungsversion des letzten Lebensaktes die Anknüpfung für eine religiöse Deutung bietet. Die nähere phänomenologische Analyse geht von gegenläufigen Thematisierungsmöglichkeiten - der Erfahrung biologischer, körperlicher Energie und personeller Aktivität - aus. Die Lebenserfahrung wird beschrieben als eine Erfahrung des Anwachsens personaler Freiheit: Der Mensch erfährt sich als frei bzw. als im Lauf des Lebens frei werdend. Das Leben als Ganzes läßt sich daher als eine Serie von Geburten zu jeweils neuer Existenzmöglichkeit beschreiben. Die Befreiungserfahrung, die sich im Augenblick des Todes, im Akt des Sterbens ergibt, ist - platonistisch argumentiert eine Befreiung des Geistes von der Gebundenheit an den materiellen Körper.

1.1.3 Hirntod-Debatte

39. Agich, George J./Jones, Royce P.: Personal identity and brain death. A critical response. In: Philosophy and Public Affairs 15 (1986), 267-74. (vgl. Green/Wikler, Brain Death and Personal Identity)

Die Autoren wenden sich gegen Green/Wiklers Rechtfertigung der Hirntod-Definition in Begriffen personaler Identität, da es zur Rechtfertigung des Hirntods lediglich notwendig sei zu wissen, unter welchen Bedingungen ein Individuum tot ist, nicht, unter welchen Bedingungen es mit sich (nicht) identisch ist. Nach Green/Wikler muß der Tod einer Person nicht notwendig mit dem Tod ihres Hirns verbunden sein (Beispiel einer totalen Amnesie bei einer Hirnverpflanzung). Die Kritik Agich/Jones lautet: Hier wird nicht gezeigt, daß mit dem Hirntod das Individuum tot ist. Green/Wikler nähern sich dem Begriff des Hirntodes - wie Agich/Jones meinen, unnötigerweise - über den der personalen Identität u.a. deshalb, um einer Vermischung mit biologischen und moralischen Argumenten vorzubeugen. Aus ihren Ansichten über das Hirn könne man den Schluß ziehen, daß der Tod des Hirns für den Tod des Individuums irrelevant ist.

40. Angstwurm, Hans/Birnbacher, Dieter/Eigler, Friedrich Wilhelm/Wuermeling, Hans-Bernhard: Der vollständige und endgültige Ausfall der Hirntätigkeit als Todeszeichen des Menschen - Anthropologischer Hintergrund. In: Deutsches Ärzteblatt 90 (1993), 2926-2929.
41. Barry, Robert L.: Ethics and Brain Death. In: New Scholasticism 61 (1987), 82-98 (vgl. A.D. Shewmon, The Metaphysics of Brain Death).
42. Bayertz, Kurt: Techno-Thanatology: Moral Consequences of Introducing Brain Criteria for Death. In: Journal of Medicine and Philosophy 17 (1992), 407-417.
43. Beecher, K. H. et al.: A Definition of Irreversible Coma. In: Journal of the American Medical Association 205 (1968), 337-341.
44. Birnbacher, D.: Definitionen, Kriterien, Desiderate. In: Universitas 4 (1995).
45. Birnbacher, D./u. a.: Der vollständige und endgültige Ausfall der Hirntätigkeit als Todeszeichen des Menschen - Anthropologischer Hintergrund. In: Deutsches Ärzteblatt 90 (1993) 2926-2929.
46. Bockenheimer-Lucius, Gisela/Eduard Seidler (Hgg.): Hirntod und Schwangerschaft. Stuttgart 1993.
47. Gervais, Karen Grandstrand: Redefining Death. New Haven 1986.
48. Green, Michael B./Wikler, Daniel: Brain Death and Personal Identity. In: Philosophy and Public Affairs 9 (1979-1980), 107-133 (vgl. Agich/Jones, Personal Identity and Brain Death).
49. Hoff, Johannes/Jürgen ind der Schmitten (Hgg.): Wann ist der Mensch tot? Reinbek 1993.
50. Jonas, Hans: Against the Stream. Comments on the Definition and Redefinition of Death. In: Ders., Philosophical Essays. From Ancient Creed to Technological Man. Chicago, London 1980 ([1]1974) 132-140.

Jonas Kommentar richtet sich gegen die zweckorientierte Hirntoddefinition des Harvard Kommites als "irreversibles Koma", und zwar speziell wegen der Implikation dieser Definition (Ermöglichung von Organtransplantationen). Gegen Anwürfe von seiten der Mediziner, Jonas verwechsle den Tod eines Organismus als eines Ganzen mit dem Tod des ganzen Organismus und argumentiere ungenau, problematisiert J. das Kriterium der Spontaneität. Da es vorkommen kann, daß bestimmte Funktionen (z.

B. Atmung, Herztätigkeit) nicht spontan erfolgen und "spontane" Hirnfunktion nur auf der Basis der nicht-spontan ablaufenden Körperfunktionen möglich ist, greift dieses Kriterium nicht. Bei Vorliegen des Hirntods nach Maßgabe des Harvard Kriteriums (d. h. ein intakter Organismus minus Gehirn wird zum Gegenstand der Frage) will Jonas insbesondere problematisieren, ob ein solcher Patient wirklich tot ist und wie mit ihm verfahren werden soll. Grundlage für eine Entscheidung liefert eine anthropologische Konzeption, nicht die Definition des Todeseintritts. - Abschließend problematisiert Jonas die anthropologische Voraussetzung der Hirntoddefinition, die er als eine Abschattung des Leib-Seele Dualismus kritisiert. Setzt man dagegen eine alternative, ganzheitliche Anthropologie, nämlich die Betonung der Identität der Person als einer Ganzheit von Leib und Seele, so existiert im Körper des komatösen Patienten Jonas' Ansicht nach die Person fort.

51. Jonas, Hans: Gehirntod und menschliche Organbank. In: Ders., Technik, Medizin und Ethik. Frankfurt 1985.

52. Kurthen, Martin/Linke, Detlef B./Moskopp, Dag: Teilhirntod und Ethik. In: Ethik in der Medizin 1 (1989), 134-142.

53. Kurthen M./Linke, B./Reuter, M./Mooskopp, D.: Hirntod, Großhirntod oder personaler Tod? In: Medizinische Klinik 10 (1989) 483-487.

54. Lamb, David: Death, Brain Death and Ethics. Albany (N.Y.) 1985.

55. McCullagh, Peter: Brain Dead, Brain Absent, Brain Donors. Human Subjects or Human Objects? Chichester 1993.

56. Seifert, J.: Ist 'Hirntod' wirklich der Tod? In: Wiener Medizinische Wochenschrift 4 (1990), 5-8.

57. Shewmon, Alan: Ethics and Brain Death. A Response. In: New Scholasticism. 61 (1987), 321-44 (vgl. R.L. Barry, Ethics and Brain Death).

58. Shewmon, Alan: The Metaphysics of Brain Death, Persistent Vegetative State, and Dementia. In: Thomist 49 (1985), 24-80.

Die Argumentation der gegenwärtigen Hirntod-Debatte soll mit den metaphysischen Prinzipien von Aristoteles und Thomas von Aquin kontrastiert werden. - Verschiedene Hirntod-Auffassungen und Kritiken (wie die Gleichsetzung von Denkfähigkeit und Leben; Instrumentalisierung des Todes; Diagnoseunzuverlässigkeit) werden vorgestellt. Varelas Begriff lebender als autopoietischer Systeme wird mit dem Hylemorphismus-Konzept kontrastiert, gefolgt von Ausführungen zur Organisationsform höherer Organismen nach Aristoteles und Thomas. Shewmon warnt davor, substantielle Veränderungen der Materie nach Art emergierender mentaler Bilder der Form zu interpretieren. Es gibt je nach Materiegebundenheit unterschiedliche *animae*. Der Tod eines Organismus ist als substantielle Änderung auf vegetativer Ebene zu verstehen. Eine Person (Substanz) vereinigt in sich Substanzen niederer Ordnung (vegetative), die durch die Mittel der modernen Medizin verselbständigt werden können (Transplantation). Daran schließt sich die zentrale Frage, wieviel Zellgewebe des menschlichen Körpers Garant für die menschliche Identität ist. Shewmon betont, daß mit der irreversiblen Schädigung der für Intellekt und Willen relevanten Hirnpartien, unabhängig von der Intaktheit des restlichen Körpers, *menschliches* Leben aufhöre. - Vgl. die ablehnende Kritik in Barry (1987) und Shewmons Antwort darauf (1987)

59. Smith, Philip: Brain Death: A Thomistic Appraisal. In: Angelicum 67 (1990), 3-35.
60. Veatch, R. M.: The Impending Collapse of the Whole-Brain Definition of Death. In: Hastings Center Report 1993, 18-24.
61. Veatch, R. M.: Whole-Brain, Neocortical and Higher Brain-Related Concepts. In: Zaner, R. M. (Hg), Death: Beyond Whole Brain Criteria. Dordrecht 1988, 171-186.
62. Wikler, D.: Brain Death: A Durable Consensus? In: Bioethics 8 (1993), 239-246.
63. Zaner, Richard M. (Hg): Death: Beyond Whole-Brain Criteria. Dordrecht 1988.

1.2 Verstehbarkeit von Sterben und Tod (des eigenen, der anderen)

64. Apel, Karl-Otto: Ist der Tod eine Bedingung der Möglichkeit von Bedeutung? (Existentialismus, Platonismus oder transzendentale Sprachpragmatik), in: Mittelstraß, J./Riedel, M.: Vernünftiges Denken, Berlin/New York 1978, 407-419 (auch in Ebeling 1979).

Der Verfasser fragt, ob der Tod eine Bedingung der Möglichkeit von sprachlich artikulierbarer Bedeutung sein kann. Dazu sei zunächst erforderlich, Heideggers 'Endlichkeitshypothese' des Seins zum Tode von einem möglichen Psychologismus-Verdikt zu befreien. Denn zum einen gibt es bei Heidegger die Struktur der Sorge, in der das Bewußtsein zu seinem Tod als zu seiner eigensten Möglichkeit vorlaufen und von dieser Möglichkeit her auf die Welt als verstehbare Situation zurückkommen kann. Es gibt die Möglichkeit, das Sein zum Tode als "quasi-transzendentale, sc. existenziale Bedingung der Möglichkeit des Seinsverständnisses im vorontologisch-alltäglichen und im ontologisch-philosophischen

Sinn" zu verstehen. In einem zweiten Schritt geht es dem Verfasser darum, dieses bloß kontingente Faktum Tod mit Wort-Bedeutungen antithetisch zusammenzudenken, die allgemeine, außerzeitliche und intersubjektive Gültigkeit beanspruchen. Die "platonistische Lösung der Geltungsfrage" mit derjenigen Heideggers zu konfrontieren, sieht Apel mit Hinweis auf einen immer wieder gemachten "abstraktiven Fehlschluß" als notwendig an. Dieser besteht darin, einen möglichen Sinn und eine mögliche Wahrheit einer theoretischen Aussage unabhängig davon gelten zu lassen, ob sie ein Subjekt tatsächlich macht, bzw. ob es im weiteren Sinn eine pragmatische Dimension des Sprachgebrauchs gibt. So ergibt sich für Apel, daß Sprache letztlich nicht als unabhängig von der existenzialen Voraussetzung der menschlichen Endlichkeit gedacht werden kann.

65. Caruso, Igor A.: Ein Trieb zum Tode? In: Alternative. Zeitschrift für Literatur und Diskussion 24 (1981), 31-39.

66. Gadamer, Hans Georg: Die Unbegreiflichkeit des Todes. Philosophische Überlegungen zur Transzendenz des Lebens. In: Evang. Kommentare 7 (1974), 661-667.
Im Ausbleiben einer Antwort auf die Frage nach dem Tod entsteht vorläufig der Eindruck, das Tatsächliche des Todes verdecken bzw. das "Nichtsein nicht denken zu wollen". Zentrale These: die Freiheit des Denkens ist der wahre Grund dafür , daß der Tod eine notwendige Unbegreiflichkeit besitzt. Sie erwächst aus der methodischen Aporie des gegenseitigen Ausschlusses von Denken und faktischem Tod. "Es gehört zur Denkerfahrung des Todes, daß sie stets hinter sich zurückbleibt, daß sie nur im Wegdenken von ihm, im Stehen in der eigenen Lebensgewißheit sozusagen eine Spur von ihm erfaßt." Es ist ein 'Triumph des Lebens', daß das Leben unter der Bedingung der Unbegreiflichkeit noch die Möglichkeit dieses Wissens erhält. Die Transzendenz des Lebens fungiert zugleich als anthropologisches Distinktionsmerkmal des Menschen, das er allem anderen Lebendigen voraus hat.

67. Janke, Wolfgang: Leben und Tod in Fichtes »Lebenslehre« In: Philosophisches Jahrbuch 74 (1966/67), 78-98.
"Tod ist gemeinhin Nichtsein, Leben ist Sein; Sterben ist ein Zustand zwischen beiden Modi." Sterben ist nicht der Übergang in Nichtsein, sondern in einen anderen Modus von Sein. Vielleicht ist Tod ein Sein im Modus von Bewußtlosigkeit. Vielleicht ist aber dieses Leben (das Leben der Reflexion) auch nur ein Übergangsstadium in einen Zustand höherer Bewußtheit? "Sein" hat eigentlich nur das Absolute (Gott). Wahres Sein

ist absolutes Leben: Wie kann dann das endliche "Sein" bestehen? Vielleicht ist das Endliche Erscheinung des Absoluten (Da-sein), wobei die Äußerung dieses in Erscheinung tretenden Seins Wissen ist. Also ist Bewußtsein die einzig mögliche Gestalt des Da-seins. Außerdem ist Wissen schlechthin das Prinzip der Freiheit. Also gehören Bewußtheit (Reflexion) und Freiheit zum Dasein, zum In-Erscheinung-tretenden Absoluten. Wenn zum Dasein Bewußtheit und Freiheit gehört, "wie und wodurch kann dann der Tod sein, scheinen und erscheinen?" Sein kann nicht von selbst in ein Werden (Sterben) übergehen. Was sich ändert, ist das Wissen und Sagen über das Sein. Tod ist Nicht-Wissen vom Leben. Sein ist vom Wissen ertötetes Leben.

68. Jankélévitch, Vladimir: La mort. Paris 1977.
Jankélévitsch setzt sich mit verschiedenen Thematisierungsmöglichkeiten des Todes auseinander, unter anderem mit der metaphorischen Konzeption des Todes als einer fließenden Reihe kleiner Tode, infinitesimal winziger Schritte der Auflösung. - Schwerpunkte: Phänomenologische Charakteristik des Todes, die den Tod als eine zwar sichere, aber im Letzten nicht thematisierbare Erfahrung darstellt. - Charakteristik des Todesaugenblicks, der auf verschiedene Weisen erfahren und thematisiert werden kann. - Möglichkeit der Überschreitung der Todeserfahrung, damit der Erfahrung der Absurdität und des Nihilismus, wobei insbesondere eine Auseinandersetzung mit der dualistischen Anthropologie angezeigt ist. - Anknüpfungspunkte für eine Thematisierung der Unsterblichkeitshoffnung aus der untrennbaren Verknüpfung von Sterblichkeit und Ewigkeitserfahrung etwa in der Wahrheitserfahrung, der Freiheitserfahrung, der Erfahrung der Liebe.

69. Kamlah, Wilhelm: Meditatio Mortis. Stuttgart 1977.
Der Tod als Widerfahrnis kann im Gegensatz zu den menschlichen Handlungen nicht eigentlich verstanden, sondern nur hingenommen werden. Bereits das Leben ist durch gute und schlimme, in jedem Fall unverständliche Widerfahrnisse geprägt, die im negativen Fall den Entzug von Möglichkeiten bedeuten. Der Verfasser versteht daher unter der ars vitae in erster Linie das Loslassen-können, d.h. das Hinnehmen solcher unabänderlicher Verluste bis hin zu der einwilligenden Hinnahme des eigenen Todes. -Kamlah fordert ein Recht auf den eigenen Tod: Ein generelles Verbot der Selbsttötung läßt sich im Gegensatz zum generellen Verbot der Tötung anderer Menschen nicht begründen. Vielmehr erscheint der Selbstmord in den wenigen Ausnahmefällen moralisch gerechtfertigt, in denen ein erfülltes, lebenswertes Leben für die Zukunft nicht mehr realisierbar

ist. In diesen Fällen fordert Kamlah Hilfe durch die Mitmenschen (z.B. Ärzte), um das Recht auf einen menschenwürdigen Tod realisierbar zu machen.

70. Klein, Pierre Michel: Logique de la mort. Paris 1988.
"Logisch" ist nur die Aussage "ich bin tot", nicht "er/sie ist tot". Diese ist so lange nicht wahr, als es auf irgendeine Weise möglich bleibt, an den Verstorbenen zu denken.

71. Morin, Edgar: Das Rätsel des Humanen. Grundfragen einer neuen Anthropologie. München 1974, 125-191.

72. Negri, Antimo: Le problème de la mort dans le matérialisme "vulgaire". In: Archivio di Filosofia (1981), 73-84.

73. Pfeiffer, Helmut: Die Wirklichkeit des Todes in der Philosophie. In: Stimmen der Zeit 196 (1978), 772-784.

74. Reisinger, Friedrich: Der Tod im marxistischen Denken heute. Schaff - Kolakowski - Machovec - Prucha. München 1977.

75. Schulz, Walter: Zum Problem des Todes. In: Alexander Schwan (Hrsg.): Denken im Schatten des Nihilismus. Festschrift für Wilhelm Weischedel. Darmstadt 1975, 313-333 (auch in: Hans Ebeling (Hrsg.), Der Tod in der Moderne, Königstein/Ts 1979).
Im Hinblick auf ein den Tod betreffendes 'angemessenes Reden' stellt Schulz die klassische Metaphysik, deren Argumetation sich vom Aspekt der Unsterblichkeit leiten läßt, der heutigen Einstellung zum natürlichen Tod gegenüber. Diese seine Ausführungen bestimmende Leitdifferenz der Einstellung zum Tod macht das gegenwärtige Denken unter der Annahme eines naturalisierten, egalisierten, entpersonalisierten und entindividualisierten Todes sichtbar. Wenngleich die durch Kant und die exakten Naturwissenschaften eingeleitete Aufhebung der metaphysischen Unsterblichkeitslehre die "Grundlage eines angemessenen Redens über den Tod darstellt", so verdient die moderne Todesvorstellung gleichwohl keinen bevorzugten Rang unter den differenten Zugangsweisen. Vielmehr erwächst aus der vergleichenden Analyse die Frage nach einer dialektischen Vermittlung, die vorrangig darauf abzielt, den jeweils eigenen Tod und den der anderen gemeinsam denken zu können. Das tertium comparationis ist der Gedanke der Vergänglichkeit, unter der sich epochale Differenzen aufheben lassen könnten.

76. Theunissen, Michael: Die Gegenwart des Todes im Leben, in: ders., Negative Theologie der Zeit, Frankf. a. M. 1991, 197-217.
Der Verfasser knüpft in wesentlichen Punkten an Überlegungen von W. Schulz an, denen die historische Unterscheidung von metaphysischen und

nachmetaphysischen Todesbetrachtungen zugrunde liegt. Sein erklärtes Ziel ist es, "einen vollen Begriff des Todes wiederzugewinnen (...). Der Tod ist im Leben gegenwärtig, aber nicht darin auflösbar." Es geht ihm darum, ein "Wahrheitsmoment der metaphysischen Todesauffassung" zurückzugewinnen, das zugleich die nachmetaphysische historisch überschreitet. Unter Verwendung eines Vokabulars der Trennung ("Scheidung", "Abschied", "Distanz") versucht Theunissen eine Haltung zu reformulieren, die autoreferentiell ist und auf Dauer gezielt nachvollzogen werden kann, d.i. als Handlung, in die der Tod "zwar nicht aufgeht, die aber in ihn eingeht". Das Einüben des Abschieds führt zu verantwortlichem praktischen Leben: "Menschlich leben wir dann und nur dann, wenn wir abschiedlich leben, und das heißt: wenn wir uns ständig von der Welt und von uns selbst abscheiden".

77. Tilliette, Xavier: Mourir, survivre? In: Etudes 363 (1985), 91-104.

78. Troisfontaines, C.: Y a-t-il une expérience de la mort? In: La Foi et le Temps 9 (1979), 504-514.

Troisfontaines fragt nach der Möglichkeit einer Todeserfahrung im Ausgang von der Angst vor dem Tod. Kritischer Verweis auf die Konzeption der Stoiker von der Unerfahrbarkeit des Todes und damit von der Unmöglichkeit, ihn als gut oder schlecht zu werten. Die epikureische Konzeption einer Beschränkung der Erfahrungsmöglichkeit auf das Leben wird zurückgewiesen. Hegels Position der Todeserfahrung als Grenze bzw. Negation wird als Integration der stoischen und epikureischen Thematisierung dargestellt. Dieser unzureichenden Thematisierung der Todeserfahrung als Grenzüberschreitung des Endlichen wird auch Descartes zugerechnet. - Das Problem dieser Thematisierung liegt darin, daß der Tod nicht als definitiv anerkannt wird. Das Bewußtsein, sterben zu müssen, kann unterdrückt werden sowohl durch die menschliche Selbsterfahrung als eines vollkommenen Wesens als auch durch die Identifikation mit der eigenen Imperfektheit und Endlichkeit. Hinzu kommt der Cartesische Dualismus, der den Tod als einen Tod der Maschine, nicht als einen Tod des Menschen erscheinen läßt. Eine zureichende Thematisierung der Todeserfahrung findet sich daher lediglich in der Erfahrung der Geistes. In der Beschränkung des Geistes auf eine strikte Endlichkeit wird der Tod zur unüberspringbaren Grenze des Lebens, die Welt zum Zusammenhang der Absurdität. Die philosophisch ebenso gültige Erfahrung der Unendlichkeit des Geistes eröffnet allerdings eine Möglichkeit des Mysteriums, das die Philosophie andenken, aber nicht auflösen kann.

79. Vergote, Antoine: La mort. Phénomène naturel, adversité impensable et nouvelle naissance. In: Archivio di Filosofia (1981), 49-61.

80. Walton, Douglas N.: On Logic and Methodology in the Study of Death. In: Ethics in Science and Medicine (Oxford) 3 (1976), 135-147.

81. Weizsäcker, C.F. von: Der Tod. In: Ansgar Paus (Hg.), Grenzerfahrung Tod. Frankfurt a.M. 1978, 319-338.
Der Tod ist für den Verfasser ein Phänomen des Wandels. Drei Fragen gilt es zu klären: 1. Woher kommt der Tod? 2. Was bedeutet der Tod? 3. Wohin geht der Tod? Die wissenschaftlich aufgeklärte Thematisierung des Todes erfindet eigentlich erst den Tod. Diese im ersten Teil angesprochene Genesis des Todes bringt die Darstellung in den Zusammenhang von Naturphilosophie, Kosmologie und Evolution. Der Tod fungiert als Modell einer progressiven "Überschreitung", das sich sowohl auf die kulturelle, soziale und politische Geschichte der Menschheit als auch auf die biographische Entwicklung des menschlichen Individuums bis hin zu Erfahrungen im politischen Herrschaftsgeschehen übertragen läßt. Auch gilt es, nicht nur den finalen Tod in seiner Negativität in den Blick zu nehmen, sondern diesem vorausgehende, partielle Tode zugleich als probate Reifung im Entwicklungsprozeß zu begreifen.

82. Wiplinger, Fridolin: Der personal verstandene Tod. Todeserfahrung als Selbsterfahrung. Freiburg i. Br. [3]1985.
Wiplinger fordert, die philosophische Auseinandersetzung mit dem Tod (und von da aus alle Philosophie) auf eine Phänomenologie des Todes zu gründen. Dazu bedarf es zunächst der Möglichkeit einer ursprünglichen Todeserfahrung. Als Phänomene des Todes versteht Wiplinger alle Erfahrungen von Nichtigkeit, Verlust und Trennung innerhalb des Lebens. Ursprünglichen Zugang zum Phänomen des Todes jedoch haben wir allein im Tod des geliebten Menschen (Kritik an Heideggers Eingrenzung des Seins zum Tode auf je meinen Tod). Das (von Heidegger übersehene) eigentliche Mitsein der personalen, dialogischen Liebe, läßt im Tod des anderen den Tod ursprünglich in der Weise erfahren, daß er zugleich seinserschließende Todes- und Selbsterfahrung ist. Die Analyse führt zur Frage, "ob ich den Tod des von mir geliebten Menschen zum Widersinn unserer Liebe und damit allen Seins überhaupt werden oder von ihr selbst mich noch zur Hoffnung über ihn hinaustragen lasse." Wiplinger bezieht sich in seiner Analyse des eigentlichen Mitseins und des Todes des anderen neben Heidegger auch auf Augustinus und G. Marcel.

1.2.1 Tod und Negativität

83. Beauvoir, Simone de: Alle Menschen sind sterblich. Reinbek 1970.
84. Brunkhorst-Hasenclever, Annegrit: Die Transformierung der theologischen Deutung des Todes bei G.F.W. Hegel. Frankfurt a.M./Bern 1976.
85. Chanter, Tina: The Question of Death. The Time of the I and the Time of the Other. In: Irish Philosophical Journal 4 (1987), 94-119.
86. Chanteur, Janine: La mort de l'autre. In: Archivio di Filosofia (1981), 205-212.
87. Desrousseaux, L./Baudry, G.-H.: On ne meurt pas seul. Paris 1980.
88. Druet, Pierre-Philippe: Interrogations sur la mort. In: La Foi et le Temps 9 (1979), 486-503.

1.3 Sinngebungen

1.3.1 Tod als Grenzerfahrung

89. Battegay, Raymond: Grenzsituationen. Bern 1981.
90. Biser, Eugen: Dasein auf Abruf: Der Tod als Schicksal, Versuchung und Aufgabe. Düsseldorf 1981.
Biser geht von einem Heideggerschen Standpunkt aus und analysiert das Problem des Todes in verschiedenen Lebenssituationen, die durch Beispiele aus der Dichtung belegt werden. Heideggers Konzeption deutet Biser im Sinne einer existentiellen Auseinandersetzung mit dem Tod um. Dadurch wird ein Übergang von der philosophischen Thematisierung der Todesproblematik zur theologischen möglich.
91. Breton, Stanislas: Le memento mori de la foi et le cogito de la mort. In: Archivio di Filosofia (1981), 33-44.
92. Camus, Albert: Der Mensch in der Revolte. Hamburg 1969.
93. Camus, Albert: Der Mythos von Sisyphos. Ein Versuch über das Absurde. Hamburg 1960.
Der Selbstmord wird abgelehnt, da er die Absurdität des Daseins, d.h. die als fremd und unvernünftig erfahrene Außenwelt im Gegensatz zum eigenen Bewußtsein, nicht aufhebt. Camus sieht im Tod lediglich das Ende dieser Differenz zwischen Innen- und Außenwelt, das nicht anzustreben ist, da er die Aufrechterhaltung der Differenz zum Sinn des Lebens innerhalb der Grenzen unserer endlichen Vernunft erhebt.
94. Lotz, Johannes B.: Tod als Vollendung. Von der Kunst und Gnade des Sterbens. Frankfurt a.M. 1976.

95. Luyten, Norbert A.: Todesverständnis und Menschenverständnis. Zum Todesverständnis von K. Rahner und L. Boros. In: Luyten, Norbert A. (Hg.): Tod - Ende oder Vollendung? Freiburg, München 1980, 161-189.
96. Morin, Edgar: Das Rätsel des Humanen. Grundfragen einer neuen Anthropologie. München 1974, 299-327.
97. Paus, Ansgar (Hg.): Grenzerfahrung Tod. Graz, Wien, Köln 1976.

1.3.2 Tod als Existential

98. Bollnow, Otto Friedrich: Existenzphilosophie. Stuttgart 1978, S. 75-103.
99. Borne, E.: La mort dans l'existence humaine (réflexion philophique). In: Dictionaire de Spiritualité Ascétique et Mystique. Vol. X, fasc. 70-71 (1980), 1758-69.
100. Cottier, Georges: Die Todesproblematik bei einigen Existenzialphilosophen. In: Luyten, Norbert A. (Hg.): Tod - Ende oder Vollendung? Freiburg, München 1980, 111-159.

Cottier geht aus von Platons These aus dem Phaidon, daß "der Tod die Vollendung eines Reinigungsprozesses des Denkens" ist. Nach Platon gründet die Angst vor dem Tod in Unkenntnis. Pascal wird angeführt als Kritiker der epikureischen Auffassung von der Bedeutungslosigkeit des Todes. Die Existenzphilosophie charakterisiert Cottier als Philosophie an der Schwelle zur Metaphysik. Bei Jaspers ist der Tod "Grenzsituation", und der Sprung vom objektivierbaren "Dasein" zur "Existenz" nur durch Grenzsituationen möglich. Das Jenseits ist bei Jaspers als Transzendenz kein Gegenstand des Wissens. Die Öffnung zur Transzendenz in einer Grenzsituation kann "Erhellung" als Erfahrung bewirken, sei aber zugleich notwendig eine Erfahrung des Scheiterns. Bei Sartre ist der Tod als Ende ambivalent. Als Beendigung des Lebensprozesses stellt er sich als Lebenssinn, jemeinig, menschlich dar. Andererseits unterstreicht Sartre die Absurdidät des Todes". - Cottier kritisiert an den Existenzialisten generell, daß sie aus der Erfahrung bzw. dem Pathos der Verzweiflung, aus dem heraus sie denken, nicht zum Wissen gelangen. Sie führen nur an das "Geheimnis des Todes" heran.

101. Demske, James M.: Sein, Mensch und Tod. Das Todesproblem bei Martin Heidegger. Freiburg i.Brsg./München 1963.
102. Ebeling, Hans (Hg.): Der Tod in der Moderne. Königstein 1979.

Chronologisch angeordnete Textsammlung zur philosophischen Thanatologie seit Heidegger. Ebeling kennzeichnet in der Einleitung die Geschichte der modernen philosophischen Thanatologie durch eine Wende ("Inversion"), die durch Heideggers Analyse des Todes in "Sein und Zeit" eingetreten ist: Mit Heidegger ist die Hoffnung auf Unsterblichkeit preisgegeben und mit den Mitteln der Philosophie nicht mehr zu restaurieren. - "Der Tod, der als das Ende bevorsteht und nicht mehr nur als ein Übergang, ist der neue Anfang der Philosophie geworden." Daraus resultiert auch ein neues Verhältnis zum Leben: Da es nicht mehr auf ein Jenseits ausgerichtet ist, gewinnt es ein neues Gewicht. Die alte philosophische Sorge um den Tod wird (wieder) zur Sorge für das Leben.

103. Ebeling, Hans: Freiheit - Gleichheit - Sterblichkeit. Philosophie nach Heidegger. Stuttgart 1982.

104. Edwards, Paul: Heidegger und der Tod. Eine kritische Würdigung. Darmstadt 1985.

105. Erickson, Stephen A.: Death and Continuance - Some Reflections on the Human Condition. In:Hetzler, Florence M./Kutscher, Austin, H. (Hgg.). Philosophical Aspects of Thanatology (Bd. 1). New York 1978. 65-76.

106. Gerlach, Hans Martin: Dasein als Sein zum Tode oder Tod als Grenzsituation. Identisches und Differentes in den Todesauffassungen von Heidegger und Jaspers. In: Deutsche Zeitschrift für Philosophie 39 (1991), 1239-1252 .

Der Verfasser untersucht in zwei gegeneinander abgehobenen Positionen, die sich an den Unsterblichkeitsgedanken und den Gedanken des Seins zum Tode anschließen, eine naturwissenschaftliche und insbesondere zwei Versionen der existenziellen Sicht. - Heidegger akzentuiert die Anführung einer rein diesseitig-phänomenologischen Seite des Todes, wenn er (in der Frühphase seines Denkens) den "Tod als die eigenste Daseinsform des Menschen bestimmt". Der individuelle Tod gilt als das Absolute, der Tod des Anderen ist. Nach der Kehre vertritt Heidegger die mystische Auffassung vom Tod als "Gebirg des Seins", der Tod ist nicht mehr nur "totale Absperrlinie" des Daseins. Für den frühen Jaspers gehört der Tod zu den existentiellen Grenzsituationen (an denen der Mensch scheitert). Wichtig für ihn ist das Subjektive, die "erlebte Beziehung zum Tode", nicht das allgemeine Todesverstehen. Auf Grenzsituationen wie den Tod reagiert der Mensch entweder mit Verdrängung oder Verzweiflung. Im Unterschied zu Heidegger vertritt Jaspers keine solipsistische Konzeption, sondern bezieht den Tod des Anderen in die Grenzsituation mit ein. Die existentielle Einsamkeit kann nach Jaspers immerhin durch Kommunikation aufgehoben werden. Gerlach wertet dies als Auflösung des "eminenten Kommunikationsdefizits" bei Heidegger. Jaspers wendet sich sowohl gegen einen romantischen Todeskult als auch gegen Verdrängung. Die Grenzsituation Tod weist zwar den Weg zur Transzendenz, aber nicht in die Heroisierung der Todesgefahr wie bei Heidegger.

107. Heidegger, Martin: Sein und Zeit. 16. Aufl. Tübingen 1986.

108. Kierkegaard, Sören: An einem Grabe. In: Gesammelte Werke. Hrsg. von E. Hirsch, H. Gerdes u.a. Bd. VIII. 13/14: Erbauliche Reden 1844/45. Düsseldorf ^{2}1964, 173-205.

Erst im Gedanken an den jeweils eigenen Tod, im Sich-als-tot-denken, liegt der Ernst als Möglichkeit zur Selbsterkenntnis und Selbstgewinnung. Erst im Ernst wird der Tod als das unerklärliche Ende des Daseins, als Vorbei-sein des Lebens, als Ende jeder Möglichkeit des Wirkens begriffen. Der Tod ist mir gewiß, auch wenn er unbestimmt, d.h. sein Eintreten ungewiß ist. Da der Tod jederzeit möglich ist, wird das Jetzt erst wirklich bedeutsam, wird die Zeit wertvoll. So ist der Ernst letztlich ein Aufruf zum Handeln in der Gegenwart. Jeder Tag ist so zu leben, "als wäre er der letzte und zugleich der erste in einem langen Leben".

109. Kierkegaard, Sören: Die Krankheit zum Tode. In: Gesammelte Werke. Hrsg von E. Hirsch, H. Gerdes u.a. Bd. XI. 24/25 Düsseldorf ^{2}1957.

110. Kroy, Moshe: Les paradoxes phénoménologiques de la mort. In: Revue de Métaphysique et de Morale 87 (1982), 531-550.

111. Leman-Stefanovic, Ingrid: The Event of Death. A Phenomenological Inquiry. Dordrecht, Boston 1987.

112. Marcel, Gabriel: The Existentialist Background of Human Dignity. Cambridge, Harvard University Press, 1963.

113. Marten, Rainer: Der menschliche Tod: eine philosophische Revision. Paderborn, Wien, Zürich 1987 .

Der Tod wird bestimmt (a) aus seiner Zusammengehörigkeit mit dem Leben: der Tod ist nicht Gegensatz, sondern Teil des Lebens (Kritik am überlieferten Seinsbegriff), und (b) aus der Zusammengehörigkeit des eigenen Todes mit dem Tod der Anderen: der Tod trifft nicht den Einzelnen, sondern ist Abschied (Kritik am überlieferten Subjektsbegriff). Der Tod kann mit dem Leben, zu dem er gehört, gelingen oder mißlingen.

114. Metzger, Arnold: Freiheit und Tod. Freiburg i. Brsg. 1972.

Sterben heißt, aus der lebendigen Ganzheit des Seins ins rein Organische, ins Materielle abzusinken. Was im Sterben vergeht, ist die materielle Zeitgestalt des Menschen. Der Tod ist nicht anschaulich gegeben und kann nicht Erkenntnisgegenstand sein. Der Tod ist außerhalb der Zeitlichkeit. Nach Heidegger erfährt man am Tod "die Hingehaltenheit des Daseins in das Nichts". Bei Heidegger (und Kierkegaard) gibt es keinen metaphysisch-religiösen Trost mehr, das Nichts ist nur noch Quelle der Angst des "schutzlos gewordenen" (weil nicht mehr religiösen) Daseins. Für Heidegger gehört der Tod zum Dasein, weil das Dasein ein Sein ist, das um das drohende Ende weiß und sich durch Erinnern gegen den Fluß der Zeit wehrt. Menschliche Freiheit ist Gestalten der Zeit durch das Schaffen von Erinnerungen. Im endlichen Dasein stehen daher Leben und Tod in einem engen Bezug: Das antizipatorische Wissen vom Sterben konstituiert menschliche Zeitlichkeit als ein Zulaufen auf den Tod. Erst am Ende konstituiert sich das menschliche Leben als Einheit, nicht als Kette einzelner Ereignisse, sondern als kontinuierlicher, ganzheitlicher Erlebnisstrom. - Metzger verknüpft diese Konzeption mit einer religiösen Dimension, ebenso die Frage nach der Todesvergessenheit, die er analog zur Heideggerschen Seinsvergessenheit als ein Mißverhältnis zur eigenen Geschichtlichkeit, zur Tradition bestimmt.

115. Sternberger, Dolf: Der verstandene Tod. Eine Untersuchung zu Martin Heideggers Existenzial-Ontologie. In: Schriften I, Frankfurt a.M. 1977.
116. Theunissen, M.: Der Begriff Ernst bei Sören Kierkegaard. Freiburg 1958
117. Thomas, V.C.: Death and the Meaning of Human Existence. A Phenomenological-Existentialist Inquiry. In: Indian Philosophical Quarterly 16 (1989), 213-223.
Die Frage, ob der Tod den Sinn/die Sinnhaftigkeit des Lebens negiert, wird in Kritik an Sartre und Heidegger erörtert. Sartres These, daß der Tod menschliche Existenz zur Sinnlosigkeit verdammt, wird als Überstrapazierung der phänomenologischen Analyse zu ontologischen Statements kritisiert und abgelehnt. In Heideggers Analyse des "Seins zum Tode" wird der Tod dagegen nicht als Endpunkt betrachtet, sondern als Index der Zeitlichkeit des Daseins. Der Tod ermöglicht so einen Sinn des Daseins.
118. Yourgrau, Palle: The Dead. In: The Journal of Philosophy 84 (1987), 84-101.

1.3.3 Tod als Übel (sog. Epikur-Debatte)

119. Baum Levenbook, Barbara: Harming Someone after His Death. In: Ethics 94 (1984), 407-419.
120. Bigelow, John/Campbell, John/Pargetter, Robert: Death and Well-Being. In: Pacific Philosophical Quarterly 71 (1990), 119-140.

121. Brueckner, Anthony L./Fischer, John Martin: Why is Death Bad? In: Philosophical Studies 50 (1986), 213-21.

122. Feinberg, Joel: Harm and Self-Interest. In: Law, Morality and Society: Essays in Honour of H.A.L. Hart. Ed. by P.M.S. Hacker and J. Hax. New York: Oxford University Press 1979, 285-308.
Wie Nagel und Williams vertritt Feinberg die These, der Tod könne als Übel angesehen werden (gegen Epikur und Lukrez), weil der Mensch ein Unglück erleiden kann, auch wenn er nicht *weiß*, daß er ein Unglück erleidet.

123. Feldman, Fred: F.M. Kamm and Mirror of Time. In: Pacific Philosophical Quarterly 71 (1990), 23-27 (vgl. F.M. Kamm, Why is Death Bad and Worse than Pre-natal Non-Existence?).
Der Artikel ist eine direkte Entgegnung auf Kamms Tod-als-Verlust-Argumentation (Kamm 1988). Mit Lukrez und Epikur argumentiert der Verfasser im Sinne der "Spiegel-Theorie", die im Kern besagt, daß vorgeburtliche Nicht-Existenz und Tod zeitlich parallele Zustände sind und daß aus dem Umstand, daß ersteres nicht als Übel auftritt, letzteres dies auch nicht sein kann.

124. Feldman, Fred: Some Puzzles About the Evil of Death. In: The Philosophical Review 100 (1991), 205-227.
Kritik am Epikureischen Argument. Die Konklusion, daß der Tod für den Sterbenden selbst kein Übel sein kann, ist sophistisch. Feldman neigt dem populärsten Anti-Epikureischen Standpunkt zu: "Death is bad for a person primarily, because it deprives him of certain goods - the goods he would have enjoyed if he had not died." Der Lösungsvorschlag des Verfassers ist ein "axiologischer Standpunkt", ein Vergleich mit Lebensschancen in der realen und einer dieser realen Welt möglichst nahe kommenden "gedachten Welt". "Glück" ("hedonic value") ist der personenbezogene Index des Überwiegens positiver Erfahrung (errechnet durch Substraktion negativer Erfahrungen). Den Bezugspunkt der Evaluation gibt eine "mögliche Welt" ab, d.i. die Unterstellung einer berechenbaren Anhebung der "Wohlfahrt" (welfare) durch Weiterleben, die in Bezug gesetzt wird zur realen Welt. In diesem Beurteilungsschema ist der Tod ein Übel, weil er extrinsisch beurteilt werden, wenn auch nicht intrinsisch realisiert, d.h. erfahren werden kann.

125. Glamon, Walter. Temporal Asymmetry, Life and Death. In: American Philosophical Quaterly 31, 1994, 235-244..

126. Grover, Dorothy L.: Death and Life. In: Canadian Journal of Philosophy 17 (1987), 711-32.

Grover diskutiert die These, ob der Tod als Übel erfahren werden kann, als eine Verletzung, die von einer Person erfahren wird, unter der Perspektive, daß die Stellungnahme der entsprechenden Person dem Leben gegenüber eine Erklärung für das Problem des Todes als Übel gibt. Der Tod kann sozusagen vorauswirkend die Aristotelische Konzeption des Glücks, nämlich ein Leben in Aktivität zu verbringen, die man nicht nur für sinnvoll hält, sondern die sinnvoll sind, infragestellen. Individuell kann der Tod nur als potentielle Beeinträchtigung eines Lebensentwurfs erfahren werden, niemals als aktuelle. Insofern ist die Erfahrung des Todes als Übel oder Unglück nur bedingt, da nicht entscheidbar ist, welche Möglichkeiten ein Weiterleben beinhaltet.

127. Kamm, F.M.: Why is Death Bad and Worse than Pre-natal Non-Existence? In: Pacific Philosophical Quarterly 69 (1988), 161-164 .
Vgl. Feldman 1990.

128. Levine, Michael P.: What Does Death Have to do With the Meaning of Life? In: Religious Studies 23 (1987), 457-65.

129. McMahan, Jeff: The Evil of Death. In: Ethics. 99 (1988), 32-61.

130. Nagel, Thomas: Death. In: Mortal Questions. Cambridge: Cambridge University Press 1979, 1-10 (zuerst in: Nous 4 (1970), 73-80). Deutsch: Tod. In: Über das Leben, die Seele und den Tod. Übers. von Karl-Ernst Prantel u. Ralf Stoecker. Königstein/Ts 1984, 15-24.
Nagel entwickelt eine These von der Erfahrbarkeit des Todes als Übel über die quantifizierbare Erhebung des "Wohlergehens" (well-being) bzw. des durch den Tod abgeschnittenen Wohlergehens. Seine These ist, daß jedwedes Anwachsen oder Vermindern eines zeitlichen Wohlergehens (temporal well-being) in Korrespondenz ein Wachsen oder Abnehmen eines globalen Wohlergehens bedeutet. Globales Wohlergehen (global well-being) setzt sich allein aus der Summe des zeitlichen Wohlergehens für eine Person zusammen. Auf diese Weise wird es möglich, über eine Quantifizierung des Wohlergehens eine Bestimmung der Todeserfahrung zu gewinnen. Der Tod erscheint als Übel, weil er den Menschen von Lebensentwürfen, damit von Möglichkeiten des Wohlergehens, abschneidet.

131. Perrett, Roy: Death and Immortality. Dordrecht 1987.
Zur These: *Tod erscheint als Übel*, weil als Deprivation von Gütern, die dem Lebenden hätten zukommen können.

132. Rosenbaum, Stephen: How to be Dead and Not Care: A Defense of Epicurus. In: American Philosophical Quarterly 23 (1986), 217-229.

Rosenbaum vertritt das Epikureische Argument: "A State of affairs is bad for a person P only if P can experience it at some time".
133. Rosenberg, Jay F.: Thinking Clearly About Death. Englewood Cliffs (N.J.) 1983.
134. Silverstein, Harry: The Evil of Death. In: The Journal of Philosophy 77 (1980), 401-421.
Zur These: *Tod als Übel,* weil Deprivation von Gütern, die dem Lebenden hätten zukommen können (siehe u. a. Perrett). Silverstein setzt dagegen, daß es keinen Vergleichsansatz potentieller und realer Güter gibt. Deshalb läuft diese Modifikation letztlich wieder auf das Epikureische Argument hinaus.
135. Summer, L.S.: A Matter of Life and Death. In: Nous 10 (1976), 145-171.
136. Walton, Douglas: On Defining Death. Montreal. Quebec: Mc Gill-Queen's University Press 1979.
137. Weiler, Gershon: Tractatus 6.4311 or Wittgenstein on Death. In: Wittgenstein und sein Einfluß auf die gegenwärtige Philosophie. Akten des zweiten internationalen Wittgenstein Symposiums 1977. Wien 1978, 502-504.

1.3.4 Tod und Unsterblichkeit

138. Allgeier, Kurt: Das Ende der Unsterblichkeit. München 1984.
139. Badham, Paul/Badham, Linda: Immortality or Extinction? London 1982.
140. Baumgartner, Hans Michael: Die Unzerstörbarkeit der Seele. Platons Argumente wider den endgültigen Tod des Menschen im Dialog 'Phaidon'. In: Luyten, Norbert A. (Hg.): Tod - Ende oder Vollendung? Freiburg, München 1980, 67-100.
Philosophie fragt anders als die Einzelwissenschaften nach der "Innenseite des Todesphänomens"; die Frage bedeutet daher eine Antizipation des Todes. Baumgartner versucht, die Aktualität der Argumente für die Unsterblichkeit der Seele, die Platon im Dialog 'Phaidon' vorgetragen hat, zu erweisen. Da Platons Philosophie auf Ideen gerichtet ist, ist sie zugleich todesbezogen. Nach der Ideenlehre kann aber der Tod kein Teil des Lebens sein, denn die Seele muß nach dem Prinzip einer Erkenntnis von Gleichem durch Gleiches von derselben Seinsart sein wie die Ideen: ewig, einfach und unveränderlich. In Platonischer Sicht ist daher der Tod als Selbstbefreiung des Geistes aus der Sinnlichkeit das Ziel der Philosophie. - Anschließend stellt Baumgartner die Probleme dieser Konzeption heraus, nämlich 1) die Uneinheitlichkeit der Seelenbegriffe, 2) die Nicht-Begrün-

detheit einer individuellen Fortexistenz der Seele und 3) die Zuordnung des Todes zum Kreislauf der Seelenwanderung. Platon liefert daher letzlich keinen Beweis für die Unsterblichkeit der Seele. - Gegen diesen Ansatz entwickelt Baumgartner aus dem Hoffnungscharakter der Vernunft selbst Argumente für die Vernünftigkeit eines Glaubens an die Unsterblichkeit.

141. Beck, Heinrich: Fortleben nach dem Tod - Reinkarnation - Auferstehung? Philosophische Analysen und Erwägungen. (Referate der Tagung über "Weg des Menschen - Weg der Menschheit - Von den Ersten und Letzten Dingen") Überarb. Fassung. Pittenhart 1989.

142. Chabanis, Christian: La mort, un terme ou un commencement? (Entretiens avec Maurice Marois - Julián Marías - Emmanuel Levinas - Francis Jeanson). Paris 1982.

143. Charon, Jean E.: Tod, wo ist dein Stachel? Die Unsterblichkeit des Bewußtseins. Übers. von G. Barnert. Frankfurt a.M., Wien 1983.

144. Lifton, Robert Jay: The Sense of Immortality. On Death and the Continuity of Life. In: Opitz, Peter J. (Hg.), The Philosophy of Order, Stuttgart 1981.

145. Luyten, Norbert A. (Hg.): Tod, Preis des Lebens? Freiburg i.Br. 1980.

146. Macho, Thomas: Fragen nach dem Ende von Unsterblichkeit. In: Uwe Arnold und Peter Heintel (Hrsg.): Zeit und Identität. Zur Erinnerung an Jakob Huber. Wien 1983 .

147. Marcel, Gabriel: Der Tod und die Hoffnung. In: Ders.: Geheimnis des Seins. Wien 1952.

148. Marcel, Gabriel: Gegenwart und Unsterblichkeit. Frankfurt a.M. 1961.

149. Marcel, Gabriel: Tod und Unsterblichkeit. In: Ders.: Auf der Suche nach Wahrheit und Gerechtigkeit. Frankfurt a.M. 1964.

150. Marcel, Gabriel: Wert und Unsterblichkeit. In: Das ontologische Geheimnis. Stuttgart 1961.

151. Masset, Pierre: Immortalité de l'âme, résurrection des corps. Approches philosophiques. In: Nouvelle Revue Théologique 105 (1983), 321-344.

152. Perrett, Roy W.: Death and the Meaning of Life. In: Philosophy 60 (1985)

153. Pieper, Josef: Tod und Unsterblichkeit. 2. überarb. Aufl. München 1979.

154. Reichenbach, Bruce R.: Is Man the Phoenix? A Study of Immortality. Lanham (Md.), University Press of America, 1983.

155. Scheler, Max: Tod und Fortleben. In: Gesammelte Werke. Bd. 10: Schriften aus dem Nachlaß. Bd. 1. Bern 1957, 11-64.

Schelers Analyse der Todesproblematik geht lebensgeschichtlich vor. Er geht aus von der Tatsache menschlicher Zeiterfahrung, insbesondere von dem Faktum, daß der Mensch im Alter eine fortschreitende Verengung seiner Zukunfsperspektive erfährt. Die Verengung des Spielraums des noch erlebbaren Lebens führt den Menschen vor die Unausweichlichkeit seines Todes. Die Erfahrung des Todes ist verbunden mit einer Erfahrung des Alterns, die als Einübung in die Todeserfahrung verstanden wird.

156. Scherer, Georg: Sinnerfahrung und Unsterblichkeit. Darmstadt 1985.

157. Seifert, Josef: Das Unsterblichkeitsproblem aus der Sicht der philosophischen Ethik und Anthropologie. In: Franziskanische Studien 59 (1977), 289-310.

158. Ströker, Elisabeth: Der Tod im Denken Max Schelers. In: Max Scheler im Gegenwartsgeschehen der Philosophie. Hrsg. von Paul Good. Bern/München 1975, 199-213.

Scheler thematisiert nicht den Zustand des Tot-Seins nach dem Sterben, sondern die Frage, welche Bedeutung das Todes*bewußtsein* für das *Leben* hat. Dabei gehört es entscheidend zum Menschsein, daß der Mensch im Gegensatz zum Tier um den Tod *weiß*. Scheler entwirft erstmalig eine *Erkenntnistheorie des Todes*, in der er nach Herkunft und Art unserer Todesgewißheit fragt. Sie kann nicht allein aus der Erfahrung eines fremden Todes stammen, weil aus einer solchen Erfahrung nicht mit letzter Sicherheit die Gewißheit des eigenen Sterben-Müssens abzuleiten ist. Sie stammt vielmehr aus der ureigenen Erfahrung des *Alterns*. Sterben ist dadurch ein Akt des Lebens, der tatsächliche Tod nur die zufällige Realisierung des Todes, der in jedem Moment des Lebens bereits anwesend ist. - Das Wesen des Todes läßt sich nach Scheler durch den Hinweis bestimmen, daß der Mensch zwar weiß, daß er notwendig sterben muß, daß er aber keine zureichenden Gründe angeben kann, warum dieser persönliche Tod notwendig und sinnvoll ist. Die Frage nach dem Wesen des Todes ist damit eine sinnlose Frage.

159. Tilliette, Xavier: Mourir, survivre? In: Etudes 363 (1985), 91-104.

160. Whitehead, Alfred North: Unsterblichkeit. In: Ders.: Philosophie und Mathematik. Vorträge und Essays. Wien 1949.

1.4 Ontologischer Symbolismus

161. Alleau, René: Le symbolisme alchimique de la mort. In: Cahiers Internationaux de Symbolisme n. 37-38-39 (1979), 69-83.

162. Baudrillard, Jean: Der symbolische Tausch und der Tod. Aus. d. Franz. von Gerd Bergfleth u.a. Anh.: Baudrillard und die Todesrevolte von Gerd Bergfleth. München 1982.
163. Fromaget, Michel. La conjunction “mort-mère”. Une approche des con.ceptions maternelles de la mort. In: Revue des Sciences Religieuses 67 (1979), 183-208.
164. Morel, Bernard: Science et symbolique de la mort. In: Cahiers Internationaux de Symbolisme n. 37-38-39 (1979), 125-141.
165. Sublon, Roland: Le temps de la mort. Savoir, parole, désir. Strasbourg 1975, 45-205.
166. Ziegler, Jean: Die Lebenden und der Tod. Darmstadt/Neuwied 1977 (= Les vivants et la mort. Paris 1975).

2. Wer ist Subjekt von Sterben und Tod? Fragen der Anthropologie

2.1 Der Mensch als Geist- und Körperwesen

167. Agich, Georg J.: The Concepts of Death and Embodiment. In: Ethics in Science and Medicine (Oxford) 3 (1976), 95-105.
168. Calcaterra, Rosa Maria: Il pensiero della morte tra scientismo e nichilismo. In: Il Cannocchiale 1-2 (1987), 141-67.
169. Carter, W.R.: Death and Bodily Transfiguration. In: Mind 93 (1984), 412-418.
Frage nach der Fortexistenz eines Körpers nach dem Ableben seines Eigentümers bzw. nach dem Verhältnis von Körper und Leichnam. - Annahme einer diachronen Identität zwischen (belebtem) Körper und Leichnam; so kann eine Autopsie des Leichnams der Klärung des Todes der Person dienen, oder die Person kann zu Lebzeiten ihren Körper für den Todesfall der Anatomie vermachen. Den möglichen Einwand, solche Verfügungen richteten sich auf erst zukünftig existierende Objekte, lehnt Carter als unplausibel ab.
170. Honnefelder, L.: Das Verhältnis des Menschen zu Leben, Leiblichkeit, Krankheit und Tod. Elemente einer philosophischen Anthropologie. In: Honnefelder, L./Rager, G. (Hgg.), Ärztliches Urteilen und Handeln. Zur Grundlegung einer medizinischen Ethik. Frankfurt/M 1994, 104-134.

171. Kurthen, M.: Der Schmerz als medizinisches und philosophisches Problem. Anm. zur Spätphilosophie Ludwig Wittgensteins und zur Leib-Seele-Frage. Würzburg 1984.

172. Pohlenz, Gerd: Phänomenale Qualitäten, Erkenntnis und das philosophische Problem der Leib-Seele-Beziehung. In: Philosophisches Jahrbuch 97 (1990), 69-104.

173. Rosenberg, Jay F.: Bodies, Corpses, and Chunks of Matter. A reply to Carter. In: Mind 93 (1984), 419-22.

Rosenberg entgegnet auf Carters Destruktionsversuch (vgl. Carter 1984), daß dessen Fragestellung fälschlicherweise die Existenz eines Objektes impliziert, über dessen diachrone Identität zu reden ist. Zur Richtigstellung führt R. fünf von ihm an anderer Stelle unterschiedene Bedeutungen des Körper-Begriffs an, deren erste ("Materieklumpen") Carter zwar intendiert, aber verfehlt habe, da man in diesem Sinne nicht genitivisch von "N's body" reden könne. - Rosenbergs Klarstellung der eigenen Position besagt, daß sich eine Person nach ihrem Tod in einen Leichnam verwandelt. Es besteht kein Identitäts-, sondern ein Kausalverhältnis zwischen dem lebenden und dem toten Körper. Deshalb kann die Person sich auch testamentarisch auf etwas noch nicht Existierendes beziehen. Gegen die Identifizierung von Person und Körper bzw. gegen die Konstituierung von Personen durch ihre Körper verwahrt sich der Verfasser und wirft Carter vor, die Kategorienzugehörigkeit der Termini zu verwechseln.

174. Schipperges, Heinrich/Pfeil, Hans: Der menschliche Leib aus medizinischer und philosophischer Sicht. Aschaffenburg 1984.

175. Sheets-Johnstone, Maxine: On the Conceptual Origin of Death. In: Philosophy and Phenomenological Research 47 (1986-1987), 31-58.

Die Verfasserin geht in der Bestimmung des Todes von phänomenologischen und existentialistischen Unterscheidungen des Körper-Begriffs aus (Körper an sich vs. Körper als physikalisch-sinnliches Phänomen). Ihr geht es um eine epistemologische Klärung auf dem Wege einer entwicklungsgeschichtlichen Rekonstruktion der Genese der Vorstellung vom Tod beim steinzeitlichen Menschen. Anstelle einer Bestimmung der Rolle der Sprache für ein Wissen um den Tod favorisiert Sheets-Johnstone den Vergleich mit dem Verhalten (sprachloser) Tiere gegenüber toten Artgenossen. Nur Menschen gelangen durch Abstraktion zu einer objektiv-materiellen Weltsicht. Zur Konstatierung der Differenz lebendig/tot ist die Erinnerung unablässig, so daß die Lücke, die der Tod des Anderen hinterläßt, den Menschen qua Analogie auf die Spur des eigenen

Todes führt. - Der Fokus des Aufsatzes gilt somit insbesondere der Anwendung von Husserls Begriff der "nicht-originären Erfahrung" auf die früh-hominide Todeserfahrung sowie einem Plädoyer für die Untermauerung der Heideggerschen Metaphysik mit Husserlscher Epistemologie.

176. Troisfontaines, Roger: La mort, une nouvelle naissance? In: La Foi et le Temps 9 (1979), 515-542.

2.2 Der Mensch als Einheit

177. Barry, Robert L.: Ethics and Brain Death. In: New Scholasticism. 61 (1987), 82-98 (vgl. A. Shewmon, The Metaphysics of Brain Death).

178. Fulton, Robert (Hrsg.): Death and Identity. New York/London/Sydney 1965.

179. Hare, Richard M.: Abtreibung und die Goldene Regel. In: Leist, Anton (Hg.), Um Leben und Tod. Moralische Probleme bei Abtreibung, künstlicher Befruchtung, Euthanasie und Selbstmord. Frankfurt a.M. 1990, 132-156 (= Abortion and the Golden Rule. In: Philosophy & Public Affairs 4.3 (1975), 201-222).

Die Gründe für das Tötungsverbot leitet Hare nicht aus dem Personbegriff ab, sondern aus den sog. Goldene-Regel-Argumenten und dem Symmetriegebot: Man solle so an anderen handeln, "wie wir begrüßen, daß uns gegenüber gehandelt würde". Anders als Tooley akzeptiert Hare keine Immunisierung der Abtreibungsgegnerschaft durch das Potentialitätsprinzip, weil darunter auch Alternativkinder fielen, deren Zeugung durch den aktuellen Fötus verhindert werde. So führt das aus dem Potentialitätsprinzip folgerbare Zeugungsgebot notgedrungen in Konflikte. Gegen den Einwand, daß potentielle Menschen nicht Gegenstand von Pflichten bzw. Träger von Rechten und Interessen sein können, führt Hare an, daß es erstens nicht angehen könne, mit der Nicht-Existenz des fraglichen Objekts die Falschheit des Handelns auszuräumen, und daß es zweitens "keinen prinzipiellen Einwand gegen das Verurteilen hypothetischer Handlungen zu geben" scheint. Vgl. Tooley (s. u.) und Thomson (s. 3.5) im selben Band.

180. Kamlah, Wilhelm: Philosophische Anthropologie. Sprachkritische Grundlegung und Ethik. Mannheim 1972, S. 175-182.

Kamlah unterscheidet in seiner Anthropologie als Bedingtheiten menschlichen Lebens die Fähigkeit, handeln zu können, und den unausweichlichen Zwang, in seinem Handeln durch "Widerfahrnisse" begrenzt zu sein.

Auf dieser Basis erörtert er die Berechtigung der Selbsttötung. Es geht ihm darum, den "'Freitod' als eine gegebenenfalls *moralisch erlaubte* Handlung anzusehen". Die letzte Interpretation über die sinnvolle eigene Existenz steht nur dem Individuum selbst zu. "Die Selbsttötung (ist) in besonderen Fällen nicht allein erlaubt, (sondern gehört) zu den *Gütern*, die den Menschen in die Lage versetzen, ein menschliches Leben bis an das Ende des Lebens zu bewahren".

181. Lockwood, Michael: Der Warnock-Bericht. Eine philosophische Kritik. In: Leist, Anton (Hg.), Um Leben und Tod. Moralische Probleme bei Abtreibung, künstlicher Befruchtung, Euthanasie und Selbstmord. Frankfurt a.M. 1990, 235-265 (= The Warnock-Report. A Philosophical Appraisal. In: Ders. (Hg.), Moral Dilemmas in Modern Medicine, Oxford 1985, 155-187 (gekürzt und ergänzt).
Kritik an Warnocks Position zur Embryonenforschung und Leihmutterschaft. Ansatzpunkte sind die Diskreditierung des Person-Begriffs und die Begründung der Grenze durch das Identitätskriterium. Die "Rede von Potentialität" stellt Lockwood als "problematisch mehrdeutig" bloß und verteidigt "die Frage, wann menschliches Leben beginnt" als "entscheidend und unausweichlich". Ab welchem (Zeit-)Punkt unsere Identität beginnt, wird analog zur Hirntod-Definition beantwortet. Damit hält Lockwood den 14-Tage alten Embryo weder für ein menschliches Wesen noch für eine Person oder potentielle Person, sondern schließt sich unter Berücksichtigung der noch bestehenden Forschungsunsicherheit bezüglich des Beginns des Hirnlebens einer vorsichtig geschätzten 6-Wochen-Frist an.

182. Tooley, Michael: Abtreibung und Kindstötung. In: Leist, Anton (Hg.), Um Leben und Tod. Moralische Probleme bei Abtreibung, künstlicher Befruchtung, Euthanasie und Selbstmord. Frankfurt a.M. 1990, 157-195 (= Abortion and Infanticide. In: Philosophy & Public Affairs (1972), 37-65).
Tooley bestreitet das Lebensrecht menschlicher Föten und Neugeborener und plädiert damit für eine Aufhebung des Abtreibungsverbots, verurteilt aber gleichzeitig das Töten ausgewachsener Tiere moralisch. Grundlage der Argumentation ist der Person-Begriff, hier aber reduziert auf die Tatsache, ein moralisches Recht auf Leben zu besitzen. Konstititiv für dieses Recht ist das Selbstbewußtsein, das T. als notwenige und hinreichende Voraussetzung der Einforderung des Rechts auf Leben erklärt. Dadurch ersetzt er alternative Grenzziehungen zwischen Person-Sein und Nicht-Person wie die Identifikation von Personalität und Konzeption oder die Identifikation mit der Lebensfähigkeit außerhalb des Mutterleibes. -

Problematisch bleibt die Grenzziehung bei Kindestötung sowie die ungeprüfte Bindung von Selbstbewußtsein an Sprache. Letzteres läßt "unsere gewöhnlich Behandlung der Tiere moralisch unhaltbar" erscheinen.

183. Warnock, Mary: Haben menschliche Zellen Rechte? In: Leist, Anton (Hg.), Um Leben und Tod. Moralische Probleme bei Abtreibung, künstlicher Befruchtung, Euthanasie und Selbstmord. Frankfurt a.M. 1990, 215-234 (= Do Human Cells Have Rights? In: Bioethics 1.1 (1987), 1-14).
Unter dem Aspekt der Möglichkeit einer Verwendung von in vitro gezeugten Embryonen für Forschungszwecke argumentiert M. Warnock, die ehemalige Vorsitzende der Kommission der britischen Regierung zur Untersuchung menschlicher Fortpflanzung und Embryologie, ohne Rückgriff auf den Personbegriff. Dadurch ändert sich das mit dem Person-Sein begründete Recht auf Leben angesichts der Möglichkeit der Nichteinnistung eines in vitro befruchteten Embryos zu einem Recht auf die "Chance auf Leben". Aus utilitaristischer Sicht plädiert Warnock dafür, Embryonen zu Forschungszwecken zu manipulieren, wenn ihnen noch keine Schmerzen zugefügt werden können und der Nutzen für die Gemeinschaft beträchtlich ist. Die Warnock-Kommission ging aus von der Schutzwürdigkeit des menschlichen Embryos, begründete dies allerdings rein durch "Speziezismus". Die 14-tägige Frist, in der am "Prä-Embryo" (begründete) Forschung zuzulassen sei, beruht auf einem Mehrheitsentscheid.

2.3 Der Mensch als Person (Identität, Autonomie, Freiheit)

184. Agich, George J./Jones, Royce P.: Personal Identity and Brain Death. A Critical Responce. In: Philosophy and Public Affairs 15 (1986), 267-74 (vgl. M.B. Green etc., Brain Death and Personal Identity).

185. Bredow, Gerda von: Über die personale Existenz des Menschen und ihr Fortleben nach dem Tod. In: Salzburger Jahrbuch für Philosophie 28-29 (1983-1984), 7-38.

186. Charlesworth, Max: Bioethics in a Liberal Society. Cambridge 1993.
Charlesworth stellt in einem sozialphilosophisch orientierten Ansatz *die Autonomie der Person* in den Mittelpunkt der Medizinethik. Er verteidigt das Autonomiekonzept gegen subjektivistische Relativierung ebenso wie gegen die utilitaristische Rechtfertigung der Autonomie als "absolutem Wert". - Vor diesem Hintergrund werden folgende Themen weiter erörtert: Zur Frage nach einem Recht auf den Freitod diskutiert der Verfasser

philosophische Positionen von Kant und Thomas von Aquin über die jüdisch-christliche Tradition und unterschiedliche kulturelle Einstellungen bis hin zum Utilitarismus (Mill, Newman). Es folgt eine kulturanthropologische Betrachtung der Institution Krankenhaus und der Fragen von Leihmutterschaft, Schwangerschaftsabbruch und -verhütung rückgebunden an das Prinzip (weiblicher) Autonomie.

187. Cherry, Christopher: Self, Near-Death and Death. In: International Journal for Philosophy and Religion 16 (1984), 3-11.

188. Condrau, Gion: Todesfurcht und Todessehnsucht. In: Paus, Ansgar (Hg.): Grenzerfahrung Tod. Graz, Wien, Köln 1976, 201-240.

189. Ebeling, Hans: Freiheit - Gleichheit - Sterblichkeit. Philosophie nach Heidegger. Stuttgart 1982.

190. Ebeling, Hans: Selbsterhaltung und Selbstbewußtsein. Zur Analytik von Freiheit und Tod. Freiburg i. Br. 1979.
Ebeling thematisiert den Tod auf der Basis einer Analytik des Selbstbewußtseins als Freiheitsbewußtsein (mit Kant) und des Selbstbewußtseins als Todesbewußtsein (mit Heidegger) und entwirft so Grundzüge einer Theorie der Selbsterhaltung. "Ohne die Vor-Täuschung eines Freiheitsspielraums 'von Grund auf' und ohne die Ernüchterung durch die gründlichste Aufhebung des Subjekts als ganzen gibt es keine selbstbewußte Erhaltung eines 'Selbst'." Ebeling übersetzt Heideggers Todesanalyse in die Sprache der Subjektivität als Intersubjektivität. "Eine Gattung, die die Naturwüchsigkeit des Todes schon prinzipiell hinter sich gelassen hat und die nicht nur die Möglichkeit des allgemeinen Todes kennt, sondern auch schon die Aussicht auf eine allgemeine Abschaffung des Todes für möglich hält, hat nicht mehr das Schicksal, dem Tode nur zuzuschauen, sondern ist gekennzeichnet von dem Unglück, daß noch viel zu viele bloß zuschauen. Das Fundament ist nicht mehr der Tod, der hereinbricht, sondern der Tod, der nicht hereinbrechen muß."

191. Frank, Arthur W., III: Anxiety Aroused by the Dying. A Phenomenological Inquiry. In: Journal of Phenomenological Psychology 9 (1978), 99-113.

192. Gogacz, Miecyslaw: Philosophical Identification of the Dignity of Person (Polish text). In: Studia Philosophiae Christianae 25 (1989), 181-207.

193. Green, Michael B./Wikler, Daniel: Brain Death and Personal Identity. In: Philosophy and Public Affairs 9 (1979-1980), 107-133.

194. Holz, Harald: Angst und Beständigkeit. In: Philosophisches Jahrbuch 76 (1968), 141-163.

195. Honnefelder, Ludger: Philosophisch-ethische Standpunkte. In: Suizidprävention und Sterbehilfe. Indikation - Kontraindikation, hrsg. von der

Akademie für ärztliche Fortbildung und Weiterbildung der Landesärztekammer Hessen. Werkstattgespräch 25, Bad Nauheim, 25./26. 9. 1992, 146-155.

Honnefelder setzt sich kritisch mit dem Problem aktiver Sterbehilfe als regelgeleiteter Form ärztlicher Praxis auseinander. Prinzipell ist das Leben jeder Person ein zu schützendes Gut. - Das Interesse, weiterzuleben ist aber notwendig kombiniert mit dem Wunsch, als dieselbe Person weiterzuleben. Die Unmöglichkeit der Erfüllung dieses Wunsches wird zur Basis der Diskussion möglicher aktiver Sterbehilfe. - Von utilitaristischer bzw. präferenz-utilitaristischer Seite betrachtet ist die Selbsttötung erlaubt, sofern sie nicht gegen den Willen des Betroffenen oder gegen Interessenpräferenzen anderer verstößt. Aktive Stebehilfe dagegen ist aus Gründen eines allgemeinen Interesses, des Selbstbestimmungsrechts und der Stabilerhaltung des Tötungsverbots, nicht erlaubt. - Die präferenz-utilitaristische Position, die ein Tötungsverbot in gewissen Fällen einschließt, wird aufgrund des hypostasierten Person-Begriffs abgelehnt. Dieser Person-Begriff kann eine diachrone Identität der Person im Lockes'schen Sinne nur psychologisch über die "Kontinuität der Erinnerung" begründen und schließt somit, was unvertretbar ist, "Föten, geistig Schwerstbehinderte und irreversible Komatöse" vom Person-Sein aus. - Der Unterschied zwischen aktiver und passiver Sterbehilfe liegt daher nicht in der irreführenden Differenz zwischen Tun und Lassen, sondern in einer an das Personverständnis gebundenen notwendigen Ablehnung aktiver und in der bedingten Zulassung passiver Sterbehilfe.

196. Jonas, Hans: Biological Foundations of Individuality. In: Ders., Philosophical Essays. From Ancient Creed to Technological Man. Chicago, London 1980 ([1]1974), 185-205 (zuerst in: International Philosophical Quaterly 8 (1968).

Durch eine Analyse des Individium-Seins, zu dem die Identität als eigentümlicher Modus der Existenz gehört, entwickelt Jonas die Grundlage für seine Auseinandersetzung mit dem Hirntod-Kriterium.

197. Lotz, Johannes: Der Tod als personaler Vollzug. In: Archivio di Filosofia (1981), 89-103.

198. Lowe, E.J.: Real Selves. Persons as a Substantial Kind. In: Philosophy Suppl. 29 (1991), 87-107.

199. Madell, Geoffrey: Personal Identity and the Idea of Human Being. In: Philosophy Suppl. 29 (1991), 127-142.

200. Meyer, Joachim E.: Todesangst und das Todesbewußtsein der Gegenwart. Berlin/Heidelberg/New York [2]1982.

201. Robinson, John: Personal Identity and Survial. In: The Journal of Philosophy 85 (1988), 319-328.
Auseinandersetzung mit Derek Parfit: Personal Identity. In: Philosophical Review 80 (1971), repr. in: Jonathan Glover (Hg.), Philosophy of Mind, New York/Oxford 1976 .

202. Scherer, Georg: Der Tod als Frage an die Freiheit. Essen 1971.

203. Singer, Peter/Kuhse, Helga: Muß dieses Kind am Leben bleiben? Das Problem schwerstgeschädigter Neugeborener. Erlangen 1993 (Engl: Should the Baby Live? The Problem of Handicapped Infants. Oxford, New York, Melbourne 1985).
Diskussion der Frage, ob es unter bestimmten Umständen ethisch gerechtfertigt ist, schwerstgeschädigte Neugeborene nicht am Leben zu lassen. Gibt man die Annahme von der "Heiligkeit des Lebens" und damit die Folgeannahme, alles Leben sei gleichwertig, auf, so bleibt der Begriff der Person als Entscheidungskriterium. Von Person-Sein kann allerdings erst eine gewisse Zeit nach der Geburt die Rede sein. Daher läßt sich die Entscheidung zugunsten des Lebens eines Säuglings nur durch die Potentialität des Person-werden-könnens, d. h. die Potentialität, eine normale Lebensqualität zu erreichen, begründen. - Ein weiterer Aspekt ist die Frage der Interessen einer Gemeinschaft: Das Interesse des Kindes als potentieller Person steht mit den Interessen aktueller Personen, etwa der Geschwister behinderter Kinder, in Konflikt und muß aus den Interessen der Gemeinschaft und Gesellschaft entschieden werden.

204. Snowdon, P.F.: Personal Identity and Brain Transplant. Philosophy Suppl. 29 (1991), 109-126.

2.4 Angst vor dem Tod

205. Fallot, Jean: L' angoisse devant la mort. Lille, Presse Universitaires de Lille, 1990.

206. Becker, Ernest: Dynamik des Todes: Die Überwindung der Todesfurcht. Aus dem Engl. übertr. von Eva Bornemann. München 1981.

207. Dewart, Leslie. The Fear of Death and its Basis in the Nature of Consciousness. In: Hetzler, Florence M., Kutscher Austin, H. (Hgg.). Philosophical Aspects of Thanatology (Bd. 1). New York 1978. 53-64.
Die Angst vor dem Tod ist eigentlich eine Angst vor der eigenen Natur der Sterblichkeit. Das Zustandekommen solcher gegen sich selbst gerichteten (neurotischen) Angst begründet Dewart mit einem schwachen, noch

nicht zu sich selbst gekommenem Selbstbewußtsein. Das Bewußtsein seiner selbst (awareness of awareness), ist nach Sartre die fundamentale Realität. Demgegenüber ist in der metaphysischen Interpretation der Tradition die "Objektivierung" der Subjektivität vorherrschend: in der reflexiven Selbstbetrachtung muß das Subjekt sich objektivieren - die Intentionalität verlangt die Entfremdung des sich betrachtenden Subjekts, wodurch wir dazu verführt werden, dieses als objektive Realität anzunehmen. Die Seele als dem Körper entsprechende Entität gerät so in den Bereich der Sterblichkeit. Die Realität menschlicher Endlichkeit ist inakzeptabel. So entsteht die Angst vor dem Tod aus einem unterentwickelten Selbstbewußtsein, daß sich seiner selbst als Fundament seines Seins nicht gewahr geworden ist.

208. Green, O.H.: Fear of Death. In: Philosophy and Phaenomenological Research 43 (1982-1983), 99-105.

209. Smoot, William. The Social Dimension of Death-Anxiety. In: Philosophy Today 21, 1977, 84-89.

2.5 Krankheit/Gesundheit/Alter

210. Améry, Jean: Über das Altern. Stuttgart 1971.

211. Beauvoir, Simone de: Das Alter. Reinbek 1972.

212. Jarczyk, Gwendoline: Penser la mort. In: Le Cahier du Collège International de Philosophie 7 (1989), 133-148.

In der Literatur ist der Tod als unerklärliche Realität und zugleich als Situation außerordenlicher Erfahrungsdichte präsent. Allgemeinverständlichkeit und allgemeine Relevanz einer strikt individuellen Erfahrung werden erreicht durch die Evokationen eines "sentiment universel" aufgrund der Bekanntheit des Ereignisses. - Den Tod zu denken, heißt daher konkret, die Endlichkeit des Lebens denken zu können. - Die Schlußfolgerung, nämlich der Hinweis auf die logische Identität von "den Tod denken" und Selbstmord ist nicht plausibel. Jarczyk weist darauf hin, daß - im Gegensatz zu Foucault - nicht die Krankheit die Ursache des Todes ist, sondern daß der Tod eine Folge der Entscheidung zu sterben ist, d. h. der Entscheidung, der Krankheit Raum zu geben.

2.6 Geschichtlichkeit des Menschen

213. Ariès, Philippe: Essais sur l'histoire de la mort en occident du Moyen age à nos jours. Seuil 1975.
214. Ariès, Philippe: Geschichte des Todes. München 1980.
215. Choron, Jacques: Der Tod im abendländischen Denken. Stuttgart 1967
Durchgang durch das abendländische Denken über den Tod von den Vorsokratikern über die Renaissance bis zur Existenzphilosophie.
216. Elias, Norbert: Über die Einsamkeit der Sterbenden in unseren Tagen. Frankfurt a.M. 1987.
Elias hält ein Plädoyer für ein antimethaphysisches Begreifen des Todes als Ende und für die Ablösung der Verdrängung durch eine Analyse der Umgangsweisen mit der Endlichkeit des Lebens. Mythologisierung, Verdrängungstendenz der Gesellschaft, Vereinsamung der Sterbenden und Alternden, Mitleid mit den Sterbenden anstelle von Gelassenheit. - Elias kritisiert Ariès' Annahme einer größeren Ruhe und Gelassenheit angesichts des Sterbens in früheren Zeiten und weist auf die gewandelten Probleme hin, wie etwa "Informalisierung", Verlust von Routinen und ritualen Floskeln, die das Sterben zu einem individuellen anstelle eines sozialen Geschehens eingeschränkt haben. Bewältigungsmechanismen wie Unsterblichkeitsphantasien oder magisches Erleben sind zwar noch präsent, aber durch den Verlust der religiösen Basis ohne durchgreifende Wirkung.
217. Fetscher, Iring: Der Tod im Lichte des Marxismus. In: Paus, Ansgar (Hg.): Grenzerfahrung Tod. Graz, Wien, Köln 1976, 283-317.
218. Momeyer, Richard: The Philosopher as Teacher. Philosophical Perspectives on Death and Dying. In: Metaphilosophy 13 (1982), 301-317.
219. Morin, Edgar: L'homme et la mort dans l'histoire. Paris 1951.
220. Rubén Sanabria, José: El hombre contemporáneo frente a la temporalidad y a la muerte. In: Revista de Filosofía. Univ. Iberoamericana.(México) 12 (1979), 107-137.

2.7 Sozialität des Menschen

221. Ebeling, Hans: Neue Reden an die deutsche Nation? Vom Warencharakter des Todes. Freiburg i.Brsg./München 1984.
222. Emanuel, Ezekiel J.: The Ends of Human Life. Medical Ethics in a Liberal Polity. Cambridge/Mass., London 1991.

Beitrag zur politischen Philosophie, Liberalismus und Kommunitarismus. Der Verfasser diskutiert u.a. das Recht auf Selbstbestimmung im Zusammenhang mit der Zustimmung zu medizinischer Behandlung.

223. Fuchs, W.: Todesbilder in der modernen Gesellschaft. Frankfurt a.M. 1969.

224. Macho, Thomas H.: Todesmetaphern. Zur Logik der Grenzerfahrung. Frankfurt a.M. 1989.

225. Schnoor, Heike/Sendzik, Katarina: Die Bedeutung des Todes für das Bewußtsein vom Leben. Ansätze in Psychologie, Soziologie u. Philosophie. Frankfurt a.M., New York 1986.

3. Wie ist humanes Sterben möglich? Aufgaben der Ethik

3.1 Traditionelle und neue Ethik

226. Birnbacher, Dieter: Medizin-Ethik. Hannover 1986.

227. Birnbacher, Dieter: Schopenhauers Idee einer rekonstruktiven Ethik (mit Anwendung auf die moderne Medizin-Ethik). In: Schopenhauer-Jahrbuch 71 (1990), 26-44.

228. Foot, Philippa: Das Abtreibungsproblem und die Doktrin der Doppelwirkung. In: Leist, Anton (Hg.), Um Leben und Tod. Moralische Probleme bei Abtreibung, künstlicher Befruchtung, Euthanasie und Selbstmord. Frankfurt a.M. 1990, 196-211 (= The Problem of Abortion and the Doctrine of Double Effect. In: Oxford Review 5 (1967), 59-70).
Foot behandelt die Doktrin der Doppelwirkung, d.h. die direkt beabsichtigte und die zwar vorhergesehene, aber nicht beabsichtige Wirkung einer Handlung, als der bei Interessen- bzw. Rechtskonflikten wie Abtreibung involvierten Prinzipien. Für diskussionswürdig befindet sie die "Vorstellung des Zulassens" als unterlassene Intervention, besonders in Form der Unterscheidung von positiven und negativen Pflichten. Sie folgert, "daß die Unterscheidung zwischen direkter und indirekter Absicht nur eine untergeordnete Rolle bei der Bestimmung dessen spielt, wie wir in diesen Fällen urteilen, während die Unterscheidung zwischen dem Vermeiden von Schadenzufügung und dem Hilfebringen tatsächlich sehr wichtig ist". Ihren Standpunkt exemplifiziert die Autorin an verschiedenen Konstellationen der Bedrohung des Lebens von Mutter und Kind sowie parallel konstruierten Beispielen.

229. Post, Stephen G.: Inquiries in Bioethics. Washington 1993.

230. Veatch, Robert M.: Death, Dying, and the Biological Revolution. Our Last Quest for Responsibility. New Haven (Conn.), Yale Univ. Press, 1976.

3.2 Sterben-Lassen/Recht auf Sterben

231. Auer, Alfons: Das Recht des Menschen auf einen "natürlichen" Tod. In: Schwartländer, Johannes (Hg.): Der Mensch und sein Tod. Göttingen 1976, 82-93.

232. Auer, A./Menzel, H./Eser, A.: Zwischen Heilauftrag und Sterbehilfe. Köln/Berlin/Bonn/München 1977.

233. Behnke, J./Boke, S. (Hgg.): The Dilemmas of Euthanasia. Garden City, N.Y 1975.

234. Birnbacher, Dieter: Das Recht auf einen selbstbestimmten Tod. In: Deutsche Gesellschaft für Humanes Sterben (Hrsg.): 5. Europäischer Kongreß für Humanes Sterben. Augsburg 1985, 85-89.

235. Böckle, F.: Menschenwürdig sterben. In: L. Honnefelder/G. Rager (Hgg.): Ärztliches Urteilen und Handeln. Frankfurt/M. 1994, 284-318.

236. Brock, Dan W.: Life and Death. Philosophical Essays in Biomedical Ethics. Cambridge, New York u.a. 1993.
In Absetzung von einem paternalistischen Modell des Arzt-Patient-Verhältnisses votiert Brock für den "informed, voluntary, competent consent" als Modell geteilter Entscheidung. Dabei ist das subjektive Wohlbefinden des Patienten nach Maßgabe persönlicher Wertsetzung als Ziel der medizinischen Behandlung anzusetzen. Ein Gelingen dieses Modells hängt davon ab, ob der "informed consent" hinreichend differenziert gefaßt wird. Der Arzt darf nicht als bloßer Fakten- und der Patient nicht als bloßer Wertsetzungsinformant genommen werden. In der Regel hat der Arzt die Anwaltsrolle gegenüber dem Patienten zu übernehmen und etwa beratend einzugreifen, wenn angesichts medizinischer Diagnosen aus persönlicher Betroffenheit irrationale Entscheidungen getroffen werden. Schwerpunkte der Überprüfung dieses Modells sind die Behandlungsentscheidung zwischen Arzt und Patient sowie die Entscheidung zwischen Leben und Tod zum einen in der Klinik, zum anderen in der Gesundheitspolitik. Hier legt Brock besonderes Gewicht auf die oft versäumte Vorabklärung ethisch gerechtfertigten und ungerechtfertigten Tötens. So wird die These vom Recht, nicht getötet zu werden, gegen eine utilitaristische Betrachtungs-

weise gestellt, wobei die rechtstheoretische Betrachtung statistisch der Mehrheitsmeinung in der Bevölkerung entsprechen soll.

237. Eser, Albin: Der manipulierte Tod? Möglichkeiten und Grenzen der Sterbehilfe aus rechtlicher Sicht. In: Schwartländer, Johannes (Hg.): Der Mensch und sein Tod. Göttingen 1976, 61-81.
Beitrag aus rechtswissenschaftlicher Sicht betr. Lebensverkürzung und -verlängerung als zweier Formen der Manipulation durch die moderne Medizin. Als rechtliche Grundlagen werden angeführt: das Verbot der Tötung, die Straffreiheit der Selbsttötung, der Konflikt bei Beteiligung eines Dritten ("Tötung auf Verlangen"). Diskutiert werden Probleme der Einverständniserklärung, der Menschenwürde, der Verhältnismäßigkeit der Mittel, Sterbehilfe als Unterlassung vs. aktive Tötung (Schmerzlinderung mit Tötungsrisiko vs. Tötung als Mittel der Schmerzbeseitigung).

238. Kamlah, Wilhelm: Das Recht auf den eigenen Tod und der § 216. In: Ders.: Von der Sprache zur Vernunft. Mannheim 1975.

239. Linke, D. B.: In Würde altern und sterben. Zur Ethik der Medizin. Gütersloh 1991.

240. Moor, Paul: Die Freiheit zum Tode. Ein Plädoyer für das Recht auf menschenwürdiges Sterben. Euthanasie und Ethik. Reinbek 1973.

241. Polin, Raymond: Le droit de mourir. In: Archivio di Filosofia (1981), 125-136.

242. Rachels, James: The End of Life. Oxford 1986.

243. Regan, Tom (Hg.): Matters of Life and Death. New York 1980.

244. Schwartländer, Johannes: Der Tod und die Würde des Menschen. In: Ders., (Hg.), Der Mensch und sein Tod. Göttingen 1976, 14-33.
Schwartländer begründet ein Grundrecht auf den Tod unter Rekurs auf den Begriff der Menschenwürde bzw. auf die deren Bedeutung festlegenden Begriffe Recht/Autonomie und Liebe (Mitleid, Solidarität). Die Forderung nach einem natürlichen Tod nimmt diesen Bezug in der Ablehnung der Willkürlichkeit und Leidhaftigkeit des Todes zwar auf, basiert aber - so Schwartländer - letzlich auf einem biologischen Verständnis vom Menschen, das den Sinn der Freiheit verkennt. Auch die Begründung der ethischen Zulässigkeit des Freitods bleibt philosophisch kontrovers (Gebot oder Verstoß gegen den Sinn der sittlichen Freiheit). - Letztlich ist es nicht möglich, ein Grundrecht auf Tod zu unterstellen, da alle Begründungen dieses Rechtes nur Begründungen des Rechts auf ein Leben in Freiheit liefern. Diese Auffassung der Freiheit sucht Schwartländer - an der dialogischen Konstitution des Menschen ansetzend - neu zu bestimmen.

245. Steinbock, Bonnie (Hg.): Killing and Letting Die. Englewood Cliffs, N. J. 1980.

3.3 Suizid-Debatte

246. Alvarez, Alfred: Der grausame Gott. Eine Studie über den Selbstmord. Frankfurt a.M. 1980.
247. Améry, Jean: Hand an sich legen. Diskurs über den Freitod. Stuttgart [5]1979
248. Battin, M. Pabst/Mayo, David J.(Hgg.): Suicide. The Philosophical Issues. New York 1980.
249. Battin, M. P.: Ethical Issues in Suicide. Englewood Cliffs, N. J. 1982.
250. Birnbacher, Dieter: Ethische Aspekte der suizidprophylaktischen Intervention. In: Suicidprophylaxe 9 (1982), 227-243.
251. Birnbacher, Dieter: Schopenhauer und das ethische Problem des Selbstmords. In: Schopenhauer-Jahrbuch 66 (1985), 115-130.
Birnbacher analysiert Schopenhauers Kritik an Kants Ablehnung des Selbstmords unter Hinweis auf eine Pflicht zur Selbsterhaltung. Schopenhauer läßt lediglich den in der Askese gewählten Hungertod als widerspruchsfreie Möglichkeit des Selbstmords zu, was Birnbacher als in sich nicht schlüssig zurückweist. - Die metaphysische Grundlage, die Schopenhauer selbst heranzieht, nämlich eine Widersprüchlichkeit zum allgemein unterstellten "Willen zum Leben", die dann besteht, wenn das höchste moralische Ideal der Willensverneinung in der Askese nicht erreicht werden kann (was beim Selbstmord durchgängig der Fall sein soll), kritisiert Birnbacher. Diese Argumentation ist lediglich in sich, d. h. unter der Voraussetzung der metaphysischen Prämissen schlüssig.
252. Birnbacher, Dieter: Selbstmord und Selbstmordverhütung aus ethischer Sicht. In: Leist, Anton (Hg.), Um Leben und Tod. Moralische Probleme bei Abtreibung, künstlicher Befruchtung, Euthanasie und Selbstmord. Frankfurt a.M. 1990, 395-422 (Erweiterte Fassung des zweiten Teils: Suizidprävention - eine ethische Perpektive. In: Suizidprophylaxe 20 (1993), 5-18).
Nach Durchsicht verschiedener Aussagen zum Selbstmord, die zumeist von metaphysisch-weltanschaulichen Fragen vorgeprägt sind, argumentiert Birnbacher zugunsten der Beurteilung des Selbstmordes als moralisch indifferent. Interessant ist die Frage nach den Bedingungen, unter denen man einen anderen am Selbstmord hindern oder ihm Beihilfe leisten darf/soll. Da der generelle Einwand, daß das Leben als Höchstwert zu

gelten habe, philosophisch nicht ohne Vorurteile zu rechtfertigen ist, votiert Birnbacher für die Etablierung einer Rechtspflicht auf Zulassung wohlerwogener Selbstmordhandlungen. Die Frage nach einem Eingreifen mit Zwangsmitteln wird dadurch a priori negativ entschieden. Nötig wird allerdings eine Differenzierung von Fallgruppen, nämlich die Unterscheidung zwischen irrationalen und wohlerwogenen Selbstmordvorhaben.

253. Biser, Eugen: Das Problem des Selbstmords. In: Ders.: Dasein auf Abruf. Der Tod als Schicksal, Versuchung und Aufgabe. Düsseldorf 1981, 64-75.
254. De Waelhens, Alphonse: Réflexions sur la mort et le suicide. In: Archivio di Filosofia (1981), 137-146
255. Donelly, John: Suicide and Rationality. In: John Donelly (Ed.): Language, Metaphysics and Death. New York, Fordham University Press 1978
Donelly vertritt die These, daß Selbstmord niemals rationale Gründe hat, sondern immer irrational bleibt, weil es unmöglich ist, den Wert des Todes für den Gestorbenen rational zu kalkulieren.
256. Durkheim, Emile: Der Selbstmord. Frankfurt a.M. 1983.
257. Eser, Albin (Hg.): Suizid und Euthanasie als human- und sozialwissenschaftliches Problem. Stuttgart 1976.
258. Guillon, Claude/Bonniex, Yves le: Gebrauchsanleitung zum Selbstmord. Eine Streitschrift für das Recht auf einen freibestimmten Tod. Frankfurt a. M. 1982.
259. Heifetz, M.D./Mangel, C.: Das Recht zu sterben. Tötung oder Erlösung. München 1978.
260. Kehl, Robert: Sterbehilfe. Ethische und juristische Grundlagen. Bern 1988.
261. Kuitert, Harry M.: Darf ich mir das Leben nehmen? Gütersloh 1990.
262. Otto, Harro: Recht auf den eigenen Tod. Gutachten D zum 56. Deutschen Juristentag. Berlin/München 1986.
263. Löwith, Karl: Die Freiheit zum Tode. In: Ders.: Vorträge und Abhandlungen. Zur Kritik der christlichen Überlieferung. Stuttgart 1966, 274-289.
264. Pohlmeier, Hermann: Selbstmord und Selbstmordverhütung. München 1983.
265. Saner, Hans/Holzhey, Helmut (Hgg.): Euthanasie, Basel/Stuttgart 1976.
266. Sattes, Hans: Selbstmord - ein Ausweg? In: Schopenhauer-Jahrbuch 59 (1978), 48-59.
267. Schopenhauer, Arthur: Die Welt als Wille und Vorstellung. In: Ders.: Sämtliche Werke Bd I. Darmstadt 1982, insb. § 69.

268. Schopenhauer, Arthur: Parerga und Paralipomena. In: Ders.: Sämtliche Werke Bd V, Darmstadt 1982, insb. §§ 157ff.
Der Selbstmord wird als ein Widerspruch zwischen einem allgemeinen Willen zum Leben und dem Willen, sein individuelles Leben aufzugeben, abgelehnt. - Schopenhauers Argumentation relativiert sich allerdings durch die nicht weiter begründete metaphysische Voraussetzung eines allgemeinen Willens zum Leben.
269. Thielicke, Helmut: Wer darf sterben? Grenzfragen der modernen Medizin. Freiburg 1979.
270. Willemsen, Roger (Hg.): Der Selbstmord. München 1989.

3.4 Hilfe "im" Sterben, nicht "beim" Sterben

271. Auer, A./Menzel, H./Eser, A.: Zwischen Heilauftrag und Sterbehilfe. Köln 1977.
272. Birnbacher, Dieter: Ethische Aspekte der aktiven und passiven Sterbehilfe. In: Hermann Hepp (Hrsg.): Hilfe zum Sterben? Hilfe beim Sterben! Düsseldorf 1992, 50-73.
273. Birnbacher, Dieter: Ist die Unterscheidung zwischen aktiver und passiver Sterbehilfe ethisch bedeutsam? In: Hans Henning Atrott/Hermann Pohlmeier (Hgg.): Sterbehilfe in der Diskussion. Regensburg 1990, 25-40.
274. Birnbacher, Dieter: Handeln und Unterlassen. Stuttgart 1995.
275. Glover, J.: Causing Death and Saving Lifes. Harmondsworth 1977
276. Hepp, Hermann (Hg.): Hilfe zum Sterben? Hilfe beim Sterben! Düsseldorf 1992.
277. Honnefelder, Ludger: Philosophisch-ethische Standpunkte. In: Suizidprävention und Sterbehilfe. Indikation - Kontraindikation, hrsg. von der Akademie für ärztliche Fortbildung und Weiterbildung der Landesärztekammer Hessen. Werkstattgespräch 25, Bad Nauheim, 25./26. 9. 1992, 146-155.
278. Hoerster, Norbert: Tötungsverbot und Sterbehilfe. In: Sass, H. M. (Hg.): Medizin und Ethik. Stuttgart 1989, 287-295.
279. Kuitert, Harry M.: Der gewünschte Tod. Euthanasie und humanes Sterben. Gütersloh 1991.

3.5 Euthanasie-Debatte

280. Atrott, Hans Henning/Pohlmeier, Hermann (Hrsg.): Sterbehilfe in der Diskussion. Regensburg 1990.

281. Barry, Robert L.: Ethics and Brain Death. In: New Scholasticism. 61 (1987), 82-98 (vgl. A. Shewmon, The Metaphysics of Brain Death).

282. Bastian, Till (Hg.): Denken - Schreiben - Töten. Stuttgart 1990.

283. Birnbacher, Dieter: Das Tötungsverbot aus der Sicht des klassischen Utilitarismus. In: Rainer Hegselmann/Reinhard Merkel (Hrsg.): Zur Debatte über Euthanasie. Beiträge und Stellungnahmen. Frankfurt a.M. 1991, 25-50.

284. Böhler, Dietrich/Alfons Matheis: Töten als Therapie? - "Praktische Ethik" des Nutzenkalküls versus Diskursethik als kommunikative Verantwortungsethik. In: Ethik und Sozialwissenschaft 2 (1991).

285. Brock, Dan W.: Life and Death. Philosophical Essays in Biomedical Ethics. Cambridge, New York u.a. 1993.

286. Foot, Philippa: Euthanasie. In: Leist, Anton (Hg.), Um Leben und Tod. Moralische Probleme bei Abtreibung, künstlicher Befruchtung, Euthanasie und Selbstmord. Frankfurt a.M. 1990, 285-317 (= Euthanasia. In: Philosophy & Public Affairs 6.2 (1977), 85-111).
Foot problematisiert die Rechtfertigung der Euthanasie durch die These, daß der Tod zum Wohle des Betroffenen sein müsse, da diese Bestimmung zu unscharf ist. Mögliche Rechtfertigungsgründe für Euthanasie sind Gerechtigkeit im Sinne der Akzeptation von geschuldeten Rechten, Nächstenliebe als Prinzip der Entscheidung über das Wohlergehen bzw. wohlverstandene Selbstinteresse des Anderen. Das Lebensrecht wird als "Bündel von Anspruchsrechten" in dem Sinn näher analysiert und differenziert, als daraus die Pflicht zur aktiven Hilfe und die Pflicht zur Nichteinmischung entspringen kann, damit eine Differenz von aktiver und passiver Euthanasie. Voraussetzung beider ist die Freiwilligkeit der Einstimmung des Betroffenen.

287. Hegselmann, Rainer/Merkel, Reinhard (Hgg.): Zur Debatte über Euthanasie. Beiträge und Stellungnahmen. Frankfurt a.M. 1991.

288. Hoerster, Norbert: Kindstötung und das Lebensrecht von Personen. Analyse und Kritik 12 (1990), 226-244.

289. Kuhse, Helga: Die Lehre von der »Heiligkeit des Lebens« In: Leist, Anton (Hg.), Um Leben und Tod. Moralische Probleme bei Abtreibung, künstlicher Befruchtung, Euthanasie und Selbstmord. Frankfurt a.M. 1990, 75-106 (= The Sanctity-of-Life Doctrine in Medicine. A Critique. Oxford 1987, Kap. 1 (mit Veränderungen)).

290. Lockwood, Michael: Singer on Killing and the Preference for Life. In: Inquiry 22 (1979), 157-170.

291. McMillan, R. C./Engelhardt, H T./Spicker, S. F. (Hgg.): Euthanasia and the Newborn. Dordrecht 1987.

292. Reichenbach, Bruce C.: Euthanasie und die aktiv/passiv-Unterscheidung. In: Leist, Anton (Hg.), Um Leben und Tod. Moralische Probleme bei Abtreibung, künstlicher Befruchtung, Euthanasie und Selbstmord. Frankfurt a.M. 1990, 318-348 (= Euthanasia and the Active-Passive Distinction. In: Bioethics 1.1 (1987), 51-73).

Reichenbach geht in seiner Untersuchung der Frage nach dem Unterschied zwischen aktiver und passiver Euthanasie nach. Die häufig herangezogene Unterscheidung von Handeln und Nichthandeln greift unabhängig von ihrer moralischen Bedeutsamkeit nicht. Die zu erwartende Lebensqualität und die "Beschaffenheit der Todesursache einer Person" nögtigt nach Reichenbach zu weiteren Unterscheidungen, etwa der zwischen Töten und Nicht-Fortsetzen außergewöhnlicher lebenserhaltender Maßnahmen. Ramsey's Differenzierung zwischen aktiver und passiver Euthanasie durch den Rekurs auf natürliche bzw. unnatürliche Todesursachen wird problematisiert durch die Frage, was als natürlich gelten kann. Reichenbach lehnt eine bloß folgenorientierte Sichtweise (Rachel) ab, kassiert den Unterschied zwischen aktiver und passiver Sterbehilfe, der aus der Entgegensetzung von Töten und Sterben-lassen gezogen wird, unter Hinweis auf zu starke Voraussetzungen der Konzeption des natürlichen Todes (Anerkennung der Naturrechtstheorie) und entscheidet sich schließlich für Ramsey's Differenzierung zwischen absichtlichem Töten und dem Verzicht auf außergewöhnliche Maßnahmen zur Lebenserhaltung.

293. Schmalenberg, E. (Hg.): Tod und Tötung. Stuttgart 1976.

294. Singer, Peter: Killing Humans and Killing Animals. In: Inquiry 22 (1979), 145-156.

295. Table ronde sur l'euthanasie. Présidée par Georges Heuse. In: Cahiers Internationaux de Symbolisme N. 37, 38, 39 (1979), 143-190.

296. Thomson, Judith J.: Eine Verteidigung der Abtreibung. In: Leist, Anton (Hg.), Um Leben und Tod. Moralische Probleme bei Abtreibung, künstlicher Befruchtung, Euthanasie und Selbstmord. Frankfurt a.M. 1990, 107-131 (= A Defence of Abortion. In: Philosophy & Public Affairs 1.1 (1971), 47-66).

Da sich - so Verf. gegen die sog. "Kontinuitätsargumente" - kein Zeitpunkt in der Entwicklung angeben läßt, zu dem ein vormals biologisches

Wesen zur Person wird, müssen die Argumente für und wider die Abtreibung sich auf eine Abwägung des Lebensrechts zweier Personen richten. Unbestritten gilt die Abtreibung zur Rettung des Lebens der Mutter nicht als Mord. Die Verantwortlichkeit der Mutter in dem Sinn, daß sie dem Fötus ein Recht auf Leben zugestehen muß, hängt mit dem Grad an Freiwilligkeit des Schwangerwerdens zusammen. Abtreibung nach Vergewaltigung ist demnach ebenfalls gerechtfertigt. Eine besondere Verantwortung der Mutter aufgrund biologischer Aspekte zu unterstellen, ist nicht sinnvoll. Stattdessen bietet ein Akt der Verantwortungsübernahme die Grundlage für die Argumentation. - Vgl. dazu die Kritik von Hare im selben Band.

4. Philosophiegeschichtliche Darstellungen

297. Benz, E.: Das Todesproblem in der stoischen Philosophie. Stuttgart 1929.

298. Blum, Paul Richard (Hrsg.): Studien zur Thematik des Todes im 16. Jahrhundert. Wolfenbüttel 1983.

299. Johann, Horst Theodor: Trauer und Trost. Eine quellen- und strukturanalytische Untersuchung der philosophischen Trostschriften über den Tod. München 1968.

300. Morin, Edgar: Das Rätsel des Humanen. Grundfragen einer neuen Anthropologie. München 1974, 31-119, 195-272.

301. Pfannmüller, Gustav (Hg.): Tod, Jenseits und Unsterblichkeit in der Religion, Literatur und Philosophie der Griechen und Römer. Basel 1953.

302. Rohde, Erwin: Psyche. Seelenkult und Unsterblichkeitsglaube der Griechen. Leipzig 1932.

303. Scherer, Georg: Das Problem des Todes in der Philosophie. Darmstadt 1979.

304. Sublon, Roland: Le temps de la mort. Savoir, parole, désir. Strassbourg 1975, 9-44.

Soziologie

Armin Nassehi/Markus Schroer/Georg Weber

Einleitung

Das Thema *Tod und Sterben* nimmt in der Soziologie keinen breiten Raum ein. Auf der Suche nach einschlägigen Begriffen in soziologischen Lexika, Hand- und Lehrbüchern bleibt man nahezu erfolglos, die Anzahl der Funde geht gegen Null. Die Vernachlässigung des Themas innerhalb der Soziologie hat Tradition: Angefangen von den Klassikern des Faches (Karl Marx, Emile Durkheim, Max Weber u.a.) bis zu seinen heutigen herausragenden Vertretern (Jürgen Habermas, Niklas Luhmann, Anthony Giddens, Pierre Bourdieu u.a.) hat sich an der marginalen Position des Themas innerhalb der Disziplin wenig geändert. Georg Simmel, Norbert Elias und Talcott Parsons sind die großen Ausnahmen, die dem Thema *Tod und Sterben* eigenständige soziologische Beiträge gewidmet haben. Man könnte lange darüber spekulieren, womit diese auffällige Abstinenz zu tun hat. Wenigstens drei mögliche Gründe oder besser *Vorurteile* seien hier genannt, die unter soziologischen Beobachtern nach unserer Erfahrung nicht selten kursieren:

1) Die thematische Abstinenz der Soziologie könnte zunächst vielleicht daran liegen, daß man *entweder* meint, mit dem Todesthema auf eine jener *großen Menschheitsfragen* gestoßen zu sein, für die üblicherweise Theologie und Philosophie zuständig seien, *oder* aber auf die bloß biologisch-naturhafte Relevanz des Themas hinweist. Auf den ersten Blick handelt es sich bei dem Thema nicht um ein so offensichtlich *gesellschaftlich* formiertes und präformiertes Phänomen wie bei den *klassischen* Topoi soziologischen Reflektierens: Macht und Herrschaft, soziale Ungleichheit, Familie, Wirtschaft usw. Erst auf den zweiten Blick scheint sich der gesellschaftsbedingte Charakter von Sterbeprozessen und Todesbildern zu erschließen. Die wenigen klassischen soziologischen Versuche, sich des Themas anzunehmen, interessieren sich denn auch nicht so sehr für die bloß biologische Tatsache der menschlichen Sterblichkeit, die - vermutlich - keiner historischen Varianz ausgesetzt ist. Soziologisches Denken über *Tod und Sterben* beginnt vielmehr erst damit, nicht nach der "wahren", weltanschaulich oder religiös "gültigen" Anschauung und Praxis bezüglich der menschlichen Endlichkeit zu fragen, sondern nach den historisch wandelbaren, gesellschaftsstrukturell variablen und kulturell relativen Bedingungen solcher Anschauung und Praxis zu suchen. Sobald man diesen Blickwinkel einnimmt, wird deutlich,

wie sehr das scheinbar ewig gleiche Naturrätsel gravierenden Veränderungen unterliegt. *Tod* und *Sterblichkeit* sind zwar anthropologische Konstanten - die anthropologische Konstanz der Phänomene mag aber womöglich die historische, kulturelle und gesellschaftliche Varianz der Thanatopraxis verdecken. Paradoxerweise scheint es gerade die Universalität des Themas zu sein, die zu seiner Marginalisierung in der Soziologie geführt hat: Weil der Tod bzw. das Sterben in allen menschlichen Kulturen anzutreffen ist, bekommt er allzuschnell den Status des Selbstverständlichen und damit scheinbar Unveränderlichen. Doch die Soziologie hat sich gerade deshalb als eigenständige Disziplin etablieren können, weil sie die gesellschaftliche Bedingtheit scheinbar naturhafter Prozesse aufzeigen konnte. Was scheinbar *"der Fall"* ist, wird durch soziologische Reflexion seiner unbedingten Faktizität beraubt und als ein Ergebnis gesellschaftlicher Prozesse angesehen. Erst langsam wächst das Bewußtsein, daß dies auch und gerade für das Thema *Tod und Sterben* zutrifft.

2) Ein zweites, typisch europäisches, womöglich sogar typisch deutsches Vorurteil bezüglich des Todesthemas ist seine angeblich rein *individuelle* Relevanz. Heideggerscher Daseinsanalyse etwa verdankt sich folgende Einschätzung von Johannes Weiß: "Der Tod und das Sterben als je eigene Erfahrung und individueller Vollzug [...]sind [...] per definitionem kein mögliches Objekt soziologischer Untersuchung."[1] Abgesehen davon, daß dieses Diktum radikal verkennt, daß auch die *individuelle* Ebene von Handeln und Verhalten sehr wohl sozialer Strukturierung unterliegt, wird zugleich übersehen, daß zumindest einer der Klassiker der Soziologie, nämlich Georg Simmel, gerade die Individualität des Todesproblems zum Gegenstand soziologischer Analyse macht.[2] Viel genauer als etwa Weiß sieht Christian v. Ferber in einem für die deutsche Soziologie von Tod und Sterben programmatischen Aufsatz im Todesproblem gerade die "Nahtstelle, an der sich Individuum und Gesellschaft unausweichlich begegnen"[3]. An dieser

---

1 Johannes Weiß, Die Soziologie und die Sterblichkeit des Menschen. In: Henn, B./Weiß, J. (Hg.): Tod und Sterben. Duisburg 1980, 148 bis 156, hier 155.

2 Vgl. dazu Armin Nassehi, Gesellschaftstheorie, Kulturphilosophie und Thanatologie. Eine gesellschaftstheoretische Rekonstruktion von Georg Simmels Theorie der Individualität. In: Sociologia Internationalis 31 (1993), 1-21.

3 Christian v. Ferber, Soziologische Aspekte des Todes. Ein Versuch über einige Beziehungen der Soziologie zur Philosophischen Anthroplogie. In: Zeitschrift für evangelische Ethik 7 (1963), 338-360, hier 338f.

Position zeigt sich die enorme Relevanz des Themas für die Soziologie, erst recht wenn die etwas grobschlächtige Trennung *individueller* und *kollektiver* Phänomene zugunsten einer differenzierteren Sicht auf das Verhältnis von Individuum und Gesellschaft überwunden wird.

3) Schließlich dürfte die Abstinenz des Themas zumindest in der frühen Phase der Soziologie auch mit den Entstehungsbedinungen des Faches als Reflexionstheorie der Moderne, als Erbin von Theologie und Philosophie zusammenhängen. Ohne Zweifel ist die Entstehung der Soziologie aus dem Geist der Aufklärung, aus dem optimistischen Selbstverständnis eines neuen Gesellschaftstyps zu verstehen. Nach diesem neuen Selbstverständnis ist es nicht eine extramundane Macht, nicht ein dem Menschen Transzendentes, das die menschliche Geschichte hervorbringt, sondern es ist der Mensch selbst, der sich neu entwirft, der sich seine Welt schafft, der die dunklen Zeiten des Vorurteils und des irrationalistischen Glaubens hinter sich läßt. Es war gerade das Todesproblem, das in die Reflexionstheorien der neuen Zeit kaum Aufnahme fand. Wie der Historiker Bernhard Groethuysen eindrucksvoll belegt, war der Tod das letzte große Thema der Verwalter der alten Welt, dessen existentielle Relevanz den modernen Optimismus noch verunsichern konnte, was durchaus auch eine Verunsicherung im intellektuellen Diskurs zur Folge hatte.[4] Heute wissen wir - auch die Soziologie - daß dieses optimistische Selbstverständnis nicht lange halten konnte. Daß Aufklärung dialektisch umgeschlagen sei in ihr Gegenteil, ist eine zeitdiagnostische Denkfigur, die nicht nur in Horkheimers und Adornos *Dialektik der Aufklärung* von 1947 bestimmend wurde, sondern nachgerade zum phänotypischen Motiv einer Diagnose der Moderne als sinnentleerte, krisenhafte Epoche gerann. Es scheint zur bestimmenden intellektuellen Selbstbeschreibung der Moderne geworden zu sein und bestimmt auch heute noch - wenn auch in erheblich abgewandelter Form - Debatten um das Selbstverständnis der Gegenwartsgesellschaft. Gleichwohl scheint sich die aus der optimistischen Phase der frühen Moderne resultierende Abstinenz jenem "Philosophen- und Theologen-Thema" gegenüber spurenhaft erhalten zu haben.

Sicher haben wir diese drei Gründe für die Marginalisierung des Todesthemas in der Soziologie etwas überzeichnet, doch scheinen sie uns nicht ganz unrealistisch

---

4 Vgl. Bernhard Groethuysen, Die Entstehung der bürgerlichen Welt- und Lebensanschauung in Frankreich 1978, 2 Bde., Frankfurt/M.

zu sein, wie man nicht nur in Schriften, sondern auch im Gespräch mit Kolleginnen und Kollegen erfahren kann. Zugleich sollte deutlich geworden sein, in welcher Weise die Soziologie auf das Thema *Tod und Sterben* zugreifen kann. Weder normativ aufgeladene Debatten über den richtigen Umgang mit dem Sterben, noch der Diskurs über angemessene ethische Standards stellen das Proprium soziologischer *Thanatologie* dar. Vielmehr hat sie nach den gesellschaftlichen Bedingungen sowohl des Umgangs mit Tod und Sterben als auch der kulturellen Deutung der menschlichen Sterblichkeit zu fragen.

Im deutschsprachigen Raum kommt dem bereits erwähnten Christian v. Ferber, aber auch Werner Fuchs und Alois Hahn[5] das Verdienst zu, das Todesthema im Diskurs der theoretischen und empirischen Soziologie etabliert zu haben.[6] Dabei konnte bereits auf eine in den Vereinigten Staaten ca. ein Jahrzehnt früher begonnene soziologische Diskussion über Tod und Sterben zurückgeschaut werden,[7] in deren Mittelpunkt die These von der *Verdrängung des Todes* stand, die auch heute noch heftig diskutiert wird. Nicht zufällig spielt diese Frage auch in den Arbeiten von Fuchs und Hahn eine entscheidende Rolle. Und neben empirischen Studien zum Thema greifen auch die nächsten systematisch-theoretischen Arbeiten, die erst wieder in den achtziger Jahren von soziologischer Seite zum Thema erschienen sind, das Motiv der Todesverdrängung wieder auf.[8] Auch in der englischen und amerikanischen Literatur sind parallel dazu verstärkt Versuche einer theoretisch gehaltvollen "Sociology of Death and Dying" auszumachen.[9]

---

5 Vgl. v. Ferber, a.a.O.; Werner Fuchs, Todesbilder in der modernen Gesellschaft. Frankfurt/M. 1969; Alois Hahn, Einstellungen zum Tod und ihre soziale Bedingtheit. Eine soziolgische Untersuchung. Stuttgart 1968.

6 Als neuere Bestandsaufnahme vgl. Klaus Feldmann/Werner Fuchs-Heinritz (Hg.): Der Tod ist ein Problem der Lebenden. Beiträge zur Soziologie des Todes, Frankfurt/M. 1995.

7 Vgl. Geoffrey Gorer: Death, Grief, and Mourning in Contemporary Britain. London 1965; Herman Feifel (Ed.): The Meaning of Death. New York/Toronto/London 1959; Robert Fulton (Ed.): Death and identity. New York/London/Sydney 1965.

8 Vgl. Armin Nassehi und Georg Weber, Tod, Modernität und Gesellschaft. Entwurf einer Theorie der Todesverdrängung, Opladen 1989; Klaus Feldmann, Tod und Gesellschaft. Eine soziologische Betrachtung von Sterben und Tod. Frankfurt/M. u.a. 1990.

9 Barbara A. Backer/Natalie Hannon/Noreen A. Russel: Death and Dying. Individuals and Institutions. New York u.a. 1982; Michael C. Kearl: Endings: A Sociology of Death and Dying. Oxford 1989; Lyn H. Lofland (Hg.): Towards a Sociology of Death and Dying. Beverly Hills/London 1976.

Gleichwohl kann nicht davon gesprochen werden, daß sich die Thanatosoziologie bereits als spezielle Soziologie[10] ausdifferenziert und etabliert hätte. Zwar liegt inzwischen eine erhebliche Anzahl von thanatosoziologischen Arbeiten empirischer und theoretischer Provenienz vor, ein gemeinsames Band im Sinne einer *Thanatosoziologie* ist bis dato aber (noch) nicht in Sicht. Das schlägt sich etwa darin nieder, daß in der Deutschen Gesellschaft für Soziologie bis heute keine Arbeitsgruppe oder Sektion "Thanatosoziologie" existiert. Diese Situation hat die Suche nach einschlägiger Literatur für die vorliegende annotierte Bibliographie nicht gerade vereinfacht. So mußten die wenigen Hinweise in den vorhandenen Schriften der Klassiker des Faches aufgespürt sowie die verschiedenen speziellen Soziologien nach der Thematisierung von Tod und Sterben abgesucht werden. Diese eher *von unten* denn von den Höhen einer bereits vorhandenen Systematik her operierende Arbeitsweise hat zur vorliegenden Gliederung der Bibliographie mit den Stichworten soziologische Theorie, Trauer, Lebenszeit und Zeit, Partnerschaft/Ehe/Familie, Medizinische Soziologie, Euthanasie/Sterbehilfe, Suizid, Politik, Liebe/Sexualität etc. geführt. Entscheidend ist, daß die unter diesen Labels subsumierten Titel keinesfalls Vollständigkeit beanspruchen können. Vollständig könnte allenfalls die Systematik sein, doch auch dies sei hier mit aller Vorsicht formuliert. Wir hoffen dennoch, einen zumindest repräsentativen Überblick über die "thanatosoziologische" Literatur gegeben zu haben.

---

10 Unter *speziellen Soziologien* oder *Bindestrich-Soziologien* versteht man solche Teildisziplinen unsereres Faches, die unter Anwendung der Theorien und Begriffe der allgemeinen Soziologie und der Methoden der empirischen Sozialforschung einzelne soziokulturelle Teilbereiche der Gesellschaft - etwa Wirtschaft, Familie, Jugend, Erziehung etc. - bearbeiten.

INHALTSVERZEICHNIS

1. Sozial- und Kulturgeschichte

1. Ariès, Philippe: Studien zur Geschichte des Todes im Abendland. München 1976.
2. Ariès, Philippe: Geschichte des Todes. München, Wien 1980 (frz. Orig. [1]1978).

Der "Sonntagshistoriker" Ariès verfolgt in diesen beiden Werken den Wandel der Einstellungen des Menschen zum Tod vom 9. Jahrhundert bis zur Gegenwart anhand von literarischen, liturgischen, testamentarischen, epigraphischen und ikonographischen Quellen. Schon in den *Studien* unterscheidet Ariès zwischen vier verschiedenen Todesauffassungen: *Der gezähmte Tod* bezeichnet den ganz selbstverständlichen Umgang mit dem Tod im frühen Mittelalter, bei dem sich das Sterben öffentlich, im Kreise der Familie, Freunde und Nachbarn vollzieht. *Der eigene Tod* kennzeichnet ein persönlicheres Verhältnis zum Tod, zu dem es im Hochmittelalter kommt: *Der Tod des Anderen* setzt sich in den nachfolgenden Jahrhunderten durch und meint eine übersteigerte Trauer seitens der Hinterbliebenen dem Toten gegenüber. *Der verbotene Tod* schließlich kennzeichnet die Todesauffassung in den heutigen Leistungsgesellschaften, in der der Tod tabuisiert und verdrängt wird: Er ist zum bloßen Störfaktor geworden. In seiner *Geschichte* nennt Ariès diese Todesauffassung den *ins Gegenteil verkehrten Tod*. Außerdem hat er zwischen dem *eigenen Tod* und dem *Tod des Anderen* noch den *langen und nahen Tod* eingeführt. Enthalten die *Studien* bereits das Substrat seines Ansatzes, so verdichtet er seine Ergebnisse in der *Geschichte* zu einem ausgreifenden und materialreichen Monumentalwerk, an dem wohl niemand, der sich mit dem Thema beschäftigt, vorbeikommt, auch wenn seine Ergebnisse höchst kontrovers diskutiert werden. So kann man sehr wohl über die Perspektive streiten, die Ariès in seinem Werk einnimmt. Deutlich konstruiert er ein Bild der guten Vergangenheit auf dem Hintergrund einer für schlecht befundenen Gegenwart. Außerdem behandelt Ariès seine Quellen durchgängig als authentische Quellen einer vergangenen Zeit und vernachlässigt das mögliche Maß an Wunschvorstellungen und Idealbildern, die sich in den herangezogenen Quellen niedergeschlagen haben können. Die in der Vergangenheit vorgefundenen Sterberituale werden romantisiert und der heute vorherrschenden Verdrängungskultur gegenüber dem Tod als Spiegel vorgehalten. Ariès Perspektive betont den Verfall und das Verschwinden eines ehemals vorhandenen gemeinschaftlichen Umgangs mit dem Tod. Dies verstellt ihm den Blick sowohl auf die strukturellen

Notwendigkeiten des Wandels im Umgang mit Sterben und Tod als auch auf die funktionalen Äquivalente, die möglicherweise für die traditionellen Rituale gefunden worden sind. Von dieser soziologisch motivierten Kritik bleibt jedoch der materiale Gehalt dieser mentalitätsgeschichtlichen Studien über den Wandel der Einstellungen zum Tode, des Sterbeverhaltens und der Bestattungsbräuche unangetastet. (In den *Studien* finden sich einzelne Vorarbeiten aus den Jahren 1966-1975 und drei Rezensionen über Arbieten, die sich mit Tod und Sterben beschäftigen.)

3. Borkenau, Franz: The concept of death. In: Twentieth Century 157 (1955), 319-329; wiederabgedruckt in: Fulton, Robert (Hg.): Death and identity. New York/London/Sydney 1965, 42-56.
4. Borkenau, Franz: Todeskontradiktion und Geschichte. In: Der Monat 11 (1959) (posthum veröffentlicht).
5. Borkenau, Franz: Todesantinomie und Kulturgenerationen. In: ders.: Ende und Anfang. Von der Generation der Hochkulturen und von der Entstehung des Abendlandes. Stuttgart 1984, 83-119. (Kondensierung der beiden oben genannten Essays)

   Die These dieses Beitrags (1984) ist, daß sich die innere Widersprüchlichkeit der Erfahrung des Todes nicht nur in der Haltung des Individuums zum Tode beobachten, sondern auch in allen menschlichen Kulturen und in den Beziehungen zwischen geschichtlichen Zivilisationen nachweisen läßt. Die kollektiven Veränderungen der Einstellung zum Tod kennzeichnen die großen Epochen der geschichtlichen Entwicklung. Um seine These zu belegen, thematisiert Borkenau in einem ersten Schritt die grundlegende Antinomie im Individuum: Unvereinbar stehen sich hier die *innere Gewißheit des Todes* und die *innere Gewißheit der Unsterblichkeit* gegenüber. Dieser innere Kampf im Leben eines jeden Individuums erzeugt seine Ruhelosigkeit und führt ihn dazu, eine der beiden Seiten zu verleugnen. Immer wieder gibt es Versuche einer Synthese, die sich aber nur wieder in die vorangehende Antinomie auflöst. Dieses beim Individuum ausgemachte Ringen um eine Synthese der unversöhnlichen Gegensätze von Todes- und Unsterblichkeitsgewißheit, die Borkenau von Freud übernimmt, überträgt er im Fortlauf seiner Überlegungen auf die Geschichte der Menschheit insgesamt. Dabei geht es Borkenau um den Nachweis eines zyklischen Verlaufs der Geschichte, in dem sich Todesverleugnung, Todesüberwindung und Todeshinnahme immer wieder einander ablösen. In primitiven Kulturen findet Borkenau *Todesverleugnung* vor: Die intuitive Todesgewißheit wird verdrängt. Da sich keinerlei Spuren von Bestattungen aus dieser Zeit nachweisen lassen, geht Borkenau von einer Gleichgültigkeit gegenüber den Leichen aus, die auf eine Todesverleugnung schließen läßt. Zur *Todesüberwindung* kommt es in den großen Stromtalkulturen: Hier wird die Todesgewißheit akzeptiert. Diese Akzeptanz des Sterbenmüssens, die Borkenau als das größte historische Opfer im Laufe der Menschheitsgeschichte bezeichnet, läßt Energie frei werden, die in primitiven Kulturen auf die Bekämpfung der Einsicht in die Todesgewißheit konzentriert war und jetzt, derart entfesselt, auf die Verbesserung des Diesseits gerichtet werden kann. In den hellenischen und hebräischen Kulturen kann Borkenau zufolge von einer kollektiven *Todeshinnahme* gesprochen werden. Im Christentum kommt es zu einer neuen Form der *Todesüberwindung*, indem ein Leben ohne Fortleben als nichtig erklärt wird. So wie das Aufkommen des Christentums die entscheidende Bedingung für die *Todesüberwindung* war, kommt es mit dem Bedeutungsrückgang der Religion zu neuen Formen der *Todeshinnahme* und *-verleugnung*. Nachdem die Bedeutung des Individuums so eng an seine Unsterblichkeit geknüpft wurde, wird damit zugleich auch die Existenz der Persönlichkeit in Frage gestellt. Unter dem Eindruck von Faschismus und Stalinismus geht Borkenau von einer Kultur der *Todesverherrlichung* in nachchristlicher Zukunft aus.

6. Foucault, Michel: Die Geburt der Klinik. Eine Archäologie des ärztlichen Blicks. Frankfurt/M. 1988 (frz. Orig. 1963).
7. Foucault, Michel: Die Ordnung der Dinge. Eine Archäologie der Humanwissenschaften. Frankfurt/M. 1991. (frz. Orig. 1966).
8. Foucault, Michel: Andere Räume (1967). In: Barck, Karlheinz u.a. (Hg.): Aisthesis. Wahrnehmung heute oder Perspektiven einer anderen Ästhetik. Leipzig 1990, 34-46.
9. Foucault, Michel: Überwachen und Strafen. Die Geburt des Gefängnisses. Frankfurt/M. 1976 (frz. Orig. 1975).
10. Foucault, Michel: Der Wille zum Wissen. Sexualität und Wahrheit, Bd. 1. Frankfurt/M. 1977. (frz. Orig. 1976).
11. Foucault, Michel: Leben machen und Sterben lassen. Zur Genealogie des Rassismus. Ein Vortrag. In: Lettre International (1993), H. 20, 62-67.
12. Foucault, Michel: Der Gebrauch der Lüste. Sexualität und Wahrheit, Bd. 2. Frankfurt/M. 1989 (frz. Orig. 1984)
13. Foucault, Michel: Die Sorge um sich. Sexualität und Wahrheit, Bd. 3. Frankfurt/M. 1989 (frz. Orig. 1984)
14. Foucault, Michel: Von der Freundschaft. Michel Foucault im Gespräch. Berlin o.J.
15. Foucault, Michel u.a.: Technologien des Selbst. Frankfurt/M. 1993.

Wenngleich sich der französische Philosoph, Historiker, Psychologe und Soziologe Michel Foucault dem Thema Tod nicht in gleicher Weise angenommen hat wie dem Thema des Wahnsinns, der Krankheit oder der Delinquenz, so kommt der Thematisierung des Todes in seinen Schriften dennoch ein zentraler Stellenwert zu. Vorausgeschickt werden sollte dabei, daß es Foucault bei seinen durchweg historisch angelegten soziologisch-philosophischen Arbeiten niemals um die Beschreibung eines sozusagen immer schon bestehenden Themenfeldes handelt. Vielmehr geht es ihm darum, die spezifischen Bedingungen und Voraussetzungen in den Blick zu nehmen, die zur Konstituierung eines Gegenstandsbereichs geführt haben. Niemals also geht es ihm um den Gegenstand "an sich", etwa um "die" Sexualität, "den" Wahnsinn usw. Titel bzw. Untertitel wie *Die Geburt der Klinik* und *Die Geburt des Gefängnisses* sind somit mißverständlich, weil sie eine Institutionengeschichte zu behandeln scheinen. Foucault dagegen strebt eine Beschreibung und Analyse von Ein- und Ausschlußpraktiken an, mit denen sich Gesellschaften am Leben erhalten - die Etablierung einer Institution ist nichts anderes als eine Folge solcher Praktiken. In *Die Geburt der Klinik* zeichnet Foucault die revolutionären Entwicklungen in der Medizin an der Schwelle vom 18. zum 19. Jahrhundert nach. Die Neuordnung des Spitalwesens, die systematische Untersuchung der Leichname, die die pathologische Anatomie als medizinischen Teilbereich etabliert, und schließlich die Sprache, die sich rund um den "ärztlichen Blick" entwickelt, gelten Foucault als Symptome eines grundlegenden Wandels im Umgang mit Krankheit und Tod: Die Krankheit und der Tod sind nicht mehr das unbekannte Unheil geheimnisvollen Ursprungs, von dem der Körper wie von einer fremden Macht in Besitz genommen wird, sondern ein dem Körper selbst innewohnender Zustand, der vom analytischen Blick der Pathologen ans Tageslicht gezerrt wird. Erst mit der Eingliederung des Todes in den medizinischen Gegenstandsbereich entfaltet sich ein wissenschaftlicher Diskurs über das Individuum: Geburt und Zerstörung des Individuums liegen somit auf einer Erfahrungsachse: "Es ist von entscheidender Bedeutung für unsere Kultur, daß ihr erster wissenschaftlicher Diskurs über das Individuum seinen Weg über den Tod nehmen mußte." (1988: 207) In der darauffolgenden Schrift führt Foucault diesen Gedankengang weiter: Die Entdeckung der menschlichen Endlichkeit im medizinischen Diskurs der Moderne bezeichnet zugleich den Anfang der modernen Subjektphilosophie, mit der er sich in *Die Ordnung der Dinge* auseinandersetzt. Der Übergang vom klassischen ins moderne Zeitalter - ein Zeitraum, dem sich Foucault auch in *Die Geburt der Klinik* gewidmet hat - wird in *Die Ordnung der Dinge* durch die epistemologische Konstituierung des Menschen charakterisiert. Die moderne Biologie, die Politische Ökonomie und die Philologie bestimmen den Menschen als endliches Lebewesen, das sich als körperliche, arbeitende und sprechende Kreatur erlebt. Doch dieselben Humanwissenschaften, -- das will Foucault in diesem voluminösen Werk zeigen -, die den Menschen 'erfunden' haben, lassen ihn auch wieder von der Bühne abtreten. Die Erkenntnis über die Endlichkeit des menschlichen Lebens führt zur Einsicht in die Begrenztheit und Endlichkeit der Erkenntnisse über den Menschen. Schließlich gehen die Humanwissenschaften ihres Erkenntnisgegenstandes verlustig: "Der Mensch verschwindet wie am Meeresufer ein Gesicht im Sand." (1991: 462) In diesen beiden Büchern haben wir es hauptsächlich mit dem *"epistemologischen Tod"* des Menschen zu tun. In dem kleinen Text *Andere Räume* thematisiert Foucault die *Individualisierung des Todes*, die einsetzt, als man den Glauben an die Unsterblichkeit verlor. Schenkte man dem Leib zuvor wenig Beachtung, so rückt er nun in den Mittelpunkt der Aufmerksamkeit: "Jedenfalls hat seit dem 19. Jahrhundert jedermann ein Recht auf seinen kleinen Kasten für seine kleine persönliche Verwesung." Doch zugleich entsteht die Angst vor dem Tod als "Krankheit": Die Verlegung der Friedhöfe aus dem Zentrum der Städte in die Peripherie spricht eine deutliche Sprache. In *Überwachen und Strafen* begegnet uns der Tod ausschließlich in Form des *gewaltsamen Todes*: Mit Akribie schildert Foucault das langsame Verschwinden der zum Schauspiel erhobenen, ausgeklügelten Strafrituale und die Geburt der milderen Strafen, die sich im Laufe der Zeit vom Körper abgewendet und auf die "Seele" verlagert haben. Und wieder ist es der Übergang vom 18. ins 19. Jahrhundert, der die entscheidenden Veränderungen mit sich bringt. Im letzten Kapitel von *Der Wille zum Wissen* schließt Foucault unmittelbar an die einschneidenden Veränderungen in den Machtmechanismen, die er schon in *Überwachen und Strafen* herausgearbeitet hatte, an. Die Macht ist nicht mehr darauf aus, zu versklaven, auszubeuten und zu vernichten; vielmehr wird sie produktiv, sie läßt nicht verschwinden, sondern bringt hervor. Analog zu diesem Umbruch verändert sich die Zielscheibe der Macht: Nicht mehr dem Tod, sondern dem Leben gilt ihre ganze Aufmerksamkeit: "Man könnte sagen, das alte Recht, sterben zu *machen* oder leben zu *lassen* wurde abgelöst von einer Macht, leben zu machen oder in den Tod zu stoßen." (1977: 165) Es geht ihr nicht mehr um das Töten, sondern um die vollständige Durchsetzung des Lebens, das permanent kontrolliert und überwacht wird.

Dabei hält sie sich nicht nur das Recht vor, die Menschen in Kriegen in den Tod zu schicken, vielmehr gründet sich das Versprechen das Überleben der eigenen Bevölkerung zu sichern darauf, gegebenenfalls andere Völker restlos auszulöschen und dabei die eigene Bevölkerung ebenfalls zu opfern. Die *Thanatopolitik*, wie Foucault sie an anderer Stelle (1993: 185) nennt, ist nur die Kehrseite der *Bio-Politik*, die das Leben gänzlich in Regie nimmt. Die *Biomacht* bedient sich dabei einerseits der Disziplinierung des Körpers des einzelnen und andererseits der Regulierung der Bevölkerung. Die in unserer Gegenwart zu beobachtende *Disqualifizierung des Todes*, von der Foucault spricht, entsteht nicht durch eine neue Angst vor dem Tod, sondern dadurch, daß sich die Machtprozeduren vom Tod abgewendet und auf das Leben konzentriert haben. Der Tod wird damit zum geheimsten und privatesten Punkt der menschlichen Existenz. Ein im selben Jahr gehaltener Vortrag Foucaults mit dem Titel *Leben machen und sterben lassen* widmet sich eingehend den Prozeduren der *Bio-Politik*: Bei der Kontrolle und statistischen Erfassung der Geburten- und Sterblichkeitsrate handelt es sich nicht mehr um eine disziplinäre Machttechnologie, die sich auf das Individuum bzw. den "Körper-Menschen" richtet, sondern um eine bevölkerungspolitische Machttechnologie, die den "lebenden Menschen", den "Spezies-Menschen" ins Visier nimmt: die *Regulierungsmacht*. Die *Souveränität über den Tod* wird um die lückenlose *Regulierung des Lebens* erweitert. Im Augenblick des Auftretens der Bio-Macht wird auch der Rassismus zum wesentlichen Mechanismus dieser Macht. In seinem Spätwerk, in *Der Gebrauch der Lüste* und *Die Sorge um sich*, entwickelt Foucault eine auf dem Konzept der Selbstsorge beruhende Ästhetik der Existenz, die er in den Schriften der griechischen Antike vorbereitet findet. Die *Sorge um sich* ist auch immer schon eine *Sorge um den Tod*. Wenn der Tod schon zum geheimsten und privatesten Punkt unserer Existenz geworden ist, so scheint uns Foucault sagen zu wollen, dann sollten wir ihn uns nicht wieder aus den Händen nehmen lassen, sondern lieber dafür sorgen, ihn wie ein Kunstwerk zu gestalten. Foucaults Bemühungen um ein Lebenskunstkonzept gelten somit zugleich dem Entwurf einer Kunst des Todes. Er will dem Tod aber nicht, wie Ariès, das große Brimborium zurückgeben, der ihn in früheren Zeiten begleitete. Vielmehr bevorzugt er "die leise Traurigkeit des Verschwindens." Eine Möglichkeit dazu bietet der Suizid, für den er in dem kleinen Text *Ein ganz harmloses Vergnügen* (o.J) ein - freilich auch ironisches - Plädoyer hält. In dieser letzten Periode seines Schaffens geht es Foucault - nach dem *epistemologischen* und dem *gewaltsamen Tod* - um den *schönen*

Tod. Im bisherigen Überblick sind noch nicht einmal alle Stationen der Beschäftigung Foucaults mit dem Tod versammelt: In seinen *Schriften zur Literatur* und in seinem Buch über *Raymond Roussel* setzt er sich ebenfalls mit diesem Thema auseinander.

16. Macho, Thomas: Todesmetaphern. Zur Logik der Grenzerfahrung. Frankfurt/M. 1987.

Ausgehend von der Beobachtung, daß vom Sterben und vom Tod viel gesprochen wird, stellt Thomas Macho an zahlreiche mythische, literarische, philosophische und soziologische Texte die leitmotivisch wiederkehrende Frage: "Worüber sprechen wir, wenn wir vom Tod sprechen?" Dabei behandelt Macho die Rede über den Tod als Paradoxie. Obwohl wir permanent über den Tod reden, wissen wir letztlich gar nichts über ihn. Vielmehr ist es gerade Bedingung der Möglichkeit des Sprechens über den Tod, daß wir ihn noch nicht erfahren haben. Deshalb kleiden wir die Rede über den Tod in Metaphern, die sich der einzigen Erfahrung verdanken, die wir als Lebende mit dem Tod machen können: der Tod als Kommunikationsabbruch, als sozialer Tod. So entlehnen wir aus anderen, unserer (Grenz-)Erfahrung offenstehenden Bereichen (Geburt, Schlaf, Traum usw.) die Begriffe, um das Unsagbare sagbar zu machen. Machos Arbeit ist ein gelungener Versuch, die Todesmetaphern vor ihrem jeweiligen historischen und kulturellen Hintergrund zu interpretieren und für eine Theorie des Todes als sozialen Tod fruchtbar zu machen.

2. Interdisziplinäre Sammelbände

17. Aichelin, Helmut u.a.: Tod und Sterben. Deutungsversuche. Gütersloh [2]1979.

Dieser u.a. durch zahlreiche Totentanzabbildungen didaktisch aufbereitete Sammelband versammelt Beiträge zu Sterben und Tod aus biologisch-medizinischer, psychologisch-soziologischer, parapsychologischer und philosophischer Sicht. Darüberhinaus widmen sich zwei Beiträge der Darstellung des Todes in der modernen Literatur und dem Stellenwert des Todes in verschiedenen Religionen. Das Thema ist von den Autoren für die Erwachsenenbildung aufbereitet worden und bietet Deutungsversuche aus christlicher Sicht. Insgesamt gehen die Autoren davon aus, daß es, insbesondere durch die zahlreiche Bearbeitung des Themas in den Medien, zu einer Enttabuisierung des Themas Sterben und Tod gekommen ist. Da dies jedoch nicht zu einer größeren Sterbensbereitschaft der Menschen geführt hat, verstehen sich die Beiträge auch als Einübung einer neuen "ars moriendi".

18. Becker, Hansjakob/Einig, Bernhard/Ullrich, Peter-Otto (Hg.): Im Angesicht des Todes. Ein interdisziplinäres Kompendium, 2 Bde., St. Ottilien 1987.
Interdisziplinärer Sammelband mit mehr als 50 Aufsätzen aus den Bereichen Ethnologie, Soziologie, Philosophie, Religionswissenschaft, Psychologie, Medizin, Kunst und Geschichte. Den Schwerpunkt bilden Beiträge der verschiedenen theologischen Teildisziplinen. Die für die soziologische Teilbibliographie relevanten Beiträge sind einzeln aufgenommen.

19. Winau, Rolf/Rosemeier, Hans Peter (Hg.): Tod und Sterben. Berlin, New York 1984.
Dieser Band versammelt eine Reihe von Beiträgen zum Thema Tod und Sterben aus den unterschiedlichsten Fachrichtungen. Es kommen Philosophen, Theologen, Mediziner, Biologen und Psychologen zu Wort. Folgende Themen werden behandelt: In "Der vergangene und gegenwärtige Tod" geht es um historische Fakten und Ereignisse, die die Einstellung zum Tode bleibend beeinflußt haben. In "Der bedachte Tod" geben Kunstgeschichtler, Philosophen, Theologen und Literaturwissenschaftler Auskunft über verschiedene Todesbilder in vergangenen und gegenwärtigen Gesellschaften. In "Der erforschte Tod" stehen naturwissenschaftliche und psychologische Fragestellungen im Vordergrund. In "Der alltägliche Tod" wird über den Zusammenhang von Alter und Tod reflektiert. Das letzte Kapitel ("Das begleitende Sterben") ist Fragen zur Sterbehilfe und Sterbebegleitung vorbehalten. Der Band enthält zahlreiche Abbildungen zum Thema.

3. Anthropologie/Soziologische Theorie/Gesellschaftstheorie

3.1 Klassiker der Soziologie

20. Groethuysen, Bernhard: Die Entstehung der bürgerlichen Welt- und Lebensanschauung in Frankreich, Bd.1, Frankfurt/M. 1978 ([1]1927).
Groethuysen behandelt das Todesthema im Kontext seiner Studien zur Entstehung der bürgerlichen Welt- und Lebensanschauung im katholischen Frankreich. Dieser Prozeß stellt sich als ein umfassender Säkularisierungs-

prozeß dar, in dessen Verlauf es zur strukturellen Ablösung religiöser durch säkulare Weltbilder kommt. Groethuysen weist nach, daß sich allein der Tod der auf das Diesseitige ausgerichteten, den schöpferischen Menschen in den Mittelpunkt stellenden bürgerlichen Weltauffassung entzieht. Der Tod blieb dem Einflußbereich der Kirche weiterhin unterworfen. Sie setzte den Gedanken der Vergänglichkeit des Lebens ein, um den Menschen die Nichtigkeit und Bedeutungslosigkeit des Lebens vorzuführen, was ihn zu einer gottgefälligen Lebensführung veranlassen sollte. Um dieses Ziel zu erreichen, schilderten die Prediger der Kirche immer wieder die Grausamkeit der Höllenqualen, die jeden Ungläubigen am Ende seiner Tage erwarten. Die Furcht vor der Hölle löste das eigentliche Problem des Todes ab. Diese Höllenfurcht, gepaart mit der Auferstehungshoffnung, sollte die Gläubigen an die Kirche binden. So sicherte sich die Religion, ihrer Monopolstellung verlustig gehend, zumindest das Monopol der Sinngebung des Todes. Alle Mündigkeits- und Autonomiebestrebungen des Bürgertums versagten angesichts der Frage der Sinngebung des Todes. Doch *in the long run* reichten allein die Schilderung der Höllenqualen als Sicherung der Machtstellung der Kirche nicht aus. Gerade ihre Konzentration auf diese Frage machte die Kirche zunehmend unglaubwürdig. Doch konnte das Bürgertum die religiöse Todesvorstellung nicht einfach durch ein aufgeklärtes, profanes Todesverständnis ablösen. Es bleibt eine Leerstelle in dem auf Sicherheit und Rationalität ausgerichteten bürgerlichen Tod. "Das Problem des Todes hat keine Lösung gefunden. In dem sonst so klaren Bild, das das bürgerliche Bewußtsein geschaffen hat, bleibt etwas Dunkles, Unbekanntes." (138) Und man darf anfügen, daß die Versuche bis heute andauern, dieses Dunkle und Rätselhafte zu überwinden. So ist das religiöse Todesbild nicht durch ein gesamtgesellschaftlich wirksames, profanes Todesbild abgelöst worden; vielmehr halten sich bis heute beide die Waage. Statt die Lücke zu füllen, die durch die Monopolstellung entstanden ist, ist der Tod aus dem Bewußtsein des modernen Menschen verdrängt worden.

21. Simmel, Georg: Metaphysik des Todes (1910/11) In: Ders.: Brücke und Tor. Hg. von Michael Landmann. Stuttgart 1957, 29-36.

22. Simmel, Georg: Tod und Unsterblichkeit. In: Ders.: Lebensanschauung. Vier metaphysische Kapitel. München und Leipzig 1918, 99-153, wiederabgedruckt in: ders.: Das Individuum und die Freiheit, Essays. Berlin 1984.

23. Simmel, Georg: Rembrandt. Ein kunstphilosophischer Versuch. München 1985, 89-100.

Im Mittelpunkt dieser Betrachtungen Simmels steht die These, daß der Tod nicht als eine dem Leben feindlich gegenüberstehende Macht anzusehen ist, der dem Leben plötzlich ein Ende bereitet. Vielmehr sei der Tod von Anfang an mit dem Prinzip des Lebens untrennbar verknüpft. Zwar ist der Tod gleichsam der Gegensatz des Lebens, doch entsteht er aus dem Leben selbst. In diesem unauflöslichen Zusammenhang von Leben und Tod sieht Simmel die Einsicht Hegels bestätigt, "daß jedes Etwas seinen Gegensatz fordert [...], ohne das dieses Etwas überhaupt seinen spezifischen Sinn und Form (sic!) nicht hätte." Auch das Sterben ist nicht ein das Leben besiegelnde, sondern eine das Leben permanent begleitende Tatsache, der dem Leben von Anbeginn seine Form verleiht. Die Frage nach der Sterblichkeit des Einzelnen wird bei Simmel unmittelbar mit dem Grad an Individualisierung verglichen, der in einer Gesellschaft erreicht worden ist: "Der Typus [...] stirbt nicht, aber das Individuum stirbt. Und je individueller also der Mensch ist, desto 'sterblicher' ist er, denn das Einzige ist eben unvertretbar und sein Verschwinden ist deshalb um so definitiver, je mehr es einzig ist." (1985/97) "Wer aber einzig ist, wessen Form mit ihm vergeht, der allein stirbt sozusagen definitiv: in der Tiefe der Individualität als solcher ist das Verhängnis des Todes verankert." (1985/98) "Das individuelle Wesen stirbt am gründlichsten, weil es am gründlichsten lebt." (1985/99) Eine individualisierte Kultur scheint also die "Gleichgültigkeit gegenüber dem Tod" (1985/98), die Simmel bei manchen Völkern ausmacht, nicht zuzulassen. Spezifisch für das Leben des Menschen ist die Mischung aus dem Wissen über die Tatsache des Todes und das Nichtwissen des Todes*zeitpunkts*. Dabei gelten Arbeit und Ruhe, Erwerben und Genuß als Flucht vor der Tatsache des Todes. Erst da, wo die Individuen unterschieden sind, entsteht nach Simmel die Frage der Sterblichkeit, die vormodernen Gesellschaften in der Frage nach der Unsterblichkeit der Gattung noch nicht aufkam. Mit dem Grad der Individualisierung, die Simmel als Gradmesser für die Höhe der Entwicklung einer Gesellschaft bestimmt, entsteht das Bewußtsein der Endlichkeit und Vergänglichkeit des Lebens: "Nur das Individuum stirbt vollständig", womit "der Tod der Preis ist, den wir für die Höhe differenzieller Entwicklung zahlen müssen" (1918/134). Diese "Immanenz des Todes im Leben" (1985/92), die Simmel so herausarbeitet und in seinem Rembrandt-Buch noch einmal komprimiert darstellt, scheinen Simmel die "Rembrandt-Porträts" zu verkünden. Wie sehr für Simmel Individualität, Leben und Tod eine untrennbare Einheit darstellen, wird besonders an seinem Abschlußsatz über den Tod bei Rembrandt deutlich: Im Rembrandtaufsatz artikuliert Simmel noch deutlicher, daß der Tod durch die Vorstellung des Todes als eine das Leben von Außen bedrohende Macht den Charakter des Grausigen und Beklagensmäßigen erhält, "gegen das man entweder heroisch rebelliert, oder dem man sich lyrisch unterwirft, oder mit dem man innerlich nichts zu tun hat" (91). Wenn der Tod dagegen als ein Element des Lebens selbst angesehen wird, verliert er offenbar auch seinen bedrohlichen Charakter, und eine gelassenere Haltung gegenüber dem Tod scheint möglich zu werden, die impliziert, daß man dem Tod weder mit Auflehnung noch mit Unterwerfung, aber auch nicht mit Gleichgültigkeit begegnet. Vielmehr ist der Tod als eine das Leben formende Kraft anzusehen, ohne die das Leben nicht so wäre, wie wir es kennen. Während für Simmel die erste Auffassung des Todes in den "Totentänzen" seine künstlerische Umsetzung erfährt, stehen die Rembrandtporträts für die Vorstellung des Todes als die das Leben von Anbeginn begleitende Kraft. "Faßt man also den Tod nicht als ein draußen wartendes, gewalttätiges Wesen, ein erst in einem bestimmten Moment über uns kommendes Schicksal, begreift man vielmehr seine unlösbar tiefe Immanz im Leben selbst, so ist der aus so vielen Rembrandtporträts heimlich hervordunkelnde Tod doch nur ein Symptom davon, wie unbedingt sich in seiner Kunst gerade das Prinzip des Lebens mit dem der Individualität verbindet." (99f.)

24. Weber, Max: Gesammelte Aufsätze zur Wissenschaftslehre. Tübingen [7]1988, 582-613.
25. Weber, Max: Gesammelte Aufsätze zur Religionssoziologie I. Tübingen [9]1988, 536-573 ([1]1920).

Weber hat sich nicht wie sein Zeitgenosse Georg Simmel in einem eigenständigen Aufsatz dem Thema Tod und Sterben gwidmet. Nur mit ein paar verstreuten Bemerkungen geht er auf das Thema ein. In seiner berühmten *Zwischenbetrachtung* bestimmt Weber Sterben und Tod als ein allgemeines Menschenschicksal, "welches jeden ereilt, ohne daß je gesagt werden könnte, warum gerade ihn und gerade jetzt" (1920/548). Immerhin aber konnte der Bauer, der feudale Grundherr und auch der Kriegsherr noch "lebenssatt" sterben wie Abraham, während der gebildete, nach Selbstvervollkommnung strebende Kulturmensch vielleicht "lebensmüde" stirbt, nicht aber mehr lebensgesättigt im Sinne der vollendeten Ausschöpfung aller seinem Leben zugrundeliegenden Möglichkeiten. Dies begründet Weber mit einer Gedankenfigur, die an Simmels These der zunehmenden Entkoppelung von subjektiver und objektiver Kultur erinnert. Weil der einzelne nur noch einen Bruchteil der permanent steigenden Anzahl an Kulturgütern, an Gedanken, Wissen und Problemen erfassen kann, ist er mit seinem Leben nie "fertig". Immer gäbe es noch eine Vielzahl von Kulturinhalten zu schaffen oder anzueignen. Die Kulturgüter sprengen gleichsam in einem stetig wachsenden Maße die Aufnahmekapazitäten eines jeden endlichen Lebens. Zwar ist eine vollständige Deckung von Gesamtkultur und angeeigneter individueller Kultur gar nicht denkbar, doch das sich stetig vergrößernde Ungleichgewicht verstärkt die Sinnlosigkeit des gesamten Unterfangens. Hinter dieser Argumentation steht die recht kühne These: *Durch die Sinnlosigkeit des Todes wird letztlich auch das Leben selbst sinnlos.* Eine Ausnahme stellt für Weber der Tod im Krieg oder im Beruf dar, bei dem der Einzelne zumindest *glauben* kann, nicht ganz sinnlos, weil *für etwas*, gestorben zu sein. Dieser Glaube kann bei einzelnen so stark sein, daß sich die Frage nach dem *allgemeinen Sinn des Todes* gar nicht mehr stellt. Von großer Aktualität sind die Bemerkungen Webers am Ende des Aufsatzes "Wissenschaft als Beruf" zum Thema Lebensverlängerung. Er problematisiert dort den unbedingten Auftrag der Mediziner Leben zu retten und Leiden zu mildern, ohne danach zu fragen, ob und wann das Leben lebenswert ist. Die Mediziner antworten auf die Frage nach den technischen Möglichkeiten der Lebensverlängerung, kümmern sich aber nicht um die Frage nach dem *Sinn* dieser Möglichkeiten.

3.2 Anthropologie

26. Huntington, Richard/Metcalf, Peter: Celebrations of death. The anthropology of mortuary ritual. Cambridge 1979.

Die Autoren konstatieren ein neues Interesse am Thema Tod: Es gibt Seminare, Kurse und Talkshows zum Thema Sterben und Tod; eine neue Disziplin, die Thanatologie etabliert sich. Sie kritisieren jedoch die ethnozentrische Blickverengung der breit gefächerten Diskussion. Sträflich vernachlässigt würden die Rituale, Sitten und Gebräuche rund um den Tod in nicht-westlichen Kulturen. Auch die Literatur zur Anthropologie des Todes erscheint ihnen recht mager. Grund genug für die Autoren, dieses Desiderat zu füllen. Sie analysieren Todessymboliken und -rituale aus verschiedenen Kulturen wie etwa Borneo, Madagaskar und dem alten Ägypten, wobei immer wieder zu den klassischen ethnographischen Untersuchungen von A. Van Gennep und R. Hertz Bezug genommen wird. Abschließend thematisieren sie die verschiedenen Bestattungsriten im heutigen Amerika. Dabei kommen sie zu dem Ergebnis, daß die verschiedenen Bestattungsarten weniger irrational sind als sie auf den ersten Blick erscheinen mögen und von manchen Kritikern der amerikanischen Gesellschaft beobachtet worden sind; hier versteht sich der Beitrag von Huntington und Metcalf als direkte Antwort auf das populäre Buch von Jessica Mitford: "Der Tod als Geschäft". Die Autoren halten dagegen, daß die Bestattungspraktiken der Amerikaner in direktem Bezug zu den Vorstellungen über das Leben und den Wert des Individuums stehen, somit ebenso kulturell verankert sind wie die primitiven Rituale auch.

27. Scheler, Max: Tod und Fortleben. In: ders.: Schriften aus dem Nachlaß, Bd. 1, hg. von Maria Scheler. Bern [2]1957, 9-64; wiederabgedruckt in: ders.: Die Zukunft des Kapitalismus und andere Aufsätze. München 1979, 7-71.
Max Scheler vertritt in diesem um 1914 entstandenen Aufsatz die Auffassung, daß jedem Menschen, ja sogar jedem Lebewesen, eine intuitive Todesgewißheit mitgegeben ist. Damit tritt er einer Auffassung entgegen, nach der wir das Wissen um den Tod erst erlernen müssen, etwa durch die Beobachtung des Sterbens unserer Mitmenschen. Doch dieses Bewußtsein vom eigenen Tod wird durch das geschäftige moderne Leben zunehmend verdrängt. Durch die Anforderungen des Erwerbs- und Arbeitslebens kommt es zu einer sozialen Verdrängung des Todes. Von dieser unterscheidet Scheler eine natürliche Verdrängung des Todes, die notwendig ist, weil nur sie es dem Menschen erlaubt, eine gewisse Ruhe und Heiterkeit in sein Leben zu bringen. Die aus der Beschäftigungsart und Lebensweise des modernen Menschen resultierende Verdrängung des Todes jedoch ist es, die den Glauben an ein Fortleben, eine Fortdauer des Lebens über den Tod hinaus und damit an die Unsterblichkeit verhindert. Die Idee der Fortdauer des Lebens gewinnt Scheler dabei aus der Trennung von Geist und Leib. Danach weist der Geist über die leibgebundene Existenz hinaus. Doch der geistige Überschuß der Person ist nur in einem Leben "angesichts des Todes" zu erfahren; ein Leben, das in der Moderne mehr und mehr unmöglich gemacht wird, weil die Lebensimmanenz des Todes nur mehr kognitiv gewußt, nicht aber mehr erfahren wird.

28. Wulf, C.: Körper und Tod. In: Kamper, Dietmar/Wulf, Christoph (Hg.): Die Wiederkehr des Körpers. Frankfurt 1982, 259-273.
Dieser Beitrag bietet einen kurzen Abriß der Todesvorstellungen, wie sie sich im Laufe der Menschheitsgeschichte historisch herausgebildet haben. Von den Neandertalern über das Mittelalter bis in unsere Gegenwart verfolgt Wulf aus anthropologischer Sicht den Wandel in den Einstellun-

gen der Menschheit zu ihrem Tod, die, so die grundlegende These, das jeweilige Verständnis des Körpers bestimmen. Um diese These zu illustrieren, wird insbesondere auf die Arbeiten von Ariés, Baudrillard und Foucault Bezug genommen.

29. Ziegler, Jean: Die Lebenden und der Tod. Frankfurt/M., Berlin, Wien 1982 ([1]1977).
Die vorliegende Untersuchung besteht aus zwei großen Teilen; im ersten Teil wird die Todespraxis der westlichen Industriegesellschaften dargestellt, der zweite Teil schildert die auf das Sterben und Tod bezogenen Mythen und Riten der in Brasilien lebenden Nago-Yoruba-Stämme. Aus diesem Vergleich ergibt sich: Die Stammesgesellschaften vermitteln ihren Mitgliedern eine Sinngebung des Todes und des Sterbens, da sie den Tod nicht als absolutes Ende, sondern als Übergang in eine andere Existenzform verstehen. In den modernen, kapitalistischen Gesellschaften des Westens dagegen wird der Tod verdrängt, geleugnet und gefürchtet; er erscheint als sinnlos. Doch steht diese Tabuisierung bzw. Leugnung des Todes im Dienste einer weitreichenderen Verschleierungsstrategie, deren sich die herrschenden Klassen bedienen, um das System der Ungleichheit zu erhalten. Da die Sinnlosigkeit des Todes unmittelbar auf die Herrschaft der kapitalistischen Warengesellschaft zurückgeführt wird, hält der Autor einen sinnvollen Umgang mit Sterbenden in diesen Gesellschaften für undenkbar. Erst eine Revolution, so die Überzeugung des Autors, könnte die Bedingungen für ein menschenwürdiges Sterben schaffen.

3.3 Soziologische Theorie/Gesellschaftstheorie

30. Backer, Barbara A./Hannon, Natalie/Russel, Noreen A.: Death and dying. Individuals and institutions. New York u.a. 1982.
Der vorliegende Band versucht die versprengten Ergebnisse der Thanatologie aus den Bereichen der Soziologie, der Psychologie und der Medizin mit einem interdisziplinären Zugriff zu integrieren. Dabei wird ein umfassender Überblick über alle zentralen Aspekte der Thanatologie gegeben. Die Autorinnen behandeln verschiedene Wahrnehmungsweisen und Einstellungen gegenüber Sterben und Tod, geben einen Überblick über den Sterbeprozess, untersuchen das Sterben im Krankenhaus und die Probleme bei der Pflege der sterbenden Patienten, gehen der Rolle der Krankenschwestern und Pflegern nach, wobei auch die Interaktion zwischen Patienten und Pflegepersonal analysiert wird; sie thematisieren die

Einstellung von Kindern zu Sterben und Tod und prüfen deren Reaktionen bei Todesfällen, erkunden die Reaktionen von Familien beim Tod eines Kindes, reflektieren die ethische Dimension von Sterben und Tod angesichts von Suizid und Euthanasie, erforschen die Funktion von Beerdingungen und Beerdingungsriten und schildern Schmerz- und Trauerprozesse bei den Hinterbliebenen. Jedes Kapitel schließt mit einer kurzen Zusammenfassung der Ergebnisse und einigen wiederholenden und weiterführenden Fragen zum Vorangegangenen, was der Studie den Charakter eines Arbeitsbuches verleiht. Darüberhinaus enthält jedes Kapitel nicht nur Literaturhinweise, sondern auch Verweise auf visuelle Medien zum jeweiligen Thema. Mit dieser didaktischen Aufbereitung der zahlreichen behandelten Themen wollen die Autorinnen Studenten der Pflegewissenschaft, der Soziologie, der Psychologie und der Medizin ein praktisches Handbuch an die Hand geben, das einen schnellen Überblick über das jeweilige Thema verschafft.

31. Baudrillard, Jean: Der symbolische Tausch und der Tod. München 1982.

Baudrillard greift in seiner Auseinandersetzung mit dem Thema Tod eine grundlegende These von Michel Foucault auf: Gesellschaften konstituieren sich über Auschließungsmechanismen, die bestimmte Bevölkerungsgruppen stigmatisieren und an die Peripherie der Gesellschaft drängen: die Wahnsinnigen, die Alten, die Kinder, die "niederen" Rassen usw. Doch *eine* Ausschließung, so Baudrillards These, geht allen anderen voran: die Ausschließung des Todes und der Toten. Die Toten sind in den modernen Gesellschaften - anders als in den vormodernen - nicht mehr anwesend, es findet kein symbolischer Austausch zwischen ihnen und den Lebendigen mehr statt. Die Einheit von Lebenden und Toten ist irreversibel durchbrochen und über die Aufrechterhaltung dieser Grenze wacht die Macht. Sie begründet sich primär durch die Manipulation und Verwaltung des Todes. Dies ist für Baudrillard in erster Linie ein Sieg des Ökonomischen über das Symbolische: Die Operation des Ökonomischen besteht darin, den Tod vom Leben zu trennen, während die Operation des Symbolischen darin besteht, dem Leben den Tod zurückzugeben. Aus seinen Überlegungen zum Stellenwert des Todes in "primitiven" Gesellschaftsformen, zum Zusammenhang von politischer Ökonomie und Tod, zur Todesstrafe, zum Todestrieb in der Psychoanalyse Freuds, zur Todestheorie Batailles und zum Konzept des biologischen und des natürlichen Todes zieht Baudrillard am Ende den Schluß, daß dem mächtigen System des aufgeschobenen Todes, auf den alle Anstrengungen unserer Kultur hinauslaufen, nur mit dem unmittelbaren und plötzlichen Tod begegnet werden kann. Baudrillard spricht dem Suizid, dem Terror und dem Opfertod eine subversive Kraft zu, wenn es darum geht, die gigantische Kultur des Todes, die uns umgibt, quasi mit ihren eigenen Waffen zu schlagen: der Verwaltung des Todes mit der Subversion des Todes zu beantworten. (Stefan Breuer hat in seiner Rezension dieses Buches vorgeschlagen, diesen Aufruf zur Todesrevolte nicht als nihilistisches Bekenntnis, sodern als Aufschrei eines "verzweifelten Humanismus" zu lesen, "der die Herabsetzung des Menschen zur Umwelt des Systems nicht hinnehmen will und deshalb das letzte Humanum mobilisiert, das vom System noch nicht völlig integriert ist - den Tod." (480) [Breuer, Stefan: Strukturales Wertgesetz und Todesrevolte. Skeptische Anmerkungen zu Jean Baudrillard. In: Merkur (1984), 477-482.]

32. Bauman, Zygmunt: Tod, Unsterblichkeit und andere Lebensstrategien. Frankfurt/M. 1994.
Bauman möchte mit diesem Beitrag keine Soziologie des Sterbens, des Todes und des Trauerns vorlegen, die - seit der Tod "den Fängen der langanhaltenden Verschwörung des Schweigens entkommmen konnte" (7) - in den letzten Jahren zu einem festen Bestandteil der Sozialwissenschaften herangereift sei. Vielmehr will Bauman, statt den zahlreichen Beiträgen zu einer Spezialdisziplin einen weiteren hinzuzufügen, "die Anwesenheit des Todes" (8) auf allen Ebenen des menschlichen Lebens entdecken. Für Bauman kann das Faktum der menschlichen Sterblichkeit und die jeweilige Bearbeitung des Wissens um die Sterblichkeit zur Klärung zentraler Aspekte der sozialen und kulturellen Organisation aller Gesellschaften beitragen. Alle uns bekannten Kulturen lassen sich Bauman zufolge als konkurrierende Möglichkeiten verstehen, mit der Tatsache der Sterblichkeit und dem Wissen darum umzugehen. In der einen oder anderen Weise sind sie alle darauf ausgerichtet, diese dem Leben scheinbar den Sinn nehmende Tatsache zur primären Quelle für den Sinn des Lebens umzuarbeiten. Sterblichkeit ebenso wie Unsterblichkeit werden so zu möglichen Lebensstrategien, die historisch einmal eher in die eine, ein anderes mal mehr in die andere Richtung ausschlagen. Die Tatsache der Sterblichkeit zu verarbeiten wandelt sich im Laufe der Zeit und ist kulturspezifisch. Gegenwärtig sieht Bauman zwei Strategietypen, die gleichzeitig angewendet werden: Der moderne und der postmoderne Typus. Der moderne Typus ist auf den Kampf gegen den Tod, gegen Krankheiten und andere Bedrohungen des modernen Lebens ausgerichtet, womit der Tod zu einer stets präsenten und nicht erst am Ende des Lebens auftretenden Erscheinung wird. Das nennt Bauman *Dekonstruktion der*

Sterblichkeit. Der zweite, postmoderne Typ dagegen will den Tod zu einem Verschwinden machen und das Leben in eine permanente tägliche Einübung in die allgemeine Sterblichkeit umwandeln - der täglich geprobte Tod. Die postmoderne Strategie trägt dazu bei, den Tod aus dem Verborgenen zu holen und in das alltägliche Leben zu integrieren, womit sie ihm seinen Schrecken nimmt. Das nennt Bauman *Dekonstruktion der Unsterblichkeit*. Da sich das ganze Leben aus flüchtigen Begegnungen zusammensetzt, nichts mehr von Dauer ist, gewinnt der postmoderne Mensch eine gewisse Routine im Umgang mit Trennungsprozessen, was dem Tod seinen letzten und endgültigen Status nimmt. Dadurch verliert er seinen modernen Status des ganz Anderen des Lebens. Mit dieser These will Bauman nebenbei das unsinnige Unterfangen einer zeitlichen Abgrenzung von Moderne und Postmoderne untermauern, indem er zeigt, daß es gleichzeitig bestehende Lebensstrategien gibt. Diese Studie lebt von der Auseinandersetzung mit einer ganzen Reihe von nahezu klassischen Publikationen aus der Soziologie des Todes und des Sterbens.

33. Elias, Norbert. Über die Einsamkeit der Sterbenden. Frankfurt/M. [7]1991 ([1]1982).

Elias behandelt in seiner Studie das Problem der Sterbenden im Rahmen seiner allgemeinen Zivilisationstheorie. Ebenso wie die Sexualität ist das Sterben zunehmend hinter die Kulissen des gesellschaftlichen Lebens verbannt worden und aus der Öffentlichkeit verschwunden. Die mit dem Zivilisationsprozeß einhergehende Individualisierung des Sterbens führt zur Isolierung und Vereinsamung der Sterbenden, doch Elias warnt - mit dem Verweis auf Philippe Ariès - vor dem romantisierenden Rückblick auf den Umgang mit Sterbenden in traditionalen Gesellschaften, indem er an die Gewaltsamkeit des Todes und die weit höhere Zahl des schmerzvollen Sterbens mangels medizinischer Möglichkeiten in jenen Zeiten erinnert. Statt also in vergangenen Epochen den "richtigen" Umgang mit dem Tod zu suchen, geht es Elias um eine nüchterne Rekonstruktion des Umgangs mit dem Tod in unterschiedlichen Gesellschaften. Dabei kann es in der Perspektive von Elias nicht darum gehen, die zunehmende Individualisierung des Todes rückgängig machen zu wollen. Vielmehr sollen die Folgeprobleme der Isolierung und Einsamkeit durch freundschaftliche Begleitung der Sterbenden gelindert werden. Zusätzlich empfiehlt Elias eine verstärkte Kommunikation über den Tod, die dem Tod das Geheimnisvolle und damit Angsterzeugende nehmen könnte.

34. Feldmann, Klaus: Sterben heute - Selbstverständlichkeit oder Kunst? In: Ziegler, Meinrad/Mörth,Ingo/Hummer, Hubert (Hg.): Sterben, Tod, Trauer. Linz 1989, 29-61.
In diesem Beitrag wird davon ausgegangen, daß unserer Sprache eine ausgeprägte Begrifflichkeit fehlt, mit der die Vielfalt der Geschehnisse rund um das Thema Sterben und Tod ausgedrückt werden kann. Um diese Begriffsarmut zumindest zum Teil zu beheben, untergliedert Feldmann das Sterben in ein physisches, ein psychisches und ein soziales Sterben. Während sich das erste Sterben allein auf den Körper bezieht, berührt das zweite die personale, der dritte die soziale Identität. Der Tod muß sich nicht auf allen Ebenen gleichzeitig einstellen. Vielmehr geht Feldmann davon aus, daß sich Leben und Sterben in diesen Dimensionen relativ unabhängig voneinander vollzieht. Feldmann geht es besonders darum, die Dimension des sozialen und psychischen Sterbens in modernen Gesellschaften hervorzuheben, vor dem die Angst vieler Menschen ausgeprägter sei als vor dem physischen Tod: Sie fürchten Statusverlust und Ich-Schwächung. Ausführlich setzt sich der Verfasser mit der These von der Verdrängung des Todes (vgl. Nassehi/Weber 1989) und dem Konzept des natürlichen Todes (vgl. Fuchs 1969) auseinander, die ihm beide nicht als taugliche Konzepte für eine Analyse der gesellschaftlichen Wirklichkeit unserer Tage erscheinen. Dagegen hält er ein Konzept, das die Wechselseitigkeit von Individualisierungs- und Bürokratisierungsprozessen betont, mit dem die Gegebenheiten von Sterben und Tod beschrieben werden sollen, ohne den nostalgischen Blick in ferne Zeiten. Anschließend wagt der Autor Prognosen über die Zukunft von Sterben und Tod. Eine Kunstlehre des Sterbens, eine ars moriendi, wie es sie in früheren Zeiten gegeben hat, ist nicht in Sicht. Auch hier versucht der Autor Abhilfe zu schaffen: Spätestens an diesem Punkt des Beitrags sollte der soziologisch interessierte Leser eigentlich mit einer kleinen Hinweistafel, die die Aufschrift trägt: "Achtung, Achtung! Sie verlassen den soziologischen Sektor!" gewarnt werden. Feldmann nämlich fühlt sich berufen, "Ratschläge der frommen Literatur des 17. und 18. Jahrhunderts für säkularisierte moderne Menschen am Ende des 20. Jahrhunderts" zu übertragen. Und das liest sich dann etwa so: "[Original:] Beende jede Stunde mit einem Ave Maria. [Feldmann:] Überlege regelmäßig, ob Du gemäß Deinen Zielen gehandelt hast. [O:] Wenn Du in Dein Bett steigst, so denke daran, daß vielleicht auch Deine Leiche in dieses Laken eingewickelt wird. [F:] Wenn Du in Dein Auto steigst, so denke daran, daß vielleicht noch heute Deine Leiche aus dem Wrack gezogen werden kann usw." Mit diesem *kleinen Katechis-*

mus über die Kunst des Sterbens für den modernen Menschen, wie man Feldmanns Ratschläge vielleicht nennen könnte, endet dieser eigenwillige Beitrag.

35. Feldmann, Klaus: Tod und Gesellschaft. Eine soziologische Betrachtung von Sterben und Tod. Frankfurt/M. u.a. 1990.
Die vorliegende Arbeit bietet eine systematische Darstellung aller soziologisch relevanten Probleme zum Thema Tod und Sterben, die aufgrund ihres leicht verständlichen Schreibstils und der breiten Palette von Themen - Totenkult, Todesverdrängung, Todesideologien, Trauerrituale, Sterben im Krankenhaus, Lebensverlängerung, Mord, Euthanasie, Genozid, Suizid, Krieg - auch als Einführung in die Thanato(sozio)logie gelesen werden kann. Dabei versucht der Autor, den Wandel im Umgang mit dem Tod vor dem Hintergrund des Modernisierungsprozesses verständlich zu machen: Anders als in traditionalen Gesellschaften wird in modernen Gesellschaften jedem einzelnen die Last der Einsicht in die eigene Sterblichkeit zugemutet (Individualisierung), für deren Bewältigung sich ein ganzer Markt von professionellen Sinnstiftern anbietet (Bürokratisierung). Doch Feldmann geht es keineswegs um eine kulturpessimistisch motivierte Verdammung des in modernen Gesellschaften zunehmend "privatisierten" und ins "Abseits" von Institutionen verlegten Sterbens, für das sich etwa die Hospizbewegung als Alternative anbietet, sondern um den Nachweis, daß sich das Sterben nicht allein auf die Endphase des Lebens bezieht, sondern als ebenso variationsreich und multiperspektivisch wie das Leben anzusehen ist. Mit dieser Ansicht verfolgt der Autor anscheinend das Ziel, der zunehmenden Verdrängung des Todes entgegenzusteuern: Wenn der Tod erst wieder im Alltag verankert wäre, könnte er nicht mehr erfolgreich verdrängt werden.

36. Feldmann, Klaus/Fuchs-Heinritz, Werner (Hg.): Der Tod ist ein Problem der Lebenden. Beiteräge zur Soziologie des Todes. Frankfurt/M. 1995.
Enthält die folgenden Beiträge: *Klaus Feldmann und Werner Fuchs Heinritz*, Der Tod als Gegenstand der Soziologie. Einleitung; *Werner Fuchs-Heinritz*, Auguste Comte: Die Toten regieren die Lebenden; *Dénes Némedi*, Das Problem des Todes in der Durkheimschen Soziologie; *Alois Hahn*, Tod und Zivilisation bei Georg Simmel; *Constans Seyfarth und Gert Schmidt*, DerTod als Thema bei Max Weber; *Gerhard Wagner und Volker Krech*, "Keine Zeit mehr haben". Einige Überlegungen im Anschluß an Max Schelers Theorie des Todes; *Klaus Feldmann*, Leben und Tod im Werk von Talcott Parsons; *Friedhelm Guttandin*, Der Schrecken

des Todes. Zur Institutionenlehre Arnold Gehlens; *Armin Nassehi,* Ethos und Thanatos. Der menschliche Tod im Denken Michel Foucaults.

37. Ferber, Christian von: Soziologische Aspekte des Todes. Ein Versuch über einige Beziehungen der Soziologie zur Philosophischen Anthroplogie. In: Zeitschrift für evangelische Ethik 7 (1963), 338-360; wiederabgedruckt in: Christian und Liselotte von Ferber: Der kranke Mensch in der Gesellschaft. Reinbek bei Hamburg 1978, 45-70.

Ferber versucht den Tod zum "Kardinalthema" der Soziologie zu erheben, weil er eine Nahtstelle darstellt, "an der sich Individuum und Gesellschaft unausweichlich begegenen". Orientiert an der Philosophischen Anthropologie (Plessner u.a.) und mit deutlich gesellschaftskritischem Impetus spricht von Ferber dem Tod eine befreiende Macht zu. Die Erinnerung an den Tod soll die im Laufe der bürgerlichen Entwicklung sich vollziehende Verdrängung und Privatisierung des Todes, die er nachzuzeichnen versucht, rückgängig machen. Eine Bewußtmachung des Todes könnte als Generator der Emanzipation der Individuen fungieren. Dazu klagt von Ferber eine Kommunikabilität des Todes ein.

38. Finch, Janet/Wallis, Lorraine: Death, inheritance and the life course. In: Clark, David (ed.): The sociology of death and dying. Oxford 1993, 50-68.

Die beiden Autorinnen wählen einen ungewöhnlichen Zugang zum Thema Tod und Sterben. Ihnen geht es um den Zusammenhang von Tod, Erbschaft und Lebenslauf. Mit der Einführung der Erbschaft in den Problembereich von Tod und Sterben wollen sie auf die in der Soziologie des Todes oft vernachlässigte materielle Dimension des Todes hinweisen. Die Erbschaft gilt ihnen als eine der sozial konstituierten Möglichkeiten der Antizipation des Todes. Die letzte Etappe innerhalb eines Lebenslaufs wird in verschiedener Fom antizipiert; Erbschaft ist eine der möglichen Formen. Soziologisch interessant, so die Autorinnen, ist es zu fragen, wann wie und warum Individuen den Tod antizipieren und welche Konsequenzen dies für ihren weiteren Lebensverlauf hat. Die Soziologie des Lebenslaufs zeigt, daß es für ganz bestimmte Lebensübergänge die "richtige Zeit" gibt, in der diese absolviert werden sollen. Solche Vorstellungen sind kulturell geprägt und normativ aufgeladen. Auch bezogen auf den Tod gibt es Vorstellungen von der richtigen Wahl des Todeszeitpunktes. Eine keineswegs selbstverständliche, in unserem Kulturkreis aber allgemein anerkannte normative Regel besagt beispielsweise, daß die Eltern vor ihren Kindern zu sterben haben.

39. Fuchs, Werner: Todesbilder in der modernen Gesellschaft. Frankfurt/M. 1969.
Fuchs legt mit seiner Untersuchung den ersten systematischen, theoretisch orientierten Beitrag der Soziologie zum Thema Tod und Sterben im deutschsprachigen Raum vor. Ausgehend von der Beobachtung, daß es in modernen Gesellschaften kein allgemeinverbindliches Todesbild gibt, zeigt der Autor einerseits, wie archaische Todesbilder 'primitiver' Kulturen (Tod als Gewaltakt; die Angst vor den Toten; Tod nicht als Ende, sondern als Übergang des Lebens) am Leben erhalten werden und andererseits, welche gesellschaftlichen Faktoren die Durchsetzung der modernen Idee des natürlichen Todes (biologisches Verlöschen der Lebenskräfte, Verwesung statt Weiterexistenz) verhindern. Der *normativen Idee des natürlichen Todes* wird ein gesellschaftskritisches Potential zugesprochen: Die Tatsache, daß auch heute die meisten Menschen nicht am Ende ihrer biologischen Lebenskräfte sterben, dient der Kritik an den bestehenden gesellschaftlichen Verhältnissen, die einen gewaltfreien Tod nicht erlauben.

40. Fuchs, Werner: Todesbilder und Biographie. In: Eisenberg, G./Gronemeyer, H. (Hg.): Der Tod im Leben. Gießen 1985, 43-58.
In diesem Beitrag wird auf eine bisher kaum sozialwissenschaftlich untersuchte Beziehung zwischen dem Wandel der Todesbilder und dem Auftreten der Biographie aufmerksam gemacht, obwohl die Zusammenhänge, so Fuchs, auf der Hand liegen: Die Auffassung vom Tod als Station im Lebenslauf oder als Ende des Lebenslaufs hat gravierende Auswirkungen auf die Auffassungen vom Leben, das Individualitätsverständnis, mithin für die Biographie, verstanden als sinnhafte Konstruktion eines Lebenslaufs. Außerdem entstammen zahlreiche Biographiegeneratoren der religiösen Vorstellungswelt: von der Grabinschrift über das Testament und die Todesanzeige bis zur Beichte als Grundform biographischer Bekenntnisse. Die Durchsetzung der bürgerlichen, weltlich-individualistischen Lebensauffassung ist der entscheidende Anstoß für die Verbreitung autobiographischen Schreibens ebenso wie für die Verbreitung säkularisierter Todesbilder. Anhand der Studien von Ariès zeichnet Fuchs die Individualisierung des Todes nach: Der Tod wird zunehmend als das Ende des Lebens, nicht als Übergang in ein anderes verstanden. Damit entsteht die Notwendigkeit für die Individuen, ihr Leben als eine einzelne Episode ohne heilsgeschichtliches Netz und kollektiven Boden erzählen und mit Sinn versehen zu müssen. Gleichzeitig ist es im Zuge dieser Individualisierung des Todes zur Erwartbarkeit einer längeren Lebensdauer und eines

natürlichen Todes im hohen Alter gekommen, wodurch der Tod am Ende des Lebens seinen Schrecken und seine Fremdheit verloren hat. Doch Fuchs räumt ein, daß es eine weit verbreitete Sehnsucht nach einem friedlichen, gleichsam in Abwesenheit sich vollziehendes Verlöschen gibt, die für einen Rest an Fremdheit des Todes spricht. Dies läßt es fraglich erscheinen, den Tod als ein ebenso erwartbares Ereignis wie das Verlassen der Schule, die Heirat usw. zu behandeln, wie es die Lebenslauftheorie nahelegt. Trotzdem aber kann von einer weitgehenden Akzeptanz des natürlichen Todes und der Beseitigung des frühzeitigen Todes, auf die sich die Ängste hauptsächlich richten, ausgegangen werden. Darin sieht Fuchs die Endprodukte der Säkularisierung des Todes, die ein kulturkritisches Lamento im Stile Ariès' über den Verlust der Moderne, Tod und Sterben symbolisch und sozial verarbeiten zu können, zum Loblied auf die Fremdheit des Todes geraten läßt. Die Institutionalisierung der hohen Lebenserwartung ist für Fuchs der Garant für die Bedeutungsabnahme des Todes als Sinnstifter des individuellen Lebens. Er fragt, ob dieser nicht eher aus den das ganze Leben umspannenenden Aufgaben, Übergängen und Krisen des Lebens gewonnen werden müßte. Die Einrichtung des Lebens ist jedenfalls nicht mehr auf dieses Ende hin ausgerichtet, wie Ariès es für eine bestimmte Zeit nachweist und der Gegenwart anempfehlen will.

41. Gorer, Geoffrey: Die Pornographie des Todes. In: Der Monat 8 (1956), 58-62.

Dieser kurze, aber wirkungsvolle Aufsatz unternimmt den Versuch, den Begriff der Pornographie aus seiner traditionellen Bezogenheit auf das Gebiet des Sexuellen zu lösen und auf das Gebiet des Todes zu übertragen. Pornographie thematisiert die mit einem Tabu belegten Handlungen in einer Gesellschaft; sie ist eine Begleiterscheinung der Prüderie. Doch innerhalb dieser Tabubereiche hat sich eine tiefgreifende Wandlung vollzogen. Während Tod und Sterben noch im 19. Jahrhundert im Mittelpunkt des öffentlichen Lebens standen, die Begegnung mit der "schönen Leiche" vom Kind bis zum Greis an der Tagesordnung war, der Friedhof sich noch im Zentrum der Städte befand und Begräbnisse Gelegenheit zu größter Prachtentfaltung gaben, verschwindet der Tod im 20. Jahrhundert zunehmend aus der Öffentlichkeit, wird zum "Unaussprechlichen" par exellence. Gleichzeitig sind die einstmals schambesetzten Aktivitäten im Bereich des Sexuellen zum Alltagsthema geworden. Die passende Semantik zu diesem gesellschaftlichen Umbruchsprozeß liefert die Pornographie. Konzentrierte sie sich zur Zeit des öffentlichen Todes und der sexuellen

Prüderie auf die Darstellung des sexuellen Aktes, hat sie sich in unseren Zeiten des privatisierten Todes und des der Prüderie zum Opfer fallenden natürlichen Todes auf die Darstellung des gewaltsamen Todes, den man in Detektiv- und Schauerromanen, Kriegs- und Spionagegeschichten, Western und Comics dem Massenpublikum anbietet, angenommen. Aufgrund des Mangels der meisten Sprachen an geeigneten Worten und Wortverbindungen, die intensive Lust oder intensiven Schmerz ausdrücken können, bedient sie sich in beiden Fällen der Onomatopoesie, mit der Seufzen, Keuchen, Stöhnen, Schreien und Röcheln ausgedrückt werden sollen, die, in auffälliger Gemeinsamkeit, das Sterben und den Sexualakt zumeist begleiten. In beiden Fällen ist es die gesellschaftliche Prüderie, die einen offenen und würdigen Umgang sowohl mit der Sexualität als auch mit dem Tod verhindert und damit das Aufkommen zahlreicher Produkte der Ersatzbefriedingung selbst bedingt.

42. Hahn, Alois: Einstellungen zum Tod und ihre soziale Bedingtheit. Eine soziologische Untersuchung. Stuttgart 1968.
    Die empirische Untersuchung von Hahn steht am Anfang der neueren deutschen Soziologie des Todes. Sie bemüht sich darum zu zeigen, daß die Deutung und Bedeutung des Todes in verschiedenen Gruppen und Gesellschaften äußerst unterschiedlich ausfällt, und fragt nach den Konsequenzen der verschiedenen Einstellungen zum Tod für das alltägliche Handeln. Dabei zeigen die geführten Interviews bzw. Umfragen, daß es ein proportionales Verhältnis von Todeskontakt und Todesbewußtsein gibt: Das Bewußtsein vom Tod ist dort am ausgeprägtesten, wo es eine intensive Konfrontation mit dem eigenen Tod, etwa durch Krankheit, oder dem Tod des anderen gibt und umgekehrt. Ein Vergleich mit einfachen Gesellschaften zeigt: Der Kontakt mit Sterbenden in der Moderne ist vornehmlich aufgrund der sich wandelnden Familienstruktur deutlich zurückgegangen, deshalb spielt der Tod im Alltagsbewußtsein moderner Individuen keine bedeutende Rolle. Aus diesem empirisch wie historisch abgeleiteten Ergebnis zieht der Autor den Schluß, daß die Todesgewißheit auf sozialer Erfahrung beruht und keineswegs als angeboren angesehen werden kann.

43. Kearl, Michael C.: Endings: a sociolgy of death and dying. Oxford 1989.
    Diese breit angelegte Soziologie des Todes und des Sterbens bietet eine umfassende Auseinandersetzung mit dem Thema Tod und Sterben in all seinen Erscheinungsformen. Da Kearl davon ausgeht, daß die individuellen Einstellungen zum Tod immer Produkt der sozialen Umwelt sind, untersucht er zunächst die kulturelle und soziale Bedeutung von Tod und

Sterben, bevor er sich den individuellen Einstellungen zu Tod und Sterben zuwendet. Dabei zeigt der Vergleich mit anderen Kulturen im ersten Kapitel, auf welch unterschiedliche Weise Tod und Sterben in die Gesellschaft integriert werden. Nach dieser eher anthropolgischen Dimension des Themas geht Kearl im zweiten und dritten Kapitel zu einer genuin soziologischen Betrachtungsweise über, die nach der *Funktion des Todes* in unterschiedlichen Gesellschaftsformen fragt. Ausgehend von der Beobachtung, daß es in jeder Gesellschaft eine Unterscheidung zwischen gutem und bösem Tod gibt, wird anschließend näher untersucht, wo, wann, wie und warum es zu Todesfällen kommt. Die darauffolgenden Kapitel widmen sich den verschiedenen Instanzen, die für die Erklärung und Bedeutung des Todes zuständig sind. Dabei wird gezeigt, wie die Religion ihren Monopol-Status als Sinnstifterinstitution im Laufe der gesellschaftlichen Modernisierung verliert und an die Philosophie, die Psychologie und die Naturwissenschaften abtritt. Danach untersucht Kearl, in welchen gesellschaftlichen Bereichen Sterben und Tod vorkommen: Er fragt nach dem Zusammenhang bzw. dem Zusammenspiel von Arbeit, Politik, Krieg, Medizin und Tod. Ein eigenes Kapitel widmet er der Darstellung von Sterben und Tod in der populären Kultur, d.h. im Fernsehen, im Kino, in der Musik usw.. Das letzte Kapitel behandelt die Einstellungen der Individuen zum Thema Sterben und Tod in verschiedenen Lebensphasen. Insgesamt bietet der Band mit seinen zahlreichen Abbildungen, Tabellen und der verarbeiteten Literatur eine materialreiche, sorgfältige und aktuelle Bestandsaufnahme zum Thema Sterben und Tod, die zugleich einen originären Beitrag zu einer Soziologie des Todes (Thanatosoziologie) darstellt.

44. Littlewood, Jane: The denial of death and rites of passage in contemporary societies. In: Clark, David (ed.): The sociology of death and dying. Oxford 1993, 69-84.

Dieser Beitrag beschäftigt sich mit zwei in der Soziologie des Todes, des Sterbens und des Trauerns weitverbreiteten und vieldiskutierten Themen: Mit der These von der Leugnung des Todes und mit den Trauerformen in modernen Gesellschaften. Die Autorin will erstens zeigen, daß die Leugnung des Todes, von der Ariès, Gorer (1955) und andere sprechen, ein sehr junges Phänomen ist und seine Ursache in der Verlagerung des Todes aus der Gemeinschaft in die Krankenhäuser hat. Zweitens will sie zeigen, daß es zwar bestimmte Sterberituale und Trauerformen in zeitgenössischen Gesellschaften gibt, diese aber in die Privatwelt der Individuen "abge-wandert" sind und dort nur im Kreise der Hinterbliebenen vollzogen werden.

45. Marcuse, Herbert: Die Ideologie des Todes. In: Ebeling, Hans (Hg.): Der Tod in der Moderne. Frankfurt/M. 1984, 106-115.

Marcuse, einer der Gründerväter der *frühen kritischen Theorie,* wendet sich in diesem Beitrag gegen zwei in der Geschichte der Philosophie vorherrschende Todesauffassungen: der Tod als natürliches Faktum einerseits und der Tod als Telos des Lebens andererseits. Während die erste Auffassung zur Schicksalsergebenheit führt, gipfelt die andere in der idealistischen Verherrlichung des Todes. Marcuses Beitrag behandelt weniger die sinnhafte Aneignung der Endlichkeit des Lebens durch den einzelnen als vielmehr die gesellschaftliche Todesproduktion durch Kriege, Unfälle usw., die gleichsam zur "zweiten" Natur geworden ist, der sich die Individuen zu unterwerfen haben. Die *Ideologie des Todes* besteht darin, diese gesellschaftlich hergestellten Bedingungen als natürliche auszugeben, gegen die jedes Aufbegehren und jeder Wille zur Veränderung als zum Scheitern verurteilt erscheinen müssen.

46. Mellor, Philipp A.: Death in high modernity: the contemporary presence and absence of death. In: Clark, David (ed.): The sociology of death and dying. Oxford 1993, 11-30.

Die These dieses Beitrags besagt: Der Tod ist in den westlichen Gegenwartsgesellschaften kein Tabu-Thema mehr. Obwohl dies in den populären Publikationen von Gorer (1965) und Aries (1981) behauptet wird, sei in den letzten Jahren ein verstärktes Interesse an dem Thema zu beobachten. Auch der Behauptung seines Kollegen Tony Walter (1991), die Soziologie habe sich des Themas Tod und Sterben nicht angenommen, widerspricht Mellor vehement. Freilich spiegelt sich in der Soziologie eine Entwicklung, die für den Umgang mit Tod und Sterben im allgemeinen gilt. In der Spätmoderne, wie Mellor in Anlehnung an Anthony Giddens unsere Gegenwart nennt, ist das Thema zwar kein verbotenes oder tabuisiertes Thema mehr, aber der Tod ist den Blicken der Öffentlichkeit entzogen, wie dies auch Elias beschrieben habe: Der Umgang mit Tod und Sterben wird professionellen Institutionen überlassen. Parallel dazu ist der Tod in der Soziologie ganz allgemein ein vernachlässigtes Thema, während es mehr und mehr zur Ausprägung einer speziellen Randdisziplin kommt, die sich des Themas annimmt. Mellor aber will zeigen, daß das Thema Tod und Sterben zu fundamental ist, als daß sie kleinen Expertengruppen überlassen werden könnten. Gerade weil es eine öffentlich hergestellte, allgemeingültige Sinngebung des Todes nicht mehr gibt, was die scheinbare Abwesenheit des Themas ausmacht, muß der einzelne je für sich seinem Leben und seinem Tod einen Sinn abringen, was die starke Präsenz des Themas auf einer individuellen bzw. privaten Ebene unterstreicht. Diese Spannung von An- und Abwesenheit des Themas in spätmodernen Gesellschaften hat die Soziologie zu reflektieren.

47. Mukay, Michael/Ernst, John: The Changing Profile of Social Death' In: The European Journal of Sociology XXII (1991), 172-196.

48. Mulkay, Michael: Social death in Britain. In: Clark David (ed.): The Sociology of death and dying. Oxford 1993, 31-49.
Die Ursachen für den Tod der Menschen und die soziale Organisation des Sterbens haben sich in den letzten Jahrhunderten dramatisch verändert. Während der *biologische Tod* zu einer berechenbaren Größe geworden ist, die Lebensspanne der Individuen sich deutlich verlängert hat und die Kindersterblichkeit in erheblichem Maße zurückgegangen ist, kommt es in modernen Gesellschaften zu einer Verbreitung des *sozialen Todes*. Immer mehr Menschen sterben den sozialen Tod, worunter der Autor den Rückgang der sozialen Kontakte und den Verlust bestimmter gesellschaftlicher Funktionen versteht. Noch bevor der Mensch stirbt, weil seine biologischen Funktionen erlöschen, stirbt er durch den Verlust an sozialen Beziehungen. Diese These wird mit Rückgriff auf Untersuchungen von Glaser/Strauss (1965) und Sudnow (1967) illustriert. Bei Mukay/Ernst (1991) handelt es sich um eine ausführlichere Fassung des oben besprochenen Aufsatzes.

49. Nassehi, Armin/Weber, Georg: Tod, Modernität und Gesellschaft. Zu einer Theorie der Todesverdrängung. Opladen 1989.
Ziel dieser Arbeit ist es, eine gesellschaftstheoretisch fundierte, von jeder einseitigen Kulturkritik befreite Theorie der Todesverdrängung zu entwickeln. Ausgehend von einer Erkenntnistheorie des Todesbewußtseins (I.) und einer Geistesgeschichte des Todes (II.) führt dieses Anliegen die Autoren über eine Untersuchung der Thanatopraxis der Moderne (III.) zur Rekonstruktion der Genese moderner Todesverdrängung (IV.), um schließlich zu Vorschlägen zur Überwindung der Todesverdrängung (V.) zu gelangen. Aus der Vielzahl der dabei herangezogenen Theorien, die auf ihren Aussagegehalt für das Problem der Todesverdrängung hin untersucht werden, ergibt sich: Die moderne Todesverdrängung spielt in den avanciertesten Gesellschafstheorien entweder nur eine marginale Rolle oder wird nur von einem extramundanen, nicht aus der Theorie selbst gewonnenen kulturkritischen Standpunkt aus beleuchtet. Die Autoren dagegen zeigen, daß die Todesverdrängung zwar einerseits als konstitutives und funktionales Strukturmerkmal moderner Gesellschaften zu gelten

hat, daß sich aber andererseits die Kriterien der Kritik an der modernen Verdrängung des Todes aus der Sprache der Modernität selbst gewinnen lassen müssen. Erst auf dieser Grundlage kann dann sinnvoll über eine mögliche Überwindung der modernen Todesverdrängung nachgedacht werden.

50. Parsons, Talcott/Lidz, Victor: Death in american society. In: Shneidman, Edwin S. (Hg.): Essays in Self-Destruction. New York 1967, 133-170.
Zum Ausgangspunkt ihrer Überlegungen wählen die beiden Autoren die weit verbreitete These von der Verdrängung bzw. Verleugnung des Todes in modernen Gesellschaften. Konträr zu dieser Auffassung vertreten sie die Ansicht, daß der Tod in den westlichen Industriegesellschaften, insbesondere den U.S.A, keineswegs verdrängt wird. Vielmehr hat die amerikanische Gesellschaft eine ihrer gesellschaftlichen Entwicklungsstufe gemäße Umgehensweise mit dem Tod institutionalisiert: Die Todesorientierung ist nicht von Verdrängung, sondern von Akzeptanz geprägt. Ganz im Sinne des funktionalistischen Ansatzes, für den der Name Talcott Parsons in der Soziologie wie kein zweiter steht, wählt der Beitrag nicht die Perspektive der individuellen Einstellungen zum Tod, sondern fragt von der Systemperspektive aus nach den funktionalen Erfordernissen für die Bestandserhaltung einer bestehenden Gesellschaft. Unter diesem Blickwinkel ist der Tod der Individuen notwendig für das Fortbestehen und die evolutionäre Fortentwicklung der Gesellschaft. Alle für das Funktionieren einer Gesellschaft erforderlichen Positionen und Rollen gehen nicht mit dem Tod bestimmter Individuen unter, sondern werden durch die nachwachsende Generation ersetzt. Durch diesen Austausch kommt es auch zu den innovativen Schüben, die für die Anpassung an eine neue evolutionäre Stufe notwendig sind. Im Vergleich zu traditionellen Gesellschaften pflegen moderne Gesellschaften keinen ganzheitlichen Umgang mit dem Tod, sondern einen streng arbeitsteiligen. Da das Individuum nicht mehr nur in einem gesellschaftlichen Teilbereich verortet ist, sondern Mitglied unterschiedlicher Teilsysteme ist, wird sein Tod entsprechend unter verschiedenen Gesichtspunkten behandelt. Deshalb bedarf es auch keiner übergreifenden religiös motivierten Ritualisierung des Todesbereichs mehr. Diese ganz profane Entwicklung aber ist es, die von einigen Beobachtern der modernen Gesellschaften als Verdrängung des Todes charakterisiert wird.

51. Prior, Lindsey: The social organisation of death. London 1989.
Diese Studie über die medizinische Versorgung in Belfast weiß ein eindringliches Bild über die Todesauffassungen in westeuropäischen Ländern

zu vermitteln. Der vorherrschende Umgang mit Tod und Sterben zeigt, daß der Tod nicht als etwas Natürliches, sondern als Krankheit aufgefaßt wird, als Abweichung von der Norm. An den Totenscheinen ist die Vielfalt der Gründe ablesbar, durch die Menschen zu Tode kommen; durch Unfälle, Krankheiten oder Straftaten, nie aber durch Altersschwäche. Der Tod gilt als Versagen der Ärzte, weil er eigentlich eine behandelbare Krankheit darstellt.

4. Einstellungen und Verhalten

52. Baum, Stella: Plötzlich und unerwartet. Todesanzeigen. Düsseldorf 1980.
Dieser Band beinhaltet eine reiche Auswahl an Todesanzeigen, die, nicht immer ganz nachvollziehbar, kommentiert und interpretiert werden. Gegliedert werden die Todesanzeigen z.T. bezüglich verschiedener Todesarten wie Selbstmord, Mord, Verkehrsunfall, Terror und nach unterschiedlichen Berufsgruppen wie Manager, Journalist, Werbefachmann, denen die Betrauerten angehörten. Der Band schließt mit der Wiedergabe eines Gesprächs der Autorin mit Joseph Beuys zum Thema Sterben und Tod ab.

53. Woll-Schumacher, Irene: Sozialisation heutiger Todesvorstellungen. In: Sociologia Internationalis 23 (1985), 207-218.
In diesem Aufsatz wird davon ausgegangen, daß Einstellungen des Menschen zum Tod nicht angeboren sind, sondern erworben werden müssen. Allerdings habe die Soziologie bisher wenig Interesse gezeigt, das Todeswissen als Lern- und Tradierungsprozeß, insbesondere die Deutungsmuster, durch die Kinder eine Vorstellung von Tod und Sterben erlangen, eingehend zu untersuchen. Deshalb muß weitgehend auf psychologische Forschungsergebnisse zurückgegriffen werden, wenn die Genese des kindlichen Todeswissens nachgezeichnet werden soll: Ein 3-4 jähriges Kind begreift den Tod noch nicht als absolut und endgültig, sondern als relativ und korrigierbar; ein 5-6 jähriges Kind anerkennt den Tod als endgültiges Ereignis, ohne bereits die eigene Betroffenheit zu erkennen; ein 6-7 jähriges Kind nimmt die Möglichkeit des Todes schon weit bewußter wahr und behandelt den Tod oft als handelndes Subjekt; ein 8-9 jähriges Kind gelangt zu der Erkenntnis, daß ausnahmslos alle Menschen sterben müssen; ein etwa 10jähriges Kind weiß um das Leben als physiologischen Vorgang, an dessen Ende unausweichlich der Tod steht.

Danach werden die Vorstellungen vom Tod nicht mehr wesentlich erweitert. Allerdings haben gesellschaftliche Wandlungsprozesse in der zweiten Hälfte unseres Jahrhunderts, so die These der Autorin, tiefgreifende Veränderungen in unseren Todesvorstellungen bewirkt, die zu erheblichen Zweifeln an den psychologischen Entwicklungsschemata veranlassen. Durch den medizinischen und hygienischen Fortschritt sowie die Verlagerung des Todesortes vom eigenen Haus ins Krankenhaus oder Altersheim begegnet das Kind weit weniger als früher dem Lebensende einer ihm vertrauten Person. Eine direkte Konfrontation mit Sterben und Tod ist heute weitgehend einer indirekten Begegnung mit dem Tod vermittels der Medien, insbesondere des Fernsehens, gewichen. Gerade deshalb jedoch bedarf es der Deutungsvorgaben und Interpretationsmuster der Sozialisationsagenten. Angesichts des Bedeutungsverlusts religiöser Sinnstifter und der Pluralität philosophischer und religiöser Deutungsmuster sind diese jedoch selbst im Wissen um den Tod in einer Weise verunsichert, die eine Anleitung zur Bewältigung des Todes durch das Kind stark gefährden.

4.1 Gesellschaftliche Wandlungsprozesse

54. Adams, Sheila: A gendered history of the social management of death and dying in Foleshill, Coventry, during the inter-war years. In: Clark, David (ed.): The sociology of death and dying. Oxford 1993, 149-168.
In dieser empirischen Untersuchung wird die nachbarschaftliche Hilfe der Arbeiterklasse bei einem Todesfall zwischen den beiden Weltkriegen untersucht. Was in dieser Zeit noch in den Verantwortungsbereich der Frauen fiel - etwa der Umgang mit der Leiche - ist nach dem zweiten Weltkrieg durch den Einfluß der modernen Medizin an professionelle Einrichtungen abgegeben worden. Tod und Sterben finden nicht mehr in der privaten Welt des Hinterbliebenen statt, sondern in der öffentlichen Sphäre der Krankenhäuser.

55. Altner, Günter: Tod, Ewigkeit und Überleben. Todeserfahrung und Todesbewältigung im nachmetaphysischen Zeitalter. Heidelberg 1981.
Der Autor ist Biologe und Theologe. Doch seine Untersuchung ist weit über diese Fachgrenzen hinaus von Interesse: Sie stellt die Frage, wie frühere Epochen über den Tod gedacht und mit ihm gelebt haben. Dabei reichen die einzelnen Stationen von den Griechen und Ägyptern über das Christentum, das Mittelalter und die Renaissance bis zum Barock, der

Aufklärung und Neuzeit. Für die Gegenwart wird eine tiefe Überlebenskrise konstatiert, die bereits im Mittelalter einsetzte. Der Siegeszug des wissenschaftlich-technischen Fortschritts, der die Totalisierung menschlicher Verfügungsmacht auf der Erde zum Ziel hat, droht durch seine Schonungslosigkeit gegenüber allem Lebenden seine eigenen Grundlagen zu zerstören. Die einseitige Betonung der technischen Vernunft hat den Todeswahn heutiger Gesellschaften hervorgebracht, der sich in einer gewissen Lust am eigenen Untergang und der Faszination gegenüber toten Dingen, insbesondere aber in der Möglichkeit zur Selbstvernichtung der Menschheit durch die Atombombe zeigt. Trotz bzw. gerade wegen dieser Allgegenwart des Todes wird die Angst vor dem Tod nicht zugelassen, da auch seine Abschaffung als technisch machbares Problem erscheint. Die Überwindung der Überlebenskrise ist für Altner davon abhängig, daß der neuzeitliche Mensch wieder lernt, was durch den Glauben an den wissenschaftlich-technischen Fortschritt nicht zugelassen wurde: das Schicksal seiner Endlichkeit zu akzeptieren und auszuhalten, indem er die derzeitige Krise als mögliches Ende der Menschheit antizipiert.

56. Schmied, Gerhard: Einstellungen zu Tod und Unsterblichkeit in den westlichen Industriegesellschaften. In: Rabanus-Maurus-Akademie (Hg.): Stichwort Tod. Frankfurt/M. 1979, 37-56.

Ausgangspunkt dieses Beitrags ist die These, daß der Tod kein spezifisch modernes Problem darstellt, sondern eines jener ewigen Menschheitsrätsel ist, mit denen sich die Menschen zu allen Zeiten auseinandergesetzt haben. Schon die Neandertaler, die wahrscheinlich die ersten Menschen waren, die ihre Toten begruben, scheinen die Angst vor dem Sterben und dem Tod gekannt zu haben. Die Gegenstände, die den Toten mit ins Grab gegeben wurden, sind deutliche Anzeichen dafür, daß schon damals eine Form von Unsterblichkeitsvorstellung vorhanden war. In dieser Vorstellung sieht Schmied eine Praxis, die das Bewußtsein der eigenen Endlichkeit erträglich machen soll. Die Todesfurcht wäre sprichwörtlich überwältigend, gäbe es nicht die zahlreichen Vorstellungen des Weiterleben nach dem Tode. Für das gegenwärtig vorherrschende Bewußtsein vom Tod läßt Schmied die Vorstellungen einer Verdrängung oder gar Tabuisierung des Todes nicht gelten. Er nennt zahlreiche kulturelle Praktiken, die einer solchen These entgegenstehen. Stattdessen spricht Schmied von einer gewissen Indifferenz gegenüber dem Tod, die mit der mangelnden Konfrontation mit dem Tod in modernen Gesellschaften zu tun habe. Es ist damit gleichsam die Angst vor dem Unbekannten. Bei verstärkter Begegnung mit dem Tod durch das Miterleben des Sterbens eines nahestehenden Menschen verringert sich dagegen die Todesfurcht. Trotzdem ist die Todesfurcht auch in modernen Gesellschaften noch vorhanden und schafft sich nach wie vor in Unsterblichkeitsvorstellungen Ausdruck. Die Pointe des Aufsatzes: Weit weniger als in vergangenen Zeiten ist der moderne Mensch mit dem Tod konfrontiert; doch in den Situationen, wo er es ist, ist er über die kulturelle Stufe des Neandertalers eigentlich nicht hinausgelangt, weshalb er zu den gleichen Mitteln greifen muß wie einstmals der Frühmensch.

57. Toynbee, Arnold: Traditionelle Einstellungen zum Tod. In: ders. (Hg.): Vor der Linie. Der moderne Mensch und der Tod. Frankfurt/M. 1970, 75-124 (engl. Orig. [1]1968).

58. Toynbee, Arnold: Wandlungen des Verhältnisses zum Tod in der heutigen westlichen Welt. In: ders. (Hg.): Vor der Linie. Der moderne Mensch und der Tod. Frankfurt/M. 1970, 167-182 (engl. Orig. [1]1968).

Der *erste Beitrag* beginnt mit der Frage, ob dem Menschen Einstellungen zum Tod angeboren sind. Toynbee verneint diese Frage, indem er im Verlaufe seines Aufsatzes die verschiedenen Bestattungsbräuche und Beerdigungszeremonien, die bei verschiedenen Völkern in der Geschichte vorherrschten, vorstellt und als Indiz dafür nimmt, daß die Einstellung gegenüber dem Tod sehr verschieden ist. Gemeinsam ist allen Völkern dabei nicht das Problem der Sterblichkeit, die der Mensch mit allen anderen sich geschlechtlich fortpflanzenden Lebewesen teilt, sondern - wie die Griechen schon erkannten - die Aufgabe, diese Tatsache mit dem Wissen, in Einklang zu bringen, daß dem Menschen als einzigem Wesen Ich-Bewußtsein, Unterscheidungsvermögen usw. mitgegeben ist. Toynbee erläutert im einzelnen die verschiedenen Versuche, sich mit der Tatsache der Sterblichkeit abzufinden: Der Hedonismus, der Pessimismus, die Versuche, den Tod materiell oder durch Ruhm zu überlisten; die Befreiung von Egoismus durch die Hoffnung auf kommende Generationen oder durch das Aufgehen im höchsten Sein, der Glaube an die persönliche Unsterblichkeit der Seele, der Glaube an körperliche Auferstehung, die Hoffnung auf den Himmel und der Furcht vor der Hölle als Strategien, mit denen der Mensch der Unerträglichkeit begegnet, sterblich zu sein. Im *zweiten Beitrag* konstatiert Toynbee gravierende Wandlungen im Verhalten zum Tod, den er auf den Rückgang des Glaubens in der westlichen Welt zurückführt. Der Niedergang des religiösen Weltbildes geht einher mit mit dem Siegeszug der Wissenschaften. Damit schwindet zugleich die Offenheit und Gelassenheit dem Tod gegenüber. Die Furcht vor dem Tod beginnt erst im 17.Jahrhundert zu einem Massenphänomen zu werden.

Nicht ohne Pathos formuliert Toynbee: "Glaubenslos dem Tod gegenüber, hat der moderne Mensch bewußt seine geistigen Schwingen beschnitten." Am Ende beklagt Toynbee noch die bekannten Phänomene: die euphemistische Rede vom Tod, die Unfähigkeit zu öffentlicher Trauer, die Zurückhaltung des Arztes am Krankenbett, dem Sterbenden die Wahrheit mitzuteilen usw.. Für das Weiterbestehen der westlichen Zivilisationen, das ist die Quintessenz seiner Überlegungen, ist das Wissen des glaubensgefestigten Menschen in der Prämoderne wiederzuerlangen, daß das Leben trotz der Sterblichkeit nicht sinnlos ist.

4.2 Todesverdrängung/Todestabu/Todesangst

59. Fuchs, Werner: Die These von der Verdrängung des Todes. In: Frankfurter Hefte 3 (1971), 177-184.

Fuchs widmet sich in diesem Beitrag noch einmal eingehend der viel diskutierten Verdrängungsthese, die er schon in seinem 1969 erschienen Buch kritisiert hatte. Systematisch stellt der Verfasser die dieser These zugrundeliegenden Behauptungen zusammen, um sie in einem zweiten Schritt Punkt für Punkt zu kritisieren. Dabei unterscheidet der Verfasser zwischen einer *theologischen*, einer *kulturkritischen* und einer *gesellschaftskritischen* Variante der Verdrängungsthese, in denen sich trotz aller Unterschiede u.a. die folgenden Argumente wiederholen. Die Anhänger der Verdrängungsthese konstatieren angesichts des Themas Tod eine gesellschaftlich produzierte Kommunikationshemmung: dem einzelnen sei es nicht möglich, über die Sterblichkeit des Menschen zu kommunizieren. Außerdem beklagen sie die Privatisierung der Trauer: Der Tod verschwände aus dem Sichtfeld der Lebenden, er werde in anonyme Organisationen abgeschoben. Schließlich wird über die unpersönliche Behandlung der Patienten seitens der Ärzte und Schwestern in Krankenhäusern Klage geführt. Diesen Argumenten hält Fuchs entgegen: Eine Kommunikationshemmung gegenüber dem Tod läßt sich in der behaupteten Allgemeinheit nicht belegen; es bedarf ausgereifterer empirischer Methoden, um dieses Thema in der gebotenen Sorgfalt untersuchen zu können; die Vorgänge um das Sterben vollziehen sich gerade nicht in der Privatsphäre im Kreise der Familie, sondern werden zunehmend an Dienstleistungsunternehmen abgegeben; die Unsicherheit im Verhalten des Krankenhauspersonals gegenüber dem Tod läßt sich nicht auf eine allgemeine Verdrängung des Todes zurückführen, sondern schuldet sich der

Funktion der Organisation Krankenhaus: Oberstes Gebot ist dort die Lebenserhaltung; der Sterbende fällt gleichsam durch die Maschen dieser Zielorientierung, er ist kein geeignetes Objekt mehr für die speziell vom Krankenhaus zu erbringenden Leistungen. Insgesamt kritisiert Fuchs die abstrakte Rede über den Tod von den Vertretern der Verdrängungsthese: Wenn Fuchs darauf hinweist, daß zu wenig untersucht würde, "wie die Menschen sterben, wann und unter welchen Bedingungen, welche Erfahrungen sie dabei haben, welche Orientierungen sie über ein Leben nach dem Tode hegen, welche gesellschaftlichen Vorschriften in diesem Zusammenhang gelten" (180), dann formuliert er damit ein im Grunde auch heute noch bestehendes Forschungsdesiderat.

5. Trauer

60. Diessenbacher, Hartmut: Tod und Trauer. Wenn Ehefrauen ihren Mann verlieren. In: Psychologie und Gesellschaftskritik 1/2 (1988), 87-98.
Dieser Beitrag besteht aus bunt zusammengewürfelten Betrachtungen über Frauen, die ihren Mann verlieren; über die Umgehensweise der gesellschaftlichen Umgebung mit dieser Tatsache, über die Erwartungen, die die Umwelt an eine Frau in dieser Situation stellt, über den Wandel des gesellschaftlichen Status verwitweter Frauen, über die soziale Ausgrenzung dieser Frauen aus bestimmten gesellschaftlichen Zusamenhängen usw. Dabei wird auf historische Berichte Bezug genommen, die den historischen Wandel bzw. den ausgebliebenen Wandel im Umgang mit diesem Thema deutlich machen sollen. Außerdem werden literarische Verarbeitungen von Camus, Canetti, Brecht und Heine herangezogen. Doch bleiben die Betrachtungen recht allgemein und unergiebig. Eine durchgehende Fragestellung, eine These gar, ist nicht zu entdecken.

61. Hockey, Jenny: The acceptable face of human grieving? The clergy's role in managing emotional expression during funerals. In: Clark, David (ed.): The sociology of death and dying. Oxford 1993, 129-148.
In diesem Beitrag wird davon ausgegangen, daß es in der westlichen Welt eine dominierende Auffassung über Emotionen gibt: Die Emotionen werden als etwas beherrschbares angesehen, die sich nur in einer kontrollierten und regulierten Weise Ausdruck verschaffen dürfen. Untersucht wird die Rolle der Geistlichen, die die Hinterbliebenen zu einem bestimmten Verhalten während des Prozesses der Trauer verpflichten. Das

Festhalten an diesem Modell verhindert das Verständnis für andere, weniger kontrollierte Möglichkeiten der Hinterbliebenen, ihre Trauer zum Ausdruck zu bringen.

62. Schmied, Gerhard: Sterben und Trauern in der modernen Gesellschaft. Opladen 1985.
Dem vorliegenden Band geht es in erster Linie um die Vermittlung von Forschungsergebnissen über Sterben, Tod und Trauer. Dabei kommen Positionen aus der amerikanischen Forschung zu Wort, die bisher in deutscher Sprache nicht zugänglich waren. Im ersten Teil wird über Charakteristika des modernen Sterbens berichtet, wobei insbesondere die Probleme des Sterbens im Krankenhaus erörtert und mögliche Alternativen diskutiert werden. Nach einer knappen Darstellung verschiedener Todesvorstellungen und -konzepte im zweiten Teil behandelt Schmied im dritten Teil unterschiedliche Formen der Trauer und stellt verschiedene Bräuche und Riten in der Trauerzeit vor. Abschließend werden differente Bestattungs- bzw. Beisetzungsformen hinsichtlich ihrer sozialen Funktion untersucht und über Alternativen zum herkömmlichen Friedhof nachgedacht. Bemüht sich der Autor auch insgesamt um einen nüchternen, Vor- und Nachteile der jeweiligen Positionen und Konzepte abwägenden Stil, enthält er sich dennoch nicht eines eigenen Standpunkts: So tritt der Autor entschieden der These von der Verdrängung des Todes entgegen, enthält sich der vorschnellen Verurteilung moderner Formen des Sterbens und Trauerns und setzt sich für eine minimalistische Verwendung des Terminus "sozialer Tod" ein.

63. Ziegler, Meinrad: "Leben verwirrt mich mehr als Sterben." Gedanken zur Trauer, in: Ziegler, Meinrad/Mörth, Ingo/Hummer, Hubert (Hg.): Sterben - Tod - Trauer. Linz 1989, 115-128.
Mit Jean Baudrillard geht Ziegler von der gesellschaftlich errichteten Trennung der einst vereinten Sphären von Tod und Leben aus. Durch die Verbannung des Toten aus dem Reich des Lebendigen ist das Leben nicht mehr als ein *Über*leben, ein Nicht-tot-Sein. Nur im Zustand der Trauer, so die These des Beitrags, kommt es zum "Austausch" zwischen Lebenden und Toten. Doch hat der Verfall der öffentlichen Kultur (Richard Sennett) zu einer Vereinsamung des Trauernden geführt: Immer mehr wird das Individuum mit seinen Emotionen in die Privatheit verstoßen; dort kapselt es sich ein und nimmt die Außenwelt nur noch als bedrohlich und feindlich wahr. Die Verbannung des Todes aus der öffentlichen Sphäre verhindert einen Prozeß des Trauerns, der nicht nur Angst und Schmerz mit sich bringt, sondern auch Heilung und Freiheit verspricht.

6. Lebenszeit und Zeit

64. Caruso, Igor A./Rubner, Angelika: Notizen zu einer Diskussion über den Tod. In: Psychologie und Gesellschaftskritik 12 (1988), 46-57.
Diese Notizen widmen sich den Themen: (1) Zeitlichkeit und Tod, (2) Entwicklung und Tod, (3) Der verwaltete Tod, (4) Der individuelle Tod, (5) Tod und Revolution. Carusos grundlegende These läßt sich dabei wie folgt zusammenfassen: Wer den Tod verdängt und sich gegen das Sterben auflehnt, unterdrückt auch das Leben. Wer den Tod dagegen akzeptiert, läßt das Leben erst zu; denn Leben heißt Veränderung. Jede Veränderung ist jedoch zugleich eine Erfahrung des Sterbens. Doch wer diesen Erfahrungen ausweicht, Veränderungen aus dem Wege geht, lebt nicht, sondern ist bereits tot; denn Tod bedeutet Stillstand. Oder, in den Worten Carusos: "Den Tod akzeptieren heißt sterbend zu leben." (45) "Den Tod verdrängen und leugnen heißt lebend sterben."(46)
65. Gronemeyer, Marianne: Das Leben als letzte Gelegenheit. Sicherheitsbedürfnisse und Zeitknappheit. Darmstadt 1993.
Die Autorin unternimmt in diesem Buch eine *andere* Rekonstruktion des Projekts der Moderne, als sie gemeinhin vorgenommen wird. Die zahlreichen Erfindungen und Entdeckungen seit dem 15. Jahrhundert und der rasante Aufstieg der Wissenschaften werden nicht als Resultat der Befreiung des Menschen aus dem mittelalterlichen Ordodenken und seiner alsbaldigen Karriere als Demiurg interpretiert, der sich die Welt nach seinen Bedürfnissen einrichtet, sondern als Reaktionen auf eine traumatische Erfahrung: Der Mensch des ausgehenden Mittelalters hat - u.a. durch die Erfahrung des Pestinfernos, das zahlreiche Landstriche um mehr als die Hälfte seiner Bevölkerung brachte - die Ewigkeitshoffnung verloren. Damit gerät das diesseitige Leben in den Mittelpunkt der Aufmerksamkeit, aber auch seine Begrenztheit und Endlichkeit. Alle Anstrengungen gelten nunmehr der Absicherung der durchschnittlichen Lebensspanne. Die Beschleunigung des Lebens, die mit der Entfaltung der Moderne unaufhaltsam auf dem Vormarsch ist, interpretiert die Autorin als Versuch, den Abstand zwischen der unendlichen Welt-Zeit und der individuellen Zeitspanne zu verringern. Dem Wandel der Todesauffassungen, den Gronemeyer unter Rückgriff auf kulturhistorische Darstellungen von Ariès, Friedell, Huizinga und philosophischen Positionen wie Descartes und Montaigne illustriert, geht die Autorin nicht mit der bewährten Fragestellung nach, welche *Lebens*bedingungen das Todesbewußtsein formen, vielmehr kehrt sie die Frage kurzerhand um: Welche kulturellen Äußerungen

lassen sich als direkte Antworten auf die vorherrschenden Todesbilder einer Epoche lesen? Damit folgt sie einer insbesondere in der französischen Geschichtsschreibung weit verbreiteten Ansicht (vgl. etwa Michel Vovelle).

66. Plessner, Helmut: Die Stufen des Organischen und der Mensch. Einleitung in die philosophische Anthropologie. In: ders.: Gesammelte Schriften IV, Frankfurt/M. 1985, 203ff.

67. Plessner, Helmut: Über die Beziehung der Zeit zum Tode. In: ERANOS-Jahrbuch, BD. XX (1951): Mensch und Zeit, Zürich 1952, 349-386 und in: ders.: Gesammelte Schriften IX, Frankfurt/M. 1985, 224-262.
Der Philosoph und Soziologe Helmut Plessner reflektiert in diesem komplexen Vortrag den genuinen Zusammenhang von Zeiterfahrung und Todesbewußtsein. Seine These ist, daß die *Steigerung des Ichbewußtseins*, die *Problematisierung des Todes* und die *Aktualisierung der in Vergangenheit, Gegenwart und Zukunft sich entfaltenden linearen Zeit* ein Junktim bilden. In drei Schritten entfaltet Plessner diese These: Der erste Teil des Vortrags widmet sich dem Übergang vom zyklisch orientierten mythologischen Zeitbewußtsein zum eschatologisch ausgerichteten christlichen Zeitbewußtsein, der eine strikte Trennung von Vergangenheit, Gegenwart und Zukunft nach sich zieht. Im zweiten Teil geht es um die rationale Beziehung zwischen Zeit und Tod. Dabei wird der Mensch als physisches Lebewesen behandelt, das wie alle anderen Organismen dem Gesetz des Sterbens unterliegt. Erst im dritten Teil geht es um die Frage der Todeserfahrung und Todesgewißheit, die nur dem Menschen zugänglich ist. Im Verlauf seiner Argumentation wendet sich Plessner gegen zwei Auffassungen über das Altern und den Tod: Weder sind Alter und Tod dem Leben äußerlich und fremd noch sind sie ihm innewohnend und wesentlich. Während er die erste Vorstellung niemandem namentlich zurechnet (man wird sie in den mittelalterlichen "Totentänzen" vorfinden können), identifiziert Plessner die zweite Vorstellung mit der Position Georg Simmels. Er selbst hält dagegen: Altern und Tod werden durch die Endlichkeit des Lebens nur *ermöglicht*, müssen vom Menschen aber *vollzogen* werden. Das Ziel, auf das hin das Leben ausgerichtet ist, ist nicht Verfall und Auslöschung, wie die Rede von der Endlichkeit des Lebens suggeriert, sondern Entfaltung und Vollendung. Es ist die Fortpflanzung, die ein Weiterleben des eigenen Typs in einem anderen Organismus über den eigenen Tod hinaus ermöglicht. Durch diesen Gedanken vereint Plessner am Ende die zyklische Zeitvorstellung des Mythos - symbolisiert durch den Kreis - mit der linearen Zeitvorstellung der säkularisierten Moderne -

symbolisiert durch die Sanduhr. Das *endliche* Leben des Individuums ist somit eingebettet in den *unendlichen* Kreislauf von Geburt, Reife und Tod, der jedes Individuum übersteigt. Der erste, wesentlich früher entstandene Text enthält Plessners Auffassung über den Tod und insbesondere seine Ablehnung der These von der Notwendigkeit des Todes in komprimierter Fassung ohne die Bezugnahme zum Zeitproblem.

68. Schwarz, Dieter: Leben, Lebenslauf, Alter und Tod. Überlegungen zur Professionalisierung des Lebens. In: Psychologie und Gesellschaftskritik 12 (1988), 7-25.

In diesem Beitrag geht es darum, den sowohl lebenspraktisch als auch theoretisch-analytisch unauflösbaren Zusammenhang von Lebenslauf und Tod zu verdeutlichen. Ausgehend von einigen allgemeinen Überlegungen zur Lebensdeutung und zum Sinn des Lebens wird der Übergang von archaischen zu modernen Gesellschaften als zunehmende Professionalisierung des Lebenslaufs interpretiert, in dessen Verlauf die Medizin, die Psychologie, die Seelsorge und andere Institutionen das Sterben organisieren und verwalten und den Tod zu verhindern suchen. Am Ende wird vor der Gefahr gewarnt, daß der soziale Dienst vom professionellen Experten nur noch als Job und nicht mehr als zwischenmenschlicher Interaktionsprozeß verstanden wird, der den Klienten in seiner psychosozialen Gesamtheit in den Mittelpunkt stellt.

6.1 Sterblichkeit/Unsterblichkeit

69. Blauner, Robert: Death and social structure. In: Psychiatry 29 (1966), 378-394 und in: Coser, Rose Laub (ed.): Life Cycle and Achievement in America. New York 1969, 223-260.

Im Mittelpunkt dieser Abhandlung stehen die Veränderungen der Mortalitätsrate in den modernen Industriestaaten gegenüber nichtindustrialisierten Ländern und vormodernen Kulturen. Auffällig ist dabei die Konzentration der Mortalität in modernen Gesellschaften auf die Gruppe der alten Menschen. Die Sterblichkeitsrate der jungen Menschen ist in Ländern wie den USA und Kanada gegenüber der im Kongo und in Mexiko extrem niedrig. Doch trotz des verbreiteten vorzeitigen Todes und den damit einhergehenden gesellschaftlichen Beziehungsauflösungen wird der Bestand und Zusammenhalt dieser Gesellschaften nicht gefährdet, da auch die Toten in die soziale Welt inkludiert bleiben, was den noch Lebenden das Gefühl verschafft, auch nach dem Tod Gesellschaftsmitglieder bleiben zu können.

Die modernen Gesellschaften bedürfen dieser Ahnenkulte und Jenseitshoffnungen als Bollwerk gegen Zustände der Anomie und des Zerfalls nicht mehr, da sie ihre funktionierenden Mitglieder weitgehend am Leben erhalten und durch den Wegfall der funktionslos gewordenen Alten nicht bedroht werden. Deshalb wird in diesen Gesellschaften der Tod zu einem rein privaten und persönlichen Problem, da er den reibungslosen Ablauf der gesellschaftlichen Beziehungen kaum mehr tangiert.

70. Gärtner, Karla: Sterblichkeit nach dem Familienstand. In: Zeitschrift für Bevölkerungsswissenschaft 16 (1990), H. 1, 53-66.
Obwohl die Unterschiede in der Sterblichkeit bei ledigen, verheirateten, verwitweten und geschiedenen Personen zu den gängigen Themen in der Bevölkerungswissenschaft gehören, stammt die letzte umfassende Analyse für die BRD aus dem Jahre 1967. Seither jedoch hat sich die Familienstruktur und die Sterblichkeit stark verändert. Zwar können die generellen Aussagen, daß die Verheirateten die niedrigste und die Verwitweten und Geschiedenen die höchste Sterblichkeitsrate aufweisen, nach wie vor Gültigkeit für sich beanspruchen. Doch die Verschiebungen im Beziehungsmuster zwischen Alter, Geschlecht, Familienstand und Todesursache, wie sie im vorliegenden Beitrag näher skizziert werden, müssen stärkere Berücksichtigung finden.

71. Hauser, Jürg A.: Ansatz zu einer ganzheitlichen Theorie der Sterblichkeit. In: Zeitschrift für Bevölkerungswissenschaft 9 (1983), H. 2, 159-186.
Im vorliegenden Beitrag wird der Versuch skizziert, wie eine ganzheitliche Theorie der Sterblichkeit aufgebaut werden könnte. Dabei geht es insbesondere um die Verbindung der "forces of morbidity and mortality", die durch genetische, umweltspezifische, sozio-kulturelle, sozio-ökonomische und individuelle Faktoren beeinflußt werden, mit dem sozialen Wandel.

72. Höhn, Charlotte/Pollard, John H.: Analyse der Sterblichkeit in beiden Teilen Deutschlands in den Jahren 1976 bis 1986. In: Zeitschrift für Bevölkerungswissenschaft 16 (1990), H. 3/4, 355-381.
Ein Vergleich der Sterblichkeitsdaten nach Alter, Geschlecht und Todesursache zwischen der Bundesrepublik Deutschland und der ehemaligen Deutschen Demokratischen Republik zeigt, daß die Lebenserwartung von 1976 bis 1986 in der BRD gestiegen ist, in der DDR es jedoch nur eine minimale Zunahme gegeben hat. Diese unterschiedliche Entwicklung in den beiden deutschen Staaten beruht auf einer in der DDR höheren Sterblichkeit an Krankheiten des Kreislaufsystems und der Atmungs-

organe, äußeren Einwirkungen und "anderen" Todesursachen. Unter den letzten beiden Todesursachengruppen werden auch Selbstmorde, Unfälle, Tod durch Leberzirrose und Krankheiten der Verdauungsorgane subsumiert. Die Autoren nehmen an, daß diese Todesursachen - wie auch in anderen osteuropäischen Ländern - stark zugenommen haben und deshalb nicht mehr - wie noch 1976 in der DDR praktiziert und allgemein üblich - getrennt ausgewiesen wurden.

73. Lifton, Robert Jay: Der Verlust des Todes. Über die Sterblichkeit des Menschen und die Fortdauer des Lebens. München 1986. (Amer. Orig. [1]1979).
Die vorliegende Studie des amerikanischen Psychologen Robert Jay Lifton will den Ort des Todes in der menschlichen Vorstellungswelt erkunden und zu seinen Empfindungen von Endlichkeit, Veränderung und Anfang in Beziehung setzen. Dabei wird davon ausgegangen, daß die im Atomzeitalter möglich gewordene totale Auslöschung des Menschen die Vorstellungen vom Tod und der Fortdauer des Lebens nachhaltig erschüttert hat. Nach der nuklearen Katastrophe ist an keine Fortdauer des Lebens zu denken. So führt die Vorstellung von der totalen Vernichtung zum "Verlust des Todes", der immer eine Fortdauer des Lebens impliziert. Um diese These zu verdeutlichen geht es Lifton zunächst darum, die gewöhnlichen, also vornuklearen Beziehungen zum Tod und zur Fortdauer des Lebens zu rekonstruieren, um sie anschließend mit dem neuen Paradigma, dem neuen Hintergrund einer absolut letzten Bedrohung, zu konfrontieren.

74. Linke, Wilfried: Differentielle Sterblichkeit nach Berufen. In: Zeitschrift für Bevölkerungswissenschaft 16 (1990), 29-51.
Nach demographischen und sozioökonomischen Merkmalen differenziert werden in diesem Beitrag Ergebnisse der Beschäftigungsstatistik 1985 über Arbeitnehmer, die durch Tod aus dem Arbeitsprozeß ausgeschieden sind, mit den entsprechenden Ergebnissen des Berichtsjahres 1984 verglichen.

75. Myers, George C.: Sterblichkeitsrückgang, Lebensverlängerung und Altern der Bevölkerung. In: Zeitschrift für Bevölkerungswissenschaft 10 (1984), 463-475.
Entgegen der vorherrschenden Meinung wird das demographische Altern einer Bevölkerung nicht grundsätzlich und ausschließlich durch einen Geburtenrückgang verursacht. Vielmehr gilt dieses "Altern von der Basis der Bevölkerungspyramide" nur so lange als Hauptursache, bis ein Lebenserwartungsniveau von 70 Jahren erreicht wird. Bei einem Lebenserwartungsniveau von über 70 Jahren, das durch einen insbesondere die

ältere Bevölkerung betreffenden Sterblichkeitsrückgang erreicht wird, komme es zu einem zusätzlichen und stärkeren "Altern von der Spitze der Bevölkerungspyramide".

7. Partnerschaft, Ehe und Familie

76. Christian-Widmaier, Petra: Sterben zu Hause in der Familie. Wunschdenken und Wirklichkeit aus soziologischer Sicht. In: Godzik, Peter/Muschaweck, Petra R.: Laßt mich doch zu Hause sterben. Gütersoh 1989, 31-52.
Diese Abhandlung tritt den vielfach idealisierenden Vorstellungen eines Sterbens zu Hause im Kreise der Familie entgegen. Unüberprüft und unkritisch werde in kulturkritischer Absicht oft einfach unterstellt, daß es sich dabei um die natürlichste, christlichste oder würdigste Art zu sterben handelt. Gegenübergestellt werde diesem Ideal dann zumeist eine eindringliche Beschreibung der kalten Wirklichkeit der Apparatemedizin, in der es sich nicht behütet und liebevoll umsorgt sterben läßt. Mit einem Blick in aktuelle familiensoziologische Untersuchungen wird ein Bild der gegenwärtigen Familienform gezeichnet und die Frage gestellt, ob sie die Erwartungen, die an sie geknüpft werden, wenn ein Familienangehöriger zu Hause stirbt, überhaupt erfüllen kann. Dem stehen zahlreiche Probleme entgegen, wie etwa der Platzmangel in den zunehmend kleinen Wohnungen, der Zeitmangel der Kleinfamilienangehörigen durch Berufstätigkeit und Kindererziehung, die mangelnden Kenntnisse im Pflegebereich usw. Dem berechtigten Wunsch zu Hause zu sterben, ist die moderne Kleinfamilie nicht mehr gewachsen. Am Ende schildert die Autorin einen authentischen Fall eines alten Mannes, der zu Hause erkrankt, zum Pflegefall wird und schließlich stirbt. Was das im einzelnen heißt, wird sehr eindringlich geschildert. Ohne für das Sterben zu Hause oder in Institutionen zu werben, untersucht diese Abhandlung wohltuend nüchtern die Bedingungen, die erforderlich sind, damit ein Mensch zu Hause sterben kann und konfrontiert sie mit der Wirklichkeit der Familienstrukturen. Freilich kann dieses Thema in diesem begrenzten Rahmen nur angerissen werden; es verdiente aber genauere Untersuchungen.

77. Uhlenberg, Peter: Death and the family. In: Journal of Family History 5 (1980), 313-320.

Obgleich wichtige Entwicklungen in der Familienforschung wie etwa der Wandel der Kindheitsphase und der Aufstieg der Kernfamilie zum dominanten Familienmodell ohne die Berücksichtigung des Wandels der Mortalitätsraten nicht angemessen verstanden werden können, sind sie gleichwohl in der Familienforschung vernachlässigt worden. Uhlenberg zeigt, daß die Sterblichkeitsrate in unterschiedlichen Altersabschnitten (Kinder, Jugendliche, Erwachsene, Alte) unmittelbare Auswirkungen auf die Familie hat; etwa darauf, wie lange ein Ehepaar zusammenlebt, ob die Kinder noch ihre Großeltern kennenlernen etc. Anhand der Jahre 1900, 1940 und 1976 zeigt Uhlenberg die Veränderung der Sterblichkeitraten und die Folgen für den Wandel in der Familienstruktur in Amerika von 1900 bis 1976.

8. Medizinische Soziologie

8.1 Kulturbedeutung medizinischer Todesdefinitionen

78. Mant, A. Keith: Die medizinische Definition des Todes. In: Arnold Toynbee (Hg.): Vor der Linie. Der moderne Mensch und der Tod. Frankfurt/M. 1970, 11-27.

Die genaue Bestimmung des Todeszeitpunktes hat die Menschen von frühester Zeit an beschäftigt. Die modernen Mittel und Methoden haben die Schwierigkeit einer präzisen Bestimmung des Todes dabei eher erhöht als verringert. Um diese These zu belegen, zeichnet der Autor in groben Zügen die Entwicklung der sich wandelnden Todesbestimmung in der Geschichte der Medizin nach. Dabei sind die Todeskriterien früherer Gerichtsmediziner wenig anders als heute: Das Aussetzen von Atmung und Herzschlag, Blässe und Todesstarre gelten auch heute noch als Zeichen für das Eintreten des Todes. Zwar kommt es im frühen neunzehnten Jahrhundert zur Unterscheidung von somatischem - Auslöschung der Persönlichkeit - und molekularem Tod - Absterben der Zellen, die den Körper bilden; im zwanzigsten Jahrhundert zur Erweiterung des "Herztodes" durch den "Gehirntod", doch über ein übereinstimmendes und präzises Todeskriterium, das Fehldeutungen ausschließt, verfügt die Medizin immer noch nicht. Trotz des Nachweises der Unzuverlässigkeit der verschiedenen Todeskriterien, die etwa zu der Angst vor zu frühen Begräbnissen geführt haben, wovon der Autor berichtet, erklärt er abschließend überraschend, daß Falschbeurkundungen nach wie vor aus Fahrlässigkeit und Ignoranz entstünden.

8.2 Krankheit

79. Cromm, Jürgen: Krankheit und Sterblichkeit in ihrer Entwicklung als gesellschaftliches Phänomen. In: Horst Reimann/Hans-Peter Müller (Hg.): Probleme moderner Gesellschaften. Opladen 1994, 78-97.
In diesem Beitrag geht es um das Auftreten von Krankheit und Sterblichkeit, deren Verteilung in verschiedenen sozialen Verhältnissen und um verschiedene Erklärungs- und Deutungsmuster, die für diese Tatbestände geliefert werden. Außerdem informiert er über Anfänge und Entwicklungen der Erhebung von Mortalitätsraten. Dabei werden weitgehend historische Quellen zitiert, die illustrieren, daß erst sehr spät, etwa in der zweiten Hälfte des 19. Jh., die sozialen Einflüsse chronischer Erkrankungen mitbedacht wurden. Je nach wirtschaftlicher Lage, Ernährungsweise und Wohnsituation variiert die Sterblichkeitsrate. Das daraus abgeleitete "Recht auf Gesundheit" wird heute, nach der weitgehend erfolgreichen Bekämpfung typischer Armutskrankheiten (wie Tbc. usw.) zu einer "Pflicht zu Gesundheit", da wir es heute vielfach mit Zivilisationskrankheiten (etwa Krebs durch Rauchen) zu tun haben. Die heute populäre Präventivmedizin entsteht nicht zuletzt aus Kosten-Nutzen-Analysen. Mehr und mehr etabliert sich ein Zwang zur gesunden Lebensführung. Das Gesundheitwesen wird zum Herrschaftsinstrument.

8.2.1 AIDS

80. Rühmann, Frank: Aids. Eine Krankheit und ihre Folgen. Frankfurt/M. u.a. 1985.
Im Mittelpunkt dieser Studie steht die Krankheit Aids, die das Immunsystem des Menschen zerstört und gegen die die Medizin bis heute keine Heilungsmöglichkeit entwickelt hat. Nach einer eingehenden Darstellung des medizinischen Forschungsstandes über Aids thematisiert der Beitrag *den gesellschaftlichen Umgang* mit Aids in den USA und in der Bundesrepublik. Dabei zeigt der Autor, wie es im Laufe der Debatte um Aids zu einer erneuten Pathologisierung der Homosexualität gekommen ist. Der starke Einfluß neokonservativer Strömungen in den achtziger Jahren hat

die Homosexuellen zu einer stigmatisierten Randgruppe werden lassen. Der Beitrag dokumentiert und analysiert die Reaktionen von Medizin, Sozialwissenschaften, Presse und staatlichen Einrichtungen sowie die Diskussionen unter den Homosexuellen.

81. Small, Neil: Dying in a public space. In: Clark, David (ed.): The sociology of death and dying. Oxford 1993, 87-111.
Der Autor zeichnet zunächst die Art und Weise nach, wie Aids in der Öffentlichkeit thematisiert worden ist. Danach untersucht er anhand einiger Biographien und Autobiographien, wie die Diagnose Aids zu haben, individuell verarbeitet wird und den Blick des Betroffenen auf die Umwelt prägt. Dabei wird insbesondere bei populären Betroffenen die Gleichzeitigkeit von Aids als einer privaten Erfahrung und einer öffentlichen Angelegenheit deutlich.

8.4 Sterben in Organisationen

82. Aigner, Erich: Sterben im Krankenhaus, in: Ziegler, Meinrad/Mörth, Ingo/-Hummer, Hubert (Hg.): Sterben, Tod, Trauer. Linz 1989.
Dieser kurze Beitrag stellt die Situation des Sterbeprozesses im Krankenhaus den Erfahrungen in Hospizen gegenüber, wobei insbesondere auf die nötige (und oft fehlende) Ausbildung und Kompetenzen des Personals abgehoben wird. Die Frage ist, in welcher Institution und mit welcher Hilfe auf die Bedürfnisse der Sterbenden am besten eingegangen werden kann. Ohne eine Entscheidung für die eine und gegen die andere Institution zu treffen, klärt der Beitrag über die Bedingungen auf, die geschaffen werden müssen, um den Sterbenden eine optimale Betreuung zu gewähren, aber auch um die psychosoziale Belastung der Helfer aufzufangen.

83. Glaser, Barney/Strauss, Anselm: Interaktion mit Sterbenden. Beobachtungen für Ärzte, Schwestern, Seelsorger und Angehörige. Göttingen 1974.
Ausgehend von der Beobachtung, daß heute die meisten Menschen nicht mehr zu Hause, sondern im Krankenhaus sterben, untersuchen die beiden Sozialpsychologen den Sterbeprozeß anhand der Interaktion zwischen dem Kranken und dem Krankenhauspersonal in sechs Krankenhäusern im Bereich San Franciscos. Als ausschlaggebenden Faktor für die Art und Weise der Interaktion zwischen Patient und Personal bestimmen die Autoren die Bewußtheit der Situation. In ihren Feldstudien konnten sie beobachten, daß die unterschiedlichen Verhaltensweisen der an der

Sterbesituation Beteiligten, einschließlich der Patienten, sich danach richten, inwieweit sie über den Zustand des Patienten Bescheid wissen. Dabei werden unterschiedliche Situationen bestimmten Kontexten des Wahrnehmens zugewiesen: Der Patient ist ahnungslos - *geschlossene Bewußtheit*; der Patient verfolgt einen Verdacht - *argwöhnische Bewußtheit*; alle Beteiligten wissen Bescheid, gestehen es aber nicht ein - *Bewußtheit der wechselseitigen Täuschung*; der Patient kennt seinen Zustand und gibt es zu - *offene Bewußtheit*. Anschließend werden die typischen Verhaltenmuster beschrieben, die sich nach der Aufklärung des Patienten über seine todbringende Krankheit durch den Arzt einstellen. Eine anfängliche Depression weicht nach einer gewissen Zeit der Akzeptanz oder Verdrängung der Todesgewißheit. Die Annahme der Diagnose kann zu einer aktiven Todesvorbereitung ebenso führen wie zu einem Kampf gegen die Krankheit. Nach Meinung der Autoren richten sich diese Umgehensweisen danach, auf welche Weise dem Patienten das Wissen um seinen Zustand beigebracht wird, welche Einstellung er selber dazu hat und welche Hilfe ihm angeboten wird. Die nachfolgenden Kapitel behandeln die um den Zustand ihres Angehörigen wissende bzw. unwissende Familie und die Verhaltensweise von Ärzten und Schwestern angesichts aussichtsloser Fälle. Abschließend gehen die Autoren, gemäß ihres Anspruchs sowohl für Soziologen als auch für Ärzte, Schwestern, Seelsorger und Angehörige zu schreiben, auf die Folgerungen ein, die sich aus ihrer Untersuchung für pflegerische und ärztliche Betreuung auf der einen Seite und für die Theorie der Bewußtheit und Interaktion auf der anderen Seite ergeben.

84. Lau, Ephrem Else: Tod im Krankenhaus. Soziologische Aspekte des Sterbens in Institutionen. Köln 1975.

Anknüpfend an die Arbeiten von v. Ferber, Glaser/Strauss und Sudnow zu diesem Thema, will die vorliegende Untersuchung, deren Material aus teilnehmender Beobachtung der Verfasserin in verschiedenen Krankenhäusern stammt, eine Analyse des sozialen Handelns der an der Sterbesituation Beteiligten sein. Der Autorin geht es darum, die sozialen Faktoren ausfindig zu machen, denen sterbende Patienten wie beruflich Handelnde unterliegen. Ihr Hauptaugenmerk liegt dabei auf der Analyse der Zuschreibung von Rollenmustern der verschiedenen Beteiligten in der Sterbesituation. Das Ergebnis ihrer Untersuchung ist, daß Krankenhäuser in ihrer jetzigen Form für den "erwarteten Tod", den sie von dem "unerwarteten Tod" unterscheidet, nicht die adäquate Institution für die Bewältigung der Sterbesituation sind. Ebensowenig ist der Arzt aufgrund seiner auf die Wiederherstellung der Leistungsfähigkeit des Organismus ausgerichteten Ausbildung für diese Aufgabe richtig vorbereitet. Doch nicht in der Errichtung spezieller Sterbekliniken sieht die Autorin eine mögliche Alternative, vielmehr favorisiert sie eine Unterstützung zur Ermöglichung des Sterbens im Kreis der Familie, etwa durch ambulante Dienste, Schulung von Familienmitgliedern.

85. Ridder, Paul: Tod und Technik. Sozialer Wandel in der Medizin. In: Soziale Welt 34 (1983), 110-119.
Die rasante Entwicklung der Medizin im technischen Bereich, die der oft befürchteten Tabuisierung des Todes entgegensteht, bestimmt in entscheidender Weise die Todesbilder in der modernen Gesellschaft. Aufgezeigt wird, daß die Technologisierung der Medizin eine Typisierung des Leibes zur biochemischen Maschine zur Folge hat. Die Technik schiebt sich gleichsam zwischen die Beziehung von Arzt und Patient und unterwirft dabei den Patienten zum willenlosen Objekt, das sich der Organisationsstruktur des Krankenhauses vollends zu unterwerfen hat.

86. Sudnow, David: Organisiertes Sterben. Eine soziologische Untersuchung. Frankfurt/M. 1973. (amerik. Orig. [1]1967)
Theoretisch orientiert an der Interaktionstheorie Erving Goffmans und der ethnomethodologischen Soziologie Harold Garfinkels hat der Autor die erste umfassende Untersuchung über die Organisation des professionellen Umgangs mit dem Tod im Klinikbereich vorgelegt. Der Tod wird nicht einfach nur als eine rein biologische Tatsache, sondern als soziales Phänomen vorgestellt, das von den Menschen gedeutet, benannt und gestaltet werden muß. Diese Interaktions- und Kommunikationsprozesse innerhalb des Krankenhauspersonals, aber auch zwischen Krankenhauspersonal, Patient und Angehörigen zu dokumentieren und zu interpretieren steht im Mittelpunkt dieser Studie. Problematisiert wird dabei auch die Herstellung des "sozialen Todes", der auf die Definitionsmacht des Arztes zurückgeht, den Patient als "im Sterben liegend" zu bezeichnen. Die sich daraus ergebenden Folgeaktivitäten und Umgehensweisen von Personal und Angehörigen mit dem Patienten wird einer eingehenden Analyse unterzogen. Außerdem werden die Differenzen der Trauerhaltung hinsichtlich des Todes von Alten, Kindern, Selbstmördern, Alkoholikern oder Embryonen. Ein eigenes Kapitel widmet Sudnow der Übermittlung der Todesnachricht, wobei die besonderen Sprachregelungen analysiert werden. Im Anhang prüft Thure von Uexküll, inwieweit sich die von Sudnow gelieferten Ergebnisse auf bundesrepublikanische Verhältnisse übertragen lassen.

8.5 Sterbebegleitung

87. Kalish, Richard A.: Der gegenwärtige Status von Tod und Betreuung des Sterbenden. Das Ende eines Tabus. In: Albin Eser (Hg.): Suizid und Euthanasie als human- und sozialwissenschaftliches Problem. Stuttgart 1976, 159-169.
Der Autor sagt der These von der Tabuisierung des Todes Lebewohl. Sterben und Tod sind, vor allem in den USA, zu einem Thema von allgemeinem Interesse geworden; beide haben sich zu einer regelrechten Bewegung, ja Mode, entwickelt. Dieser neue Trend zur öffentlichen Aufmerksamkeit gegenüber dem ehemalig verdrängten Thema geht Kalish zufolge auf vier verschiedene Motive zurück: 1. dem Zerstörungspotential in der Welt, 2. dem Fortschritt in der medizinischen Technik, 3. der Suche nach Unterprivilegierten und Unterversorgten, 4. der Zunahme der Beschäftigung mit nicht-westlichen Denkweisen und 5. der verstärkten Suche nach Sinn. Diese sich gegenseitig verstärkenden Trends bilden eine zusammenhängende Kraft, die, so die optimistische Diagnose von Kalish, die Menschen in den Stand versetzt, mit ihrem eigenen Tod fertigzuwerden und die Sterbenden zu betreuen, wofür die Hospizbewegung ein deutliches Indiz ist.
88. Nassehi, Armin/Pohlmann, Reinhard (Hg.): Sterben und Tod. Probleme und Perspektiven der Organisation von Sterbebegleiung. Münster/-Hamburg 1992.
Aus soziologischer, theologischer, pädagogischer und medizinischer Sicht wird das Problem der Organisation von Sterbebegleitung thematisiert, wobei sowohl theoretische Überlegungen als auch Erfahrungen aus der Praxis zu Wort kommen.
89. Rest, Franco: Den Sterbenden beistehen. Ein Wegweiser für die Lebenden. Heidelberg 1981.
Diese Arbeit bietet eine praxis- und anwendungsnahe Auseinandersetzung mit dem Thema Tod und Sterben. Es erlaubt dem Leser keine Ausflüchte in wissenschaftliche Abstraktionshöhen, die das eigene Betroffensein vergessen machen könnten. Unter weitgehendem Verzicht auf sperrige Fremdwörter wird immer wieder der direkte Weg zum Leser gesucht, indem er mit Fragen konfrontiert wird, die über die eigenen Einstellungen zum Tod Aufschluß verschaffen sollen. Der Leser ist permanent zur Mitarbeit aufgerufen. Es geht darum, die Befähigung der Menschen einander beim Sterben zu helfen, auszubilden, die hier jeder Leser quasi schrittweise erlernen kann. Dazu gibt es direkte Anleitungen, wie mit

Sterbenden umgegangen werden soll. Die einzelnen Kapitel stellen so etwas wie Lektionen dar, die mit Merksätzen und Übungsaufgaben abgeschlossen werden, wodurch eine Vertiefung des Themas erreicht werden soll, die über die unmittelbare Lektüre hinausgeht.

90. Stoddard, Sandol: Die Hospiz-Bewegung. Ein anderer Umgang mit Sterbenden. Freiburg/Br. 1987 (engl. Orig. [1]1978).
Anhand dieses Buches kann man sowohl die Geschichte der Idee der Hospizbewegung nachvollziehen als auch den alltäglichen Ablauf in einem Hospiz an Beispielen aus England und den USA studieren. Die grundlegende Idee des Hospizes ist es, das Sterben wieder als Teil des Lebens zu akzeptieren und eine umfassende Betreuung der Sterbenden und deren Angehörigen anzubieten. Statt den Tod mit Hilfe der Apparatemedizin zu bekämpfen und dabei die Bedürfnisse des Patienten zu vergessen, geht es darum, ein menschenwürdiges Sterben zu ermöglichen, das den Betroffenen bis zum Schluß eigenständige Person sein läßt.

9. Euthanasie und Sterbehilfe

91. Auer, Alfons/Menzel, Hartmut/Eser, Albin: Zwischen Heilauftrag und Sterbehilfe. Zum Behandlungsabbruch aus ethischer, medizinischer und rechtlicher Sicht. Köln 1977.
Die Autoren wollen mit diesem Band keine weitere Auseinandersetzung mit der Euthanasie im allgemeinen vorlegen. Vielmehr konzentrieren sie sich auf die Frage des Behandlungsabbruchs, d.h. auf die Frage, ob der Arzt nicht das Recht haben müßte, auf eine Behandlung überhaupt zu verzichten oder eine bereits eingeleitete Lebenserhaltungsmaßnahme, mit oder ohne Einwilligung des Patienten, abzubrechen. Der Band enthält schonungslose Fotos aus dem Alltag der Intensivstation, die in krasser Weise das Dilemma von Heilauftrag und Sterbehilfe verdeutlichen sollen.

92. Tolmein, Oliver: Geschätztes Leben. Die neue "Euthanasie"-Debatte. Hamburg 1990.
Der Zeitungsredakteur und Buchautor Tomlein bietet mit diesem Beitrag einen aktuellen Zugang zur gegenwärtigen Debatte um die "Euthanasie". Überaus kritisch wendet sich der Autor gegen die Befürworter jeglicher Formen der Euthanasie und zeigt die Kontinuität ihrer Argumente zu den schon von den Nationalsozialisten vertretenen Argumenten auf. Die Kritik konzentriert sich dabei besonders auf das von diesen vertretene Menschen-

bild, das den Menschen auf seinen biologischen Gebrauchswert reduziert. So gerät nicht nur die politische, sondern auch die philosophische Dimension des Themas in den Blick. Mit Adorno und Horkheimer als Gewährsmänner wird führenden zeitgenössischen Philosophen ein "falsches Bewußtsein" allein deshalb attestiert, weil sie sich für eine diskursive Auseinandersetzung mit den umstrittenen Thesen Singers eingesetzt und diese damit letztlich "hoffähig" gemacht hätten. Trotzdem stellt das Buch einen wichtigen Beitrag dar, dessen zusammengetragene Ergebnisse über längst herrschende "Euthanasie-Praktiken" einem den Atem verschlagen.

10. Suizid

10.1 Theorien und Definitionen

93. Bachhuber, Uwe: Vom Täter zum Opfer - der 'Selbst-Mord' im Wandel sozialer Zuschreibungen, in: Österreichische Zeitschrift für Soziologie 16 (1992), 32-45.
Diese kleine Studie analysiert die Prozesse der Veränderung von Reaktionen gegenüber suizidalen Handlungen, die sich schon in der unterschiedlichen Begriffswahl wie Selbstmord, Freitod, Selbsttötung und Suizid samt ihrer moralischen Implikationen niederschlagen. Dabei bedient sich der Autor der diskursanalytischen Methode Michel Foucaults, die historische Möglichkeitsbedingungen von Aussagen untersuchen will. Anhand einiger Lexikonartikel aus verschiedenen Jahrhunderten zeigt Bachhuber, daß sich die neueren im Vergleich zu den früheren Artikeln jeder offenen moralischen Verurteilung enthalten und sich stattdessen ganz auf die Ursachen des Suizids konzentrieren. Dabei wird der ehemals als Täter behandelte Suizident, der sich gegenüber Gott, dem Staat und seinen Mitmenschen versündigte, zum Opfer pathologischer Kräfte. Suizidenten werden nicht mehr als aussätzige Verbrecher, sondern als schutzlose, kranke und unglückliche Menschen behandelt, mit denen man Mitleid hat. Ganz im Sinne Foucaults argumentiert Bachhuber, wenn er diese Pathologisierung des Suizids als eine differenziert zu handhabende Disziplinierungstechnik interpretiert. Das Individuum wird in Verwahrung genommen, einer Behandlung und Therapie zugeführt. Da dem Suizid durch Sanktionierung nicht mehr beizukommen war, ist die Pathologisierung und Hospitalisierung des Suizids an deren Stelle getreten. Die Letztere erlaubt es der Ge-

sellschaft zu behaupten, daß dem Suizident alle nötige Hilfe zuteil geworden ist, daß sie alles getan hat, um ihn vom Wert des Lebens zu überzeugen. Und doch handelt es sich in beiden Fällen um spezifische Machttechniken, mit deren Hilfe Individuen kontrolliert werden.

94. Baechler, Jean: Tod durch eigene Hand. Eine wissenschaftliche Untersuchung über den Selbstmord. Frankfurt/M./Berlin/Wien 1981.

Dieses voluminöse - obwohl in der deutschen und englischen Ausgabe gekürzte - Werk darf als Standardwerk in der Suzidforschung angesehen werden. In vier große Teilen widmet es sich den Theorien des Selbstmords (I.), den typischen Bedeutungen des Selbstmords (II.), der Ätiologie der Selbstmorde (III.) und den Selbstmorden als Institutionen (IV.). Während Baechler im ersten Teil theoretische Konzepte diskutiert und sich um eine eigenständige Definition des Selbstmords bemüht, stellt er im zweiten Teil eine Typologie des Selbstmords auf, die sich im vierten Teil als institutionalisierte Formen des Selbstmords wiederholen: Er unterscheidet zwischen den eskapistischen Selbstmorden (Flucht, Trauer, Strafe), den aggressiven Selbstmorden (Verbrechen, Rache, Erpressung, Appell), den oblativen Selbstmorden (Opfer und Passage) und den spielerischen Selbstmorden (Ordal und Spiel). Im dritten Teil untersucht der Autor die persönlichen Faktoren (physiologische, psychiatrische, familiäre, soziale Kontexte nebst Alter und Geschlecht) und die indirekten (Mentalitäten, Religion, die Toxikomanien, die Mechanismen des Alkoholismus) bzw. direkten äußeren Faktoren (Krieg), die auf die Suizidhandlung Einfluß nehmen können. Die durchgehende These seiner an Alfred Schütz angelehnten und im deutlichen Gegensatz zur Durkheim-Schule vorgenommenen Studie ist, daß jeder Selbstmord eine Problemlösung darstellt. Baechler versteht den Selbstmord als eine freie Handlung, zu der niemand getrieben werden kann, weder durch eine geheimnisvolle Macht oder einen Trieb noch durch eine Krankheit. Trotz dieser These kommt der Verfasser zu dem Ergebnis, daß es zwar keine genetische Festschreibung des Selbstmords gibt, aber eine ihn begünstigende Labilität der Persönlichkeit, weshalb die Suizidenten eine spezifische Population darstellen. Folglich, so der Autor, kommt es auch in erster Linie darauf an, die Persönlichkeit der Menschen zu studieren, bevor man sich den äußeren Einflußfaktoren zuwendet.

95 Douglas, Jack D.: The social meanings of suicide. Princeton, New Jersey 1967.

Dieser Beitrag setzt sich aus vier großen Teilen zusammen. Nach einer eingehenden Analyse der Durkheim-Studie zum Suizid (I.) widmet sich der Autor den Nach-Durkheimschen Arbeiten zum Suizid: der Status- und Integrationstheorie von Jack P. Gibbs und Walter T. Martin, der Status- und Anomietheorie von Edwin H. Powell, ökologischen Theorien, Statuswandeltheorien, der Subkulturtheorie von Maurice Halbwachs und den Theorien von Andrew F. Henry und James F. Short sowie der Theorie David Golds, die eine Kombination von soziologischen und psychologischen Ansätzen anstreben (II). Im dritten Teil liefert Douglas eine Problematisierung der offiziellen Selbstmordstatistiken und ihre soziologische Verwendung (III.). Der vierte Teil enthält, als Resultat der zuvor kritisierten Ansätze, die vom Verfasser entwickelten Auffassungen zum Thema Suizid. Insgesamt will der Verfasser den Nachweis erbringen, daß die genannten Autoren einem Selbstmißverständnis aufsitzen, wenn sie vorgeben, nicht deduktiv, sondern induktiv, sprich: von offiziellen Statistiken zu Theorien, zu verfahren. In Wahrheit liefern sie deduktiv-hypothetische Ansätze, die sich der unkritischen Verwendung der offiziellen Statistiken bedienen, ohne nach dem Zustandekommen oder den ihnen zugrundeliegendenden Grundannahmen dieser scheinbar objektiven Daten zu fragen, die sich möglicherweise mit ihren eigenen gar nicht vertragen. Douglas selbst stellt den Defiziten dieser Theorien eine empirisch-induktiv verfahrende Methode als Alternative gegenüber, die mit einer kritischen Erörterung der offiziellen Daten zu beginnen habe.

96. Durkheim, Emile: Der Selbstmord. Frankfurt/M. 1983 ([1]1897).

Die klassische Untersuchung von Durkheim ist die erste soziologisch-empirische Arbeit über den Selbstmord. Sie inspirierte bis heute zahlreiche, mehr oder weniger an sie anschließende Publikationen. Vielfach haben sich Nachfolger zur Aufgabe gemacht, die von Durkheim vorgenommene Typenbildung des Selbstmords zu erweitern oder zu variieren. Durkheim unterscheidet zwischen egoistischem, altruistischem, anomischem und fatalistischem Selbstmord. Doch bevor er zu dieser Einteilung kommt, werden im ersten Teil seiner Untersuchung die Erklärungmuster über den Zusammenhang von Krankheit und Selbstmord, Klima, Rasse usw. diskutiert und - verworfen. Er beginnt mit einer Definition des Selbstmords, um dann gängige Klärungen des Selbstmords zu widerlegen. Nach der Aufstellung der Typologie gelangt er zu einer allgemeinen Theorie des Selbstmords. Im Prinzip ist der Selbstmord für Durkheim ein Krisensymptom angesichts des Übergangs in die Moderne. Er resultiert aus der mangelnden Einbindung des Individuums in die Gesellschaft. Zwar sieht er auch die Nachteile einer Überintegration, aber die aktuelle Gefahr ist die einer mangelnden Kohäsion innerhalb der Gruppen. Deshalb denkt er am Ende seiner Studie darüber nach, wie eine stärkere Integration in Religion, Familie und anderen Gemeinschaftsformen wiederhergestellt werden könnte. Es ist oft beklagt worden, daß aufgrund seines sozialwissenschaftlichen Positivismus sich sein Erkenntnisinteresse ganz auf beschreibbare Gesetzmäßigkeiten konzentriere, die die Untersuchung der subjektiven Impulse, die zum Selbstmord führen, als sekundäre einstufe. Die Relationen zwischen dem Ausmaß sozialer Anomie, fehlender oder mangelnder Integration und der Höhe der Selbstmordrate in einer Gesellschaft wurden mehrfach, etwa von Halbwachs 1939 und Dublin/Bunzel 1955, bestätigt. Durch die Zurückweisung geographischer, psychologischer und ökonomischer Erklärungen zum Selbstmord und der Bevorzugung soziologischer Antworten versucht Durkheim zugleich das Fach Soziologie als eigenständige Disziplin zu etablieren.

97. Giddens, Anthony: Eine Typologie des Suizids. In: Welz, Reiner/Pohlmeier, Hermann (Hg.): Selbstmordhandlungen. Suizid und Suizidversuch aus interdisziplinärer Sicht. Weinheim/Basel 1981, 43-63. (Giddens, Anthony: A typology of suicide. In: Archives Européennes de Sociologie 7 (1966), 276-295)

Giddens will eine schematische Typologie aufstellen, die soziologische und pychologische Theorien, die zu oft isoliert nebeneinanderstünden, miteinander verbinden. Als immerwiederkehrenden Ausgangspunkt soziologischer Selbstmordtheorie untersucht der Autor die Theorie Durkheims, wobei er referiert, daß Durkheim zwischen zwei Formen von Suizid unterscheidet. Ausgeblendet wird damit, daß Durkheim nicht nur die Gefahr der mangelnden Integration und der schwach ausgeprägte Norm sieht, sondern auch die der zu starken Integration *(altruistischer Suizid)* und die der zu starken Normzwänge *(fatalistischer Suizid)*. Mit der Verbindung von Psychologie und Soziologie versucht Giddens die an Durkheims Theorie oft beklagte Lücke individueller Motivationen zu schließen. Außerdem regt er an, den Suizid und den Suizidversuch kategorial als zwei verschiedene Handlungen voneinander zu trennen.

98. Lindner-Braun, Christa: Soziologie des Selbstmords. Opladen 1990.

Anknüpfend an ihre Untersuchung aus dem Jahre 1971 ist es der Autorin darum zu tun, auf der Grundlage einer motivationstheoretischen Handlungstheorie eine umfassende Theorie des Selbstmords zu entwerfen. Diese hat die Aufgabe, Selbstmordverhalten zunächst theoretisch zu definieren, nach tödlich endenden und nicht tödlich endenden Suiziden zu differenzieren, von Alkoholismus und Drogenabhängigkeit theoretisch zu scheiden und nach ersten und wiederholten Suizidhandlungen zu unterteilen. Außerdem müssen ihre Hypothesen nicht nur mit anderen empirisch festgestellten Regelmäßigkeiten in Einklang stehen, sondern auch Erklärungen für eine ganze Reihe von Abweichungen finden können; etwa für die unterschiedlichen nationalen Selbstmordraten, aber auch für die Konstanz nationaler Selbstmordraten, die Selbstmordhäufigkeit in wirtschaftlicher Hochkonjunktur und die Abnahme in Kriegszeiten, Überrepräsentanz der Männer bei Suizidversuchen mit letalem Ausgang, aber die Überrepräsentanz der Frauen bei nicht tödlich endenden Suizidversuchen. Anspruch der vorliegenden Arbeit ist es, diesen Anforderungen zu genügen. Dazu werden im ersten Teil in Auseinandersetzung mit konkurrierenden Forschungsansätzen verschiedene Determinanten des Suizids und des Suizidsversuchs, die streng voneinander geschieden werden, auf vier Ebenen analysiert: 1. Ergebnismodell: Wann endet eine suizidale Handlung tödlich und wann überlebt der Handelnde? (Determinanten für den Handlungsbeginn und das Handlungsergebnis) 2. Handlungsmodell: Wann wird eine suizidale Handlung ausgeführt? (Determinanten für den Handlungsbeginn und das Handlungsergebnis) 3.Instrumentalitätsmodell: Wie kommt es zu Suizid- bzw. Suizidversuchsbereitschaft? (Determinanten suizidaler Handlungstendenzen: suizidäre Wert-Erwartungs-Matrizen) 4. Motivationsmodell: Wie entstehen Perspektiven der Ausweglosigkeit? (Determinaten negativer Wert-Erwartungs-Matrizen) Im zweiten Teil der Untersuchung wird die soziale Motivationstheorie auf die Entstehung suizidaler Handlungen in sozialen Institutionen wie Wirtschaft und Beruf, Massenmedien, Familie angewendet. Durchgehend wird Selbstmord als Ausdruck eines für Industriegesellschaften typischen abweichenden Verhaltens verstanden. Der Blickwinkel dieser Arbeit, der sich dem methodologischen Individualismus im allgemeinen, der Motivationstheorie Opps und der Verhaltenstheorie Homans im besonderen verdankt, liefert eine Soziologie des Selbstmords anhand einer Handlungstheorie, in der Gesellschaft letztlich nur als Situationsvariable vorkommt.

99. Wellhöfer, Peter R.: Selbstmord und Selbstmordversuch. Ergebnisse, Theorien und Möglichkeiten der Prophylaxe. Stuttgart 1981.

Nach einem knappen Abriß zur geschichtlichen und philosophischen Behandlung des Themas geht Wellhöfer auf verschiedene Einflußvariablen des suizidalen Verhaltens wie Nationalität, Bevölkerungsdichte, Alter und Geschlecht, Rasse, Jahres- und Tageszeit ein, stellt verschiedene Erklärungsversuche, z.B. anatomisch-medizinische, soziologische, psychologische vor und behandelt Ansätze zur Diagnostik suizidaler

Neigungen, um abschließend Möglichkeiten und Grenzen der Selbstmordverhütung aufzuzeigen. Dabei verweist er am Ende darauf, daß zwar Einrichtungen zur Selbstmordverhütung geschaffen worden sind, suizidfördernde Gesellschaftsstrukturen aber unangetastet bleiben.

10.2 bei Kindern und Jugendlichen

100. Orbach, Israel: Kinder, die nicht leben wollen. Göttingen 1990.
Diese Arbeit versucht die Frage zu beantworten, was Kinder dazu veranlaßt, sich das Leben zu nehmen. Um diese Frage zu klären, werden zunächst verschiedene theoretische Erklärungen des Suizids von Erwachsenen daraufhin befragt, was sie zur Erklärung von Kindersuiziden beitragen können. Da der Autor durchgehend davon ausgeht, daß die Gründe für Kindersuizid eher in ihren Lebensumständen zu suchen sind als in ihrer Persönlichkeitsstruktur, wird den genaueren Lebensumständen von suizidalen Kindern an einzelnen Beispielen nachgegangen. Schließlich wird das Todesverständnis von Kindern untersucht, um den Einfluß dieses Wissens auf den suizidalen Prozeß aufzuzeigen. Diese Überlegungen führen den Autor zur Aufstellung eines eigene Konzepts: das Konzept des unlösbaren Problems, das Suizid bei Kindern aus der Konfrontation mit einer ausweglosen Situation heraus erklärt. Dieses Konzept wird zu einem phänomenologischen Modell ausgebaut, das anhand einzelner Fallbeispiele und experimenteller Studien erläutert wird. Es zielt darauf ab zu zeigen, daß selbstzerstörerisches Verhalten ein von vielen Faktoren abhängiges Resulat verschiedener Konflikpotentiale ist, die im einzelnen analysiert werden müssen.

10.3 bei alten Menschen

101. Erlemeier, Norbert: Suizidalität im Alter. Bericht über den aktuellen Forschungsstand. Stuttgart 1992.
Das Ziel dieses vom Bundesministerium für Familie und Senioren in Auftrag gegebenen Beitrags wird eingelöst: Der Band gibt einen Überblick über den aktuellen Forschungsstand zur Suizidalität im Alter. Bei der Dokumentation einzelner Suizidmethoden, der Suizid- und Suizidversuchshäufigkeit, der verschiedenen Erklärungsansätze des Suizids usw. wird immer wieder deutlich, daß es sich um einen weitgehend vernachläs-

sigten Bereich innerhalb der Suizidologie handelt. Die einschlägigen Standardwerke zur Suizidproblematik behandeln die Besonderheit des Suizids im Alter allenfalls rudimentär. Auf diesem Gebiet wäre noch viel Forschungsarbeit zu leisten. Einzelne Ansatzpunkte dafür werden in diesem Beitrag herausgearbeitet.

102. Teising, Martin: Alt und lebensmüde. Suizidneigung bei älteren Menschen. München, Basel 1992.

Diese Studie widmet sich dem Zusammenhang von Alter und Suizid. Der mangelnden Beachtung dieses tabuisierten Themas steht die Tatsache entgegen, daß die Suizidrate mit dem Lebensalter kontinuierlich ansteigt. Insbesondere ältere Menschen sind von der auf Produktivität ausgerichteten westlichen Kultur betroffen: Wer nicht mehr die nötige Arbeitsgeschwindigkeit und körperliche Kraft aufbringt, die im Arbeitsprozeß notwendig ist, gerät schnell ins soziale Abseits. Suizide sind für den Autor insofern immer auch ein Signal, daß die Menschen, die sich das Leben nehmen, unter *diesen* Bedingungen nicht mehr weiterleben wollten. Dabei wird auch mitreflektiert, wie schwer suizidales Verhalten zu definieren ist: Einerseits gilt die willentliche Beendigung des Lebens als Suizid, andererseits gibt es den unauffälligen Suizid durch selbstzerstörerisches Verhalten, wie etwa das Nichteinnehmen lebenswichtiger Medikamente, der sorglose Umgang mit Zigaretten und heißem Wasser usw. Insgesamt bietet Teisings Studie eine aspektenreiche Darstellung des Themas Alterssuizid. Dabei werden sowohl die theoretischen als auch die praktischen Gesichtspunkte des Themas ausgelotet: Werden einzelne soziologische, psychologische und psychoanalytische Erklärungsansätze zunächst vorgestellt - wobei auch neueste Ansätze, wie etwa Ulrich Becks Risikogesellschaft, in die Überlegungen miteinbezogen werden - so werden sie in einem zweiten Schritt hinsichtlich konkreter Fallanalysen auf ihre Aussagekraft überprüft. Schließlich wird ein eigenes therapeutisches Konzept für alte Menschen in suizidalen Krisen vorgestellt, das sich in der Praxis - der Autor ist Psychiater und Psychoanalytiker - bereits bewährt hat.

11. Politik

103. Buchinger, Birgit: Todesspuren. Jenseitspolitik im Diesseits. Frankfurt/M. u.a. 1989.

Angelehnt an die Arbeiten von Ariès, Vovelle, Foucault und Baudrillard geht es in dieser Studie um den politischen Aspekt des Todes als Mittel zur Machtausübung. Ein eigenes Kapitel widmet sich dem feministischen Diskurs des Todes, wobei untersucht wird, "ob und inwiefern es Unterschiede zu den herkömmlichen Todestheorieproduktionen gibt; ob sich unter feministischen Blickwinkeln andere, unter, hinter oder im 'Tod' verborgene Inhalte, Bedeutungskonstallationen und Betroffenheiten entdecken lassen und zum Vorschein gebracht werden können, die bislang nicht, oder nicht in dieser Art mit 'Tod' kombiniert, assoziiert worden sind."

104. Hesse, Reinhard: In der Logik des modernen Todes, in: Frankfurter Hefte 39 (1984), 32-39.
Die These dieses Beitrags lautet: Der Tod verbreitet sich zunehmend in den gegenwärtigen Zivilisationen. Damit ist nicht der physische Tod gemeint, sondern eine diesem vorausgehende Verbreitung einer Kultur des Absterbens, die eine Entvitalisierung des Lebens betreibt und den "Vor-Tod" hervorbringt. Während der "eigentliche" Tod aus dem Gesichtsfeld der Menschen verschwindet, umgibt uns eine gigantische Todesmaschinerie, die künstliche Surrogate für natürliche Bedürfnisse schafft: Das Essen wird durch das Kaugummi-Kauen, die Liebe durch den Sex mit der Gummipuppe, das Gespräch durch die Talk-Show ersetzt usw. Am Ende dieses Prozesses steht die Abschaffung des Menschen, die sich in den Rationalisierungsprozessen der Ökonomie bereits abzuzeichnen beginnt. Kein Klischee wird ausgelassen bei diesem Versuch einer naiven Kulturkritik, der ein essayistisches Szenario des Untergangs entwirft und dabei alle wissenschaftlichen Standards über Bord wirft.

105. Negt, Oskar: Chinesische Wundmale. Zur politischen Bedeutung von Trauer, Tod und Zeit. In: Vorgänge 38 (1990), 31-40.
Die blutige Niederschlagung der Demokratiebewegug in China am 4. Juni 1989 auf dem Tien-Anmen-Platz nimmt der Autor zum Anlaß, über den Zusammenhang von Tod, Trauer und Zeit nachzudenken. Ausgangspunkt seiner Betrachtungen, die auf seine im Juni gehaltene Rede auf dem ev. Kirchentag zurückgehen, ist die Überlegung, daß es nach der Auflösung der sozialistischen und kommunistischen Regime in Osteuropa zu einer ähnlichen sinnlichen Begegung mit dem Tod im Zusammenhang gewaltiger geschichtlicher Verbrechen kommt wie nach dem Zweiten Weltkrieg, als durch die Befreiung der Alliierten die Greueltaten der Nazis in den KZ's endgültig ans Licht der Öffentlichkeit kamen. Eingedenk dieser eigenen gewalttätigen Vergangenheit besteht deshalb für den Autor auch

keinerlei Veranlassung, sich über die Ereignisse in China moralisch zu erheben. Die Moralisierung gesellschaftlicher und geschichtlicher Verhältnisse verhindert vielmehr die Analyse der zugrundeliegenden Strukturen, die solche Ereignisse, ob in China oder im Westen, möglich machen. Die Mechanismen der Verdrängung und Verleugnung, die in China nach den Ereignissen auf dem Platz des Himmlischen Friedens zu beobachten sind, sind auch bei uns am Werke. Die Verdrängung des Todes und die Abwesenheit von Trauer trotz der täglich über die Medien vermittelten Gewalttaten in aller Welt ist für Negt Zeichen einer Gefühlsarmut, die aus einem ökonomisch diktierten Mangel an Zeit resultiert. Die aus Zeitmangel ausbleibende Aufarbeitung geschichtlicher Katastrophen befördert einen Verdrängungsmechanismus, der die Wiederholung solcher Ereignisse möglich macht.

11.1 Krieg

106. Davies, Jon: War memorials. In: Clark, David (ed.): The sociology of death and dying. Oxford 1993, 112-128.
Basierend auf umfassenden Feldforschungen auf den britischen Inseln untersucht dieser Beitrag Kriegerdenkmäler nicht nur als Ausdruck von kollektiven Aggressionen, von Schuld und Verlust, sondern er enthüllt auch ihren besonderen Platz, den sie in der nationalen oder regionalen sozialen Identität einnehmen. Kriegerdenkmäler werden u.a als religiöse Symbole und als Totems ritueller Praxis verstanden, in denen Ideen von Heiligem und Gemeinsinn eingegangen sind, die in Opposition zum Weltlichen und Profanen stehen.

107. Koselleck, Reinhart: Kriegerdenkmale als Identifikationsstiftungen der Überlebenden. In: Marquard, Odo/Stierle, Karlheinz (Hg.): Identität. München 1979, 255-276.
Denkmäler bieten Identifikationsmöglichkeiten verschiedenster Art: 1. Die Verstorbenen werden als Helden, Opfer, Sieger usw. oder als Wahrer von Ehre, Ruhm oder Pflicht, als Beschützer des Vaterlandes, der Menschheit oder der Freiheit identifiziert. 2. Das Denkmal verpflichtet die Überlebenden zu einer Identifikation mit der Sache, für die die Verstorbenen gestorben sind. 3. Die Toten werden als Tote erinnert. Die These Kosellecks, die er an historischen Beispielen erläutert, lautet: Die einzige Identitätsstiftung, die in der Zeit überdauert, ist die Identität der Toten mit sich selbst. Die politischen und sozialen Identifikationen, die ein *Sterben für...* auf

Dauer symbolisieren sollten, geraten dagegen mit der Zeit in Vergessenheit. Die Botschaft, die ein Denkmal transportieren soll, bleibt nicht die, um dessentwillen es einst gestiftet wurde, sondern verändert sich im Laufe der Zeit. Der Funktions- und Bedeutungswandel von Denkmälern wird anhand einzelner Beispiele illustriert.

108. Toynbee, Arnold: Der Tod im Krieg. In: Toynbee, Arnold (Hg.): Der moderne Mensch und der Tod. Frankfurt/M. 1970, 201-211 (engl. Orig. [1]1968).
Dieser Beitrag liest sich als eine einzige Anklage gegen die Greuel des Krieges, wobei der Krieg als "junge Institution" begriffen wird, deren Mittel zunehmend grausamer werden und im Atomzeitalter ihren vorläufigen Höhepunkt erreicht hat. Die sonst geltende Tabuisierung des Todes wird im Krieg zur Pflicht zum Töten umgewandelt, und die Väter scheinen wie ihre biblischen Ahnen gewillt, ihre Söhne auf dem Altar zu opfern. Betont werden besonders die zunehmenden Greueltaten an der Zivilbevölkerung im modernen Krieg, während es sich früher eher um ein Tötungsspiel uniformierter Männer handelte. Die Darstellung der Greuel in den Medien tragen nicht zu einer kritischen Auseinandersetzung bei, sondern stumpfen den Menschen ab.

11.2 Genozid

109. Bauman, Zygmunt: Das Jahrhundert der Lager, in: Die Neue Gesellschaft. Frankfurter Hefte 41 (1994), 28-37.
Bauman stellt in diesem Beitrag die Frage, ob das 20. Jahrhundert als *Jahrhundert der Lager* in die Geschichte eingehen wird. Er widerspricht der tröstlichen und verharmlosenden Interpretation, nach der wir uns im Prinzip auf dem richtigen Weg befänden, jedoch noch nicht weit genug vorangekommen sind. Nach dieser Lesart verdankt sich der Genozid einem noch nicht eingelösten Versprechen, der das Barbarische und Animalische des Menschen endgültig beseitigen sollte. Doch sind die Lager nicht der eruptive Ausbruch böser Instinkte, sondern eine moderne Erfindung, die nur aufgrund der Errungenschaften der Moderne - Rationalität, Technologie und Wissenschaft - möglich waren. Ohne die Errungenschaften der modernen Zivilisation wären keine Lager und kein Genozid möglich. Drei Eigenschaften sind dabei entscheidend: "mit Distanz zu handeln, die Neutralisierung des moralischen Gehalts einer Handlung und das gärtnermäßige' Vorgehen bei der Verwirklichung einer künstlichen,

rational geplanten Ordnung" (30). Die Visionen der Nazis und der Kommunisten stellen eine geordnete, zufalls- und abweichungsfreie Gesellschaft in Aussicht, eine Welt frei von Zufällen und Ungewißheiten. Und damit stehen sie nicht etwa im Gegensatz zum Gedankengut des aufklärerischen Projekts der Moderne; vielmehr taten sie genau das, wovon die modernen Mächte immer träumten, wenn auch "vielleicht etwas rücksichtsloser"(34). Bauman zeigt sich skeptisch, ob sich der andere Traum der Moderne: der Traum von der Freiheit des Menschen, verwirklichen läßt, wenn nicht der Traum nach der geordneten und kontrollierten Welt ohne Zufälligkeiten und Überraschungen, der in den Konzentrationslagern erprobt wurde, aufgegeben wird. Der Nachweis jedenfalls wäre erst noch zu erbringen, daß die Lager nicht unverzichtbarer Teil einer modernen und sich stets weiter modernisierenden Welt sind.

110. Fischer, Michael W.: Völkermord und Massenvernichtung im 20. Jahrhundert. Anmerkungen zu einer politischen Theorie des Todes, in: Norbert Leser (Hg.): Macht und Gewalt in der Politik des 20. Jahrhunderts. Wien/Köln/Graz 1985, 29-49.

Obwohl sich die reale Geschichte als eine nicht abreißende Kette von Verbrechen gegen Menschen, von Verfolgungen, Vertreibungen, Massenmorden und Ausrottungen darstellt, gibt es immer wieder Versuche, die Geschichte als Weg zum Besseren und Humaneren aufzufassen. Der Autor stellt ausgehend von diesem Befund die Frage, ob nicht gerade diesem Versuch einer Erfolgsgeschichte eine mörderische Aggressivität innewohnt, die sich in Völkermord und Massenvernichtung Ausdruck verschafft. Für Fischer gibt es einen unmittelbaren Zusammenhang zwischen den zahlreichen Massenvernichtungen in der Geschichte und einem Denken, das die eigene Meinung für die einzig richtige hält, während die anderen abgewertet werden. Namentlich der Humanismus hat nicht zu einer Neutralisierung der Gegensätze zwischen den Menschen, sondern zur Kreation eines Gegenbegriffs geführt: dem des Unmenschen, dem ein schreckliches Tötungspotential innewohnt. In der selbstherrlichen Art, sich selbst im Besitz der Wahrheit zu wähnen und Andersdenkende auszuschließen, zu bekämpfen und zu vernichten, unterscheiden sich die Jakobiner nicht von den Revolutionären der russischen Oktoberrevolution, die Jesuitenpater nicht von den Spartakisten, und sie alle nicht von den Nazis: Sie alle empfehlen die Abschlachtung ihrer Gegner, was Fischer an einzelnen historischen Textquellen nachweist. Gemeinsam ist diesen heilsabsoluten Denkrichtungen das Fehlen jeglicher Zweifel und Unsicherheiten. Was in diesem Beitrag deshalb als Denk- und Lebensweise favorisiert wird, ist die skeptische Haltung, die sich jeglichem Wissen und seinen politischen und praktischen Schlußfolgerungen gegenüber mißtrauisch zeigt. Diese auch als "sokratische Haltung" bezeichnete Denk- und Lebensart begründet Fischer mit dem Hinweis auf die Erkenntnistheorien von Thomas Kuhn und Paul Feyerabend und deren Einsicht in den notwendigen Pluralismus von Ideen und Methoden und deren Gleichwertigkeit, weil es kein Kriterium für die einzig richtige Theorie geben kann. Aus diesen wissenschaftstheoretischen Beiträgen versucht Fischer ein moralisches Gebot der Toleranz abzuleiten: Zwar solle jeder seinen eigenen Standpunkt haben und auch vertreten, diesen aber nicht anderen aufzwingen wollen, da Unmenschlichkeit genau da ausbricht, wo eine letzte Wahrheit vom Menschen zum Maßstab für alle anderen erhoben wird. Doch angesichts der "Overkill"-Kapazitäten des Atomzeitalters, die die Gattung Mensch gänzlich zerstören könnte, agiert auch dieser Hinweis ohnmächtig, wie er selbst einräumt. Trotzdem appelliert Fischer an die Verantwortung der Menschheit für die Folgen und Nebenfolgen ihrer kollektiven Handlungen, da der Mensch sonst aus dem Kosmos selbstverschuldet verschwinden wird.

111. Jahn, Egbert: Zur Phänomenologie der Massenvernichtung. Kolyma, Auschwitz, Hiroshima und der potentielle nukleare Holocaust. In: Leviathan 18 (1990), 7-38.

Dieser Beitrag thematisiert die Frage welchen Sinn es macht, verschiedene Massenvernichtungen miteinander zu vergleichen. Seit dem Historikerstreit um Jürgen Habermas, Hans-Ulrich Wehler, Ernst Nolte u.a. setzt sich ein solcher Versuch dem Verdacht aus, die als singuläres Ereignis eingestufte Massenvernichtung der Juden während des Nationalsozialismus durch den Vergleich mit dem Archipel GULag oder dem türkischen Massaker an den Armeniern relativieren und damit verharmlosen zu wollen, was für die Position Ernst Noltes sicherlich auch zutrifft. Im Verlaufe seines Aufsatzes weist Jahn jedoch auch Habermas und Wehler einen "blinden Fleck" nach: Ihre Argumente für die Singularität der nationalsozialistischen Massenvernichtung verdankten sich größtenteils einer Verkennung oder Verharmlosung des sowjetkommunistischen Völkermordes. Dieser Streit ist für den Autor einer der Gründe, warum er die Erstellung einer Typologie von Massenvernichtungen, die er in diesem Aufsatz entwickelt, für notwendig erachtet. Der Begriff Massenvernichtungen ist für die Vielzahl der unter ihn gefaßten Ereignisse zu undifferenziert. Einen weiteren Grund für eine solche Typologie sieht Jahn darin, daß falsche historische Gleichsetzungen zu falschen Präventiv- bzw.

Widerstandsmaßnahmen führen können. Nur wenn die Form der drohenden Massenvernichtung richtig erkannt wird, können die notwendigen Gegenmaßnahmen ergriffen werden. Jahn unterscheidet in seiner Typologie, die an verschiedenen Beispielen erläutert wird, im wesentlichen zwischen dem *Bio- oder Omnizid*, der Vernichtung aller Menschen, dem *Genozid*, der Vernichtung eines ganzen Volkes (Völkermord), dem *Soziozid*, der Vernichtung von sozialen Gruppen oder Klassen allein aufgrund ihrer sozialen Zugehörigkeit und dem *Politizid*, der Massentötung von Menschen aufgrund ihres politischen Verhaltens.

112. Lifton, Robert J./Markusen, Eric: Die Psychologie des Völkermordes. Atomkrieg und Holocaust. Stuttgart 1992.
Der amerikanische Psycholge und Psychiater Lifton und der amerikanische Soziologe Markusen stellen in dieser Studie einen Vergleich zwischen dem Holocaust der Nationalsozialisten und der nuklearen Bedrohung durch das Prinzip der Abschreckung an. Ohne die Einmaligkeit des Holocaust leugnen und die systematische Ausrottung der Juden, Zigeuner, Behinderten und Homosexuellen verharmlosen zu wollen, wie einige "revisionistische" deutsche Historiker im "Historikerstreit" es getan haben, unternehmen sie dennoch den Versuch, die Analogien, aber auch die Differenzen, zwischen der historischen Situation vor und während des Nazi-Terrors mit unserer Zeit der nuklearen Aufrüstung aufzuzeigen. Dies tun sie mit der Intention, aus den Erfahrungen der Überlebenden des Holocaust zu lernen und das drohende Unheil eines Nuklearkrieges abzuwenden. Dabei untersuchen sie u.a. die ideologische Gemeinsamkeit zwischen Nazi- und Aufrüstungssystem: Während der Genozid bei den Nazis aus dem Rassismus und der Wahnidee eines arischen Volkes erfolgte, beruht der Genozid des Rüstungssystems auf dem "Nuklearismus" - dem Glauben an die für Sicherheit und Frieden bürgenden Kernwaffen (Kap. 3); ferner die Vergötterung von Wissenschaft und Technik (Kap. 4); die Mitwirkung vieler Akademiker am System des Völkermordes (Kap. 5) und die psychischen Mechanismen der Abstumpfung, Verrohung und Spaltung des Selbst, die bei Opfern und Tätern zu beobachten sind (Kap. 7&8). Doch bescheiden sich die Autoren nicht mit der Analyse: Sie halten auch einen Ausweg bereit. Dieser besteht schlicht darin, die Einsicht durchzusetzen: Alle könnten überleben, wenn jeder einsieht, daß alle sterben könnten. Wenn jeder begreift, daß nicht nur die anderen, sondern auch man selber betroffen ist, könnte sich ein "Gattungsbewußtsein" durchsetzen, das die Differenz von Feind und Freund kurzerhand einzieht. Mit anderen Worten: *Alle Menschen werden Brüder*. Dieses Buch ist ein

Beweis dafür, welch einfache Lösungen es für hochkomplexe Probleme gibt, wenn man sie nur schlicht genug darstellt.

113. Sofsky, Wolfgang: Absolute Macht. Zur Soziologie des Konzentrationslagers, in: Leviathan 18 (1990), 518-535.

114. Sofsky, Wolfgang: Die Perfektionierung der Vernichtung. Zur Gesellschaftsgeschichte des Konzentrationslagers, in: Neue Rundschau (1993), 152-158.

115. Sofsky, Wolfgang: Die Ordnung des Terrors: das Konzentrationslager. Frankfurt/M. 1993.
Sofsky geht es mit dieser Studie nicht um eine "Sozialgeschichte des Völkermords und des deutschen KZ-Systems", sondern um eine Strukturanalyse des Konzentrationslagers "als ein Machtsystem eigener Art" (22). Die Machtform, die sich mit und in den KZ'S herausgebildet hat, so die These, unterscheidet sich grundlegend von herkömmlichen Macht- und Herrschaftstypen. Sofsky verwendet den Terminus der "absoluten Macht" für diese Form der Macht, da sie nicht auf "Ausbeutung, Strafgewalt oder Legitimität, sondern auf Terror, Organisation und exzessive Tötungsgewalt" (23) beruht. Sofsky geht es darum, die "typischen Prozesse dieser Macht, die Formung von Raum, Zeit und Sozialität, die Steigerung exzessiver und organisierter Tötungsmacht", zu analysieren. Dabei versucht Sofsky eine "Nahsicht auf die typische Situation der Lagerwelt" (24), die sich weder allein auf den Funktionswandel der Lager konzentriert noch ausschließlich die Erlebnisse der Opfer erfassen will. Bedeutsam für die Todesproblematik ist, daß die Lager Stätten der permanenten Todesproduktion waren: Das Töten durchherrschte den gesamten Alltag. Die Macht ist hier darauf ausgerichtet, den Menschen entweder durch direkte Vernichtung in den Gaskammern oder durch indirekte Vernichtung durch Hunger und Krankheit zu zerstören. Ohne ideologische Scheuklappen und Klischees belegt die Studie eindrucksvoll, wie sehr sich der Aufbau der Konzentrationslager und die Durchführung der Massenvernichtung den "Errungenschaften" der Moderne verdanken. Weiß Sofsky sich damit in der Nähe Adornos - auch wenn er natürlich mit seiner soziologischen Analyse des Konzentrationslagers das Gebot des Bilderverbots mißachtet -, so bedient er sich in den machttheoretischen Darlegungen den machtanalytischen Schriften Foucaults. Sofsky zeigt, in welchem Ausmaß sich der nationalsozialistische Terror auf die von Foucault ausgiebig untersuchten Strategien der traditionalen Disziplinarmacht, die in Schulen, Fabriken und Klöstern ausgeübt wurde, stützen konnte. Die Parzellierung des Raums in diesen Gebäuden, die in diesen Institutionen zur perfekten

Überwachung des Individuums angewendet wurden, waren für die Nazis zunächst übernehmbar. Aber Sofsky macht deutlich, daß dies zur Grundlage ihres Terrors dient, sich aber nicht darin erschöpft, sondern einen Schritt weiter geht: In den Konzentrationslagern herrschte absolute Macht und nicht Diziplinarmacht: Hier herrschte nicht die allseitige Kontrolle, sondern die planmäßige Vernichtung; nicht die Herstellung eines disziplinierten Individuums, sondern die Auslöschung des Individuum ist das Ziel. Insgesamt stellt diese Untersuchung den Versuch dar, das Unfaßbare wenn schon nicht faßbarer, so aber doch beschreibbar zu machen. Eine Soziologie der Macht darf vor den Formen der schlimmsten Pervertierung von Macht als totalem, organisiertem Terror nicht haltmachen: Sie muß zum Gegenstand soziologischer Analyse gemacht werden. Dies aus der Einsicht heraus, daß der vorherrschende Umgang mit dem Massenmord in Konzentrationslagern auf Verdrängung und Beschönigung beruht, wofür schon die zahlreichen verharmlosenden Sprachregelungen wie etwa 'Holocaust' sprechen. (109) ist eine Vorstudie zu 111), die die wichtigsten Merkmale absoluter Macht vorstellt, entspricht in etwa der Einleitung von 111), 110) findet sich als 'Epilog' in 111) wieder. Er enthält as Substrat der Untersuchungen Sofskys in knapper Form)

116. Welzer, Harald: Härte und Rollendistanz. Zur Sozialpsychologie des Verwaltungsmassenmordes. In: Leviathan 21 (1993), 359-373.

Welzer vertritt in diesem Beitrag die These, daß man zur Erklärung der sozialpsychologischen Frage, wie es möglich war, daß Menschen eine aktive Rolle in der Tötungsmaschinerie der Nationalsozialisten übernehmen konnten, nicht um die Frage herumkommt, wie dies in einer zivilisierten Industriegesellschaft geschehen konnte. Stehen für die Beantwortung der ersten Frage Adornos Studien zum autoritären Charakter, so ist für die zweite Frage die Zivilisationstheorie von Norbert Elias von Bedeutung. Beide jedoch, so kritisiert Welker, greifen in ihren Erklärungen zu kurz. Adorno verkürzt das Problem auf den Nachweis spezifischer Persönlichkeitsmerkmale der Täter, die in allen anderen den Glauben bestärken, daß sie auf jeden Fall anders sind als diese, was eine deutliche Distanzierung zu den Geschehen erlaubt. Neuere Untersuchungen dagegen ergeben ein ungleich beunruhigerendes Bild: So betont etwa Raul Hilberg, daß sich die KZ-Aufseher hinsichtlich ihrer Persönlichkeitsmerkmale in kein Schema pressen lassen. Vielmehr waren die Täter der Naziherrschaft weit normaler als einem lieb sein kann. Diese Einsicht verkleinert erheblich die Distanz, die wir zu dieser Zeit und seinen Protagonisten haben können. In der Zivilisationstheorie Elias' wird die Einbindung des

Nationalsozialismus in langfristigere Zivilisierungsprozesse, die Welzer zum Verständnis für unerläßlich hält, geleistet, was es unmögich macht, etwa von einem plötzlichen "Rückfall in die Barbarei" zu sprechen. Doch letztlich laufen Elias Studien darauf hinaus, aus dem "Sonderweg" der Deutschen eine spezifische Obrigkeitsorientierung, ein Ideal der Kampfstärke, der gewaltsamen Auseinandersetzung und der Härte abzuleiten, der den wilhelminischen Nationalcharakter ausmachen soll. Dies ist nicht falsch, liefert aber allenfalls für die Beteiligung der Bürger und Kleinbürger eine Erklärung, nicht jedoch für die anderen Träger der nationalsozialistischen Bewegung, die Arbeiter, Handwerker und Angehörigen der technischen und bürokratischen Intelligenz. So entgeht beiden Erklärungsmustern eine zentrale Bedingung für die Vernichtungsmaschinerie des Nationalsozialismus: Es ist die Dimension der kalten Rationalität und Effizienz als Produkt des industriellen Modernisierungsprozesses, die Welzer unter Rekurs auf Zygmunt Baumann und Michel Foucault betont. Erst in der Kombination des von Elias herausgearbeiteten wilhelminischen Härtetypus und Adornos autoritärer Persönlichkeit mit der technoiden Funktionsprägung einer durchbürokratisierten Gesellschaft sieht Welzer eine plausible Erklärung für die Hervorbringung eines Menschentypus, der die Vernichtungsmaschinerie der Konzentrationslager nicht nur in Gang halten, sondern auch organisieren und effizienter gestalten konnte. In Rudolf Höß, dem Kommandant von Auschwitz, sieht der Autor alle notwendigen Charaktermerkmale idealtypisch personalisiert: Härte, bedingungsloser Gehorsam, Effizienzdenken, logistische Rationalität. Anhand einer Analyse seiner Autobiographie, in der Welzer besonders hervorhebt, daß sich Höß nicht als aktiver Handelnder, mithin als Täter, sondern in großer "Rollendistanz" (Goffman) zum Zuschauer des berichteten Geschehens macht, versucht Welzer nachzuweisen, daß Höß unter Bedingungen leidet, unter denen alle Funktionsträger in hoch arbeitsteiligen, technisierten und bürokratisierten Industriegesellschaften leiden: an Mediatisierung, Distanzierung von und Indifferenz dem eigenen Handeln gegenüber.(372) Aufgrund dieser Parallelen wird die Frage, ob Auschwitz noch einmal möglich wäre, die der Autor am Ende stellt, besonders bedrohlich. Ohne diese Frage in der einen oder anderen Weise beantworten zu wollen, wäre jedoch auch zu fragen, ob Welzer den autobiographischen Schilderungen von Höß nicht auf den Leim gegangen ist, insofern sie als authentischer Bericht gelesen werden?

12. Liebe/Sexualität

117. Caruso, Igor A.: Die Trennung der Liebenden. Eine Phänomenologie des Todes. Franfurt/M. 1983 ([1]1968).
Caruso untersucht die "phänomenologischen, psychoanalytischen und anthropologischen Aspekte der Trennung zwischen sich liebenden Menschen" (13). Dabei gelten Caruso Liebestrennung und Tod als Bundesgenossen; ersterer erscheint als "Vorbote und Symbol des letzteren": "Die Liebestrennung zu untersuchen heißt, die Gegenwart des Todes in unserem Leben zu untersuchen. Die Trennung ist das Problem des Todes zwischen Lebenden". (14) Der Schmerz der Trennung resultiert aus dem Vergessen des Geliebten nach der Trennung und aus dem Vergessen-Werden, so daß Caruso vom "Erlebnis des Todes in meinem Bewußtsein" und dem komplementären "Erlebnis meines Todes im Bewußtsein des anderen" (27) spricht. Die Trennung wird in den von Caruso untersuchten Fällen als Tod bezeichnet und Caruso fragt: "Welchen Namen verdient sonst die Auslöschung bei lebendigem Leibe im Bewußtsein der Lebenden?" (27) Das erste Kapitel illustriert zahlreiche Fälle von Liebestrennung, deren einzelne Aspekte im einzelnen untersucht werden. Das zweite Kapitel dringt stärker in den Bereich der Psychoanalyse ein; es geht um den Wiederholungsaspekt der Liebestrennung. Dabei betont Caruso, daß er, anders als die "alte" Psychoanalyse, die psychischen Gegenstände nicht auf biologische Grundkonstanten zurückführen will, sondern, soziologisch motiviert, auf die Kulturerscheinungen, da die psychologischen Erscheinungen "nicht außerhalb der geschichtlichen Gesellschaft mit ihren Forderungen, Geboten und Tabus zu beurteilen " (17) sind. Das dritte und letzte Kapitel schließlich untersucht im Anschluß an Herbert Marcuse den Zusammenhang von Eros und Tod, wobei die Leidenschaft als Rebellion gegen den biologischen Tod und das gesellschaftliche Realitätsprinzip verstanden wird. Am Ende bestimmt Caruso im Einklang mit Marcuse das Problem der Trennung als typisch für die "repressive Gesellschaft" (308). Erst in einer Gesellschaft, so Caruso am Ende in einem utopischen Ausblick, "die nicht auf Unterdrückung und Ausbeutung" aufgebaut wäre, könnte "das Problem der Trennung Liebender" (307) gelöst werden. Voraussetzung dafür wäre die "Aufhebung des Todes"(308), gleichbedeutend mit dem endgültigen Sieg über die "vom Menschen abgetrennte Natur" (308) kraft seiner Liebe und Schöpfungskraft, um alles Entfremdete zu vermenschlichen und damit endlich zu sich selbst zu kommen.

118. Hortleder, Gerd/Gebauer, Gunter (Hg.): Sport, Eros, Tod. Frankfurt/M. 1986.

In diesem Sammelband wird dem Zusammenhang von Sport, Eros und Tod nachgegangen; analysiert werden einzelne Sportarten, die von Tod und Eros geprägt sind. So werden im ersten Kapitel ("Epos, Drama, Show") mit Beiträgen von Roland Barthes, Michel Bernard und den beiden Herausgebern die Inszenierungsweisen sportlicher Schauspiele zwischen Eros und Tod am Beispiel des Catchens und der 'Tour de France' untersucht. Das zweite Kapitel ("Sport im Kontext sozialer Klassen") beschäftigt sich mit den sozialen Wirkungen der Sport-Shows. Insbesondere der Beitrag von Pierre Bourdieu behandelt den Sport als eine von vielen Praktiken im Feld der Auseinandersetzungen zwischen den sozialen Klassen. Das dritte Kapitel ("Das Begehren und der imaginäre Tod") wendet sich stärker den Akteuren des Sports zu. Untersucht wird der Anreiz der Athleten zu höchsten Leistungen im Spannungsfeld von Lust und Begehren. Im vierten und letzten Kapitel ("Der Sieg und der reale Tod") schließlich geht es nicht mehr um den imaginären, sondern um den realen Tod beim Drachenfliegen, Fechten, Stierkampf und Fußball. Anders als in früheren Zeiten, das ist die durchgängige These der einzelnen Beiträge, dient der Sport nicht mehr der Unterdrückung von Erotik und Sexualität, sondern ihrer Entfaltung.

13. Bestattung/Begräbnis

119. Berger, Peter/Lieban, Richard: Kulturelle Wertstruktur und Bestattungspraktiken in den Vereinigten Staaten. In: Kölner Zeitschrift für Soziologie und Sozialpsychologie 12 . Jg. (1960), 224 bis 236.

Berger und Lieban zeigen in diesem Beitrag, daß die durch Verschleierung und Beschönigung des Todes gekennzeichneten Bestattungspraktiken in den Vereinigten Staaten in unmittelbarem Zusammenhang mit der allgemeinen Wertstruktur der amerikanischen Gesellschaft stehen. In einer auf Optimismus, Diesseitigkeit und soziale Anpassung ausgerichteten Gesellschaft hat der Tod keinen Platz. Deshalb zielt die gesamte Aktivität der Bestattungsunternehmen darauf ab, alle Anzeichen des Todes an der Leiche zu retuschieren und jede Symbolik des Todes zu vermeiden, um so eine Illusion des Lebens zu schaffen. Die verniedlichende Redeweise wie "verschieden" für tot, "Bestattungsfahrzeug" für Leichenwagen, die Vermeidung der Farbe schwarz und bedrückender Musik in der Totenhalle ("Präparierungsraum") und schließlich die Einbalsamierung der "Leiche", die so nicht genannt werden darf, sind nur einige der Strategien, diese Unterdrückung des Todes zu gewährleisten.

120. Boehlke, Hans-Kurt: Kirchhof, Gottesacker, Friedhof. Wandlungen der Gesellschaft - Wandlungen der Pietät, in: Becker, Hansjakob/Einig, Bernhard/Ullrich, Peter Otto (Hg.): Im Angesicht des Todes leben. Ein interdisziplinäres Kompendium, 2 Bde. St. Ottlien 1987, Bd. 1, 163-180. Dieser Beitrag geht davon aus, daß sich an der Art der Bestattung der gesellschaftliche Umgang mit dem Phänomen Tod ablesen läßt. Dabei werden die Veränderungen der Bestattungssitten als Pietätswandel gedeutet, der auf den Einfluß gesellschaftlichen Wandels zurückzuführen ist. So hat die Aufklärung einen entscheidenden Pietätswandel bewirkt, den die Reformation schon vorbereitet hatte: Die Bestattung im Kirchhof zur Zeit des Mittelalters, von der sich die Gläubigen, durch die Nähe zu den Heiligen, Seelenheil erhofften, wird von der auf Hygiene und Ästhetik ausgerichteten Bestattung auf dem Friedhof am Rande der Stadt abgelöst. Am Ende dieser Entwicklung steht der kommerzialisierte und genormte Zentralfriedhof und das in die Kliniken verdrängte Sterben in den industrialisierten Ländern. Doch diesen Prozeß hält der Autor nicht für irreversibel: Da die gesundheitlichen Gefahren, die einst den Anlaß zu der Verlagerung der Friedhöfe in die Peripherien der Städte gaben, heute als beseitigt angesehen werden können, plädiert Boehlke für die Reintegration der Zentralfriedhöfe in das Zentrum der Stadt. Dort sollen sie als Bezirksfriedhöfe den "Wohnquartieren" zugeordnet werden. Mit dieser städtebaulichen Maßnahme meint der Autor die Balance zwischen Leben und Tod wiederherstellen und Pietät wieder erfahrbar machen zu können, die in modernen Gesellschaften verlorengegangen sei.

121. Jupp, Peter: Cremation or burial? Contemporary choice in city and village. In: Clark, David (ed.): The sociology of death and dying. Oxford 1993. In diesem Aufsatz werden Ergebnisse einer unveröffentlichten Studie präsentiert, die zeigen, daß die Entscheidung für eine bestimmte Art von Bestattung keine rein private ist, sondern vom sozialen Kontext abhängig ist. Mit dem Rückgang der öffentlichen und religiösen Kontrolle und auch des nachbarschaftlichen Zusammenhalts ist die Entscheidung über die Bestattungsart mehr und mehr in die Hände der betroffenen Familien gelegt worden. Die Familien entscheiden danach, was für sie sinnvoll und am bequemsten erscheint.

122. Richter, Klemens: Toten-"Liturgie". Der Umgang mit Tod und Trauer in den Bestattungsriten der Deutschen Demokratischen Republik (DDR), in: Becker, Hansjakob/Einig, Bernhard/Ullrich, Peter Otto (Hg.): Im Angesicht des Todes leben. Ein interdisziplinäres Kompendium, 2 Bde. St. Ottilien 1987, Bd. 1, 229-259.
Dieser informative Beitrag widmet sich der Frage, wie in Staaten mit einer marxistisch-atheistischen Ideologie mit Sterben und Tod umgegangen wird. Anders als in den nichtsozialistischen Industrieländern, in denen die Religion ihr Monopol als Werte- und Sinnstifter zwar verloren hat, die Menschen sich in entscheidenden Lebenswenden aber nach wie vor den Riten der Kirche zuwenden, wird in sozialistischen Gesellschaften der Kirchenaustritt prämiert und versucht, das kirchliche Ritenmonopol zu brechen. Dabei werden in deutlicher Konfrontation mit der religiösen Tradition Übergangsriten von der Namensweihe über die Arbeiterweihe bis zum sozialistischen Begräbnis geschaffen, die dem zugestandenen emotionalen Bedürfnis der Menschen Rechnung tragen sollen. Der Autor zeichnet die Entwicklung der sozialistischen Ritenbildung in der DDR im einzelnen nach, wobei insbesondere die Organisation und Funktion der Bestattung und der Trauerfeier deutlich gemacht wird. Als charakteristisch für atheistische Bestattungen wird dabei bestimmt, daß die Realität des Todes voll anerkannt wird, ohne die Hoffnung auf ein Leben nach dem Tode zu wecken. Grundsätzlich ist die sozialistische Gesellschaft darauf ausgerichtet, ein lebenswertes Leben im Diesseits zu ermöglichen, was die Akzeptierung des Endes des Lebens erleichtern soll. Da kein Leben nach dem Tode im Jenseits in Aussicht gestellt wird, sind auch die Trauerfeiern ganz darauf abgestellt, die Leistung des Verstorbenen im Diesseits hervorzuheben. Um den Kummer der Hinterbliebenen abzufedern, verpflichtet sich die sozialistische Gesellschaft zur Solidarität mit ihnen. Abschließend fragt der Autor nach der Relevanz der sozialistischen Riten um Sterben und Tod für die christliche Liturgie. Von der Betonung der Gemeinschaft und dem Blick auf die Gegenwart, der den Ausblick auf eine zukünftige bessere Welt miteinschließt, worin Heilszusage und Heilserwartung zum Ausdruck kommen, verspricht sich der Autor einigen Nutzen für die Liturgiewissenschaft.

123. Schmied, Gerhard: Die Sterbe- und Totenliturgie nach dem II. Vaticanum. Anmerkungen eines Soziologen, in: Becker, Hansjakob/Einig, Bernhard/-Ullrich, Peter Otto (Hg.): Im Angesicht des Todes leben. Ein interdisziplinäres Kompendium, 2 Bde. St. Ottlien 1987, Bd. 1, 181-205.

Angesichts des theologischen Gegenstands geht es Schmied zunächst um die Begründung eines genuin soziologischen Zugriffs auf ein nichtsoziologisches Thema. Den soziologischen Zugang sieht er darin, daß der Soziologe nicht selber Stellung beziehen soll im Widerstreit der Weltanschauungen, sondern religiöse Vorstellungen als Teil der sozialen Umwelt, als "faits sociales" (Durkheim) zu behandeln habe. Bezogen auf sein Thema bedeutet das konkret: Die Liturgie ist daraufhin zu untersuchen, welche *Funktion* sie für den Sterbenden und seine Angehörigen (Sterbeliturgie) sowie für die trauernden Hinterbliebenen (Begräbnisliturgie) erfüllen soll und tatsächlich erfüllt. So befragt Schmied den Text des II. Vaticanums nach dem Stellenwert des Begräbnisses, der Wegzehrung und der Sterbegebete und vergleicht sie mit vorkonziliaren Regelungen. Ohne ein Urteil über die neuen Bestimmungen fällen zu wollen, hält der Autor als Ergebnis seiner Analyse fest: Die Religion muß sich den Fragen nach dem ewigen Leben als eines der menschlichen Grundprobleme stellen, will sie nicht ihren Status als Sicherheit spendende Kraft verlieren. Eine zitierte Umfrage besagt, daß viele Menschen hier immer noch die Hauptkompetenz der Geistlichen sehen: diese Erwartungen dürfen nicht enttäuscht werden.

14. Religionen/Kirchen/Konfessionen

124. Daiber, Karl-Fritz: Reinkarnationsglaube als Ausdruck individueller Sinnsuche, in: Becker, Hansjakob/Einig, Bernhard/Ullrich, Peter Otto (Hg.): Im Angesicht des Todes. Ein interdisziplinäres Kompendium, 2 Bde. St. Ottlien 1987, Bd. 1, 207-227.

Am Beispiel des autobiographischen Berichts der amerikanischen Schauspielerin Shirley Mc Laine über ihre Wiedergeburts"erlebnisse" untersucht der Autor die Funktionen, die dieser um sich greifende Glaube in der gegenwärtigen Gesellschaft erfüllt. Er liest dieses Phänomen u.a. als Ergebnis des Bedeutungsverlusts der christlichen Symbolik der Deutung von Tod und Leben, die andere religiöse Orientierungen auf den Plan ruft. Dabei werden Umfrageergebnisse präsentiert hinsichtlich der Verbreitung des Reinkarnationsglaubens nach Geschlecht, Bildung, Alter usw., auf die Flut an Literatur zu diesem Thema auf dem Buchmarkt hingewiesen und schließlich das Buch der genannten Autorin einer eingehenden Analyse unterzogen. Insgesamt ist der Reinkarnationsglaube für Daiber *ein* Symptom für eine wachsende Autonomisierung des einzelnen hinsichtlich seiner religiösen Orientierung. Es kommt zu einem "Wettstreit der Religionen" (224), aus denen der einzelne sich seinen subjektiven Glauben zusammensetzen muß.

125. Mörth, Ingo: Religion und Philosophie als Antworten auf den Tod. In: Ziegler, Meinrad/Mörth, Ingo/Hummer, Hubert (Hg.): Sterben, Tod, Trauer. Vom Umgang mit dem Unvermeidlichen. Linz 1989, 129-148.
Der wissenssoziologische Beitrag des österreichischen Soziologen Ingo Mörth untersucht verschiedene religiöse (Ahnenkult, Auferstehungsglaube usw.) und philosophische (Heideggers praktische Philosophie des "Seins zum Tode", u.a.) Sinndeutungen des Todes, die als *symbolische Antworten* auf den Tod, so die These, *funktional gleichbedeutend* sind. Dabei geht der Verfasser davon aus, daß durch den Prozeß der Individualisierung die Grenzerfahrung des Todes um so intensiver geworden ist und die Suche nach Möglichkeiten der Überschreitung dieser Grenze zugenommen hat. Dabei hat sich allerdings die Form der Verarbeitung der Grenzerfahrung stark gewandelt: Die symbolische Verarbeitung durch Riten und Totenkulte hat mehr und mehr der empirisch-wissenschaftlichen Verarbeitung Platz gemacht, die die Lebensverlängerung zum absoluten Ziel erhoben hat. Die Philosophie, die die Religion in gewisser Weise als Sinnstifterinstanz abgelöst hat, vermag dem modernen Menschen keinen Trost mit dem Ausblick auf ein Leben im Jenseits mehr zu spenden. Sie verweist den einzelnen nur noch auf seine individuelle Existenz und die daraus entstehende Notwendigkeit, dem je eigenen Tod einsam, weil ohne jegliche soziale Einbettung, ins Antlitz zu blicken. Diese wenig alltagsrelevante Bewältigungshilfe von Religion und Philosophie hat okkulte und esoterische Antworten auf das Todesproblem auf den Plan gerufen. Sie bedienen das individuelle Bedürfnis nach Hilfen und Antworten auf das Problem des Todes, über das sich von philosophischer Seite nur sagen läßt: Es gibt sie nicht. Das Entstehen einer Wissenschaft wie der Parapsychologie ist Ausdruck für das Bedürfnis nach wissenschaftlicher Beweiskraft für bisher nicht beweisbare Phänomene wie Reinkarnation, außersinnliche Wahrnehmung usw.

126. Türcke, Christoph: Der Todestrieb der gegenwärtigen Gesellschaft und seine theologische Verklärung, in: Frankfurter Hefte 37 (1982), 45-58.
Die These dieses Beitrags ist, daß der individuelle Todestrieb, den die Psychoanalytiker zu begründen versuchen, nur Ausdruck des Todestriebs der Gesellschaft insgesamt ist, der sich historisch herleiten läßt. Der Feudalismus kann sich auf den christlichen Glauben berufen, der den

einzelnen im Diesseits in eine göttliche Ordnung gestellt sieht und für das Jenseits eine Erlösung von den irdischen Leiden verspricht. Die Aussicht auf das Heil im Jenseits hält die Menschen dazu an, sich mit dem Unheil auf Erden abzufinden. Mit der Ablösung der feudalen Ordnung durch die bürgerliche Gesellschaft geht dieser Glaube verloren. Die Menschen sind nunmehr ganz auf sich allein gestellt. Erst jetzt wird in aller Schärfe deutlich, daß der Tod das Leben des einzelnen zunichte macht, doch damit wird zugleich die Besonderheit und Einmaligkeit des Individuums in den Vordergrund gerückt. Dieses *Doppelgesicht des Todes* erklärt Türcke aus der Doppelgesichtigkeit der Gesellschaft der Neuzeit: Einerseits versetzt der Untergang des Feudalismus die Menschen erstmals in die Lage, sich vom Mühsal der täglichen Arbeit zu befreien, um ihre ehemals erst im Jenseits angesiedelte Bestimmung möglichst schon auf Erden zu verwirklichen. Doch andererseits hat die bürgerliche Gesellschaft den einzelnen nicht nur aus seinen feudalen Fesseln befreit, sondern sie auch ihrer Produktionsmittel beraubt, mit denen sie einstmals ihre Feudalherren ernähren mußten. Deshalb sind sie gezwungen, ihre Arbeitskraft an die jetzigen Eigentümer der Produktionsmittel zu verkaufen. Daß die Produktionsmittel käuflich, also zu Waren werden, gilt Türcke als *das* Ereignis jener Epoche. Es wird eine Warenzirkulation in Gang gesetzt, die nicht für die vernünftige Bestimmung des Menschen, sondern zur Verwertung des Kapitals eingesetzt wird, das die Menschen zum reibungslosen Ablauf benutzt. Die industrielle Revolution, die vom Mühsal der Arbeit hätte befreien können, reduziert die Menschen stattdessen zum Rädchen im Getriebe, das auf keinen vernunftbestimmten Endzweck ausgerichtet ist, sondern eine letztlich ins Leere laufende Zirkulation zum Ziel hat. In diesem Leerlauf zeigt sich laut Türcke der Todestrieb der Gesellschaft. Deshalb ist es auch nicht der Tod, der verdrängt wird, sondern das Jenseits. Die bürgerliche Gesellschaft hat die Menschen ganz auf das Hier und Jetzt gelenkt; sie weist ihnen zwar unterschiedliche Rollen zu, verdammt sie aber alle zum unablässigen funktionieren. Kein hoher Lohn im Jenseits winkt mehr für die Plackerei im Diesseits; das wahre Ziel des irdischen Lebens ist der Tod, der vollständige Verschleiß des Individuums. Daß überhaupt noch Trauerfeiern stattfinden, gilt Türcke als Indiz dafür, daß sich die Menschen noch nicht damit abgefunden haben, als einzige Bestimmung ihres Lebens ihr "sang-und klangloses Verschwinden" (50) zu akzeptieren. Sollte man deshalb, so fragt Türcke, nicht den Glauben an einen höheren Zweck ganz verabschieden? Obwohl hier die Theologen protestieren müßten, will gerade die moderne Theologie von einer sich erst im Jenseits erfüllenden absoluten göttlichen Vernunft nichts mehr wissen. In scharfer Form kritisiert Türcke die Positionen von Eberhard Jüngel, Dorothee Sölle, Jürgen Möltmann und Elisabeth Kübler-Ross: Totz der unterschiedlichen Ausgangspunkte sind sie alle auf eine Versöhnung mit dem Tod angelegt, ein kritik- und widerspruchsloses Hinnehmen, eine "Vergottung des Todes". Der Tod wird zur Erfüllung des Lebens hochstilisiert, zur wahren Bestimmung des Menschen verklärt. Türcke hebt gegen diese Positionen die Differenz von zur Kenntnisnahme und Bejahen des Todes hervor. Hinter die Einsicht der Aufklärung, daß der Tod die unerbittliche Grenze des Lebens darstellt, ist nicht zurückzufallen. Aber damit geht nicht die Bejahung des Todes als gleichsam willkommenes Schicksal einher. Die Bejahung "verzichtet nicht nur auf ein Jenseits, sondern resigniert auch vor dem Diesseits" (57). Statt den Tod zu verklären, geht es darum zu zeigen, daß er auf die Einmaligkeit des Individuums verweist; er erinnert daran, daß die "Bestimmung zur Vernunft zwar über die physische Welt hinausweist, aber nur *in* ihr praktisch werden kann" (57). Der Überschuß des Geistes, an dem Türcke festhält, gibt aller Humanität erst ihren Sinn. Zwar gibt es kein räumliches, aber ein geistiges Jenseits.

Theologie

Gerhard Höver/Paul Rulands

Einleitung

1. Allgemeine Beobachtungen

Allein innerhalb der letzten Jahre ist eine überwältigende Fülle an theologischer Literatur zum Thema "Sterben und Tod" erschienen. Nach wie vor gruppiert sich die Diskussion zum einen um den Fachbereich der Dogmatik, zum anderen um die mehr praktisch-ethisch orientierten Disziplinen von Moraltheologie bzw. theologischer Ethik, Pastoraltheologie, Liturgiewissenschaft und Religionspädagogik.

Innerhalb der systematischen Disziplin der Dogmatik stehen vor allem die Bereiche der theologischen Anthropologie und der Eschatologie im Vordergrund. Dabei werden die Aspekte Endlichkeit, Leiblichkeit, Personsein des Menschen in theologischer Perspektive angegangen und vor dem Hintergrund der Bedeutung von Sterben und Tod für das Mensch- und Personsein beleuchtet. Der zweite Bereich, die Eschatologie, stellt den bevorzugten Topos der theologisch-systematischen Auseinandersetzung mit Tod und Sterben dar. Hier hat gerade in den letzten fünfzig Jahren eine erhebliche Entwicklung stattgefunden:

Ursprünglich mit "De Novissimis" (Über die letzten Dinge) betitelt, führte der Traktat "Eschatologie" zu Beginn dieses Jahrhunderts eher eine Randexistenz am Ende der theologischen Traktate in der Dogmatik. Es war das Verdienst von Karl Barth, Karl Rahner und den Theologen seiner Generation, den grundlegenden eschatologischen Charakter aller dogmatischen Traktate wieder neu hervorzuheben. Eschatologie ist nicht eine Aussage über eine Wirklichkeit am Ende des irdischen Daseins (Auferstehung, Fegefeuer, Hölle), sondern die grundlegende Bestimmung christlicher Existenz überhaupt. Diese Neubelebung eschatologischen Denkens brachte nun auch die Diskussion der traditionellen Topoi der Eschatologie ins Rollen, die gerade auch im Hinblick auf die Frage nach Sterben und Tod einen theologischen Schwerpunkt darstellen.

Deutlicher als früher aber sind auch die eher spekulativ orientierten Beiträge auf eine stärkere Vermittlung der bleibenden Fragen nach ewigem Leben, Auferstehung, Himmel usw. mit dem heutigen Erfahrungshorizont und Weltverständnis hin orientiert. Damit einher geht eine deutlichere Besinnung auf den Beitrag der Theologie zu einer Kultur des Sterbens in der gegenwärtigen Gesellschaft. Diese Akzentuierung verbindet die im Umkreis der Dogmatik stehenden Diskussionen mit den mehr praktisch-ethisch orientierten.

Die Frage, wieweit durch die Entwicklung der medizinischen Wissenschaft das ureigenste Sterben und der uneigenste Tod des Menschen manipuliert werden kann, beherrscht dominant die theologisch-ethische Perspektive.

Bei der Diskussion um die Sterbehilfe und um das Recht auf den eigenen Tod handelt es sich daher auch nicht mehr um Einzelfragen, sondern es geht - wie die Diskussion um den Utilitarismus zeigt - um das Verständnis des Menschen und seiner Lebenskultur überhaupt. Dies nötigt die Theologie in einer sehr radikalen Weise, Grundelemente und Grundhaltungen christlichen Sterbens wieder zu benennen und die Frage nach einer ars moriendi neu zu stellen. Aus der außerordentlich breiten Diskussion können im folgenden nur einige ausgewählte Aspekte angesprochen werden, die im Hinblick auf die Frage nach einer Kultur des Sterbens von Belang sind.

2. Leben mit dem Sterbenmüssen - Hoffnung angesichts des Todes

Die existentielle Auseinandersetzung mit dem Tod und die Frage, wie man angesichts der sicheren Bedingung des Sterbenmüssens, der certa moriendi conditio, Hoffnung gewinnen kann, begleiten in mehr oder weniger ausdrücklicher Form alle theologische Überlegungen. War es im Mittelalter die Frage nach Zeit und Ewigkeit, die am Ausgangspunkt theologischer Reflexion steht, so findet sich neuzeitlich das Problem anthropologisch gewendet als Frage nach der Grundverfassung des Menschen wieder, der als "Dasein zum Tode" durch seine Unabgeschlossenheit gekennzeichnet ist. Im Offenhalten dieser Frage sehen nicht wenige gerade den spezifischen Beitrag der Theologie zu einer Kultur des Sterbens (vgl. W. Dantine, H. Küng).

Religionsphilosophisch gesehen geht es hierbei um die Vielschichtigkeit des Verhältnisses, das der Mensch zum Tod einnehmen kann. Da gibt es zunächst einmal das Verhältnis des passiven Zuschauers, welches als menschliches Verhalten zum Tod möglich ist. Aber ist ein solches Verhältnis nicht eher ein Entlastungsversuch, der gerade ausblendet, daß bezüglich des Verhältnisses zum Tod die Trennung von "subjektiv" und "objektiv" nicht mehr so eindeutig möglich ist? Der Tod besteht darin, daß das Ich durch diesen ins Leben gesetzt ist, versehen mit einer bestimmten endlichen Spanne Zeit und dies stets unter der bleibenden Gewißheit, dem Tod nicht entfliehen zu können. Der Umgang mit dieser bleibenden Präsenz des Todes im Leben entscheidet über Gelingen oder Mißlingen meines Lebens. Dementsprechend sind zwei Haltungen denkbar: a) die der Dankbarkeit für die erhaltene Zeit und b) die des trotzig-ängstlichen Festhaltens an der eigenen Identität. Die Begegnung mit dem Anderen ist der Ort, wo sich jeweils eine der beiden Haltungen aktuiert. Der meine Zeit durch seine Zeit beanspruchende Andere führt mir die Endlichkeit meiner begrenzten Zeit radikal vor Augen und folglich geschieht im Annehmen des Anderen auch die Annahme der eigenen Sterblichkeit und des eigenen Todes. Am Beispiel des barmherzigen Samariters läßt sich sagen, daß sich das Sich-hergeben für den Anderen dem Kalkül einer rationalen Vernunft entzieht, schon Akt des Glaubens ist und somit schon an die Schwelle des christlichen Erlösungsgedankens heranführt, der die end-gültige Aufhebung der Zeit in die Ewigkeit verkündet.

Die theologische Reflexion wendet sich in diesem Kontext der Frage zu, wie die Botschaft von Tod und Auferstehung Jesu Christi mit der heutigen Endlichkeitserfahrung vermittelbar ist. Anhand der paulinischen Theologie lassen sich zwei grundlegend verschiedene Raum-Zeit-Verständnisse herausarbeiten: a) die Zeit der Nichtigkeit (des Verhaftetseins am eigenen Ich und das Absolutsetzen der Welt und ihrer Zeit) und b) die Zeit Christi, die diese Zeitvorstellungen sprengt und den Menschen wieder mit sich und Gott versöhnt leben läßt. Der Tod in dieser Zeit ist damit umfaßt von der Wirklichkeit des auferstandenen Christus. Eine derartig qualifizierte Zeit ermöglicht es dem Menschen, sich zu sich selbst zu verhalten und seine wirkliche Identität zu finden sowie die Welt in einem anderen Licht zu sehen.

Vermag der Glaube also dem Menschen zu helfen, in ein sinnhaftes Verhältnis zu seiner ihm je eigenen Zeit einzutreten, so kommt dennoch keine Theologie daran vorbei, sich dem Tode als rätselhaftes, nicht zu enthüllendes Geheimnis in vollem Umfang zu stellen (vgl. L. Boros, K. Rahner, E. Jüngel).

3. Unsterblichkeit der Seele - leibliche Auferstehung - Vorstellungen vom Jenseits

Die im Horizont der Eschatologie entstandenen Theologien des Todes nötigen zu einer Revision tranditionell geläufiger Vorstellungen darüber, "was im Tode geschieht" und was sozusagen "nach dem Tode kommt". Ein theologiegeschichtlicher Rückblick läßt hierbei eine bereits in der älteren Tradition entwickelte, wesentlich differenziertere Sicht erkennen, die mit dem allgemeinen Stichwort "Platonismus" bzw. "Platonismus-Vorwurf" in keiner Weise angemessen bezeichnet werden kann (vgl. W. Breuning, G. Greshake/J. Kremer).

Die Konzeption einer "Auferstehung im Tod" artikuliert vielmehr die ganzheitliche Dimension des Vollendungsgeschehens und tritt einer verhängnisvollen Diastase zwischen der Vollendung der Seele und der Vollendung des Leibes kritisch-korrigierend gegenüber. Es handelt sich hierbei auch durchaus nicht um einen "Neologismus", da schon die Urchristen die Vorstellung einer zugleich leibhaften direkten Auferstehung der verstorbenen Märtyrer kannte. Wie aber kann die Hoffnung auf die Auferstehung der Toten heute rational verantwortet werden? Von der geschichtlichen Entwicklung der Auferstehungshoffnung im Spannungsfeld von Glaube und ratio lassen sich Kriterien für eine denkerische Vermittlung der Auferstehungsvorstellung im heutigen Kontext entwickeln. In bezug auf die schon seit der Zeit der frühen Kirche geläufigen Argumentationen ist festzuhalten, daß "Unsterblichkeit" keine Qualität der Seele an sich ist, sondern aus dem dialogischen Gegenüber des Menschen zu Gott resultiert. Ein solcher "Beweis" fußt aber auf zwei Voraussetzungen, die heute nicht mehr allgemein gegeben sind: a) das Bewußtsein der dialogischen Existenz des Menschen "coram Deo" und b) das Bewußtsein, im Angesicht des Todes zu leben. Auch im wissenschaftstheoretischen Kontext hat die Auferstehung der Toten eine entscheidende Relevanz, insofern sich von ihr her die Einheit des Universums sowie die Totalität der Wahrheit und auch die Hoffnung für die "Opfer der Geschichte" begründen läßt. Weiterhin lassen sich auch im Rahmen einer philosophischen Anthropologie anhand der Transzendenzbewegungen und -erfahrungen des Menschen Argumente für seine Unvergänglichkeit gewinnen, die aber nicht das postmortale Geschick des Leibes unmittelbar im Blick haben. Eine denkerische Vermittlung der Möglichkeit einer postmortalen Zukunft des Menschen muß sich in jedem Fall mit der neutestamentlichen Überzeugung von der konstitutiven Bindung der Auferstehungshoffnung an Jesus Christus auseinandersetzen. Die "resurrectio mortuorum" ist daher im Spannungsfeld von Universalität und christologischer Vermittlung zu verorten. Dieses Spannungsfeld erweist sich als Sonderfall des christologischen Problems überhaupt, d.h. der Frage, wie das kontingente Christusereignis absolute, universale Bedeutung haben kann. Insofern Christus das Urbild unserer Bestimmung ist, ist unsere Vollendung nur in der Teilhabe an seiner Vollendung möglich. Zugleich verleiht der christliche Glaube einer eher vagen Jenseitsvorstellung eine spezifische inhaltliche Füllung, die eben christologisch geprägt ist und als universaler Prozeß verstanden werden kann, in dem Gott durch Christus und den Heiligen Geist die Welt und Geschichte immer mehr in sein trinitarisches Leben "integriert". Gegen den Vorwurf der Projektion und der Jenseitsvertröstung ist festzuhalten, daß der christliche Auferstehungsglaube wesenhaft eine präsentische Funktion besitzt, also nicht einfach ein rein passives Entgegennehmen der endgültigen Vollendung meint, sondern auch ein aktivhandlungsbezogenes Element enthält. Die Hoffnung auf eine noch ausstehende Vollendung begründet und motiviert den Einsatz für eine Welt, die schon als im eschatologischen Wandlungsprozeß stehend begriffen und antizipiert wird.

Diese Einsichten aus der Diskussion um die ontologisch-anthropologischen Dimensionen der Frage nach Tod und Auferstehung erfordern des weiteren zum einen eine Revision der Vorstellungen von Himmel und Hölle, zum anderen eine Auseinandersetzung mit nicht- oder außerchristlichen Traditionen wie etwa dem Reinkarnationsglauben (vgl. M. Kehl, J. Imbach sowie die Beiträge in Concilium 1993, H. 5).

4. Menschenwürdig sterben

Der Tabuisierung des Todes in der modernen Gesellschaft steht der überraschende Befund der breiten öffentlichen Diskussion über Euthanasie und Sterbehilfe entgegen. Das Fehlen einer existentiellen Auseinandersetzung mit dem Tod hat eine Unfähigkeit zum angemessenen Umgang mit Fragen der Euthanasie und Sterbehilfe zur Konsequenz. Hierbei wird oft als Ausgangspunkt inbezug auf das Sterben die Menschenwürde betont. Daraus folgt allerdings kein Recht auf Freitod, genausowenig aber eine Lebensverlängerung um jeden Preis. Unter Verweis auf den Dammbrucheffekt lehnt man durchgängig die aktive Euthanasie strikt ab und stuft den Unterschied zwischen passivem Sterbenlassen und aktivem Töten als ethisch entscheidend ein. Dabei ist man sich der Schwierigkeit der Grenzziehung im Einzelfall durchaus bewußt, hält aber diese Unterscheidung als Prinzip oder Kriterium für die Bewertung der Frage nach einer eigenmächtigen definitiven Verfügung über fremdes menschliches Leben aufrecht.

Hierbei geht es um das Verhältnis des Selbstbestimmungsrechtes des Patienten einerseits und der Lebenserhaltungspflicht des Arztes andererseits innerhalb des Problembereiches der Sterbehilfe. Primär gilt: der Arzt muß die Willensäußerung des Patienten (Patiententestament) respektieren und - wo keine ethischen Einwände zu finden sind - auch anerkennen. Das Phänomen des Todes selbst beinhaltet ja gerade die Bipolarität von Selbstverfügung und Selbstentzug. Innerhalb dieses Spannungsbereiches ist der Arzt verpflichtet, bis zu gewissen Grenzen seiner Lebenserhaltungspflicht nachzukommen. Dies geschieht durch alle möglichen Formen von Sterbebeistand (Fürsorge, Pflege etc.). Bei einem Sterbenden mit infauster Prognose sind zudem auch passive und indirekte Sterbehilfe erlaubt, nicht aber aktive Beendigung des Lebens durch den Arzt. An den oft spektakulär diskutierten Fällen der Tötung auf Verlangen zeigt sich die Problematik eines Sterbebeistandes auf der Basis freier Selbstbestimmung, insofern hier oft ein falscher Freiheitsbegriff propagiert und eine vehemente Ablehnung jeglichen sinnvollen Gehalts von Schmerz und Leid sichtbar wird. Stattdessen plädiert man christlicherseits für eine Sterbehilfe auf der Basis des Vorranges des Lebens, d.h. einer Praxis der Sterbebegleitung, die dem Wunsch eines Menschen, seinem Leiden ein Ende zu setzen, mit empathischer Anteilnahme begegnet und unter

Verzicht auf aktive Sterbe- Nach-Hilfe die entsprechende Entscheidung in ihrer unverallgemeinerbaren Individualität und nicht als Argument für eine neue ärztliche Praxis ansieht (vgl. F. Böckle, V. Eid). Ein großer Teil der Beiträge setzt sich in diesem Zusammenhang auch mit den Thesen Peter Singers auseinander, die vor allem auf zwei Problemkomplexe konzentriert werden: 1.) das Personverständnis und 2.) das Verhältnis von aktiver und passiver Euthanasie (vgl. D. Böhler, H. Hepp, H. Schlögel).

5. Christliche Einübung in die ars moriendi

Eine wirklich angemessene Sterbebegleitung bedarf des existentiellen Sich-Einbringens des Begleiters, des existentiellen Bekenntnisses zu seiner Ohnmacht angesichts des Todes und der existentiellen Auseinandersetzung mit seinem eigenen Tod und dem Sinn des Lebens. Sterbebegleitung ist lernende Wegbegleitung des sterbenden Menschen. Auf eine dezidiert christliche Sterbebegleitung spezifiziert bedeutet dies: die christlichen Sterbesakramente sollten in die Praxis einer umfassenden Sterbebegleitung integriert werden und dem Sterbenden die personale Über- und Annahme seines Sterbens ermöglichen. Dabei kann der Sterbebegleiter zum Zeichen der Weggenossenschaft Gottes auf der letzten Wegstrecke für den Sterbenden werden. Aus der Ineinanderverschränktheit von Tod und Leben ergibt sich die Wichtigkeit der Einübung des Sterbens inmitten des Lebens (memento mori - ars moriendi, vgl. H. Wagner).

Die eigentliche Einübung in die ars moriendi besteht zunächst in den Grundvollzügen christlicher Existenz selbst: Glaube, Hoffnung, Liebe und Umkehr. Darüberhinaus lassen sich bestimmte Einzelübungen benennen, wie z. B. das Gewinnen von Distanz zu Besitz und Eigentum, Distanz zu sich selbst im Blick auf Jesus Christus, das Sich-sorgen um Frieden und Versöhnung sowie das Sich-mit-dem-Tod-vertraut-machen. Auch die Erfahrung der zyklisch geordneten Zeit liefert einen Ansatzpunkt für die ars moriendi. Das bewußte Einstimmen in den täglichen Rhythmus von Sonnenaufgang und Sonnenuntergang, in den Ablauf der Woche und des Jahres, wobei hier auch der kirchliche Festkreis (Advent, Weihnachten, Karfreitag und Ostern) eine Anleitund.h. eine sakramentale Sterbebegleitung muß bemüht sein, ihren Beitrag in den Rahmen und die Umgebung des persönlichen Umfeldes des Sterbenden (Anwesenheit der Familie und der Freunde) zu integrieren (vgl. H. Becker/B. Einig/P.-O. Ullrich).

In der Sicht einiger Theologen erscheinen daher die "Sterbekliniken" wie eine moderne, quasisäkulare Neurealisierung der mittelalterlichen "ars moriendi" in einer todesfeindlichen Gesellschaft. Für das Krankenhaus im herkömmlichen

Sinne stellt der kompetente und angemessene Umgang mit Sterbenden zumeist eine Überforderung dar. Diese Lücke wird immer mehr von Hospizen ausgefüllt, die versuchen, den Tod wieder in das Leben und in die Gemeinschaft zu integrieren. Die Hospize haben aber i. S. einer Idee umfassender Hilfe beim Sterben ihre volle Berechtigung und leisten so einen wichtigen Beitrag zu einer neuen ars moriendi.

6. Umgang mit Toten und Trauernden - Entwicklung und Veränderung unseres Bewußtsein vom Tod

Im Umgang mit den Toten und Trauernden zeigt sich eine zunehmende Verdrängung des Todes aus dem gesellschaftlichen Bewußtsein, welche eine weitgehende Anonymität des Sterbens nach sich zieht. Dieser Trend beeinflußt auch die christlichen Gemeinden nachhaltig und hat zur Folge, daß neben dem Tod auch die Trauer sowie deren ritualisierte Ausdrucksformen in den Hintergrund rücken. Das für die heutige Gemeinde z.T. feststellbare Auseinanderfallen von Liturgie und Diakonie inbezug auf den Umgang mit den Toten wirft den einzelnen Gläubigen bei einem Trauerfall meist - außer bei Fragen der Sterbeliturgie - auf sich selbst zurück, was dann oft dazu führt, das "Arrangement" des Todes den Bestattungsinstituten zu überlassen, die aber wiederum nur eine stark säkularisierte Form des Umganges mit dem Tod praktizieren und so der christlichen Auferstehungshoffnung angesichts des Todes nicht zu einer adäquaten Artikulation verhelfen können. Aus christlicher Sicht ist daher für den Umgang mit dem Tod eine Wiederbelebung der diakonalen Praxis gefordert, die nicht nur in der Feier der Sterbeliturgie besteht, sondern - wie schon in der Alten Kirche - als Liebesdienst der Gemeinde verstanden wird, der in der Begleitung des Sterbenden und des/der Trauernden besteht, z.B. durch trauererfahrene Gemeindemitglieder (vgl. K. Richter).

Im Rahmen der Religionspädagogik wird das Thema von Sterben und Tod relevant bei der Frage nach der Entstehung und Entwicklung von Todesvorstellungen und Todesbegriffen bei Kindern und Jugendlichen und deren möglicher Thematisierung im Religionsunterricht. Unter Rückgriff auf entwicklungspsychologische Erkenntnisse zeigt sich eine gestufte Entwicklung, die - entwicklungspsychologisch betrachtet - zu einem Todeskonzept mit vierdimensionaler Struktur (Nonfunktionalität, Irreversibilität, Kausalität und Universalität) führt. Ab dem Alter von neun Jahren ist beim Kind mit einem erwachsenengemäßen Todeskonzept zu rechnen. Dabei muß beachtet werden, daß die mehr oder weniger ausgeprägten biographischen Erfahrungen von Kindern und Jugendlichen mit dem Tod sich innerhalb der allgemeinen neuzeitlichen sozialen Prägungen der Todesvorstellung und Todesbewältigung vollziehen. Insofern durch die Funktionalisierung und Professionalisierung von Sterben, Tod und Trauer diese immer mehr der alltäglichen Erfahrungswelt der Kinder und Jugendlichen entzogen werden, sind diese auch nicht mehr existent und Gegenstand kommunikativer Prozesse. Hier greift dann auch das Schlagwort von der "Todesverdrängung" nicht mehr, da ja etwas, was nicht mehr da ist, auch nicht verdrängt werden kann. Ein erster Zugang für einen sachgemäßen erfahrungsorientierten Unterricht inbezug auf diese komplexe Thematik besteht in der Herausarbeitung der grundlegenden Züge alt- und neutestamentlicher Todesvorstellungen: Gott ist derjenige, der auch im Tod, sogar im Fluchtod des Kreuzes, die liebende Beziehung zum Menschen aufrecht erhält. Innerhalb dieses Zuganges sollen dann auch die Grenz - und Todeserfahrungen der Schüler samt der zu deren Deutung verwendeten Metaphern (Abschied, Trennung etc.) eingebracht werden (vgl. W. Boecker).

Im Rahmen einer christlichen Lebensethik steht auch die kritische Auseinandersetzung einiger Theologen wie etwa K.P. Jörns mit dem Problembereich der Organtransplantation und der dieser Praxis zugrundeliegenden Todesdefinition (Hirntod-Kriterium). So z. B. konstatiert man zunächst in unserer Gesellschaft ein ambivalentes Verhältnis zur Organtransplantation: einerseits herrscht weithin eine theoretische Gutheißung dieser Praxis vor, andererseits aber gibt es erhebliche Vorbehalte bezüglich der Bereitschaft, selbst als Organspender zu fungieren. Es ist sowohl wichtig, diese beiden Pole der Einstellung zur Organtransplantation nicht vorzeitig einseitig aufzulösen und sich vom vorhandenen Bedarf nach Organen oder von der medizinischen Forschung in der ethischen Reflexion nicht einseitig bestimmen zu lassen, sondern hier das christliche Welt- und Menschenbild argumentativ zur Geltung zu bringen.

Die Verdrängung des Todes ist zugleich eine Verdrängung des Bewußtseins der Geschöpflichkeit überhaupt ist. Damit verbunden ist auch eine Verdrängung der Angst vor dem Tod, welche geradezu als eine Ursache und Wurzel menschlicher Aggressivität anzusehen ist. Die christliche Botschaft durchbricht diesen Zyklus in der Verkündigung der Auferweckung vom Tode. Nur in der Hoffnung auf ein Leben nach dem Tod kann der Mensch das Leben vor dem Tod sinnvoll bestehen und gestalten. Die Hoffnung auf eine Zukunft nach dem Tod hat nicht eine radikale Weltflucht zur Konsequenz, sondern schärft den Blick und die Bereitschaft für das notwendige Engagement gegen die todbringenden Mächte in diesem Leben.

INHALTSVERZEICHNIS

1. Biblische Theologie

1.1 Biblische Vorstellungen von Sterben und Tod

1. Dohmen, Chr.: Schöpfung und Tod. Die Entfaltung theologischer und anthropologischer Konzeption in Gen 2/3. Stuttgart 1988.
2. Gese, H.: Der Tod im Alten Testament. In: Ders.: Zur biblischen Theologie. Alttestamentliche Vorträge. München 1977, 31-54.
3. Kaiser, O/Lohse, E.: Tod und Leben. Stuttgart 1977.
4. Stähli, H.-P.: Tod und Leben im Alten Testament. In: Theologie und Glaube 76 (1986), 172-192.

1.2 Leben nach dem Tode in biblischer Sicht

5. Berg, W.: Jenseitsvorstellungen im Alten Testament mit Hinweisen auf das frühe Judentum. In: Gerhards, A. (Hg.): Die größere Hoffnung der Christen. Eschatologische Vorstellungen im Wandel. Freiburg-Basel-Wien 1990, 28-58.
6. Fohrer, G.: Das Geschick des Menschen nach dem Tod. In: Kerygma und Dogma 14 (1968), 249-262.
7. Füglister, N.: Die biblische Anthropologie und die postmortale Existenz des Individuums. In: Kairos 22 (1988), 129-145.
8. Kellermann, U.: Überwindung des Todesschicksals in der alttestamentlichen Frömmigkeit vor und neben dem Auferstehungsglauben. In: Zeitschrift für Theologie und Kirche 73 (1976), 259-282.
9. Kessler, H.: Sucht Jesu den Lebenden nicht bei den Toten. Die Auferstehung Jesu in biblischer, fundamentaltheologischer und systematischer Sicht. Düsseldorf 1985.
10. Podella, T.: Grundzüge alttestamentlicher Jenseitsvorstellungen. In: Biblische Notizen 43 (1988), 70-89.

2. Systematische Theologie

2.1 Theologische Anthropologie und Dogmatik

2.1.1 Deutung von Sterben und Tod allgemein

11. Biser, E.: Fallen wir ins Nichts? Überlegungen zu einer Hermeneutik des Todes. In: Archiv für Religionspsychologie 19 (1990), 9-17.
12. Boecker, W.: Gesellschaftliche und religionspädagogische Aspekte zum Umgang mit Sterben und Tod. In: Der evangelische Erzieher 45 (1993), 640-655.
13. Cobb, J.: Matters of life and death. Cambridge 1990.
14. Condrau, G.: Der Mensch und sein Tod - certa moriendi conditio. Zürich 1984.
15. David, C: Death and the sense of ending. In: Studies in Religion 18 (1989), 51-60.
16. Flechter, V.H.: Some reflections on death. In: Theological Review 1 (1978), 18-51.
17. Geyer, H.: Tod und Endlichkeit. In: Evangelische Theologie 41 (1981), 84-89.
18. La Morte, Il Morire Oggi/Death and Dying today. Roma 1989.
19. Landsberg P.L.: Die Erfahrung des Todes. Frankfurt/Main 1973.
20. Lauer, W.: Sterben und Tod. Eine Orientierungshilfe. München 1983.
21. Lehmann, K.: Der Mensch und sein Tod. In: Adolphsen, H./Häring, G. (Hg.): Bischöfe kommentieren Fragen der Zeit. Stuttgart 1991, 44-59.
22. Leuenerger, R.: Der Tod. Schicksal und Aufgabe. Zürich 1971.
23. Lohfink, G.: Der Tod ist nicht das letzte Wort. Freiburg im Breisgau 1976.
24. Maerten, G.: Leven over de dood heen: een uitdaging aan de mens van vandaag. In: Lambrecht, J./Kenis, L. (Hg.): leven over de dood heen. Verslagboek van een Leuvens colloquium. Leuven-Amersfoort 1990, 17-36.
25. Manser, J.: Der Tod des Menschen. Zur Deutung des Todes in der gegenwärtigen Philosophie und Theologie. Bonn-Frankfurt 1977.
26. Moreland, J./Geisler, B.: The life and death debate. New York 1990.
27. Nocke, F.-J.: Sterben als Hingabe. Gesichtspunkte systematischer Theologie. In: Bibel und Liturgie 66 (1993), 3-11.
28. Paus, A. (Hg.): Grenzerfahrung Tod. Graz-Wien-Köln 1976.

Um dem Geheimnis des Todes auf die Spur zu kommen fragt Eberhard Jüngel: Der Tod als Geheimnis des Lebens (S. 9-39) zunächst danach, wie man überhaupt angemessen von ihm reden kann. Denn Sprache und Tod scheinen sich genauso unversöhnlich gegenüberzustehen wie Leben und

Tod: wo man spricht, da ist kein Tod und wo der Tod ist, verstummt alles Reden. Das den Menschen unendlich befremdende Mysterium des Todes kann theologisch nur im Horizont des Mysteriums Gottes adäquat zur Sprache kommen, und zwar des Gottes, der in Jesus Christus selbst dem Tod seinen Stachel genommen hat. Dieser Stachel des Todes besteht darin, daß er den ja nur in Beziehungen existierenden Menschen in die absolute Verhältnislosigkeit stürzt. Dies zeigt auch, daß der Tod ein anthropologisches Passivum ist, ein Widerfahrnis, welches einem aktiven Verhältnis zum Tod allererst zugrundeliegt. Die Vernichtung des Menschen durch den Tod ist der Grund für dessen Haß gegenüber diesem. Theologisch ist Hoffnung hier nur möglich, wenn Gott im Nichts des Todes ist und darin eine neue Beziehung zum Menschen schafft. Wie ist von einer solchen Sicht her nun das Verhältnis von Gott und Tod zu bestimmen? Um dies bewerkstelligen zu können, ist das Geheimnis des Todes vom Tod Christi her in den Blick zu nehmen. Dabei tritt zweierlei zutage: a) derTod Christi betrifft und verändert den Tod aller Menschen und b) sein Tod wird von seinem Leben her verständlich, insofern er sein radikales Vertrauen auf die liebende Nähe Gottes auch im Tod durchhält. Somit ist der Gott Jesu Christi, der selbst den Tod des Menschen teilt, die Einheit der größten aller denkbaren Gegensätze, nämlich Leben und Tod - jedoch zugunsten des Lebens. Dies hat Konsequenzen für die Einstellung zum Tod: diesem ist zwar sein Stachel nicht endgültig genommen, aber der Glaube an Christi Auferstehung kann dem Tode spotten, wie Martin Luther z.B. schon sagte. Aus dieser Verspottung des Todes läßt sich aber zugleich auch eine Verantwortung für die Menschlichkeit des Lebens und des Sterbens ableiten. Der Tod - im Sinne der Zerstörung von Verhältnissen verstanden - muß schon im Leben bekämpft werden. An den Aufsatz von Ulrich Mann: Der Tod in der religiösen Vorstellungswelt der Zeiten und Kulturkreise (S. 41-71) schließt sich der Beitrag von Johannes Baptist Lotz: Der Tod in theologischer Sicht (S. 73-82) an. Dieser stellt den eigentlich theologischen Überlegungen einige philosophische Prolegomena voran, die sich zum größten Teil dem Denken Martin Heideggers verdanken (Sein zum Tode, Geschichtlichkeit etc.). Theologisch erschließt nun das Wort Gottes das Geheimnis des Todes, und zwar zunächst einmal durch die Schriften des Alten und Neuen Testamentes, wobei gerade dem NT als Zeugnis von Tod und Auferstehung Jesu Christi eine konstitutive Funktion zukommt.Auf die Aufsätze von M. Roselaer und F. Kienecker, die sich mit dem Tod in der Antike bzw. in der Dichtung des zwanzigsten Jahrhunderts beschäftigen, folgt der Beitrag von W.J. Revers: Zeit und

Zeiten des Menschen (S. 177-199). R. wählt einen zunächst ungewöhnlich erscheinenden Zugang zum Phänomen des Todes: die Langeweile, die für ihn eine grundlegende Krise der menschlichen Existenz offenbart. Diese Existenz besteht in dem In-der-Zeit-sein des Menschen und seiner gleichzeitigen Zeitenthobenheit, d.h. der Mensch ist nicht nur in der Zeit wie die nichtmenschlichen Lebewesen, sondern er "hat" Zeit, er kann diese zur Verwirklichung seines Selbstseins nutzen. Mit Blaise Pascal beschreibt R. den Menschen bzw. dessen Größe und Elend mit dem Bild des "denkenden Schilfrohrs", welches gerade als "denkendes" seine Örtlichkeit und Räumlichkeit transzendiert. So ist das Selbst des Menschen der Zeit ausgesetzt und doch zur Beendigung des Werdens in der Zeit unfähig. Eingespannt in das Noch-nicht-sein und das Nicht-mehr-werden-können manifestiert die Langeweile den Umschlag des ersteren in das letztere. Die Verwirklichung des Selbst geschieht im duldenden Seinlassen des Werdens, d.h. also der Zeit ihren Lauf zu lassen, sie nicht beherrschen und machen zu wollen. Das krampfhafte Jagen nach der Zeit führt zum Zeitverlust und damit zum Verlust des Selbst, wodurch der Tod des Menschen bereits im Leben greifbar wird. Nach dem darauffolgenden Beitrag von Gion Condreau: Todesfurcht und Todessehnsucht (S. 201-240) beschäftigt sich Erwin Ringel: Suizid und Euthanasie (S. 241-282) mit dem Phänomen des Selbst-mordes und dessen Bezug zur heutigen Euthanasiediskussion. Ausgehend von der Auswertung einer Selbstmordstatistik gelangt Ringel zur Feststellung eines "praesuizidalen Syndroms", d.h. einer dem Selbstmord vorausgehenden Befindlichkeit, welche durch drei Momente bestimmt ist: a) der Einengung der persönlichen Möglichkeiten sowie der Gefühlswelt, b) gehemmte und gegen die eigene Person gerichtete Agression und c) Selbstmordfantasien. Dieses praesuizidale Syndrom läßt sich bei diversen psychischen Erkrankungen wie z.B. endogene Depression, Neurosen, unbewältigtes Altern etc. ausmachen, für die aber heutzutage durchweg gute bis sehr gute Heilungschancen bestehen. Im Rahmen der Suizidprävention spielt, so Ringel, die Religion eine durchaus positive Rolle, insofern sie dem Dasein des Menschen Halt und Sinn gibt und ihn auf Gott als den alleinigen Richter über Leben und Tod verweist. Allerdings können bestimmte religöse Haltungen auch die Selbstmordtendenz unterstützen. Der Anknüpfungspunkt für die Euthanasieproblematik ergibt sich für R. daher, daß heute z.T. versucht wird, Euthanasie als "Hilfe zum Selbstmord" bzw. "Tötung auf Verlangen" darzustellen. Dieser Tendenz zur aktiven Sterbehilfe, die an zwei Beispielen veranschaulicht wird, ist für Ringel strikt abzulehnen. Den Abschluß dieses Bandes bilden die

Aufsätze von Iring Fetscher: Der Tod im Lichte des Marxismus (S. 283-317); Carl Friedrich von Weizsäcker: Der Tod... (S. 319-338) und Elisabeth Kübler-Ross: Menschlich sterben (S. 339-347).

29. Peters, A.: Der Tod in der neueren theologischen Anthropologie. In: Neue Zeitschrift für systematische Theologie und Religionsgeschichte 14 (1972), 29-67.
30. Pohier, J.-M.: Tod, Natur und Kontingenz. Anthropologische Überlegungen zu der Möglichkeit, den Tod medizinisch herauszuzögern. In: Concilium (D) 10 (1974), 262-270.
31. Sauter G.: Leben in der Einheit von Tod und Leben? In: Evangelische Theologie 41 (1981), 46-57.
32. Scherer, G.: Leben, Tod und Transzendenz. In: Internationale katholische Zeitschrift (Communio) 9 (1980), 193-207 .
33. Schwartländer, J. (Hg.): Der Mensch und sein Tod. Göttingen 1976.
34. Veken, J. v.d.: Een leven, dat stervend niet vergaat: hermeneutische benadering. In: Lambrecht, J./Kenis, L. (Hg.) Leven over de dood heen. Verslagboek van een Leuvens colloquium. Leuven-Amersfoort 1990, 193-218.
35. Vicente, J.: Sobra la muerte y el morir. In: Scripta Teologica 22 (1990), 113-143
36. Vorgrimler, H.: Der Tod als Thema der neueren Theologie. In: Theologische Berichte 19 (1990), 21-60.
37. Vorgrimler, H.: Der Tod im Leben und Denken des Christen. Düsseldorf 1978.
38. Welte, B.: Der Ernstfall der Hoffnung. Freiburg im Breisgau 1980.
39. Winau R./Rosenmeier, H.P. (Hg.): Tod und Sterben. Berlin 1984.

2.1.2 Mysterium mortis - Theologie des Todes

40. Anderson, A.S.: Theology, death and dying. Oxford 1986.
41. Bamberg, C.: Der Tod als Geheimnis. In: Geist und Leben 52 (1979), 83-96.
42. Boros, L.: Mysterium mortis. Olten [7]1967.

In diesem "Klassiker" theologischen Reflektierens über den Tod geht es B. um die Verifizierung der von ihm propagierten "Endentscheidungshypothese" in philosophischer und theologischer Hinsicht. Endentscheidungshypothese meint, daß der Mensch "im" Zeitpunkt des Todes den entscheidenden personal-geistigen Akt seines Daseins tätigt, in welchem sich sein ewiges Schicksal entscheidet. Bevor B. dies weiter entfaltet, schickt er drei methodische Vorüberlegungen voraus: 1.) der Tod ist zwar ein zeitloser Umbruch, seine Zeitlosigkeit setzt aber einen zeithaften Übergang voraus. Damit steht der Geist-Seele also ein "Zeitmoment" sui generis zur Vollziehung der vollpersonalen Entscheidung zur Verfügung, 2.) auch wenn der Tod uns nie unmittelbar als Erfahrung zugänglich ist, gehört er - wie z.B. Martin Heidegger gezeigt hat - zur Struktur unseres Daseins und ist so in gewisser Hinsicht gegenwärtig und 3.) durch die transzendentale Methode lassen sich bestimmte Erfahrungen in Hinblick auf einen möglichen Zugang zum Phänomen des Todes auslegen. Einen bevorzugten Ort stellt die Erfahrung des philosophischen "Staunens" und "Wunderns" dar, welches letztlich einen Zwiespalt im menschlichen Dasein offenbart, der z.B. als Eingespannt-sein des Daseins zwischen Vorläufigkeit und Endgültigkeit beschrieben werden kann und so einen Ansatz dafür bietet, in transzendentaler Reflexion die Gestalt des Todes in der inneren Struktur des Daseins selbst entdecken zu können. Philosophisch führt B. zur Absicherung seiner Endentscheidungshypothese sieben Argumente an: Erstens den sich in Maurice Blondels Analyse des Willens bekundenden inneren Dynamismus auf Gott hin, ein Vorgriff, hinter dem die Willenshandlung stets zurückbleibt und der nur im Tod eingeholt werden kann. Zweitens den -analog zu Blondel - von Marechal entworfenen Erkenntnisdynamismus, der sein eigentlich angestrebtes Ziel, Gott, erst erreichen kann, wenn der Geist sich von der ihn einschränkenden materiellen Widerständigkeit löst, was gerade im Tod erst möglich wird. Drittens die von Henri Bergson vorgelegte Wahrnehmungs- und Erinnerungsanalyse, die den Tod als Ort der totalen Intuition, d.h. als der ganzheitlichen Wahrnehmung und Erinnerung, bestimmt. Viertens die wesenhafte Verknüpfung von Liebe und Tod bei Gabriel Marcel. Fünftens die individualgeschichtliche Daseinsdialektik, die zwischen dem "inneren" und dem "äußeren" Menschen unterscheidet, wobei die Energien des "äußeren" Menschen sukzessive in Person (= innerer Mensch) umgewandelt werden. Sechstens die dichterische Erfahrung, welche durch die Spannung der beiden Pole "wesenhafte Weltnähe" und "wesenhafte Weltferne" gekennzeichnet ist. Der Tod als absolute Losgelöstheit von der Welt wird hier zugleich zum Ort ganzheitlicher Weltpräsenz und ganzheitlicher Gottesbegegnung. Siebtens den kenotischen Daseinsvollzug, d.h. den Umstand, daß die Grundfunktionen des Daseins stets die Etappen des Seins, des Nicht-seins und des neuerlichen Seins durchlaufen. Von diesen sieben Punkten her muß der Vorgang des Todes genauer bestimmt werden.Er ist nicht nur Untergang des Leibes, sondern auch Nichtung der Seele in ihrer bisherigen Leib-Weltlichkeit. Dabei wird die Seele aber nicht gänzlich vernichtet - der Geist ist unzerstörbar -, sondern tritt, indem sie gleichsam in das "Herz", die innerste Mitte allen Seins (und letztlich Gott) eingeht, in einen allkosmischen Bezug zur Materie und zur Welt. All diese Überlegungen festigen nach Bs. Meinung seine Endentscheidungshypothese, die den Tod als "Zeitpunkt" des ersten vollpersonalen Aktes des Menschen und somit gleichzeitig als erfülltesten "Ort" des Vollzuges seines Selbst- und Gottesverhältnisses bestimmt. Die philosophische Reflexion fördert somit eine doppelte und zugleich komplementäre Struktur des Todes zutage: 1.) die formale Seite (ganzheitliche Selbstbegegnung) und 2.) die materiale Seite (allseitige Weltpräsenz). Diese Struktur voraussetzend soll sich die Endentscheidungshypothese nun an sechs theologischen Topoi bewähren: a) die Endgültigkeit des im Tod erreichten Zustandes (klassisch: der Tod als Aufhebung des Pilgerstandes), b) der Tod als Ort der vollpersonalen Begegnung mit Christus, c) die Allgemeinheit der Erlösung, d) Erbsündentheologie, e) Läuterungszustand bzw. Fegefeuer und f) christologische Fragen. Hinsichtlich des Punktes (a) vermag die Endentscheidungshypothese, so B., zu erklären, warum die Vorläufigkeit menschlicher Freiheitsentscheidungen mit dem Tod definitiv zu Ende ist und wie die im Leben getätigten Freiheitsakte sich nun zu einem endgültigen Akt verdichten. Auch bezüglich des zweiten Punktes (b) kann die Endentscheidungshypothese über den Weg der "Einschließung" zeigen, daß sich die im Tod anhebende Endgültigkeit stets, für Christen und Heiden, als Stellungnahme gegenüber Jesus Christus vollzieht. Der dritte Punkt (c) beleuchtet die Frage nach dem Los der ungetauft sterbenden Kinder. B. argumentiert von seinem Ansatz her derart, daß er annnimmt, auch Klein- und Kleinstkinder würden im Tod zur geistigen Vollreife gelangen und könnten somit einen geistig-vollpersonalen Akt setzen. Inbezug auf die Erbsündenlehre (d) dient die Endentscheidungshypothese einem besseren Verständnis der heilsgeschichtlichen Bivalenz des Todes, d.h. der theologischen Aussage, daß der Tod nicht nur Strafe und Folge der Sünde, sondern auch Zeichen des Erbarmens Gottes sein kann, insofern der Mensch aus dem existential durch die Sünde bestimmten Daseinsraum hinaustreten kann. Bezüglich des Läuterungszustandes (e) kann Bs. Hypothese die Frage nach dem Nachlaß der läßlichen Sünden in und nach dem Tod erhellen. Der Läuterungszustand wird von daher als reinigende Begegnung mit Christus verstanden. Der letzte Punkt (f) fragt nach dem Grund, weshalb Christus uns gerade durch seinen Tod erlöst hat und kommt - ausgehend von der Theorie der physischen Instrumentalursächlichkeit der Menschheit Christi für das Heil und die Erlösung - zu dem Schluß, daß die Endentscheidungshypothese verdeutlichen kann, wie der Tod Christi eine realontologische Neuqualifizierung der Welt und des Kosmos schafft. Resumierend hält B. am Ende fest, daß der Tod eine sakramentale Situation ist, d.h. er ist ein Grundsakrament, das bereits in der inneren Struktur der Einzelsakramente west und in ihnen vollzogen wird.

43. Dantine, W.: Der Tod - eine Herausforderung zum Leben Erwägungen eines Christen. Gütersloh 1980.

Mit der Allgemeinheit des Todes inbezug auf das Schicksal des Menschen setzt sich D. im ersten Kapitel seines Buches auseinander. Der Mensch hat zwar - in Abgrenzung zum Tier - ein Wissen um sein Sterbenmüssen, dieses ist aber einerseits nicht notwendig und direkt zu Anfang der Menschheitsgeschichte gegeben und kann auch im Laufe der kulturellen Entwicklung verlorengehen. Das Wissen um die Unvermeidlichkeit des Todes setzt ein kulturelles Niveau voraus, das durch zwei sich gegenseitig beeinflussende Momente gekennzeichnet ist: a) das logische Denken und b) individuelles Bewußtsein. Hierbei wird auch deutlich, daß das Todesbewußtsein des Menschen ein geschichtlich gewordenes Bewußtsein darstellt, welches dann selbst auf das Bewußtsein vom Leben zurückwirkt und dieses (das Leben) von der Perspektive des telos, des Zieles und zugleich des Endes, also vom Tod her neu qualifiziert. Mit Formen menschlicher Abwehr gegen den Tod bzw. des Todesbewußtseins beschäftigt sich D. im zweiten Kapitel. Dabei ist zum einen der Heroismus als letzte, prinzipielle Grundhaltung zu nennen, der häufig als komplementäres Element einen Geschichtsfatalismus miteinschließt und der meist mit antiken philosophischen Strömungen wie dem Epikurismus und Hedonismus, dem Skeptizismus, dem Relativismus und vor allem dem Stoizismus identifiziert wird. Ergänzend dazu läßt sich aus tiefenpsychologischer Sicht eine heroische Verdrängung des Todes konstatieren sowie aus soziologischer Sicht eine Tabuisierung und Manipulation des Todes. Als spezielle Abart der Todesverdrängung bewertet D. die Idee von der Unsterblichkeit der Seele, weil dadurch der Mensch seine Existenz ins Unendliche erweitert und zugleich den Tod in den Bereich der Bedeutungslosigkeit verweist. Diese Vorstellung findet sich sowohl in der Orthodoxie und im Katholizismus als auch im protestantischen Denken und basiert in letzter Konsequenz auf einem Dualismus von Leib und Seele bzw. Geist und Materie. Das dritte Kapitel behandelt religiöse und naturalistische Lösungsversuche hinsichtlich des Todesproblems. Der gewählte Terminus "Lösung" bietet hierbei Raum für viele z.T. divergierende Konzepte. Zum einen kann damit eine erkenntnismässige Entschlüsselung des Todesrätsels gemeint sein, zum anderen kann Lösung auch als "Erlösung" vom Todesschicksal verstanden werden. Ein weit verbreitetes Konzept stellt die naturphilosophisch-pantheistische Deutung dar, die den Tod des Einzelnen in den ewigen Kreislauf der Natur einordnet. Eine solche Tendenz läßt sich von Spinoza über Goethe bis hin zu Schleiermacher, Herder und Schelling verfolgen. Ein anderes Konzept innerhalb des gleichen Denkhorizontes stellen die außerchristlichen Vorstellungen von einer Auferstehung bzw. der Unsterblichkeit der Seele dar. Im Gegensatz zur christlichen Eschatologie verbleiben diese im Rahmen einer Metaphysizierung der Natur. In Kontrast zu diesem Denken das sich innerhalb eines zyklischen Welt- und Naturbildes bewegt, stellt D. im vierten Kapitel das biblische Denken, welches den Tod als Grenze und Gericht begreift. Dabei ist die Verbindung von Tod und Gericht an sich nicht neu. Bereits im alten Ägypten und in der griechisch-römischen Antike wie auch im Bereich der iranischen Religion lassen sich solche Verbindungen belegen. Entscheidender Unterschied zur jüdisch-christlichen Religion ist aber, daß die Bibel nicht zyklisch, sondern geschichtlich denkt: Gott ist nicht eine abstrakte Natur, sondern ein geschichtlich handelnder Partner des Menschen, der diesem eine Verheißung gibt und ihm eine befristete Zeit schenkt, um sein Leben an dieser Verheißung auszurichten. Menschliches Leben vollzieht sich hier also "coram Deo" und so erhält der Tod für den Einzelnen eine unerhörte Relevanz. Biblisch gesehen - sowohl vom Alten als auch vom Neuen Testament her - muß man mit Blick auf den Tod festhalten: der Tod stellt zwar eine nicht hintergehbare Grenze des Lebens dar, aber diese wirkt ihrerseits wiederum auf das diesseitige Leben zurück und potenziert die Bedeutung des irdischen Daseins. Diese Grundstruktur ist allerdings im Laufe der geschichtlichen Entwicklung des Christentums und auch des Islams und des Judentums, so D., bis zur Unkenntlichkeit verblaßt. Christlich, so führt D. im fünften Kapitel aus, läßt sich der Tod nur adäquat auf dem Hintergrund der Versöhnung, aber eben der Versöhnung im Gericht, bestimmen. Gott selbst versöhnt den Menschen mit sich in Tod und Auferstehung Jesu Christi. Im Neuen Testament läßt sich bezüglich des eschatologischen Denkens ein Wandel von einem eher apokalyptisch orientierten, die Präsenz des kommenden Gottesreiches betonenden, zu einer diese Dringlichkeit der Zeit mehr und mehr entschärfenden Vorstellung konstatieren. Dies hat zur Folge, daß der Spekulation über einen Zwischenzeitraum mehr Möglichkeit und auch die Gefahr des Heilsegoismusses ("ich tue Gutes um in den Himmel zu kommen") gegeben ist. Diese Entwicklung setzt sich über die apokalyptische Literatur des zweiten und dritten Jahrhunderts bis hin in unsere Zeit in Orthodoxie, Katholizismus und Protestantismus fort und führt u.a. zu einer Manipulation des Menschen mit der Todesfurcht. Ein solche Entwicklung ist der Friedensbotschaft des Evangeliums diametral entgegengesetzt und läßt den entscheidenden Aspekt der Versöhnung außer acht. Durch den Tod Christi und seine Auferstehung ist der Tod selbst aus seiner dominierenden Stellung als den Menschen bedrängender Angstfaktor entfernt und somit auch letztlich entmythologisiert worden. Damit ist aber zugleich auch jedem Fanatismus, der sich des Todes als Manipulationsmittel bedient, gewehrt, wie z.B. einer Sucht nach dem Martyrium, die nur verhüllte Selbstmordtendenz ist. Das sechste und letzte Kapitel widmet sich dem praktisch-ethischen Aspekt eines Lebens mit dem Tod. Dabei ist vorauszuschicken, daß der Tod kein Inhalt des Glaubens, der objektiv aussagbar wäre, ist. Der Umgang mit dem Tod aus dem Glauben heraus behält stets seinen Hoffnungs- und Wagnischarakter. Eine Konsequenz dieses universalen Hoffnungsangebotes des christlichen Glaubens ist die Bewältigung der Todesfurcht, was nicht im Sinne eines übersteigerten Heroismusses zu verstehen ist. Dazu gehört auch die Achtung vor dem Sterben und das Ernstnehmen der Trauer gegenüber jeder Abart von Fatalismus. Aber es muß auch deutlich bleiben, daß christlich gesehen der Tod der Feind ist, der durch Christus bereits einmal besiegt wurde und am Ende der Zeit endgültig besiegt werden wird. Christlicher Glaube verharmlost den Tod nicht, er hypostasiert ihn aber auch nicht, sondern er hält daran fest, daß der Sinn des Todes im wörtlichen und übertragenenen Sinne ein "relativer" ist: er qualifiziert das befristete irdische Leben und gibt diesem so seine unüberschätzbare Würde und Bedeutung als "coram Deo" vollzogene, einmalige menschliche Freiheitsgeschichte.

44. Hardmaier, C.: "Denn im Tod ist kein Gedenken an dich..." (Psalm 6,6). Der Tod des Menschen - Gottes Tod? In: Evangelische Theologie 48 (1988), 292-311..

45. Holzmüller, T.: "Die endende Zeit". Eine Überlegung zum Verständnis von Tod und Auferstehung bei Karl Barth. In: Wort und Dienst 21 (1991), 197-213.

46. Jüngel, E.: Tod. Stuttgart ²1973.
Das erste Kapitel des ersten Teiles (Das Rätsel des Todes) widmet sich der Vieldeutigkeit des Todes. Der Tod ist als Ende des Daseins das Fremdeste

und als unvermeidbares Daseinsverhältnis das Ureigenste für den Menschen. Als Ureigenstes des Menschen hat der Tod wesenhaft etwas mit dem Leben zu tun. Deshalb stellt der lebende Mensch auch eine befragbare Instanz in Hinblick auf den Tod dar. Hinzu kommt dann noch die biologische Instanz. In Blick auf diese Instanzen soll der Versuch einer theologischen Antwort auf die Frage, was der Tod eigentlich ist, versucht werden. Insofern menschliches Dasein wesenhaft durch Gemeinschaft konstituiert ist, so J. zu Beginn des zweiten Kapitels, ist auch der Tod des Anderen als Entzug seiner Anwesenheit eine Bestimmung des menschlichen Daseins. Nun hat sich aber gerade die soziale Dimension des Todes erheblich gewandelt. Zudem geht auch der Glaube an eine Auferstehung der Toten zurück und dies nötigt die Theologie zur grundlegenden Reflexion auf die Basis der Auferstehungshoffnung: die Auferstehung Jesu Christi. Es gilt, am Tod Jesu Christi den Tod als ein uns betreffendes Ereignis zu verstehen, das dem Nichtwahrhabenwollen des Todes entgegenarbeitet und so eine neue Einstellung zum Tod ermöglicht. Um ein adäquates christliches Verständnis des Todes zu gewinnen, gilt es zunächst eine Position aufzugreifen, die lange Zeit als christliche propagiert, dem Christentum aber radikal entgegengesetzt ist: die platonische Auffassung vom Tod als Trennung von Leib und Seele und der Befreiung der Seele von dem sie an ihrer wesentlichen Aufgabe - der Erkenntnis des absoluten Seins(der Schau der Ideen) - hindernden Leib. Eine solche Sicht wendet die durch den Tod erfolgte radikale Negation ins Positive, was nicht der Todessituation Christi entspricht. Eine wichtige Aufgabe der Theologie muß die fortwährende Destruktion eines solchen Platonismusses sein. Der zweite Teil (Das Geheimnis des Todes) liefert einen Einblick in die altestamentlichen Zeugnisse über Sterben und Tod und fördert dabei eine gewisse Ambivalenz zutage: Tod könnte die Vollendung des Lebnsverhältnisses des Menschen sein, de facto ist er als Zerstörung der Verhältnisse einschließlich des grundlegenden Verhältnisses zu Gott, dem Schöpfer und Spender allen Lebens, radikale Negation. Eine Hoffnung auf Auferstehung deutet sich allenfalls am Rande an. Im Neuen Testament zeigt sich eine radikal neue Sicht des Todes: Christus, sein Tod und seine Auferstehung werden zu den entscheidenden Kriterien der Beurteilung von Leben und Tod. Nach Paulus bedeutet Jesu Tod für den Christen die Erlösung vom Fluchtod, welcher die Konsequenz aus dem sündhaften Selbstbehauptungstrieb des Menschen darstellt. Der Tod Christi wird zum Heilsereignis erst durch die Auferweckung, die den Verkündiger der nahen Gottesherrschaft zum Verkündigten werden läßt. In der Auferwekkung identifiziert sich Gott mit Jesus und gibt sich so erst als wahrer Gott zu erkennen, indem er sich selbst der Negation des Todes aussetzt. Das Motiv hierfür stellt Gottes unendliche Liebe dar, die in Christus die Welt mit sich versöhnt. Aus biblischer Sicht hat der Tod also zwei Dimensionen. a) die totale Verhältnislosigkeit und b) das in Christus begründete Angebot der Möglichkeit des Sieges über den Tod. Diese Möglichkeit des Sieges über den Tod darf nicht so verstanden werden, als ob die Bewältigung des Todes in der Macht des Menschen läge, noch in dem Sinne, daß hier eine Art Ausgleich für die auf Erden erlittene Unbill geschaffen würde. Gott selbst ist das Jenseits des Menschen, in dem dessen gesamte Geschichte versammelt und offenbar wird. Die Tatsache, daß der Tod unterschiedslos alle trifft, bietet aus christlicher Sicht die Möglichkeit eines Begriffs von Menschenwürde, der jenseits allen Leistungsdenkens liegt und in Tod und Auferstehung Jesu Christi wurzelt. Dies soll aber nicht zu einer Verdrängung und einem Überspringen der Angst vor dem Tode führen, sondern eine recht verstandene und angenommene Angst vor dem Tod kann eine wichtige Motivation für die individuelle und soziale Lebensgestaltung sein.

47. Luyten, N.: Todesverständnis und Menschenverständnis. Zum Todesverständnis von Karl Rahner und Ladislaus Boros. In: Ders. (Hg.): Tod - Ende oder Vollendung? München 1980, 161-189.

48. O'Donavan, L.J.: De mysterio mortis. In: Klinger, E./Wittstadt, K. (Hg.): Glaube im Prozeß. Christsein nach dem 2. Vatikanum. Freiburg im Breisgau 1984, 492-513.

Vor dem Hintergrund einer heutigen möglichen nuklearen Zerstörung der Menschheit versucht der Verfasser die vom Zweiten Vatikanum, vor allem in der Pastoralkonstitution "Gaudium et Spes", bezüglich des Geheimnisses des Todes gemachten Aussagen wieder neu ins Bewußtsein zu rufen. Mit dem Tod setzt sich die Pastoralkonstitution vor allem in n. 18 ("De mysterio mortis") auseinander. Angesichts des Todes wird das Rätsel des menschlichen Daseins am deutlichsten. Dabei zeigt sich, daß dem Menschen zutiefst das Verlangen nach Ewigkeit innewohnt. Daß dies nicht eine leere Sehnsucht ist, dafür sind Tod und Auferstehung Jesu Christi das Unterpfand. Hier deutet sich bereits eine Korrelation von Anthropologie und Theologie an, die später (s. n.22) expressis verbis artikuliert wird. Zwei weitere Kapitel von Gaudium et Spes - n. 38 und 39 - betonen den inneren Zusammenhang und die gleichzeitige Unterschiedenheit von Reich Gottes und irdischem Fortschritt. O'D. hebt hervor, daß im Vergleich zur "Dogmatischen Konstitution über die Kirche" ("Lumen Gentium") die

Eschatologie in der Pastoralkonstitution sich wesentlich deutlicher und tiefer auf das Ostergeheimnis bezieht und auch universaler und gesellschaftsbezogener ausgerichtet ist. Für besonders wichtig hält er den Umstand, daß Gaudium et Spes eine Möglichkeit der Überwindung des Dilemmas zwischen den beiden Vorstellungen der Auferstehung des Leibes einerseits und der Unsterblichkeit der Seele andererseits anbietet (vgl. n.18). Weiterhin zeigt sich hier auch ein gesteigertes soziales Bewußtsein, wenn betont wird, daß der christliche Glaube seine Frucht im Kontext des gesamten profanen und gesellschaftlichen Lebens bringen muß. Für das Sterben ergibt sich somit auch als Konsequenz die Einsicht, daß nicht jeder nur allein für sich stirbt, sondern der Tod des Anderen zugleich mich betrifft. Von daher ist der Theologie die stärkere Ausarbeitung des sozialen Aspektes des Todes und der allgemeinen Eschatologie aufgegeben. Dies geschieht auch durch den Dialog mit dem Verständnis des Todes in den anderen Religionen und die Auseinandersetzung mit den Errungenschaften der medizinischen Technologie.

49. Rahner, K.: Zu einer Theologie des Todes. In: Ders.: Schriften zur Theologie X (1972), 181-199.

50. Rahner, K.: Zur Theologie des Todes. Freiburg im Breisgau 1958.
Rahners Arbeit, ein weiterer "Klassiker" systematisch-theologischen Nachdenkens über den Tod, begreift sich selbst eher als Inventarisierung von diesbezüglichen Fragen denn von Antworten, wobei sie ihren Ausgang stets ausdrücklich von den kirchenamtlichen Aussagen über den Tod her nimmt. Sie ist in drei Teile gegliedert, an die sich als Schluß ein Exkurs "Über das Martyrium" anschließt. Der erste Teil (I) thematisiert den Tod als Vorkommnis, das den ganzen Menschen betrifft. Ein Charakteristikum des Todes ist seine Allgemeinheit, d.h. er betifft ausnahmslos jeden Menschen. Da der Mensch im theologischen Sinne Person und Natur zugleich ist, muß auch dem Tod ein personaler und naturaler Aspekt zukommen. Der naturale Aspekt wird traditionell mit der Bestimmung des Todes als Trennung von Leib und Seele angesprochen. Dabei darf hier nicht - wie häufig der Fall - dualistisch (neuplatonisch) gedacht werden: die Seele gibt bei ihrer Trennung vom Leib ihren Weltbezug (anima forma corporis) nicht gänzlich auf, sie wird nicht akosmisch, sondern offen für den "Grund" der Welt, der alles Weltliche trägt und so all-kosmisch. Der personale Aspekt des Todes ist anvisiert in der Aussage, daß der Tod das Ende des Pilgerstandes des Menschen darstellt. D.h. im Tod geschieht ein wirkliches "Endgültig-Werden" des menschlichen Freiheits- und Selbstvollzuges. Dem Tod des Menschen eignet also nach Rs.

Meinung ein aktives und ein passives Moment, welche sich nicht einfach eindeutig dem personalen Aspekt auf der einen und dem naturalen Aspekt auf der anderen Seite zuordnen lassen, sondern den ganzen Menschen wesentlich bestimmen: der Tod ist aktives Sich-zur-Vollendung-bringen des Menschen und radikale Zerstörung von außen zugleich. Der zweite Teil (II) widmet sich der kirchenamtlichen Aussage vom Tod als Folge der Sünde. Damit ist zunächst gemeint, daß der Tod des Menschen, so wie er heute konkret erfahren wird, Folge der Sünde Adams ist. Dies heißt allerdings nicht, daß der Tod nur von Schuld und Sünde geprägt ist, sondern auch - damit er überhaupt als Heils- oder Unheilsereignis vom Menschen bestanden werden kann - , daß er als Grundlage eine naturale Seite hat. Die unaufhebbare Dialektik des Todes als passivem Zertörtwerden und aktivem Sich-Vollenden läßt aus der Sicht des Menschen den Tod immer nur als verhüllt erscheinen, d.h. es kann nicht sicher ausgemacht werden (vom Menschen her), ob der Tod die bisher verschleierte Leere des Menschen offenbar macht oder Schein einer wahren Fülle, eines endgültigen Ankommens und Sich-Weggebens in Gott selbst ist. Ist aber der Tod Offenbarwerden der Essenz der personalen Freiheitsgeschichte des Menschen, so ist der Tod in einer anderen Beziehung zum Leben zu sehen denn als bloße Beendigung desselben. Der Tod bestimmt das Leben des Menschen, er ist axiologisch immer im Lebensvollzug des Menschen anwesend. Und die Art und Weise, in der sich der Mensch zu diesem seinem Tod verhält, entscheidet darüber, ob der Tod seine endgültige Rettung oder die endgültige Verlorenheit offenbart. Der Tod ist allerdings nicht nur Folge der Erbsünde, sondern auch der persönlichen (Tod)-Sünde und Ausdruck der Verfallenheit des Menschen an die Machtsphäre des Teufels. Ein weiteres Phänomen verdient Beachtung: in jedem Menschen lebt - meist unausgesprochen - der geheime Protest gegen den Tod sowie das Grauen diesem gegenüber. Dies zeigt, daß der Mensch eigentlich nicht so sterben soll, wie er jetzt konkret stirbt. Die Grundlage und das Vorbild des christlichen Sterbens stellt der Tod Jesu Christi dar, den Rahner im dritten Teil (III) thematisiert. Der Tod soll im christlichen Sinne nicht nur Erscheinung der Sünde, sondern auch Erscheinung des Mitsterbens mit Christus sein können. Dazu muß auf die Wesenseigentümlichkeiten des Todes Christi reflektiert werden. Insofern Christus als Mensch uns bis auf die Sünde gleichwesentlich geworden ist, trägt sein Tod zumindest auch die Züge, die vorhin beschrieben wurden. Die Bestimmung des eigentlich Heilshaften am Tod Christi ist somit nicht von vorneherein in einer bestimmten der vielen Dimensionen des Todes zu lokalisieren, sondern umfaßt den Tod Christi als ganzen. Warum und wie aber der Tod Christi Heilstod für uns sein kann, ist nach Rahner durch die gängige Satisfaktionstheorie (Christus als Gottmensch besitzt die Würde, Gott für die unendliche Beleidigung durch die Sünde des Menschen Genugtuung leisten zu können) nicht zur Genüge beantwortet. Für eine adäquate Beantwortung dieser Frage würde sich von der vorher erörterten Überlegung, daß die Seele des Menschen im Tod nicht akosmisch wird, sondern sich öffnet auf den Einheitsgrund der Wirklichkeit schlechthin, ein Ansatzpunkt ergeben: durch den Tod Christi geht seine Seele und damit seine geistige Wirklichkeit ein in den Wurzelgrund der Welt und wird so zum inneren Prinzip der Welt, zu einer real-ontologischen Bestimmung der gesamten Wirklichkeit (übernatürliches Existential) samt allem personalen Handelns. D.h., die Welt ist durch den Tod Christi (und seine Auferstehung) innerlich so qualifiziert, daß der Raum menschlicher Freiheit und menschlichen Handelns ein anderer wäre, wenn Christus nicht gestorben wäre. Eine weitere Frage ist die, wie der Tod zum Mitsterben mit Christus werden kann. Durch den Tod Christi als Tat der Gnade Gottes wird der Tod selbst verwandelt und der Christ kann in Glaube, Hoffnung und Liebe als personale Verwirklichungsmodi der Gnade, an der er durch den Tod Christi teilhat, die Gottesferne und Leere des Todes bestehen. Diese Teilhabe am Tod Christi zeigt sich auch im sakramentalen Geschehen, besonders in der Taufe, der Eucharistie und der Krankensalbung, die alle einen spezifischen Bezug zum Tod Christi haben.

51. Schnelzer, T.: Tod als letzte Entscheidung. Plädoyer für die Endentscheidungshypothese des Ladislaus Boros. Regensburg 1992.

52. Sopata, M.: Zur Theologie des Todes. Frankfurt/Main-Berlin-Bern-New York-Paris-Wien 1993.

53. Thielicke, H.: Wer darf sterben? Grenzfragen der modernen Medizin. Freiburg im Breisgau 1979.

54. Wohlgschaft, H.: Hoffnung angesichts des Todes. Das Todesproblem bei Karl Barth und in der zeitgenössischen Theologie des deutschen Sprachraums. München-Paderborn-Wien 1977.

W. beschäftigt sich mit dem Verständnis des Todes bei Karl Barth und der Auseinandersetzung damit in der evangelischen Theologie der Gegenwart sowie der Theologie des Todes bei Karl Rahner. Er beschreibt zunächst das eschatologische Denken des frühen Barth, d.h. bis zur "Kirchlichen Dogmatik" und konstatiert einige Widersprüche bzw. Ambivalenzen, die sich aus einer allzu starken Betonung der Diskontinuität von Zeit und

Ewigkeit, Gott und Mensch, "irdisch-altem" Menschen und neuem Menschen ergeben. Diese allzu krasse Dialektik, bei der Barth auch stets voraussetzt, daß Geschöpflichkeit eo ipso Sündigkeit und somit Todesverfallenheit impliziert, korrigiert Barth bereits vor der Kirchlichen Dogmatik u.a. aufgrund seiner Beschäftigung mit Anselm von Canterbury (Cur Deus homo ?) und der daraus resultierenden Konzeption der Analogia fidei. Allerdings bleibt als Kritik an Barth die Frage bestehen, ob er eine wirkliche Theologie der Geschichte kennt. In der Kirchlichen Dogmatik (1932-1967) nimmt Barth hauptsächlich die individuelle Eschatologie in den Blick. Dabei verbindet er das Stichwort Tod häufig mit dem Begriff des "Nichtigen", worin sich eine Macht artikuliert, die einerseits nicht von Gott geschaffen und gewollt ist - dies widerspräche seiner Allmacht und Güte -, andererseits aber eine wirkliche Realität besitzt. Dieses Nichtige wird von Gott in Christus überwunden. Von Gott her ist der Tod endgültig überwunden und so die Hoffnung auf die Rettung aller ermöglicht. Barth unterscheidet den physischen, natürlichen Tod vom "zweiten Tod", der sich in der sündigen Trennung des Geschöpfs von Gott manifestiert und den er in Übereinstimmung mit einer langen christlichen Tradition als Fluch-Tod bezeichnet. Die sündige Loslösung des Menschen von Gott hat als komplementäre, aber auch zugleich übergreifende Dimension Gottes Gnadenhandeln, welches in der Rechtfertigung des Sünders allein durch die Gnade besteht. Diese Rechtfertigung ist dem Menschen nicht rein äußerlich (Imputationsgerechtigkeit), sondern bedeutet eine wirkliche Veränderung im Menschen selbst. Sie geschieht allein durch Christus und alle Hoffnung auf Errettung aus dem Tod gründet nicht in uns, sondern in Christus allein. Von daher lehnt Barth auch alle philosophischen Unsterblichkeitsspekulationen entschieden ab. Theologisch gesehen hat sich der Tod durch Christi Tod für uns verändert. Mit Christus ist der Gläubige nicht mehr auf den Tod hin, sondern von ihm her. Allerdings markiert der Tod auch weiterhin eine wirkliche Grenze unseres Daseins, jegliche individuelle Kontinuität für die "Zeit" nach dem Tod wird durch Gott konstituiert, er ist unser Jenseits. Daher gibt es kein aktives Geschehen vonseiten des Menschen im Tod, nur im Fluchtod als Todsünde bewirkt der Mensch selbst die Trennung von Gott. Rudimentär lassen sich bei Barth auch Aussagen über das Verhältnis von individueller und kollektiver Eschatologie finden, die in die Richtung eines möglichen "Zwischenzustandes" weisen. Daran schließt sich eine Darstellung der Auseinandersetzung mit Barths Todesverständnis innerhalb der evangelischen Theologie an (Bultmann, Elert, Tillich, Bonhoeffer, Moltmann,

Pannenberg und Sölle). Einen breiten Raum nimmt der Vergleich des Barthschen Denkens mit der Theologie des Todes bei Karl Rahner in Ws. Arbeit ein. Dabei lassen sich seiner (Ws.) Meinung nach durchaus Annäherungen aneinander feststellen, wie z.B. beim Offenbarungs-begriff, trotz aller bleibenden Differenzen. Unterschiede lassen sich z.T. konstatieren hinsichtlich des Sündenbegriffs, des Verständnisses des Todes Jesu, der imitatio Christi und der Vollendung im Tod. Den Schluß bildet ein systematisches Resümee bezüglich der Frage nach der Hoffnungsstruktur christlicher Existenz, der Diskussion um die Unsterblichkeit der Seele versus Auferstehung der Toten sowie der todüberwindenden Kraft der Liebe.

2.1.3 Christliche Eschatologie allgemein

55. Altner, G.: Tod. Ewigkeit und Überleben. Heidelberg 1981.
56. Bachl, G.: Über den Tod und das Leben danach. Graz-Wien-Köln 1980.
57. Bachl, G.: Zukunft jenseits des Todes. In: Gordan, P. (Hg.): Die Zukunft der Zukunft. Graz-Wien-Köln 1985, 291-323.
58. Balthasar, H.U. von: Eschatologie. In: Feiner, J./Löhrer, M. (Hg.): Fragen der Theologie heute. Einsiedeln 1957, 403-421.
59. Beltz, W.: Lexikon der letzten Dinge. Augsburg 1993.
60. Berger, H.H./Schoonenberg, P./Berger, W.J.: Leben nach dem Tode? Köln 1972.
61. Boff, L.: Was kommt nachher? Das Leben nach dem Tod. Salzburg 1982.
62. Breuning, W.: Systematische Entfaltung der eschatologischen Aussagen. In: Mysterium Salutis 5 (1976), 779-890.
63. Fastenrath, E.: "In vitam aeternam". Grundzüge christlicher Eschatologie in der ersten Hälfte des 20. Jahrhunderts. St. Ottilien 1982
64. Greshake, G.: Stärker als der Tod. Mainz [8]1984
65. Greshake, G.: Ungewisses Jenseits? Himmel, Hölle, Fegefeuer. Düsseldorf 1986
66. Greshake, G./Lohfink G.: Naherwartung - Auferstehung - Unsterblichkeit. Untersuchungen zur christlichen Eschatologie. Freiburg-Basel-Wien [5]1986
67. Hoogen, T. v.d.: De liefde en de dood. Een peiling naar de actuele discussie over der eschatologie. In: Tijdschrift voor Theologie 25 (1985), 278-298.
68. Imbach, J.: Himmelsglaube und Höllenangst. Was wissen wir vom Leben nach dem Tod? Münster 1987

Im ersten Abschnitt seines Buches geht I. auf überwiegend nichtchristliche Jenseitsvorstellungen ein, wie z.B.: Berichte aus dem Jenseits (R.A. Moody, E. Kübler-Ross), Spiritismus, christliche Visionen über das Jenseits und die Reinkarnationslehre. Bei aller möglichen Seriösität liefern diese Vorstellungen und Berichte keine empirisch haltbare Theorie über das Jenseits. Der zweite Abschnitt setzt sich mit gängigen Vorstellungen über das, was gemäß dem christlichen Glauben nach dem Tod kommt, auseinander, wie z.B.: Rache und Gericht, Fegefeuer, Himmel und Hölle. Dabei fällt auf, daß sich besonders die Gerichts- und Höllenszenarios einer ungleich größeren Plastizität der Darstellung erfreuen als z.B. Schilderungen des Himmels. Hier hat die Kirche selbst auch ein schweres geschichtliches Erbe zu tragen, insofern der Schwerpunkt ihrer Verkündigung häufig auf die drohende Hölle bzw. das drohende Gericht gelegt wurde und die eigentlich grundlegendere frohe Botschaft von der versöhnenden Liebe Gottes in den Hintergrund rückte. Von der heutigen Anonymität des Todes geht der dritte Abschnitt aus und führt über die (zu) idealistisch gedachte philosophische Vorstellung vom "natürlichen Tod" zum christlichen Verständnis des Todes als Preis und Folge der Sünde. Diesem Verhängnischarakter des Todes korrespondiert die sich in der Geschichte Israels langsam herauskristallisierende Hoffnung auf eine Auferstehung der Toten. Sie findet anthropologisch einen Anknüpfungspunkt - nicht aber eine Begründung - in dem allgemein menschlichen Phänomen der Hoffnung auf einen Sinn des Lebens und der zwischenmenschlichen Liebe. Der vierte Abschnitt thematisiert den Grund der christlichen Auferstehungshoffnung: die Auferstehung Jesu Christi. Dabei sind die Berichte über die Auferstehung und die Erscheinungen Christi keine historischen Protokolle. Wie aber ist dann der Osterglaube der Jünger zu erklären? Festzuhalten ist, daß die Gegenüberstellung von rein psychischem Phänomen auf der einen und gottgewirkter Vision auf der anderen Seite nicht haltbar ist: Gott wirkt selbst in und durch die Zweitursachen, d.h. auch durch menschliche Phänomene. Die Auferweckung Christi erweist Gott als den Herrn über Leben und Tod und offenbart Christus als den Messias. Der Mensch aber darf nun hoffen, in und durch Christus selbst der Macht des Todes entrissen werden zu können. Im fünften Abschnitt wendet sich I. der heutigen - z.B. von Gisbert Greshake vertretenen -Konzeption der "Auferstehung im Tod" zu. Diese Konzeption ist in der Lage, die Gefahren zu vermeiden, die mit der landläufigen, oft dualistisch angehauchten Vorstellung des Todes als Trennung von Leib und Seele verbunden sind: der ganze Mensch stirbt im Tod und wird mit auch mit all seiner Geschichte auferweckt. Aufgrund der Verflochtenheit der individuellen Geschichte mit der kollektiven Geschichte der Menschheit enthält diese Konzeption auch das Moment des Weltgerichtes und der Vollendung. Der sechste und letzte Abschnitt behandelt die sozialkritische Funktion des Auferstehungsglaubens. Die Hoffnung auf den Gott, den Christus verkündet hat, fordert zum Engagement für die Menschen und deren Welt heraus. Auch in unserer heutigen Zeit kann es so etwas wie Auferstehungserfahrungen geben, z.B. das Geliebtwerden trotz aller Schwäche, die Erfahrung der Vergebung von Schuld, wiedergefundenes Vertrauen in das Leben, Lächelnkönnen nach langer Leidensgeschichte und erlösendes Weinenkönnen nach großer Verbitterung und Verhärtung.

69. Kehl, M.: Eine theologische Meditation über Himmel und Hölle. In: Geist und Leben 64 (1991), 261-271

K. geht es um eine grundsätzliche Annäherung an die theologische Frage nach dem Verhältnis von Himmel und Hölle. Dabei ist seiner Meinung nach schon die Formulierung "Himmel und Hölle" unglücklich, insofern sie eventuell die Möglichkeit zweier gleichrangiger Alternativen suggeriert. Theologisch aber gibt es nur eine Zielbestimmung für den Menschen: den Himmel als endgültiges Ankommen des Menschen bei Gott. Mit "Hölle" ist somit keine alternative Lebenserfüllung beschrieben, sondern das radikale Nein zum Angebot der Liebe Gottes, wobei christlich nicht endgültig gesagt werden kann, daß es einen Menschen gebe, der sein Lebensziel (Gott) so radikal verfehlt hat, sondern nur, daß eine solche Möglichkeit nicht von vorneherein ausgeschlossen werden kann. Dies umsomehr, als Gottes Liebe die Freiheit des Menschen, diese (die Liebe) anzunehmen oder sich ihr zu verschließen, nicht außer Kraft setzt, sondern sich selbst an diese Freiheit bindet. Die Beziehung zu dieser Liebe Gottes auf Erden, d.h. ihre Annahme oder Ablehnung in unserer personalen Freiheitsgeschichte, entscheidet darüber, ob unser Leben für uns zum Himmel oder zur Hölle wird. Dabei läßt sich der Himmel als solcher nicht konkret bestimmen, sondern mit K. eher metaphorisch als "das freie Einstimmen und Mitspielen in dem unerschöpflichen Spiel der Sympathie Gottes zu all ihren Geschöpfen" beschreiben. Anhand einer Geschichte von C.S. Lewis beschreibt K. die Grundhaltung, deren Resultat dem entspricht was wir theologisch mit Hölle bezeichnen würden: es ist die Haltung des Rechthabenwollens und der Unfähigkeit, seinen Lebenswert von jemand anderem (Gott) als Geschenk annehmen zu können. Sucht man den Himmel konkreter zu fassen, so kann dies nur mit Blick auf den gekreuzigten Christus geschehen, der das Leid und den Schmerz nicht überwunden, sondern in seine innerste Intimität mit Gott, seinem Vater, so hineingenommen hat, daß dieser Schmerz und dieses Leid nicht fortgewischt, sondern in Gott versöhnt werden. Deshalb gibt es auch im Himmel noch Leiden im Sinne des Mit-leidens der Liebe.

70. Kehl, M.: Eschatologie. Würzburg 1986.

71. Kremer, J.: Die Zukunft der Toten. Hoffnung auf persönliche Auferstehung im Wandel der Zeiten. Stuttgart 1988.

72. Küng, H.: Ewiges Leben? München 1982.

Küng nähert sich dem Thema Sterben, Tod und ewiges Leben vom düsteren Ewigkeitsszenario in Max Frischs "Triptychon" her an. Die sich dort zeigende Trostlosigkeit stellt für Küng die Weise dar, in der der neuzeitliche Mensch mit dem Tod umgeht. Allerdings ist hier gerade auf dem Gebiet der Medizin ein Gesinnungswandel eingetreten. Seit den Untersuchungen der Sterbeforscher E. Kübler-Ross und R.A. Moody ist die Frage nach dem, was nach dem Tod kommt, in der Medizin nicht mehr obsolet. Allerdings muß aus theologischer Perspektive festgehalten werden, daß die von Kübler-Ross und Moody untersuchten Fälle sich alle diesseits der Todesgrenze in der Spanne vom klinischen Tod bis unmittelbar vor dem biologischen Tod bewegen und somit letztlich keinen endgültigen Schluß auf die Existenz eines Jenseits zulassen. Was können wir dann also vom Jenseits wissen? Ist dieses Jenseits nicht einfach nur eine Projektion des Menschen? So deuteten es aus philosophisch-psychologischer Sicht L. Feuerbach und aus tiefenpsychologischer Sicht S. Freud. Aber die Tatsache, daß für den Ewigkeitsglauben psychologische und tiefenpsychologische Motive eine Rolle spielen, sagt weder etwas für noch gegen die Existenz dieses jenseitigen Lebens aus, ja ein solcher Negativrückschluß auf die Nichtexistenz sieht sich dem gleichen Projektionsvorwurf ausgesetzt, den die atheistische und tiefenpsychologische Religionskritik dem Christentum entgegenhält. Die von Feuerbach und Freud anvisierte Rückwendung des Menschen auf sich selbst und sein diesseitiges Leben wirft nun - auch philosophisch - verstärkt die Frage nach dem Sinn des Todes und nach einem eventuellen Jenseits auf, welche gerade in der Existenzphilosophie (Heidegger-Jaspers-Sartre) aufgegriffen wird und sowohl bedingt positiv (Jaspers) als auch strikt negativ (Sartre) beantwortet und von Heidegger letztlich offen gelassen wird. Ein Blick in die Geschichte des Ewigkeitsglaubens fördert als weitgespannteste Alternativen die des definitiven Verlöschens im Nichts einerseits sowie die des ewigen Bleibens im Sein andererseits zutage. Entscheidet man sich für die zweite Alternative, so gibt es wieder zwei Möglichkeiten, diese zu denken: a) als ewige

Wiederkehr des Gleichen oder b) als definitive Erfüllung der Geschichte. Auch hier bietet die zweite Alternative wieder zwei Realisierungsmöglichkeiten: erreicht der Mensch sein Ziel nach einem oder nach mehreren Leben (Wiedergeburt)? An diesem Punkt tritt nun explizit die christliche Botschaft vom ewigen Leben auf den Plan. Aber ist dieses ewige Leben - so Küng - mehr als bloßes intellektuelles Denkspiel? Ist es erfahrbar? Und wenn ja, was für ein Erfahrungsbegriff ist dabei gemeint? K. plädiert hier für einen Erfahrungsbegriff, der nicht vermeint, direkt die Wirklichkeit des ewigen Lebens beweisen zu können, sondern der die konkrete Wirklichkeitserfahrung des Menschen im Licht der Hoffnung auf ein ewiges Leben aufschlüsselt und den Aspekt der Entscheidung miteinbezieht. Damit ergeben sich zwei mögliche Optionen inbezug auf das ewige Leben auf: Zustimmung oder Ablehnung. Eine christliche Stellungnahme zum ewigen Leben kann ihren Ausgangspunkt nur von der Auferweckung Jesu Christi her nehmen. Diese Auferweckung meint keine Rückkehr in die irdische Raumzeitlichkeit, sie ist kein historisches aber ein wirkliches Ereignis und sie enthält als Konstitutivum den Glauben, innerhalb dessen sie allein erfahrbar ist. Auf die Auferweckung Jesu gründet sich der Glaube an die allgemeine "leibhafte" Auferwekkung (Paulus). Somit ist auch das ewige Leben keine schlechthinnige Fortsetzung des irdischen Lebens auf anderer Ebene, sondern meint die von Gott angenommene Endgültigkeit des menschlichen Lebens. Auferweckung Jesu und allgemeine Auferweckung beziehen sich auf ein Ziel, daß sowohl Erlösung (Himmel) als auch endgültiges Gericht (Hölle) bedeuten kann. Hölle meint im letzten Sinne den Schmerz des Ausgeschlossenseins von der Gemeinschaft mit Gott und Himmel stellt ein Synonym für eben diese vollkommene Gemeinschaft von Gott und Mensch dar. Christliche Hoffnung räumt Gott die Entscheidung über Erlösung und Verdammung des Menschen derart ein, daß sie in Blick auf die Universalität des in Christus geschenkten Heiles hofft, daß vor Gott kein Mensch, sei er auch in unseren Augen noch so schlecht, seines ewigen Heiles verlustig geht. Was trägt aber eine solche Option des Glaubens an das ewige Leben aus für die konkrete heutige Wirklichkeitserfahrung des Menschen, sein konkretes Umgehen mit dem Tod? Als Beispiel sei die Medizin angeführt. Trotz ihrer revolutionären Fortschritte hat sie die Angst vor dem Sterben und dem Tod nicht aufheben können, sondern sie eher noch verstärkt. Als Ausdruck des Umdenkens auch der Medizin muß das weltweite Bemühen um eine ärztliche Ethik angesichts des heutigen Sterbens angesehen werden. Hier kann auch der christliche Glaube eine entscheidende Rolle spielen, indem er gerade in Blick auf die Tabuisierung des Todes als unbedingter Sachwalter wahrer Humanität, die auch dem Kranken und Sterbenden vorbehaltlos gilt, ein neues, menschlicheres Verhältnis zum Sterben und zum Tod ermöglicht, d.h. den Tod nicht als Feind und radikalen Zerstörer zu sehen, sondern - in Blick auf Tod und Auferstehung Jesu Christi - in seiner Transparenz auf die alles tragende Wirklichkeit Gottes zu begreifen. Bezüglich der derzeitigen Diskussion um aktive und passive Sterbehilfe, wobei eine Form von Euthanasie im Sinne des Nazi-Regimes von vorneherein auszuschließen ist, läßt sich aus christlicher Perspektive sagen, daß die Übergänge hier z.T. fließend sind und sich keine eindeutige Grenzlinie ziehen läßt. Aber insofern das Leben des Menschen und auch sein Sterben in seine Verantwortung gelegt sind, kann eine Lebensverlängerung um jeden Preis angesichts irreversiblen Leidens und Sterbens nicht die ultima ratio sein. Christliches Sterben beinhaltet für Küng nicht eine stoische Haltung der Gefühllosigkeit, sondern die Möglichkeit eines Sterbens in Gefaßtheit, stiller Erwartung und hoffender Gewißheit. Ein weiterer wichtiger Aspekt der Eschatologie als Thematisierung des ewigen Lebens stellt die Frage nach dem Verhältnis von säkularen Utopien (marxistischer und alternativer Art) zur christlichen Hoffnung auf einen Himmel dar. Ein wechselseitiger Dialog kann, so Küng, zu einer stärkeren Erdung des christlichen Ewigkeitsverständnisses führen. Von daher läßt sich auch die weitere Frage nach dem Verhältnis von Reich Gottes und Weltende einbringen mit all ihren Implikationen (Gericht, Neuschöpfung, Verwandlung etc.). Es zeigt sich, daß hier die irdischen Vorstellungsschemata bezüglich des Endes der Zeit versagen und einer Hoffnung auf ein wirkliches Neuwerden der Welt und des Menschen Platz machen.

73. Libanio, J.B./Lucetti/Bingemer, M.C.: Christliche Eschatologie. Düsseldorf 1987

74. Luyten, N.: Ewigkeit des Menschen. Eine kritische Auseinandersetzung mit Theorien über das Leben nach dem Tod. Freiburg/Schweiz 1988.

75. Müller, G.L.: "Fegefeuer". Zur Hermeneutik eines umstrittenen Lehrstücks in der Eschatologie. In: Theologische Quartalschrift 166 (1986), 25-39.

76. Müller, G.L.: Vom Leben mit den Toten zum Leben nach dem Tod. In: Catholica (M) 36 (1982), 31-48.

77. Müller, H.M.: Christliche Rede vom ewigen Leben. In: Kerygma und Dogma 37 (1991), 190-208.

78. Niewiadomski J.: Hoffnung im Gericht. Soteriologische Impulse für eine dogmatische Eschatologie. In: Zeitschrift für katholische Theologie 114 (1992), 113-126.

79. Nocke, F.-J.: Eschatologie. Düsseldorf ^{4}1991.

80. Nocke, F.-J.: Liebe, Tod und Auferstehung. Über die Mitte des Glaubens. 3. erw. Auflage. München 1993.

81. Nocke, F.-J.: Sterben als Hingabe. Gesichtspunkte systematischer Theologie. In: Bibel und Liturgie 66 (1993), 3-11.

82. Peters, T.R.: Der Tod wird nicht mehr sein. Einsiedeln-Zürich-Köln 1978.

83. Peters, T.R.: Tod / ewiges Leben. In: Eicher, P. (Hg.): Neues Handbuch theologischer Grundbegriffe. Bd. 4. München 1985, 211-271.

84. Pfammatter, J. (Hg.): Hoffnung über den Tod hinaus. Antworten auf Fragen der Eschatologie. Zürich 1990.

85. Rahner, K.: Das Leben der Toten. In: Ders.: Schriften zur Theologie IV (1960), 429-437.

Das Leben der Toten besteht nicht in dem Weiterlaufen der Zeit auf anderer Ebene, sondern meint die End-Gültigkeit der getanen Freiheit des Menschen. Eine solche Endgültigkeit scheint in diesem Leben schon da auf, wo jemand radikal liebt oder aus unbedingter sittlicher Selbstverpflichtung heraus handelt. Die Kirche kennt - aufgrund der Notwendigkeit der Unterscheidung von individueller und kollektiver Vollendung - die Möglichkeit eines "Zwischenzustandes" der Reifung, zumeist Fegefeuer genannt. Was den Umgang mit den Toten anbetrifft, so ist zu sagen, daß dies nicht in der Weise eines Spiritismus vonstatten gehen kann, da hierbei die Toten doch nur in unserer raumzeitlichen Dimension beschworen werden, nicht aber in der ihnen eigenen zeitlosen Endgültigkeit.

86. Rahner, K.: Theologische Prinzipien der Hermeneutik eschatologischer Aussagen. In: Ders.: Schriften zur Theologie IV (1960), 401-428.

Aussagen zur Eschatologie sind, so R., keine Reportage über den konkreten Ablauf des Vollendungsgeschehens, welches - insofern es letztlich Gott selber ist - wesenhaft den Charakter des Geheimnisses an sich trägt. Christliche Eschatologie ist keine über die theologische Anthropologie und Christologie hinausgehende Mitteilung von zusätzlichen Sachverhalten, sondern die Transponierung der Anthropologie und Christologie in den Modus der Vollendung (aus der Heilsgegenwart prospektiv auf Vollendung hin). Daraus ergibt sich, weil in Christus das Ziel der Geschichte irreversibel und endgültig offenbar geworden ist, daß der Ausgang der Geschichte auf Gott und sein Heil hin ausgerichtet ist und die Aussagen über Heil und Verwerfung nicht als gleichberechtigt angesehen werden können. Die Aussagen von der individuellen Vollendung der Geistperson und der Vollendung der Menschheit in der Auferstehung des Fleisches meinen den ganzen Menschen in seiner individuellen und gesellschaftlichen Dimension.

87. Rahner, K.: Über den Zwischenstand. In: Ders.: Schriften zur Theologie XII (1975), 455-466.
88. Ratschow, C.-H.: Art.: Eschatologie. In: Theologische Realenzyklopädie 10 (1982), 322-363.
89. Ratzinger, J.: Eschatologie - Tod und ewiges Leben. Regensburg 1977.
90. Sachs, J.R.: Current eschatology: universal salvation and the problem of hell. In: Theological Studies 52 (1991), 227-254.
91. Sauter, G.: Begriff und Aufgabe der Eschatologie. Theologische und philosophische Überlegungen. In: Neue Zeitschrift für systematische Theologie 30 (1988), 191-208.
92. Schaeffler, R.: Die christliche Hoffnungsbotschaft im Kontext menschlicher Todesauffassungen. In: Gerhards, A. (Hg.): Die größere Hoffnung der Christen. Eschatologische Vorstellungen im Wandel. Freiburg-Basel-Wien 1990, 13-27.
93. Schoonenberg, P.: Der Tod als Anfang. In: Theologisch-praktische Quartalschrift 136 (1988), 309-315.
94. Schulte, R.: Über die Endherrlichkeit als endgültigen Sieg über den Tod. In: Luyten, N. (Hg.): Tod - Preis des Lebens? München 1980, 179-228.
95. Schulte, R.: Die Sakramente als Ermöglichung der Teilnahme am Sterben und neuen Leben Jesu Christi. In: Luyten, N. (Hg.): Tod - Ende oder Vollendung? München 1980, 261-322.
96. Schwager, R.: Der Sieg Christi über den Teufel. In: Zeitschrift für katholische Theologie 103 (1981), 156-177.
97. Schwandt, H.-G.: "...das Gelächter Satans über die Hoffnung auf Abschaffung des Todes". Versuch eines Neuzugangs zum theologischen Begriff der Hölle. In: Franziskanische Studien 70 (1988), 214-224.
98. Schwarz, H.: Jenseits von Utopie und Resignation. Einführung in die christliche Eschatologie. Wuppertal-Zürich 1991.
99. Thiede. W.: Auferstehung der Toten - Hoffnung ohne Attraktivität? Grundstrukturen christlicher Heilserwartung und ihre verkannte religionspädagogische Relevanz. Göttingen 1990.
100. Vorgrimler, H.: Geschichte der Hölle. München 1993
101. Vorgrimler, H.: Hoffnung auf Vollendung. Aufriß der Eschatologie. Freiburg-Basel-Wien ^{2}1984.

102. Wagner, H.: Probleme der Eschatologie. Ökumenische Perspektiven. In: Catholica (M) 42 (1988), 209-223.

103. Wiederkehr, D.: Hoffnung für die Toten. In: Lebendige Seelsorge 32 (1981), 202-215.

104. Wiederkehr, D.: Perspektiven der Eschatologie. Zürich 1974.

2.1.4 Einheit des Menschen - Unsterblichkeit der Seele

105. Badham, P.: Christian beliefs about life after death. London u. Basingstoke 1976.

106. Breuning, W. (Hg.): Seele - Problembegriff christlicher Eschatologie. Freiburg-Basel-Wien 1986.

Der Überblick von Hansjürgen Verweyen : Zum gegenwärtigen Diskussionsstand der Eschatologie (S. 15-30) über die aktuelle eschatologische Diskussion stellt zwei Aspekte in den Vordergrund: a) das Verhältnis von Unsterblichkeit der Seele und Auferstehung der Toten und b) die Frage nach dem Zustand der Seele zwischen Tod und Endgericht. Im ersten Punkt (a) will V. anhand neuerer evangelischer Untersuchungen zum Thema zeigen, wie ähnlich auch dort die Problemkomplexe gelagert sind. Ein Rekurs auf die Entwicklung der Seelenvorstellung von Homer bis Platon zeigt, daß man vorsichtig sein muß mit der Interpretation des Leib-Seele-verhältnisses im Sinne eines prinzipiellen Gegensatzes. Es lassen sich sogar bei einem Vergleich des vierten Gottesknechtsliedes (Jes 52,13 - 53,12) mit einer Stelle aus Platons Politeia (360e - 362c) Gemeinsamkeiten hinsichtlich einer im menschlichen Gehorsam gegenüber einem heiligen Willen begründeten Hoffnung auf ein Leben nach dem Tod herausarbeiten. Philosophisch läßt sich sowohl mit Thomas und Platon als auch mit Kant und Fichte zeigen, daß die Seele nicht notwendig leiblos gedacht werden muß. Der zweite Hauptpunkt von Verweyen befaßt sich mit der Frage nach dem Zwischenzustand, wobei er auf die Aussagen von Balthasars hinsichtlich dieses Problembereiches zurückgreift und sie z.T. auch einer Kritik unterzieht. Nach Vs. Meinung ist die sich hierbei aufdrängende Frage nach dem Verhältnis von weitergehender Weltgeschichte und Läuterungsprozeß nach dem Tod von eminenter Bedeutung. An diesen Beitrag schließt sich der Aufsatz von Ernst Haag: Seele und Unsterblichkeit in biblischer Sicht (S. 31-93) an, der die entsprechenden alt- und neutestamentlichen Texte bezüglich der hier zur Debatte stehenden Problematik befragt. Der darauffolgende Beitrag von Richard Friedli:

Reinkarnation in negroafrikanischen Eschatologien (S. 94-106) versucht einen Dialog zwischen der Bantu-Tradition und einem möglichen christlichen Verständnis von Re-Inkarnation. Mit der Funktion der Seele als Subjekt postmortalen Lebens in theologiegeschichtlicher Perspektive beschäftigt sich der Beitrag von Gisbert Greshake: "Seele" in der Geschichte der christlichen Eschatologie (S. 107-158). Ein erster Blick auf die Frühe Kirche zeigt, daß man dort z.T. auch ohne einen spezifisch eschatologischen Seelenbegriff auskam. Im Zuge der denkerischen Vermittlung christlicher Auferstehungshoffnung ergab sich eine gewisse Adaption des platonischen Seelenverständnisses, welche aber nicht ohne z.T. erhebliche Korrekturen desselben erfolgte. Der Zwischenzustand der Seele wurde im frühchristlichen Denken zumeist als "leiblich", d.h. auf den ganzen Menschen bezogen, gedacht. Die Vorstellung der "Auferstehung des Fleisches", so G., beinhaltete nicht primär einen Gegenbegriff zur Seele, sondern bezog sich auf die Gesamtheit der Schöpfung. Die Auseinandersetzung mit der Gnosis führte aber zu einigen folgenschweren Verengungen: a) der Begriff "Fleisch" galt nun vornehmlich der individuellen Leiblichkeit, b) die Auferstehung des Fleisches wurde als zusätzliche Vollendung über die geistig-seelische hinaus verstanden und c) gegen die Gnostiker wurde nun die vollkommene Identität des Auferstehungsleibes mit dem irdischen Leib betont. In der mittelalterlichen Scholastik wird die Eschatologie zu einer Funktion der Anthropologie, wobei sich zwei Pole der Interpretation benennen lassen: a) die augustinisch-neuplatonische Sicht des Menschen und b) die aristotelische Sicht. Diese beiden Pole werden bei Thomas von Aquin miteinander verbunden. Für ihn ist die Seele "unica forma corporis", d.h. Form des Leibes und zugleich in Identität damit subsistenter, unzerstörbarer Geist. Die Seele ist somit zwar unzerstörbar und infolgedessen bleibt im Tod kein menschlicher Leib, sondern nur ein Leichnam zurück, aber sie (die Seele) existiert nur als Bruchstück weiter. Sie ist keine menschliche Person mehr und strebt um dies wieder zu werden nach der Wiedervereinigung mit ihrem Leib. Die schon bald nach Thomas einsetzende Verschiebung des Wirklichkeitsverständnisses und Weltbildes von einer ontologischen zu einer mehr ontisch-sachhaften Betrachtungsweise erreicht in der Neuzeit ihren Höhepunkt und führt u.a. auch zum Auseinanderbrechen der Synthese des platonischen und aristotelischen Seelenverständnisses. Diese Entwicklung hatte Folgen für die Eschatologie in der evangelischen und katholischen Theologie der Gegenwart. Evangelischerseits wurde gegen den angeblich katholisch-platonischen Dualismus die

Auferstehung des Leibes betont, die ganz und gar Gottes alleinige Tat am durch den Tod vollkommen vernichteten Menschen ist. Damit einhergehend kam es auch zu Auffassungen, die die endzeitliche Auferweckung sogleich mit dem Tod eintreten lassen wollten. In der katholischen Eschatologie verlief die Auseinandersetzung nicht hinsichtlich der Frage "Unsterblichkeit der Seele oder Auferstehung der Toten", da hier zumeist die Annahme eines wie auch immer genauer zu bestimmenden Kontinuums (Seele) zwischen irdischer und postmortaler Existenz vorherrschte. Zum Schluß seiner Überlegungen geht G. auf die von ihm in die katholische Diskussion eingebrachte Konzeption einer "Auferstehung im Tod" ein und versucht, deren Lösungspotential für noch virulente eschatologische Problemstellungen herauszuarbeiten. Gerd Haeffner: Vom Unzerstörbaren im Menschen (S. 159-179), versteht seinen Beitrag als philosophische Annährung an den theologischen Begriff der Seele, gerade in Auseinandersetzung mit Auffassungen, die ein Leben nach dem Tod verneinen. Dabei fragt er zunächst nach dem Prinzip der Selbstidentität, ohne die eine Unterscheidung von irdischer und postmortaler Existenz sinnlos wäre. Dieses Prinzip kann nicht der Körper sein, sondern das, was traditionell mit dem Begriff "Seele" beschrieben wird. Nur darf dies keinen Dualismus implizieren. Als Argumente gegen die Existenz bzw. Weiterexistenz der Seele werden zumeist drei Argumente angeführt: a) der Mensch ist schlechthin Körper, also völlig zerstörbar, b) der Mensch ist zwar nicht schlechthin Körper, aber mit dem Zerfall des Körpers hört auch der Mensch auf, zu existieren und c) auch wenn es eine subsistierende Seele gibt, so verliert sie doch im Tod mit dem Körper ihre Individualität. Diese Argumente sind für H. letztlich nicht zwingend. Sie lassen sich sogar nach seiner Meinung durch zwei Argumente für die Existenz der Seele nach dem Tod entkräften. Das erste Argument, das H. als postulatorisches bezeichnet, resultiert aus der Unannehmbarkeit der absoluten Sinnlosigkeit des irdischen Lebens, was sich z.B. mit Gabriel Marcel besonders am Phänomen der Liebe aufweisen läßt. Das zweite Argument, das geistig-metaphysische, basiert auf der Einsicht, daß ein mit der Möglichkeit zur Gotteserkenntnis ausgestattetes Wesen nicht schlechthin vergänglich sein kann. Diese beiden Argumente stützen sich gegenseitig. Abschließend wendet sich H. noch der Frage zu, ob und wie man das Sein der Seele bestimmen kann. Die dabei auftretenden Schwierigkeiten führt er anhand von zwei Fragestellungen aus. Die erste Frage zielt auf das Verhältnis von "Ich" und "Seele". Das "Ich" hat keine Seele, diese ist nicht ihr Besitz. Dies gilt auch für das Verhältnis von "Ich" und "Leib". Grundsätzlich, so

H., garantiert eine unzerstörbare Seele ein ausgeglichenes Verhältnis von irdischem Leben und der Transzendenzbewegung des Menschen. Die zweite Fragestellung widmet sich dem Problemkomplex der Zeitlichkeit. Weder kann man die Seele nur innerhalb der Koordinaten linearer Zeitlichkeit fassen, noch ist sie der Zeit schlechthin enthoben. Dennoch kann der Anfang des Daseins einer Person in Geistigkeit und Freiheit zugleich mit dem Beginn seines biologischen Daseins gegeben sein. Das Ende eines solchen Subjektes übersteigt allerdings das naturhafte Dasein. Die Seele versammelt quasi im Tod die Frucht des irdisch-leiblichen Lebens in sich. An diesen Beitrag schließt sich noch ein kurzer Briefwechsel zwischen Gisbert Greshake und Gerd Haeffner an, in dem Greshake Haeffner vorwirft, die Seele zu etwas "Gespenstischen, Schattenhaften" herabzumindern und Haeffner sich dagegen zur Wehr setzt. Den Schluß dieses Sammelbandes bildet der Aufsatz von Otto Hermann Pesch: Gott - die Freiheit des Menschen. Theologische Anthropologie zwischen Seelenlehre und Evolutionstheorien (S. 192-224).

107. Brown, M.: Aquinas on the resurrection of the body. In: The Thomist 56 (1992), 165-207.

108. Bynam, C.W.: Material continuity, personal survival, and the resurrection of the body. A scholastic discussion in its medieval and modern context. In: History of Religion 29 (1989-90), 432-443.

109. Cooper, J.W.: Body, soul and life everlasting: Biblical anthropology and the monism-dualism debate. New York 1990.

110. Keary, J.: Saint Thomas on death, resurrection and personal identity. In: Angelicum 69 (1992), 3-22.

111. Mojsisch, B.: Zum Disput über die Unsterblichkeit der Seele im Mittelalter und Renaissance. In: Freiburger Zeitschrift für Philosophie und Theologie 29 (1982), 341-359.

112. Nachtwei, G.: Dialogische Unsterblichkeit. Eine Untersuchung zu Josef Ratzingers Eschatologie und Theologie. Leipzig 1989.

113. Rousseau, M.F.: Elements of a thomistic philosophy of death. In: The Thomist 43 (1979), 581-602.

Die Thematik, der sich Rousseau hier widmet, liegt an der Schnittstelle von thomanischer Anthropologie und Eschatologie. Es geht um den Status der beim Tod vom Leib getrennten Seele (anima separata) und der ihr in diesem Zustand noch möglichen Aktivitäten. Dabei beschränkt sich R. in zweierlei Hinsicht: einmal wird primär auf die Summa Theologiae des Aquinaten rekurriert und zum anderen soll die Fragestellung aus der philosophischen Perspektive angegangen werden. Wichtiger Ausgangspunkt ist zudem, daß Thomas explizit - gegen einen platonischen Dualismus - die Einheit des Menschen betont: die Seele ist die substantielle Form des Leibes und nur in diesem verwirklicht sie sich selbst. Aus dieser Grundeinsicht erschließt sich auch die Theorie menschlichen Erkennens bei Thomas: die menschliche Erkenntnis ist konstituiert durch die conversio ad phantasma, d.h. ad materiam, welche eben die sinnlich wahrnehmbaren Gegenstände meint. Auch für die Gotteserkenntnis gilt: wir erkennen Gott (implizit) im Erfassen der Welt. Auch die voluntativen Vermögen des Menschen sind rückgebunden an die "sensualitas" des Menschen. Bei der Trennung der Seele vom Leib im Tod werden nun all diese Vermögen, da die Seele ja der für das Menschsein konstitutiven Sinnlichkeit bzw. des phantasmas verlustig geht, geschwächt und beeinträchtigt. Der Status der Seele und ihr Erkenntnisvermögen befinden sich "praeter naturam", außerhalb des dem Menschen angemessenen natürlichen Zustandes. Dies bedeutet nicht, daß die Seele gar nicht(s) erkennen kann. Sie erkennt u.a. sich selbst und andere vom Leib getrennte Seelen in perfekter Weise und sie erkennt in unvollkommener Weise Gott und die Engel. Aber obwohl diese Fähigkeiten in gewisser Weise höher anzusetzen sind als das sinnlich-irdische Erkennen, sind sie doch dem Wesen des Menschen nicht angemessen und unnatürlich. Deshalb spricht Thomas auch der anima separata das Personsein ab. Diese pessimistische Sicht des Todes liegt bei Thomas in der Konsequenz seines emphatischen Insistierens auf der anthropologischen Einheit des Menschen.

114. Sonnemann, H.: Seele, Unsterblichkeit, Auferstehung. Zur griechischen und christlichen Anthropologie und Eschatologie. Freiburg-Basel-Wien 1984.

115. Wei, F.T.: Bodily continuity personal identity and life after death. In: Sophia 29 (1990), 33-39.

2.1.5 Resurrectio mortuorum

116. Balthasar, H.U. von: Mysterium Paschale. In: Mysterium Salutis 3/2 (1969), 133-326.

117. Greshake, G./Kremer, J.: Resurrectio mortuorum. Zum theologischen Verständnis der leiblichen Auferstehung. Darmstadt 1986.

118. Hünermann, P. (Hg.): Sterben, Tod und Auferstehung. Ein interdisziplinäres Gespräch. Düsseldorf 1984.

119. Koch, T.: "Auferstehung der Toten". Überlegungen zur Gewißheit des Glaubens angesichts des Todes. In: Zeitschrift für Theologie und Kirche 89 (1992).

120. Kremer, J.: Wir alle werden leben. Die christliche Hoffnung auf die Auferstehung der Toten. In: Stimmen der Zeit 208 (1990), 733-744.

121. O'Donaghue, N.D.: The awakening of the dead. In: Irish Theological Quarterly 55 (1990), 49-59.

122. Pannenberg, W.: Tod und Auferstehung in der Sicht christlicher Dogmatik. In: Ders.: Grundfragen systematischer Theologie. Bd. II. Göttingen [2]1980, 146-159.

123. Rahner, K.: Auferstehung des Fleisches. In: Ders.: Schriften zur Theologie III (1955), 211-225.
Gegen spiritualistische und existentialistische Tendenzen (Unsterblichkeit der Seele) setzt Rahner die leibliche Auferstehung, die Ausdruck dafür ist, daß der ganze Mensch - nicht nur sein Geist - bei Gott vollendet sein wird. Welt und Materie sind nicht nutzloser Ballast des Geistes, sondern Teil der Vollendung selbst, und zwar deshalb, weil Gott selber in Christus Fleisch angenommen hat.

124. Scheffczyk, L.: Die Überwindung von Sünde und Tod in der Auferstehung Jesu Christi. In: Luyten, N. (Hg.): Tod - Ende oder Vollendung? München 1980, 227-251.

125. Schweizer, E.: Auferstehung - Wirklichkeit oder Illusion? In: Evangelische Theologie 41 (1981), 2-19.

2.1.6 Weiterleben nach dem Tode - interreligiöser Dialog

126. Cherry, C.: Near death experiences and the problem of evidence for survival after death. In: Religious Studies 22 (1986), 397-406.

127. Concilium (D) 29 (1993), Heft 5: Reinkarnation oder Auferstehung?
Der Aufsatz von W. Doniger: Reinkarnation im Hinduismus (S. 380-388) liefert einen Überblick über die Entstehung und Entwicklung der Reinkarnationsvorstellung im Hinduismus. Fünf Epochen lassen sich hierbei benennen: a) Rigweda (ca. 1000 v. Chr.), b) Brahmanas (ca. 900 v. Chr.), c) Upanischaden (ab ca. 700 v. Chr.), d) Puranas (ca. 500 - 1000 n. Chr.) und e) die späte hinduistische Mythologie und Philosophie (ab 1000 n. Chr.). Während sich bei Rigweda und Brahmanas bereits Vorboten einer Reinkarnationsvorstellung finden, taucht die explizite Auseinandersetzung mit der Wiedergeburt erst bei den Upanischaden auf. Dabei

ist die Vorstellung von der Wiedergeburt äußerst facettenreich. So gibt es z.B. die Möglichkeit der Wahl zwischen Wiedergeburt und Nicht-Wiedergeburt. A. Pieris: Reinkarnation im Buddhismus. Eine christliche Bewertung (S. 389-393) fragt nach einer möglichen Kompatibilität der christlichen Lehre vom Fegefeuer mit der buddhistischen Lehre von der Reinkarnation, die nicht - in Abgrenzung zum Hinduismus - als Seelenwanderung, sondern als "wieder-werden" (punabbhava) verstanden werden muß. Der historische Ursprung der buddhistischen Reinkarnationsvorstellung liegt in dem Loslösungs- und Abspaltungsprozeß von der hinduistischen Kultur Mittelasiens in der Mitte des sechsten Jahrhunderts v. Chr. Als Folge der durch das Aufblühen und die Expansion der Städte entstandenen neuen Lebenssituation entsteht der Buddhismus, der sich gegen das extrem kollektiv orientierte vedische Denken wendet und die Individualität betont. Gleichzeitig wird die Ehe - vormals signum der kollektiven Unsterblichkeit - abgelehnt und die virtuelle Bedeutung des Karmas in eine moralische transformiert. Innerhalb des sowohl für den Hinduismus als auch für den Buddhismus konstitutiven Fundamentes der kosmischen und metakosmischen Religiosität stellt die Wiedergeburt für den Buddhismus eine kosmische Erfahrung mit mit metakosmischem Horizont dar. An diesen Aufsatz schließt sich der Beitrag von D.S. Toolen: Reinkarnation und moderne Gnosis (S. 394-404) an, in dem dieser das Verständnis von Reinkarnation in Amerika innerhalb der New-Age-Religiosität und im Zusammenhang mit der "post-life"-Therapie untersucht. Mit der Frage nach der Wiedergeburt in religiösen Auffassungen der Afrikaner beschäftigt sich J. Heijke: Reinkarnationsglaube in Afrika (S. 404-409) und bekräftigt, daß unbeschadet der verschiedensten Ausfaltungen durchaus von einem Reinkarnationsglauben in Afrika gesprochen werden kann. In Brasilien, so R. van Rossum: Reinkarnation in ihrer Beziehung zu Spiritismus und Umbada (S. 409-416), stellt der im Europa des neunzehnten Jahrhunderts entstandene Spiritismus bzw. Kardecismus in seiner brasilianischen Spielart einen bestimmenden Faktor der Religiosität dar, neben der Prägung durch die afrikanische Religion. Innerhalb des Spiritismus spielt die Reinkarnation neben den "Geistern" eine dominierende Rolle, die immer mehr auch die afrobrasilianisch-synkretistische Religion der Umbada beeinflußt. Die Kirche Brasiliens verhält sich nach Meinung Rs. dieser Religiosität gegenüber nur rein abwehrend und ist so nicht in der Lage, sich wirklich mit der Anziehungskraft dieses religiösen Denkens auseinanderzusetzen. H. Lichtenberger: Auferweckung in der zwischentestamentlichen Literatur und rabbinischen Theologie (S. 417-422) und K.

Löning: Auferweckung und biblische Apokalyptik (S. 422-427) beschreiben den alttestamentlichen und zeitgeschichtlichen Kontext der Entstehung der christlichen Botschaft von der Auferweckung Jesu. Nach Meinung von N. Brox: Die frühchristliche Debatte um die Seelenwanderung (S. 427-430) spielt das Thema Reinkarnation im frühen Christentum kaum eine Rolle. Einzig eine bestimmte christliche Gruppe wollte diese Lehre als Lehre Christi selbst beweisen und praktizieren. Gegen diese Gruppe setzt sich - entgegen einer häufig verbreiteten gegenteiligen Ansicht - Origenes zur Wehr und lehnt die Reinkarnationsidee als für mit dem Christentum unvereinbar ab. J.R. Sachs: Die christliche Lehre vom Purgatorium (S. 431-435) geht der Entstehungsgeschichte und dem systematischen Gehalt der christlichen Vorstellung vom Fegefeuer nach. H. Häring. Anthropologische Wende? Der Einfluß Augustins (S. 435-441) untersucht die Frage, ob sich von der Theologie Augustins her Anknüpfungspunkte für eine Reinkarnationslehre ergeben. Dabei stellt H. vier Aspekte des augustinischen Denkens vor, die bis in die Gegenwart hinein Problempunkte darstellen: Die Individualisierung und Spiritualisierung des Menschen, seine Demoralisierung und die Neutralisierung der Geschichte. Trotzdem stellte die Reinkarnation für Augustinus nie eine ernstzunehmende Alternative zum christlichen Verständnis der Auferstehung dar. D. Tracy: Der Gott der Geschichte und der Gott der Psychologie (S. 442-449) versucht, die Gottesvorstellungen der neueren Theologien (Befreiungstheologie, Politische Theologie, Feministische Theologie) mit der Psychologie ins Gespräch zu bringen und zu zeigen, daß von einer recht verstandenen Psychologie her für die Theologie eine wesentliche Befruchtung zu erwarten ist. Bezüglich der Frage nach der Bestimmung der Identität des Menschen stellt M.L. Lamb: Auferstehung und christliche Identität als "Conversatio Die" (S. 450-457) eine signifikante Verschiebung im Laufe der Geschichte fest. Bestimmte sich die Identität bei Augustinus und noch bei Teresa von Avila aus dem Dialog des Menschen mit seinem göttlichen Gegenüber, so wird die Identität in der Neuzeit primär durch die Raumzeitlichkeit definiert. Gegen Nietzsches "ewige Wiederkehr des Gleichen" setzt J.B. Metz: Zeit ohne Finale? Zum Hintergrund der Debatte über "Resurrektion oder Reinkarnationsidee" (S. 458-462) die biblisch-apokalyptische Botschaft von der befristeten Zeit und plädiert energisch für dieses wieder neu ins Bewußtsein zu rufende Konstitutivum jüdisch-christlichen Denkens gerade angesichts der heutigen Zeit.

128. Dubeid, P.-L.: L'avenir de la mort. In: Etudes theologiques et religieuses 64 (1989), 321-330.

130. Fritz-Oppermann, S.: Der Tod: Ende oder Übergang? Über Zeit und Ewigkeit im Christentum und im Buddhismus. In: Zeitschrift für Mission 16 (1990), 214-223.
131. Greshake, G.: Tod - und dann? Ende - Reinkarnation - Auferstehung. Der Streit der Hoffnungen. Freiburg im Breisgau 1988.
132. Schmied, A.: Der Christ vor der Reinkarnationsidee. In: Theologie der Gegenwart 31 (1988), 37-49.
133. Waldenfels H. (Hg.): Ein Leben nach dem Leben? Die Antwort der Religionen. Düsseldorf 1988.

2.2 Theologische Ethik

2.2.1 Menschenwürdig sterben

134. Böckle, F.: Menschenwürdig sterben. Zürich 1979.
135. Böckle, F.: Theologische Bewertung von Krankheit und Tod. In: Stimmen der Zeit 205 (1987), 391-400.

Auf eine angemessene theologische Deutung von Leiden, Sterben und Tod richtet Böckle in seinem Aufsatz das Hauptaugenmerk. Trotz der Tatsache, daß alle Kulturen aller Epochen mehr oder weniger tragfähige Sinndeutungen zu diesem Problemkomplex anzubieten haben, muß doch für den heutigen Kontext gerade bezüglich dieser Fragen ein Verlust an Bewältigungsstrategien konstatiert werden, was selbst wiederum Symptom und Symbol einer grundsätzlichen Existenzangst und Existenzunsicherheit ist. Die Frage, ob der Tod einfach das absurde Ende eines absurden Daseins ist (Jean Paul Sartre) oder zu einer bleibenden Vollendung bei Gott führt, ist nach Böckles Meinung heute - trotz eines häufig gegenteiligen Eindruckes - für viele Menschen eine immer noch bedrängende Frage. Ein Blick in die biblische Tradition zeigt gerade hinsichtlich der Frage nach dem Sinn des Leidens, daß hier keine Theorie zur Bewältigung desselben geliefert wird, sondern Zeugnisse existentieller und individueller bzw. kollektiver Auseinandersetzung präsentiert werden. Aus diesen Erfahrungen kristallisiert sich für das Volk Israel die Einsicht heraus, daß Jahwe der Gott des Mit-Leidens ist, der sich mit den Leidenden solidarisiert. Von daher zeigt sich auch die Unangemessenheit christlicher Deutungen des Leidens, die dieses einfach als Strafe und Medizin bzw. oft zu vorschnell als Teilhabe am Kreuz Christi interpretieren (wollen). Gott will nicht das Leid, er läßt aber der Schöpfung den Spielraum der Freiheit. Was nun das Verständnis des Todes anbetrifft, so kann dies christlich nur von Sterben und Tod Jesu Christi her adäquat artikuliert werden. Biblisch gesehen ist der Mensch radikal sterblich. Nur in der Teilhabe an Gottes Leben selbst, was reine Gnade Gottes ist, gründet seine Unsterblichkeit. So eignet auch der Seele keine Unsterblichkeit an sich, sondern nur insofern sie als Gehalt der menschlich-irdischen Freiheitsentscheidungen in Endgültigkeit von Gott bei sich aufgehoben wird. Dem Christen erwächst aus dem Blick auf Kreuz und Auferstehung Jesu Christi die Hoffnung, daß Gott ihm auch in der Verlassenheit des Todes die Treue hält. Wenn im Tod erst die Frucht des Lebens ihre endgültige Gestalt gewinnt, so muß doch auch gesehen werden, daß während des irdischen Lebens bereits durch die Liebe und Zuwendung, die wir schenken und die uns geschenkt wird, schon etwas Ewigkeit in unsere begrenzte Zeit hineinscheint.

136. Cameron, N.U. de S.: Death without dignity: Euthanasia in perspective: Edinburg 1990.

137. Eibach, U.: Zur "Menschenwürde" und zum "Lebenswert" unheilbar kranker, pflegebedürftiger und behinderter Menschen. Theologisch-ethische Erwägungen am Beispiel des medizinischen Versagens im "Dritten Reich". In: Arzt und Christ 36 (1990), 78-94.

138. Gründel, J.: Die Verantwortung für schwerbehindertes und für verlöschendes Leben. Theologisch-ethische Perspektiven. In: Eiff, A.W. v. (Hg.): Verantwortung für das menschliche Leben. Düsseldorf 1991, 76-92.

139. Gründel, J.: Das Verhältnis von Ethik und Medizin, dargestellt an der Palliativtherapie und an der Hospizbewegung. In: Arzt und Christ 36 (1990), 95-107.

140. Halter, H.: Recht auf einen eigenen Tod? In: Reformatio 39 (1990), 342-346.

141. Piegsa, J.: Anspruch auf menschenwürdiges Sterben. In: Theologie und Glaube 75 (1985), 393-401.

142. Schara, J.: Intensivmedizin zwischen Technik und Humanität. In: Zeitschrift für medizinische Ethik 39 (1993), 111-119.

143. Schlund R.: Der manipulierte Tod und das menschliche Sterben. Ethische Orientierungen. Freiburg-Basel-Wien 1987.

144. Schmatz, F.: Menschenwürdig leben, leiden, sterben helfen. Innsbruck 1989.

145. Schockenhoff, E.: Sterbehilfe und Menschenwürde. Begleitung zum "eigenen Tod". Regensburg 1991.

In drei Kapiteln setzt sich Schockenhoff mit dem komplexen Problemfeld Sterben/Tod, Sterbehilfe und Sterbebeistand auseinander. Das erste Kapitel (S. 12-48) nimmt den gesellschaftlichen Umgang mit Tod und Sterben in den Blick. Dabei lassen sich zwei Elemente benennen, die gleichsam Kristallisiatonspunkte des heutigen Todesverständnisses darstellen: einmal den Aspekt der Todesverdrängung, der sich in der Auslagerung des Sterbens aus dem Wahrnehmungsfeld des modernen Menschen manifestiert, und zum anderen das Postulat eines "natürlichen Todes", welches vor allem von der marxistischen Philosophie der Nachkriegszeit vertreten wurde. Aus sozialgeschichtlicher Perspektive scheint sich für unsere Gesellschaft zumindest ein Anhaltspunkt für eine Tendenz zur Todesverdrängung zu ergeben. Bei allen unterschiedlichen Modifikationen innerhalb der geschichtlichen Epochen bis in unser Jahrhundert war es doch der Öffentlichkeitscharakter des Todes, in dem diese übereinkamen. Heute hingegen werden Tod und Sterben an Institutionen delegiert und zumeist ins Krankenhaus oder ins Altenheim abgeschoben und somit aus dem gesellschaft-lichen Bewußtsein verdrängt. Diese Sicht des Todes bestätigt sich aus der Sicht der Soziologie, wobei diese differenzierend zwischen individueller und gesellschaftlicher Todesverdrängung unterscheidet. Entscheidende Faktoren auf gesellschaftlicher Ebene für die soziale Tabuisierung des Todes finden sich in der Verlagerung der Peinlichkeitsschranken von der Sexualität auf den Tod, in der längeren Lebenserwartung des modernen Menschen, in der staatlichen Ächtung des gewaltsamen Todes und der gesellschaftlichen Tendenz zur extremen Individualisierung des Lebens. Dadurch wird der Tod nicht natürlicher, sondern gewinnt eher noch an Schrecken. Dazu ist aus psychoanalytischer Sicht (S. Freud) auch noch der Antagonismus von Todesfurcht und Todesfaszination (Todestrieb) zu ergänzen. die philosophische Thematisierung des Todes in unserer Zeit ist vor allem mit dem Namen M. Heidegger verbunden, der die konstitutive Funktion des Todes(bewußtseins) für die Eigentlichkeit des Daseins eindringlich zur Geltung gebracht hat. Die These von der sozialen Todesverdrängung darf aber nicht dem Individuum ethisch angelastet werden, da dies wie auch eine individualethische Engführung des Ideals vom "natürlichen Tod" eine fast nicht zu bewältigende Belastung für ein adäquates Umgehen des Einzelnen mit dem Tod darstellt. Das gesellschaftskritische Ideal des "natürlichen Todes" bestimmt auch über weite Strecken die Debatte um Euthanasie und Sterbehilfe. Nach einem historischen Rekurs bezüglich der Entwicklung des Euthanasiegedankens geht S. auf die gegenwärtige Euthanasiediskussion ein, die er in drei Phasen unterteilt: a) die erste Phase, die von nach 1945 bis in die sechziger Jahre hineinreicht, b) eine zweite Phase, die ab den siebziger Jahren angesetzt wird und die durch spektatuläre Einzelfälle a la Hackethal geprägt ist. Standen bei der ersten Phase noch vor allem alte und unheilbar kranke Menschen im Vordergrund der Diskussion, so geht es in der zweiten Phase um die Ausweitung des Euthanasiebegriffs auf die "Tötung auf Verlangen", c) in der jetzigen dritten Phase steht die sogenannte "Früheuthanasie", d. h. die direkte Tötung geistig und körperlich behinderter Kinder bzw. deren Nichtbehandlung unmittelbar nach der Geburt, im Brennpunkt der Diskussion. Diese Diskussion erhält in neuester Zeit noch weiteren Zündstoff durch die heftigst umstrittenen Thesen des australischen Ethikers P. Singer, der einen Personbegriff (= aktuelles Selbstbewußtsein) propagiert, der unter Umständen die direkte Tötung von Menschen, die nicht unter den von ihm konzipierten Personbegriff fallen (z.B. geistig Schwerbehinderte) rechtfertigen soll. Selbst wenn man sich hierbei vor vorschnellen Vergleichen mit dem NS-Euthanasieprogramm hüten sollte, sind gewisse Ähnlichkeiten der Argumentatinsmuster unverkennbar. Schockenhoff sieht in diesem Zusammenhang auch weiterhin die ethische Unterscheidung von Sterbehilfe (im Sinne von Sterbebegleitung und Sterbenlassen auch unter Inkaufnahme einer lebensverkürzenden Schmerztherapie) und Euthanasie als beabsichtigter direkter Tötung als unbedingt notwendig an. Dieser Themenbereichverweist zugleich auf die Verantwortung des Arztes und die Notwendigkeit und der Grenzen ärztlichen Handelns. Zwei Grundsätze einer medizinischen Ethik sind hier quasi als Eckdaten zu notieren: einmal der Grundsatz "in dubio pro vita" und zum anderen die Maxime "salus aegroti suprema lex". Entsprechend dieser beiden Grundsätze gibt es zwei Extreme, die der Arzt vermeiden muß. a) er darf sich nicht zum Alleinrichter über Leben und Tod aufschwingen und b) er darf sich auch nicht zum reinen Ausführungsorgan des Patientenwillens machen. Genauso allgemeinen Charakters wie die gerade angeführten Grundsätze sind die Anwendungsprinzipien derselben auf die ärztliche Praxis. Aus moraltheologischer Sicht kann und muß festgehalten werden: es gibt keine Lebensverlängerung um jeden Preis und somit ist kein Arzt verpflichtet, die medizinischen Möglichkeiten in jedem Fall bis zum äußersten auszuschöpfen. Die Zielperspektive von S. liegt hier in einer Konzeption von Sterbebeistand als Hilfe beim eigenen Tod, d.h. in einer Form von Sterbehilfe, die dem Sterbenden einen möglichst breiten Raum für die eigene Gestaltung des Sterbens einräumt, wobei auf medizinischer Ebene versucht wird, eine adäquate Ausgangsbasis für eine solche selbstverantwortliche und selbstbestimmte Gestaltung des Sterbens zu schaffen. Damit ist auch der Ansatzpunkt für eine genuin christliche

Sterbebegleitung markiert. Dabei orientiert sich eine christliche Form der Sterbebegleitung über weite Strecken an Formen allgemneiner menschlicher Solidarität angesichts des Sterbeprozeßes. Diese Sterbehilfe in Form mitmenschlicher Solidarität enthält drei Grundelemente: Schmerztherapie, Pflege und Begleitung durch Kontakt und Gespräch. Gerade die liebevolle Kommunikation mit dem Sterbenden stellt die wichtigste Form menschlichen Beistandes am Sterbebett dar und erfordert außer Mut eigentlich keine professionelle Eignung. Was nun den Sterbenden selbst anbetrifft, so stellt die Einübung ins aus christlicher Perspektive eine entscheidende Herausforderung an die christlichen (theologischen) Tugenden Glaube, Hoffnung und Liebe dar. Dabei kann das Leiden und sterben Christi Maßstab und Grund der eigenen gläubigen Annahme des Todes sein, einer Annahme,die umso leichter fallen kann, je mehr Christ in der eigenen Glaubens- und Lebensgeschichte das Loslassenkönnen erlernt und eingeübt hat.

146. Ullrich, G.: Leben mit der Todesdrohung. Der Mensch lebt nicht von Medizin allein. In: Wege zum Menschen 43 (1991), 293-298.

2.2.2 Aktive - passive Sterbehilfe

147. Balsam, J.B.: To sustain life or to allow to die? A medico-moral appraisal. In: Angelicum 66 (1989), 264-281.

148. Barden, R.: Feeding the comatose and the common good in Catholic tradition. In: The Thomist 53 (1989), 1-30.

149. Bastian T. (Hg.): Denken-Schreiben-Töten. Zur neueren "Euthanasie"-Diskussion. Stuttgart 1990.

150. Begley, J.: Killing and letting die - is there a moral difference? In: Australien Catholic Record 67 (1990), 343-350.

151. Beld, A.v.d.: Töten oder Sterben lassen - gibt es einen Unterschied? In: Zeitschrift für evangelische Ethik 35 (1991), 60-67.

152. Böhler, D.: Menschenwürde und Menschentötung. Über Diskursethik und utilitaristische Ethik. In: Zeitschrift für Evangelische Ethik 35 (1991), 166-186.

Böhler konfrontiert die Prinzipien der Diskursethik (verstanden im Sinne Hans Otto Apels) mit den Grundlagen des utilitaristischen Ansatzes bei Peter Singer. Dabei weist er zunächst die für die Universalpragmatik konstitutive Zweistufigkeit der Ethikbegründung auf: a) die Stufe der Letztbegründung von Prinzipien und b) die der situationsbezogenen falliblen Rechtfertigung von Normen. Anhand des Fallbeispiels der Euthanasie an einem frühgeborenen Kind expliziert Böhler seine Kritik an Peter Singer. Sein Haupteinwand zielt auf die Tatsache, daß Singer jegliche Fragestellung nach unbedingt verbindlichen Prinzipien von vorneherein ausklammert und ethische Probleme nur als Anwendungsfragen eines utilitaristischen Verallgemeinerungskalküls ansieht. Singers Sichtweise der Urteilskompetenz anderer über einen sich diesbezüglich nicht adäquat artikulieren könnenden Menschen widerspricht zutiefst der sich aus der Antizipation der idealen Kommunikationsgemeinschaft ergebenden Verpflichtung zu einen größtmöglichen Höchstmaß an Interkommunikation und der daraus resultierenden Aufgabe der Schaffung adäquater Lebensmöglichkeiten für alle die, die potentiell oder tatsächlich dieser Kommunikationsgemeinschaft angehören.

153. Bottke, W.: Selbsttötung und Sterbehilfe als gemeinsames Grenzproblem von Recht, Strafrecht und Moral. In: Zeitschrift für evangelische Ethik 28 (1984), 321-339.
154. Brody, B.A. (Hg.): Suicide and Euthanasia. Historical and contemporary themes. Dordrecht 1989.
155. Burgess, M.M.: The medicalisation of dying. In: The Journal of Medicine and Philosophy 18 (1993), 269-279.
156. Cahill, L.S.: Bioethical decisions to end life. In: Theological Studies 52 (1991), 107-127.
157. Eibach, U.: Sterbehilfe. Tötung auf Verlangen? Wuppertal 1988.
158. Eid, V.: Das Sterben bestehen. In: Theologische Berichte 20 (1991), 179-209.

Zu Beginn seiner Ausführungen setzt sich Eid mit der Problematik eines adäquaten theologisch-ethischen Zugangs zum Thema angesichts der beiden prägenden Faktoren der subjektiven Situation und der gesellschaftlich-sozialen Umstände auseinander. Bei aller grundsätzlichen Anerkennung der Sinnhaftigkeit logisch-ethischer Reflexion will er den Blick verstärkt auf eine angemessene Wahrnehmung des gesamten komplexen Problemfeldes "Tod und Sterben" richten, wobei sowohl die anthropologische als auch die gesellschaftlich-soziale Komponente berücksichtigt werden sollen. Zugleich soll auch die Frage nach der Art und Weise theologischer Argumentation (persuasiv oder autoritär-moralisch) intensiver bedacht werden. Daraufhin wendet sich Eid zunächst dem Verhältnis von Endlichkeitswissen und Sterbensangst zu und betont das Ernstnehmen des Vernichtungscharakters des Todes. Hier stellt sich die Aufgabe des Annehmens der eigenen Endlichkeit in all ihren Facetten (Leid,

Erkrankung etc.). Aus christlicher Sicht darf diese Aufgabe nicht durch eine spezifisch religiös motivierte Haltung verdrängt werden. Im Mittelpunkt der weiteren Überlegungen Es. steht nun der Problembereich der Euthanasie bzw. konkreter gefaßt die Frage: läßt das Selbstbestimmungsrecht des Menschen in letzter Konsequenz (z.B. bei unheilbar Todkranken) das Recht zur selbstbestimmten Tötung auf Verlangen (aktive Euthanasie) zu? Und führt dies dann zum Verlangen nach Tötung derer, die dieses Selbstbestimmungsrecht nicht mehr selbst ausüben können? Stellt sich dann aber nicht das Problem der Einteilung des menschlichen Lebens in lebenswertes und lebensunwertes? Um diese Fragen adäquat beantworten zu können, gilt es, sich einige wichtige Faktoren vor Augen zu führen: eine gesellschaftlich bedingte Unfähigkeit zur Annahme der Belastung durch schwere und schwerste Krankheit führt zur (Selbst)-Disqualifikation des betroffenen Menschen und zur Einstellung bei anderen, diesem "lebensunwerten" Dasein durch aktive Euthanasie ein Ende zu setzen. Für E. ist klar: die in der Gesellschaft herrschende Tendenz der Todesverdrängung ist nur die letzte Konsequenz einer einseitig leistungsorientierten Haltung, die generell jede Form von Schwäche ablehnt. Auch hinter der passiven Euthanasie kann durchaus verborgen eine ähnliche Haltung stecken. Die Unterscheidung von passiver und aktiver Euthanasie ist zwar, so E., notwendig, entlastet aber nicht von der Frage, ob nicht auch die aktive Euthanasie in ganz bestimmten Fällen u.U. legitim sein könnte. Erschwerend kommt hinzu, daß die Diskussion um die Euthanasie zumeist eine Diskussion von Nichtbetroffenen ist und auch eine Form der eigenen Auseinandersetzung bzw. Nichtauseinandersetzung mit der Angst vor dem Tod und dem Sterben darstellt. Dementsprechend muß bei der Diskussion unterschieden werden zwischen a) Nochnichtbetroffenen (hypothetische Erörterung) und b) unmittelbar Betroffenen (konkrete Entscheidungssituation). Bezüglich des ersten Personenkreises (a) läßt sich fragen, ob hier nicht eine allzu einseitige Konzentration auf den Akt des Sterbens als solchem, das Lebensende, die vorschnelle Disqualifizierung von menschlichem Leben als "lebensunwert" nach sich zieht. Resultiert dies nicht zuletzt aus einer impliziten Ablehnung der Schwäche als anthropologischer Grundkonstante des menschlichen Daseins? Hebt sich das in diesem Zusammenhang zumeist vehement angeführte Selbstbestimmungsrecht des Menschen nicht in actu (Euthanasie und Suizid) selbst auf? Notwendig ist für E. eine Sensibilisierung der Nochnichtbetroffenen hinsichtlich der gesellschaftlichen Vorurteile, die in die Diskussion um die aktive Euthanasie einfließen. Was nun die unmittelbar

Betroffenen (b) angeht, so muß zunächst eingeräumt werden, daß die verschiedenen Interpretationsmöglichkeiten des Verlangens eines Todkranken nach Euthanasie (authentischer Wunsch oder impliziter Hilferuf nach Zuwendung) sich nicht immer eindeutig verifizieren lassen. Aber eingeschlossen ist immer die Aufforderung an das Pflegepersonal und die übrigen Angehörigen, mit dem sterbenden Menschen in liebevolle Kommunikation zu treten. E. ist sich bewußt, daß die Argumentation gegen die aktive Euthanasie nur eine Konvergenzargumentation sein kann. Von daher entbehren s.E. auch autoritär-moralische Verbote christlicher Provenienz der unbedingten Überzeugungskraft. Nur der Einzelne selbst kann sein Sterben im Vertrauen auf Gott annehmen und diese Überzeugung bindet ihn moralisch in dem Maße und mit dem Verpflichtungsgrad, wie sie bei ihm diesbezüglich gegeben ist. Zum Schluß geht E. auf die Problematik von Behandlungsverzicht und Behandlungsabbruch ein. Grundsätzlich steht für ihn fest: das Recht auf den (eigenen) Tod ist kein Rechtsanspruch, sondern bezieht sich auf die unsinnige Lebensverlängerung um jeden Preis, d.h. darauf, das Unausweichliche auch zuzulassen. Dies gilt sowohl für den Arzt und den Patienten als auch für die Angehörigen. Es ist unumgänglich, daß der Sterbende in angemessener Weise über seinen Zustand informiert wird. Damit dies geschehen kann, bedarf es auch der liebevollen Begleitung der Angehörigen. Bezüglich der Frage nach einem Behandlungsverzicht bzw. -abbruch gilt: der Arzt kann nicht gegen sein Gewissen dazu gezwungen werden. Hierbei stellt sich natürlich die Frage nach den Kriterien für einen Abbruch oder Verzicht sowie nach deren Überprüfbarkeit. Eine medizinische Behandlung ist z.B. da unangemessen, wo der Tod nur um den Preis des bewußtlosen Weiterexistierens aufgehalten werden kann. E. beschließt seine Ausführungen mit der grundsätzlichen Einsicht, daß die theologisch-ethische Reflexion hinsichtlich des Bereichs "Tod und Sterben" nur innerhalb eines interdisziplinären Dialogs möglich und sinnvoll sein kann.

159. Eid, V./Frey, R. (Hg.): Sterbehilfe oder: Wie weit reicht die ärztliche Behandlungspflicht? Mainz 1978.

160. Foitzka A.: Steht ein Dammbruch bevor? Zur gegenwärtigen Diskussion über die Euthanasie. In: Herder Korrespondenz 46 (1992), 39-43.

161. Fraling, B.: Euthanasie? - Möglichkeiten und Grenzen christlicher Sterbehilfe. In: Theologie und Glaube 66 (1976), 399-419.

162. Furger F.: Sterben und Tod. In: Ernst, J. (Hg.): Grundlagen und Probleme der heutigen Moraltheologie. Leipzig 1989, 227-239.

163. Gafo, J.: La eutanasia. El derecho a una muerte humana. Madrid 1989.

164. Gafo, J. (Hg.): La eutanasia y el arte de morir. Madrid 1990.

165. Giesen, D.: Euthanasie und Sterbehilfe aus juristischer Perspektive. In: Zeitschrift für medizinische Ethik 39 (1993), 151-171.

166. Gleixner, H.: Euthanasie? Moralhistorische und moraltheologische Anmerkungen zum Thema Sterbehilfe. In: Theologie und Glaube 82 (1992), 73-94.

167. Hepp, H. (Hg.): Hilfe zum Sterben? Hilfe beim Sterben. Düsseldorf 1992. Dieter Giesen: Der Wert des Lebens - wie weit reicht die Verpflichtung, Leben zu erhalten? (S.10-49) hebt stark auf das Autonomieprinzip ab, setzt dieses aber nicht absolut. Trotz vieler möglicher Problemkonstellationen sollte seiner Meinung nach die aktive Sterbehilfe auch weiterhin gesetzlich verboten bleiben, damit kein Dammbrucheffekt erzielt wird. Dieter Birnbacher: Ethische Aspekte der aktiven und passiven Sterbehilfe (S.50-73), seines Zeichens einer der Propagandisten zugunsten der aktiven Euthanasie in Deutschland, macht auch hier aus seiner Überzeugung kein Hehl. Für ihn gibt es keine prinzipiellen Einwände gegen die aktive Sterbehilfe, sondern allenfalls nur pragmatische. Er fordert die Beschränkung der aktiven Sterbehilfe auf an Standardsituationen gebundene Extremfälle. In seinem Beitrag wendet sich Arno Anzenbacher: Sterbehilfe für unverfügbares Leben? Eine Auseinandersetzung mit Peter Singer (S. 74-93) gegen den empirisch-aktualistischen Personbegriff Singers. Die Unzulänglichkeit dieses Personbegriffes verdeutlicht er anhand des Beispiels einer schlafenden Person, die - in Konsequenz von Singers These (Person=aktuelles Bewußtsein) - keine Person ist und infolgedessen also auch getötet werden darf. Dagegen setzt A. seinen in der Tradition Kants stehenden Personbegriff, der durch drei Momente konstituiert ist: a) Subjektivität (Logoshaftigkeit), b) Substanzialität (Bioshaftigkeit) und - ganz entscheidend - die innere Beziehung von Logos und Bios. Die Konsequenz ist: Der Personbegriff wird nicht empirisch begründet und kann deshalb auch nicht durch empirische bzw. funktionalistische oder konsequentialistische Kriterien außer Kraft gesetzt werden. Von seinem Personbegriff her ergibt sich für A. auch der von Singer geleugnete Unterschied zwischen aktiver und passiver Sterbehilfe. Johannes Gründel: Auf Verlangen töten? (S. 94-107) stellt fest, daß zwar die verneinende Antwort auf die Frage "Tötung auf Verlangen?" naheliege, aber unter Berücksichtigung verschiedener theologischer Ansätze (deontologisch und teleologisch) nicht so einfach zu geben sei. Aus teleologischer Perspektive lautet die Frage: Was steht zur Disposition? Um dies adäquat erfassen zu können, bedarf es einer anthropologischen Reflexion, die nicht nur auf die

technische Machbarkeit und Manipulierbarkeit des menschlichen Lebens abhebt, sondern im Zuge einer ganzheitlichen (holistischen) Betrachtungsweise auch die Perpektiven für eine ganzheitliche Therapie eröffnet. Dabei stellt zwar die extensive Ausschöpfung der medizinischen Technik keinen absoluten Wert dar, andererseits darf aber auch nicht der Grund für einen eventuellen Behandlungsverzicht in der Einteilung des menschlichen Daseins in lebenswertes und lebensunwertes Leben liegen. Gegen N. Hoerster lehnt G. eine aktive Euthanasie kategorisch ab, weil sie a) der Geschöpflichkeit des Menschen widerspricht und b) nicht mit dem Argument des unerträglichen Schmerzes begründet werden kann, da die Palliativ-Therapie genügend Möglichkeiten der weitestgehenden Schmerzlinderung bietet. Wirklich angemessene Sterbebegleitung kann nur darin bestehen, den Patienten einfühlsam zu begleiten, ihn behutsam in die Ernsthaftigkeit seines Zustandes einzuführen, ihn zu pflegen und ihm gegenüber aus christlicher Sicht der Hoffnungsbotschaft des Glaubens Rechnung zu tragen. In keinem Fall gehört es zur Sterbebegleitung, dem Wunsch nach Tötung zu entsprechen. Dennoch ist keine Lebensverlängerung um jeden Preis anzustreben, sondern auch die Möglichkeit der passiven Sterbehilfe durchaus in Betracht zu ziehen. Auch mit der Sterbehilfe in moraltheologischer Sicht setzt sich der Aufsatz von Eberhard Schockenhoff: Den eigenen Tod annehmen. Sterbehilfe und Sterbebeistand aus theologischer Sicht (S. 108-126) auseinander. Klaus Wilms: Die ärztliche Verantwortung in Grenzsituationen (S. 127-138) stellt ausgehend vom hippokratischen Eid die Frage nach dem Ethos des Arztes angesichts der vielfältigen und z.T. ambivalenten Errungenschaften der Medizin und spezifiziert die Fragestellung in Richtung auf das Verhältnis von aktiver und passiver Euthanasie. Die Betrachtung der teilweise sehr unterschiedlichen Situation bezüglich Euthanasie und Sterbehilfe in den USA, der Niederlande und der BRD führt ihn zu der Erkenntnis, daß an der Notwendigkeit der Unterscheidung von aktiver und passiver Euthanasie festgehalten werden muß, wobei ein Bewertungskriterium die Ermöglichung des "eigenen Todes" des Patienten ist sowie die Unverfügbarkeit über menschliches Leben. In seinem Schlußbeitrag "An der Grenze von Leben und Tod: Lebensqualität - Sterbehilfe" (S. 139-155) widmet sich Hermann Hepp vornehmlich der Frage nach der Lebensqualität und deren Verhältnis zur Sterbehilfe, wobei die Komplexität des Begriffs "Lebensqualität" eine genaue Definition erschwert. Gerade an der Grenze von Leben und Tod läßt sich diese Frage eher in den Bereich der Frage nach dem "(noch) lebenswerten" Dasein einordnen. An dieser Grenze stellt sich auch die Frage nach aktiver und passiver Euthanasie. H. differenziert die passive Euthanasie in vierfacher Hinsicht: a) Sterbehilfe durch Verzicht auf Therapie bzw. Abbruch derselben, b) Sterbehilfe mit Inkaufnahme des Todes aufgrund einer bestimmten Therapie, c) Sterbehilfe durch gezielte Therapie zur Tötung und d) Sterbehilfe ohne Lebensverkürzung. Zu (c) bemerkt H., daß jede direkte Tötungshandlung dem Ethos des Arztes widerspricht und er äußert seine Befürchtung, daß die Legalisierung einer solchen Praxis von aktiver Euthanasie zu einer gefährlichen Erosion des Rechtsbewußtseins führen würde.

168. Hilpert, K.: Wer hat ein Lebensrecht? Peter Singer's Praktische Ethik in der Diskussion. In: Katechetische Blätter 117 (1992) 338-348.
Hilpert versucht in seinem Beitrag eine kritische Auseinandersetzung mit den Thesen des australischen Ethikers Peter Singer jenseits pauschaler Diffamierung. Dessen Thesen sind nach Hs. Meinung äußerst stringent und haben zur Grundlage das Prinzip der Gleichheit. Diesen Grundsatz, der nicht leugnet, daß es de facto Unterschiede gibt, weitet Singer auf die Gesamtheit aller Lebewesen, d.h. menschliche und nichtmenschliche, aus. Dabei bezieht sich die Gleichheit auf das Maß, mit dem wir als aktionsfähige Wesen den Interessen und Bedürfnissen anderer Lebewesen Beachtung schenken. Kriterium der Berücksichtigung ist die Leidensfähigkeit, da damit erst, so Singer, die Möglichkeit von Interessen gegeben ist. Zwei weitere methodologische Grundoptionen spezifizieren Singers ethische Argumentation: a) der Ausschließlichkeitsanspruch, mit dem er das Gleichheitsprinzip im ethischen Diskurs verwendet und b) die Beschränkung auf rein rationale Argumente. Die Orientierung ethischen Denkens an Folgen oder Interessen wird gemeinhin als Utilitarismus bezeichnet, wobei Singer selbst einer korrigierten Spielart zuneigt, sodaß also hier nicht alle manchmal pauschalen Vorurteile gegenüber dem Utilitarismus von vorneherein greifen. Fraglich muß allerdings bleiben, ob die Fixierung auf die Wahrnehmung von Interessen anderer diese nicht subjektivistischer Willkür anheimliefert und ob die Bindung des Personseins an aktuelles Selbstbewußtsein nicht außer acht läßt, daß gerade dem Menschen (vor allem auch den Säuglingen und Alten) eine Weise von Potentialität zu eigen ist, die eine Zuerkennung der auf der Menschenwürde basierenden Personalität schon vor jeglicher sich aktuell äussernden Personalität fordert.

169. Jonsen, A.R.: Living with euthanasia: a futuristic scenario. In: The Journal of Medicine and Philosophy 18 (1993), 241-251.

170. Keenan, J.F.: Töten oder sterben lassen? In: Stimmen der Zeit 201 (1983), 825-837.

171. Kilner, J.F.: Who lives? Who dies? Ethical criteria in patient selection. New Haven-London 1990.
172. Koch, T.: "Sterbehilfe" oder "Euthanasie" als Thema der Ethik. In: Zeitschrift für Theologie und Kirche 84 (1987), 86-117.
173. Koch, T.: Das unbedingte Lebensrecht eines jeden Menschen. Eine Kritik von Peter Singers "Praktischer Ethik". In: Ethik in der Medizin 2 (1990), 218-228.
174. Kramer, H.: Aktive Euthanasie - christlich? In: Stimmen der Zeit 203 (1985), 673-680.
175. Kuitert, H.M.: Der gewünschte Tod. Euthanasie und humanes Sterben. Gütersloh 1991.
176. Kupatt, C.: Wie weit reicht das Lebensinteresse des Einzelnen in der Medizin? In: Zeitschrift für evangelische Ethik 38 (1994), 203-215.
177. Lohmann, T.: Euthanasie in der Diskussion. In Beiträgen aus Medizin und Theologie seit 1945. Düsseldorf 1975.
178. Lutterotti, M.V.: Grenzen ärztlicher Behandlungspflicht und passive Sterbehilfe. In: Zeitschrift für medizinische Ethik 39 (1993), 3-14.
179. Lutterotti, M.V.: Der Arzt, das Tötungsverbot und die Kontroverse zwischen deontologischer und konsequentialistischer Ethik. In: Zeitschrift für medizinische Ethik 40 (1994).
180. Mayo, D.J./Gunderson, M.: Physician assisted death and hard choices. In: The Journal of Medicine and Philosophy 18 (1993), 329-341.
181. Melton, J.G.: Euthanasia. Official statements from religious bodies and ecumenical organisations. Detroit 1991.
182. Münk, H.J.: Die aktiv/passiv-Unterscheidung in der arztethischen Sterbehilfediskussion. In: Theologie der Gegenwart 36 (1993), 106-118.
183. O'Connell, L.J.: Die Diskussion um aktive Euthanasie in den USA. In: Zeitschrift für medizinische Ethik 39 (1993), 79-83.
184. Paris, J.J.: Active Euthanasia. In: Theological Studies 53 (1992), 113-126.
185. Pickering, F.L.: Advance directives for voluntary euthanasia: a volitible combination? In: The Journal for Medicine and Philosophy 18 (1993), 297-322.
186. Ratschow, C.-H.: Art.: Eschatologie. In: Theologische Realenzyklopädie 10 (1982), 322-363.
187. Ratschow, C.-H.: Wenn Sterbehilfe töten darf. Ethische Erwägungen zur Euthanasie. Wuppertal u.a. 1992.
188. Rest, F.: Das kontrollierte Töten. Lebensethik gegen Euthanasie und Eugenik. Gütersloh 1992.

189. Rest, F.: Vom Handeln im Angesicht des Unausweichlichen. In: Wege zum Menschen 37 (1985), 281-289.

190. Schlögel, H.: Der erneute Streit um die Euthanasie - theologisch-ethische Aspekte. In: Zeitschrift für katholische Theologie 114 (1992), 425-439.

191. Schmitz, P.: Selbstbestimmung bis in den Tod? In: Stimmen der Zeit 206 (1988), 241-251.

192. Schmitz, R.: "Euthanasie" - verschiedene Wege ethischer Orientierung in einem christlichen Umfeld. In: Zeitschrift für medizinische Ethik 39 (1993), 27-40.

193. Student, J.-C. (Hg.): Das Recht auf den eigenen Tod. Düsseldorf 1993.
Johann-Christoph Student: Auf der Suche nach dem "guten Tod". Eine persönliche Einführung (S. 11-30) untersucht an Beispielfällen die Gründe für den von Schwerkranken oftmals geäußerten Wunsch nach Tötung, was ihn zu der Frage führt, ob der Arzt überhaupt genügend in der Fähigkeit geschult ist, dem Leiden ins Angesicht schauen zu können. Die mangelhafte Ausbildung der Ärzte und des Pflegepersonals bezüglich eines angemessenen Umgangs mit Sterbenden kann unter Umständen auch die Propagierung einer vorzeitigen Beendigung des Lebens fördern. Klaus Dörner: Tödliches Mitleid (S. 31-43) konstatiert zunächst einen sozialgeschichtlichen Entwicklungsprozeß: der Prozeß der Industrialisierung führt zur Aufteilung der Gesellschaft in drei abgegrenzte Bereiche, nämlich Arbeiter, Haushalt und Sozialfälle. Dies führt dann nach und nach zu einer immer größeren Abwertung der Sozialfälle und erleichtert es dem NS-Regime später auch, ihr Rassen- und Euthanasieprogramm durchzuführen. Eine solche Abwertungshaltung besteht bis heute fort und gibt der neuerlichen Euthanasiedebatte genügend Nahrung. Ziel für die Gesellschaft muß die Wiedervereinigung von wirtschaftlichem und sozialem Denken sein. Klaus Kutzer: Das Recht auf den eigenen Tod (S. 44-65) hält aus juristischer Sicht grundsätzlich fest: der Sterbende hat das Recht, über das Ob und Wie seiner ärztlichen Behandlung selbst zu entscheiden (Selbstbestimmungsrecht des Patienten). Bei Einschränkung der Artikulationsfähigkeit ist auf den mutmaßlichen Willen (Patiententestament) zu rekurrieren. Allerdings darf der Arzt nicht all das tun, was der Patient von ihm will. Dies wird auch eindeutig durch verschiedene Resolutionen der Ärzteschaft festgehalten. K. unterscheidet im Folgenden die zulässige passive Sterbehilfe von der unzulässigen aktiven Sterbehilfe und begründet deren Unzulässigkeit mit den heutigen Möglichkeiten der Palliativtherapie. Den Bereich der Beihilfe zum Selbstmord (Fall Hackethal) problematisiert K. in Hinblick auf Folgen bezüglich des insinuierten

Freitodes alter Menschen und plädiert nachdrücklich für die Verpflichtung zur Schmerztherapie, die auch als unbeabsichtigte Nebenwirkung den Tod inkaufnehmen darf (indirekte Sterbehilfe). Hans Grewel: Zwischen Mitleid, Moral und Menschlichkeit (S. 66-89) geht es um die grundlegende Frage nach dem Menschenbild bzw. nach der daraus resultierenden Lebensqualität (Fallbeispiel: Behinderte) und -normalität. Die Bewegungen für Euthanasie speisen sich vorwiegend aus drei Quellen: a) einer falsch verstandenen Aufklärung, die Autonomie mit der beliebigen Verfügung über das eigene Leben gleichsetzt, b) dem Utilitarismus, der - wie im Falle Peter Singers - die Ausmerzung sogenannten "unwerten Lebens" für erlaubt erachtet und c) der Versachlichung des Lebens durch die Genforschung und der damit verbundenen Geringschätzung "makelhaften Lebens". Dagegen setzt G. die Menschenwürde von Beginn der Zeugung an, die daraus resultierende Pflicht zur Mitmenschlichkeit, d.h. zur Förderung der menschlichen Entfaltungsmöglichkeiten sowie die politische Verpflichtung, die das wirkliche Mensch-sein einschränkenden Faktoren zu beseitigen. Anhand zweier Fallbeispiele berichtet Johann-Christoph Student: Wie Menschen ohne Schmerzen sterben können (S. 90-107) über die Morphintherapie und plädiert für einen stärkeren Einsatz dieser Therapie, da auch die Nebenwirkungen recht einfach kompensiert werden können. Diese Therapie ist aber kein Allheilmittel, sondern betrifft lediglich die körperliche Dimension des Schmerzes. S. führt darüberhinaus noch die soziale, die psychische und die spirituelle Dimension an. Erst im Verbund mit einer ganzheitlichen Therapie, die alle ebenerwähnten Dimensionen umfaßt, kann die Morphintherapie sinnvoll angewandt werden. Im letzten Aufsatz beschäftigt sich derselbe Verfasser: Die heilsame Alternative Hospiz (S. 108-135) mit der Hospizbewegung. Gegen die aus der Geschichte der Medizin resultierende ärztliche Versuchung, Leben um jeden Preis zu verlängern und den Tod mit allen Mitteln zu bekämpfen stellt die Hospizbewegung ihr "Programm": Ermöglichung des Sterbens zuhause, Begleitung der Sterbenden und ihrer Angehörigen durch ein interdisziplinäres Team von Fachleuten, Beherrschung der palliativen Therapie und kontinuierliche Betreuung. Diese Momente verdeutlicht S. dann an einem Fallbeispiel. Wichtig ist in seinen Augen eine ausführliche Vorbereitung für den Umgang mit Sterbenden, d.h. nicht nur die Erlernung von Techniken.

194. Ten Have, H.A. M.J.: Euthanasie - eine gängige medizinische Praxis. Zur Situation in den Niederlanden. In: Zeitschrift für medizinische Ethik 39 (1993), 63-72.

195. Thielicke, H.: Wer darf sterben? Grenzfragen der modernen Medizin. Freiburg im Breisgau 1979.
196. Van Snick, J.: Het levenseinde: eigen keuze in relatie tot de anderen. In: Tijdschrift voor Theologie 25 (1985), 385-401.
197. Veatch, R.M.: Death, dying and the biological revolution. Our quest for responsibility. New Haven 1989.
198. Virt, G.: Sterben auf Verlangen? In: Theologisch-praktische Quartalschrift 125 (1977), 129-143.
199. Wildes, K.W.: Conscience, referral, and physician assisted suicide. In: The Journal of Medicine and Philosophy 18 (1993), 323-328.
200. Wuermeling, H.-B.: Töten oder sterben lassen? Die Verantwortung des Arztes. In: Eiff, A.W. von (Hg.): Verantwortung für das menschliche Leben. Düsseldorf 1991, 93-102.

2.2.3 Bestimmungskriterium für den Eintritt des Todes

201. Hoff, J./Inderschmitten, J. (Hg.): Wann ist der Mensch tot? Organverpflanzung Hirntodkriterium. Hamburg 1994.
202. Jörns, K.-P.: Organtransplantation: Eine Anfrage an unser Verständnis von Sterben, Tod und Auferstehung. In: Berliner theologische Zeitschrift 9 (1992), 15-39.
203. Piechowiak, H.: Leben verlängern? Die ethische Problematik des mütterlichen Hirntodes bei möglicher Lebensfähigkeit des Kindes. In: Stimmen der Zeit 201 (1983), 493-499.
204. Rahner, K.: Theologische Erwägungen über den Eintritt des Todes. In: Ders.: Schriften zur Theologie IX (1970), 323-335.

Innerhalb der übergreifenden Fragestellung nach den Grenzen der ärztlichen Lebenserhaltungspflicht stellt Rahner aus theologischer Sicht die Frage nach dem Zeitpunkt des Todeseintrittes. Dabei ist ihm bewußt und durchaus gewollt, daß sich die medizinisch-biologische Todesbestimmung nicht vollkommen mit dem theologischen Todesbegriff zur Deckung bringen läßt und umgekehrt. Konkret heißt dies z.B.: Bei der Organtransplantation kann nicht mehr notwendig vom Noch-Vorhandensein biologischer Lebensfunktionen auf menschliches Leben im theologischen Sinne geschlossen werden. Andererseits stellt das biologische Leben die Grundvoraussetzung geistig-personalen Lebens dar, d.h. das Gehirn als dessen biologisches Substrat und so kann legitim rückgeschlossen werden, daß da, wo definitiv dieses biologische Substrat nicht mehr vorhanden ist

(Hirntod) auch keine Möglichkeit geistig-personalen Lebens im theologischen Sinne mehr gegeben ist. Damit läßt sich hinsichtlich der Situation des Arztes in seinem Kampf gegen das Sterben sagen: zwar weiß sich der Arzt dem menschlichen Leben gegenüber aus primär medizinisch-biologischer Sicht verantwortlich und wird von daher alles mögliche tun, um den Tod als seinen natürlichen Feind aufzuhalten. Andererseits ist der Sterbende immer auch Mensch im ganzheitlichen Sinne und nicht nur biologisches Lebewesen genauso wie der Arzt auch. Und wenn der Tod theologisch neben dem radikalen Abbruchcharakter auch so etwas wie das Signum der Vollendung einer geistig-personalen Freiheitsgeschichte vor Gott an sich trägt, so muß der biologische Tod eines Sterbenden aus der Sicht des Arztes nicht nur als bloße Niederlage und Katastrophe bewertet werden, zumal ihm dabei ja auch die letztliche Unvermeidbarkeit seines eigenen Todes bewußt oder unbewußt vor Augen geführt wird. Für den Christen ist durch Christi Tod und Auferstehung die Möglichkeit der Hoffnung gegeben, daß der Tod nicht absolute Vernichtung, sondern endgültiges Ankommen des Menschen in Gottes Unendlichkeit selbst bedeutet.

205. Reiter, J.: Der Tod des Menschen. Zu einem Papier des wissenschaftlichen Beirats der Bundesärztekammer über "Kriterien des Hirntodes". In: Stimmen der Zeit 201 (1983), 61f.

206. Schwemmon D.A.: The metaphysics of brain death, persistent vegetative state, and dementia. In: The Thomist 49 (1985), 24-80.

207. Smith, P.: Brain death: a thomistic appraisal. In: Angelicum 67 (1990), 3-36.

208. Sonnenfeld, A.: Wer oder was ist tot beim Hirntod? Der Hirntod in ethischer Perspektive. In: Forum katholische Theologie 10 (1994), 30-59.

209. Tardiff, A.: The thought-experiment: Schewmon on brain death. In: The Thomist 56 (1992), 435-450.

210. Tonti-Filipini, N.: Determing when death has occured. In: Lineacre Q 58 (1991), 25-49.

3. Praktische Theologie

3.1. Christliche Sterben - ars moriendi

211. Abel, F.: El morir cristiano. In: Iglesia Viva 108 (1983), 543-569.

212. Brague, R.: Vom Sinn christlichen Sterbens. In: Internationale katholische Zeitschrift 4 (1975), 481-493.
213. Buchrucker, A.-E.: Wer so stirbt, der stirbt wohl. Martin Luther über die Kunst zu sterben. In: Luther 64 (1993), 125-136.
214. Burghardt, W.J.: Altwerden, Leiden und Sterben in christlicher Sicht. In: Concilium (D) 27 (1991), 223-228.
215. Daum, E./Johannsen, F.: "Leben -Sterben". Göttingen 1993.
216. Fritsch, S.: Alter und Tod als Bestandteile unseres Lebens. Seelsorge im Altenheitm und in der Kirchengemeinde. In: Diakonie 1 (1991), 106-110.
217. Gerhards, A. (Hg.): Eschatologische Vorstellungen und Modelle in der Totenliturgie. In: Ders. (Hg.): Die größere Hoffnung der Christen. Eschatologische Vorstellungen im Wandel. Freiburg-Basel-Wien 1990, 147-158.
218. Haas, A.M.: Mors mystica. Thanatologie der Mystik, insbesondere der deutschen Mystik. In: Freiburger Zeitschrift für Philosophie und Theologie 23 (1976), 304-392.
219. Haeffner, G.: Leben angesichts des Todes. In: Internationale katholische Zeitschrift (Communio) 4 (1975), 494-502.
220. Harnoncourt, P.: Die Vorbereitung auf das eigene Sterben. Eine verlorene Dimension spiritueller Bildung. In: Becker, H./Einig, B./Ullrich, P.-O. (Hg.): Im Angesicht des Todes. Ein interdisziplinäres Kompendium in 2 Bänden. Bd. II. St. Ottilien 1987, 1371-1389.
221. Imhof, A.E.: "Ars moriendi. Die Kunst des Sterbens einst und heute". Köln 1991.
222. Klein, W.M.: Christliches Sterben als Gabe und Aufgabe. Ansätze zu einer Theologie des Sterbens. Frankfurt-Bern-New York-Paris 1983.
223. Koch, K. (Hg.): Radikaler Ernstfall. Von der Kunst, über das Leben nach dem Tod zu sprechen. Stuttgart 1990.
224. Lotz, J.B.: Tod als Vollendung. Von der Kunst und von der Gnade des Sterbens. Frankfurt 1976.
225. Nehrer, P.: Der Dienst der Freundschaft. "Ars moriendi", Sterbebeistand im Spätmittelalter. In: Bibel und Liturgie 66 (1993), 27-31
226. Nouwen, H.J.: Die Gabe der Vollendung. Mit dem Sterben leben. Aus dem Amerikanischen von B. Schellenberger. Freiburg-Basel-Wien 1994.
227. Pesch, O.H.: Tod und Glaube. Der Christ und sein Sterben. In: Geist und Leben 49 (1976), 363-383.
228. Pesch, W.: Leben mit dem Sterben. Mainz 1987.
229. Rahner, K.: Das christliche Sterben. In: Ders.: Schriften zur Theologie XII (1978), 269-304.

230. Ritter, W.H.: Ars moriendi in "Sterbekliniken"? In: Stimmen der Zeit 205 (1987), 401-408.
231. Rolfes, R.: Ars moriendi - Praxis der Nachfolge. In: Schillebeeckx, E. (Hg.): Mystik und Politik. Mainz 1988, 235-245.
232. Rudolf, R./Mohr, R./Heinz-Mohr, G.: Art.: Ars moriendi. In: Theologische Realenzyklopädie. Bd. IV (1979), 143-156.
233. Schmid, M.: Ars moriendi. In: Arzt und Christ 21 (1975), 193-207.
234. Schmöle, K.: Theologische Gedanken zur Wechselbeziehung von Tod und Leben. In: Geist und Leben 52 (1979), 280-298.
235. Sill, B.: "se preparer a bien mourir". Plädoyer für eine Neubelebung der "Ars moriendi". In: Lebendiges Zeugnis 41 (1986), 23-34.
236. Splett, L.: Leben im Licht des Todes. In: Lebendiges Zeugnis 42 (1989), 276-284.
237. Tente, M. v.: Ga met mij waar niemand met mij gaat. Leren geloven in verrijzenis. In: Tijdschrift voor geestelijk Leven 46 (1990), 69-81.
238. Wagner, H. (Hg.): Grenzen des Lebens. Wider die Verwilderung von Sterben, Tod und Trauer. Frankfurt/M. 1991.
239. Wunderlinder, E.: Gelebtes Sterben. In: Orientierung 46 (1982), 216-220.

3.2. Sterbebegleitung und Sterbepastoral

240. Beinert, W. (Hg.): Der Tod als Thema der Pastoral. Regensburg 1986.
241. Beutel, H./Tausch, D. (Hg.): Sterben - eine Zeit des Lebens. Stuttgart 1989
242. Blaser, S.: Menschliches Erleben und Verarbeiten von Tod und Trauer. Luzern-Stuttgart 1983.
243. Buergin, D.: Begleitung sterbender Kinder. In: Wege zum Menschen 37 (1985), 270-280.
244. Cornehl, P.: Stärker als der Tod. Über die Verschränkung von Eschatologie und Alltag. In: Pastoraltheologie 81 (1992), 80-97.
245. Dingwerth, P.: Lebenshilfe im Sterben. Von den Anfängen der Hospizbewegung und von ihren Zielen. In: Bibel und Kirche 47 (1992), 78-86.
246. Duesberg, H.: Mit Sterbenden beten. In: Becker, H./Einig, B./Ullrich, P.-O. (Hg.): Im Angesicht des Todes. Ein interdisziplinäres Kompendium in 2 Bänden. St. Ottilien 1987. Bd.2, 867-888.
247. Giesler, E. (Hg.): Sterbende begleiten. Theologische Beiträge zu Fragen nach Euthanasie, Sterbehilfe und Seelsorge an Sterbenden. Kassel 1988.

248. Kruse, T./Wagner, H. (Hg.): Sterbende brauchen Solidarität. München 1986.
249. Lamerton R.: Sterbende Freund sein. Freiburg im Breisgau 1991.
250. Lückel, K.: Begegnung mit Sterbenden. München [2]1985.
251. Müller, L.: Meine Begegnung als Seelsorger mit Sterbenden. In: Bibel und Liturgie 66 (1993), 33-38.
252. Neysters, P./Schmitt, K.H.: Denn sie werden getröstet werden. Das Hausbuch zu Leid und Trauer, Sterben und Tod. München 1994.
253. Rest, F.: Vom Handeln im Angesicht des Unausweichlichen. In: Wege zum Menschen 37 (1985), 281-289.
254. Saunders, C.: Hospiz und Begleitung im Schmerz. Freiburg-Basel-Wien 1993.
255. Schmatz, F.: Sterbebeistand. Heilssorge um den ganzen Menschen. Wien 1982.
256. Schulte, R.: Die Sakramente als Ermöglichung der Teilnahme am Sterben und neuen Leben Jesu Christi. In: Luyten, N. (Hg.): Tod - Ende oder Vollendung? München 1980, 261-322.
257. Schweidmann, W.: Sterbebegleitung. Menschliche Nähe am Krankenbett. Stuttgart 1991.
258. Sekretariat der Deutschen Bischofskonferenz (Hg.): Schwerstkranken und Sterbenden beistehen. Erklärung vom 20.2.1991, Menschenwürdig sterben und christlich sterben. Erklärung vom 20.11.1978. Bonn 1991.
259. Spiegel-Rösing, I./Petzhold H. (Hg.): Die Begleitung Sterbender. Paderborn 1984.
260. Spiecker, K.: Leben und Sterben. Über den rechten Umgang mit Sterbenden. Würzburg 1990.
261. Sporken, P.: Hast du denn bejaht, daß ich sterben muß? Eine Handreichung für den Umgang mit Sterben. Düsseldorf [4]1992.
262. Sporken, P. (Hg.): Was Sterbende brauchen. Freiburg im Breisgau 1982.
263. Student, J.-C.: Hospiz versus "Sterbeklinik". In: Wege zum Menschen 37 (1985),.260-269 .
264. Student, J.-C.: Im Himmel welken keine Blumen. Kinder begegnen dem Tod, Freiburg 1991.
265. Thiede, W.: Das Kind vor der Problematik von Sterben und Tod. In: Der evangelische Erzieher 42 (1990), 43-53.
266. Wagner, H. (Hg.): Grenzen des Lebens. Wider die Verwilderung von Sterben, Tod und Trauer. Frankfurt/M. 1991.
267. Zulehner, P./Becker, P./Virt, G.: Sterben und sterben lassen. Düsseldorf 1991.

3.3. Sterben und Tod in der liturgischen Praxis

268. Adam, A./Berger, R., Art.: Sterbeliturgie. In: Pastoralliturgisches Handlexikon. Freiburg-Basel-Wien [4]1986, 489ff.

269. Becker, H./Einig, B./Ullrich, P.-O. (Hg.): Im Angesicht des Todes. Ein interdisziplinäres Kompendium in 2 Bänden. St. Ottilien 1987.

270. D'Haese, P.: Pasen vieren bij de dood van een christen. In: Tijdschrift voor Liturgie 78 (1994), 26-34.

271. Friemel, F.G.: Die Toten begraben - Pastoralsoziologische Überlegungen. In: Theologisch-praktische Quartalschrift 136 (1988), 326-334.

272. Glade, W.: Die kirchliche Begräbnisfeier. In: Theologisch-praktische Quartalschrift 136 (1988), 335-343.

273. Hollerweger, H.: Die erneuerte Begräbnisfeier. In: Liturgisches Jahrbuch 24 (1974), 13-30.

274. Mertens, A.: Worte zum Tod - Worte zum Leben? In: Bibel und Liturgie 66 (1993), 44-50.

275. Richter, K. (Hg.): Der Himmel geht über allen auf. Beispiele der Verkündigung angesichts des Todes. Freiburg-Basel-Wien [3]1990.

276. Richter, K. (Hg.): Der Umgang mit den Toten. Tod und Bestattung in der christlichen Gemeinde. Freiburg-Basel-Wien 1990.

Zwei Aspekte sind es, so Herbert Vorgrimler: Von der Gegenwart und dem Leben der Toten (S. 27-47), die seiner Meinung nach zu einem falschen Weg des Umgangs mit den Toten führten: a) die besonders in Europa zutagetretende Verharmlosung Gottes, der zum alles verzeihenden, gütigen und harmlosen Gott wird und b) die Ent-Individualisierung des Glaubens. Der Glaube kann und darf das katastrophische Moment des Todes nicht überspielen, jeder ist davon betroffen und jeder stirbt seinen Tod (zunächst einmal) für sich allein. Der christliche Glaube erhofft das endgültige Gerettetsein des geliebten "Du's", die immer auch einen leiblichen Aspekt beinhaltet, bei und in Gott. Daraus ergibt sich, daß der Christ beim Tod eines geliebten Mitmenschen nicht nur - bei aller Verständlichkeit - der empirischen Trennung und der damit verbundenen Trauerarbeit zugewandt sein sollte, sondern den Blick auch nach "oben" auf den nun hoffentlich in Gott geborgenen Menschen richten sollte. Von daher ergibt sich auch das Postulat einer lebendigen Beziehung des Menschen zu "seinen" Toten, die ja gerade inbezug auf Jesus zum Kern des christlichen Glaubens gehört. In Blick auf den Dialog mit der Liturgiewissenschaft plädiert V. für ein stärkeres Einbeziehen der an der Trauerfeier teilnehmenden Gläubigen als Mit-Subjekte der liturgischen

Gestaltung des Totengedächtnisses. In Absetzung zur römisch-katholischen Kirche versuchte Luther, so Friedemann Merkel: Der Umgang mit den Toten und Trauernden als Thema evangelischer Theologie und kirchlicher Praxis (S. 48-62), der Bestattung einen schlichten, auf das Wesentliche beschränkten, Charakter zu geben. Trotz der Aversion gegen das katholische Fürbittgebet für die Verstorbenen gestand Luther den Gläubigen als Ausdruck der persönlichen Trauer ein Gebet für den Verstorbenen zu. Unter Rekurs auf seine eigenen Erfahrungen in der Seelsorge geht M. auf die heutige Form der Bestattung in der evangelischen Kirche ein. Eine einheitliche Gestaltung findet sich geschichtlich erst relativ spät und besteht im Grunde aus zwei Teilen: a) Wortgottesdienst an der Friedhofskapelle mit persönlich gehaltener Trauerpredigt und b) bei Erdbestattung: Erdaufwurf, Bestattungsformel, Schriftwort, kurzes Gebet mit Vaterunser und Segen. Anastasios Kallis: "Der letzte Kuß". Der Umgang mit Toten und Trauernden in der orthodoxen Kirche und Theologie (S. 63-76) hebt die Bedeutung der Trauer um den Verstorbenen stark hervor und verweist auf die orthodoxe Totenliturgie, die versucht, dieser Trauer in Gebeten und Liedern Ausdrucksmöglichkeiten zu bieten, wobei stets die todüberwindende Dimension von Ostern als letzter Fluchtpunkt im Hintergrund steht. Als Kristallisationspunkt dieses Umganges mit Tod und Trauer stellt K. den Abschiedskuß für den Toten am Ende der Totenliturgie heraus. Was das Leben nach dem Tod betrifft, so gibt es keine systematische Spekulation wie etwa im westlichen Christentum, aber das Verständnis des Menschen als Bild (Eikon) Gottes gibt Anlaß zur Hoffnung, daß dessen Leben durch den Tod hindurch von Gott gerettet wird. Anhand mehrerer Beispiele (Nachbarschaftshilfe, Gedenken etc.) zeigt Reinhold Waltermann: Wenn einer stirbt. Der Tod gehört zum Leben einer Gemeinde (S. 77-80) auf, wie in seiner Stadtgemeinde versucht wird, dem Tod und den Toten wieder einen Platz unter den Lebenden zu geben. Ausgehend von der heutigen Abschiebung des Sterbens ins Krankenhaus und damit in die Anonymität sowie des Auseinanderfallensvon Diakonia und Leiturgia in konfessionellen Krankenhäusern, sieht Werner Schweidtmann: Der Umgang mit Toten und Hinterbliebenen im Krankenhaus (S. 81-92) die Aufgabe gerade der Kirche darin, Haltungen zu entwickeln und zu ermöglichen, die den Tod und die Toten in das Leben integrieren. Dies betrifft vor allem auch die Mitarbeiter in (konfessionellen) Krankenhäusern, die ja genauso von Ängsten und Verdrängungsmechanismen - zumal es ihnen ja eigentlich um die Erhaltung des Lebens geht - betroffen sind wie andere Menschen auch. Eine dementsprechende Ausbildung wäre vonnöten. Anhand des Beispieles eines plötzlichen Todes führt S. am Ende an, wie der liturgisch-pastorale Umgang mit dem Sterben und den trauernden Angehörigen gestaltet werden kann, um eine Integration dieses schokkierenden Erlebnisses in das Leben der Hinterbliebenen hinein zu ermöglichen. Monika Ausel: Das christliche Todesverständnis im Spiegel der Friedhofs- und Grabmalgestaltung (S. 93-105) untersucht anhand zahlreicher christlicher Grabinschriften das sich darin dokumentierende Verständnis vom Tod (z.B. als Gericht, Rettung, Ruhe etc.) und stellt fest, daß in neuerer Zeit eine zunehmende Sprachlosigkeit inbezug auf die Grabsteingestaltung zu beobachten ist. Hier ist die christliche Gemeinde zur brüderlichen bzw. schwesterlichen Hilfe bei der Gestaltung der Grabmale gefordert.

277. Richter, K./Maas-Ewerd, T.: Neue Totenliturgie. Eucharistiefeiern, Wortgottesdienste, Begräbnisriten, Übertragungen und Vorschläge. Essen 1971.

278. Richter, K./Probst, M./Plock, H.: Zeichen der Hoffnung in Tod und Trauer. Ein Werkbuch für die pastoralliturgische Praxis. Freiburg-Basel-Wien ^{5}1988.

279. Röthlein, E.: Begräbnis in der Stadt. Erfahrungen und Überlegungen eines Seelsorgers. In: Theologisch-praktische Quartalschrift 138 (1990), 162f.

280. Rouillard, P.: Die Liturgie des Todes als Übergangsritus. In: Concilium (D) 14 (1978), 111-116.

281. Rutherford, H.R.: Honoring the dead. Catholics and cremenation. In: Worship 64 (1990), 482-494.

282. Schulz, F.: Agenda mortuorum. Evangelische Marginalien zu einer katholischen Darstellung der Sterbe- und Begräbnisliturgie. In: Archiv für Liturgiewissenschaft 29 (1987), 385-402.

Volkskunde

Heinrich L. Cox

Einleitung

Innerhalb des Totenbrauches setzte seit der Aufklärung, verstärkt aber erst seit dem 19. Jahrhundert angesichts der Industrialisierung und Entfaltung der modernen bürgerlichen Gesellschaft, ein folgenreicher Mentalitätswandel ein, der letztendlich in unserer Zeit zu einer fast völligen Verdrängung des Todes aus dem Alltag führte. Aber gerade im Bereich des Todes läßt sich die Gleichzeitigkeit des Ungleichzeitigen bis in unser Jahrhundert nachweisen. In Deutschland vollzogen sich u.a. nach Ausweis der Sammlungen des Atlas der deutschen Volkskunde in den ersten drei Jahrzehnten nach 1900 in allen Schichten der Bevölkerung die augenfälligsten Umbrüche innerhalb der Bestattungs- und Trauerkultur; sie begannen in den Städten und fanden in den protestantischen Regionen stärkeren Niederschlag als in katholisch geprägten Räumen.

Die Trauerriten, zum Teil bis in unser Jahrhundert von archaischen bzw. nur blaß christlich übertünchten Vorstellungen bestimmt, wurden zunehmend mit dem einhergehenden Zerfall der Einheit von religiöser und gesellschaftlicher Welt von Säkularisierungstendenzen erfaßt. Die hieraus hervorgehende Rationalisierung führte einerseits zu einer behördlich verwalteten hygienischen Bestattung der Toten, andererseits in unserer Zeit, und dies mit steigender Tendenz, aber auch zu einer neuen Besinnung auf die positiven Elemente einer verlorengegangenen Trauerkultur.

Totenbrauchtum im weitesten Sinne des Wortes gehörte bis in die sechziger Jahre im Rahmen der Reliktforschung zu den zentralen Themen der Volkskunde (Ethnologie Europas). Im Rahmen des Atlas der deutschen Volkskunde wurde in den dreißiger Jahren in einer großangelegten Befragung dem Totenbrauchtum vorrangig Aufmerksamkeit geschenkt. Aus ca. 20.000 Orten des deutschen Reiches in den Grenzen von 1937 sowie aus den deutschen Sprachinseln in Südosteuropa liegt ein umfassendes Material vor, das fast alle Aspekte[1] des gesamten Totenbrauchtums umfaßt. Das Material stellt eine einzigartige historische Quelle dar, zumal es den regional unterschiedlich verlaufenden Umbruch im ausgehenden 19. und zu Anfang des 20. Jahrhunderts dokumentiert. Einige

---

1 Zum Wortlaut der Fragen vgl. Erläuterungen zum Atlas der deutschen Volkskunde. Hrsg. von Matthias Zender, Bd.I Marburg 1959-1964, S.27f (Frage 158-171).

Teilaspekte (Todesvorzeichen, Todesstellen, Nachbarschaftshilfe beim Tod, Sarg, Grabbeigaben, Totenmahl, der Verstorbene als Nachzehrer) wurden bereits flächendeckend für das gesamte deutsche Sprachgebiet im Atlas der deutschen Volkskunde kartographisch dargestellt und mit ausführlichen Kommentaren versehen, andere Teilaspekte wurden lediglich regional ausgewertet. Allerdings harren noch immer große Teile dieses Materials der Aufarbeitung.[2]

Als Dominanten des gesamten Totenbrauchtums stellten sich drei Grundzüge des Totenglaubens heraus: Der Tote bzw. seine Seele lebe weiter, er sei mächtig sowie gut und böse zugleich. Sie bedingten bald in massiv-drastischen Formen, bald in mehr vergeistigter und verhüllter Weise, in geographisch und zeitlich unterschiedlicher Lagerung zum Teil bis zum Anfang unseres Jahrhunderts das gesamte Verhalten bei einem Sterbefall.

Die folgende annotierte Auswahlbibliographie zeigt, daß die ältere Volkskunde sich bis weit nach dem zweiten Weltkrieg weitgehend nur deskriptiv mit Sterben und Tod befaßt hat, und neuere Ansätze der französischen Menta- litätsforschung nur zögernd übernommen wurden. Erst allmählich setzte sich in der Volkskunde unter dem Einfluß der französischen Mentalitätsforschung die Ansicht durch, eine Ethnographie des Totenbrauches allein genüge nicht, sondern es bedürfe zur Deutung des Wandels der Trauerkultur die Aufarbeitung der Frage, welche Faktoren letztendlich einen Mentalitätswandel auslösten und wie sich dieser Mentalitätswandel auf das konkrete Verhalten der Gesellschaft auswirkte. Eine Festlegung der Bibliographie auf das ausgehende 19. und das 20. Jahrhundert ließ sich dabei verantworten, da eben an dieser Zeit noch exemplarisch der historische Bruch im Umgang mit dem Tode aufgezeigt werden kann. Entscheidend ist die Darstellung der sich wandelnden Haltung dem Tode gegenüber, die das zeittypisch strukturierte Verhalten des einzelnen bedingt.

In der vorliegenden annotierten Bibliographie wurde eine repräsentative Auswahl aus annähernd 2.000 Titeln getroffen.[3] Bis auf einige wichtige Werke aus der Zeit vor 1945 wurde nur jüngere Literatur berücksichtigt. Obgleich die sogenannte "Heimatliteratur" (Beiträge in Heimatblättern, Heimatkalendern u.ä.) manchmal als Quelle durchaus brauchbar ist und den weitaus größten Teil der greifbaren Beiträge zum Thema Sterben und Tod einnimmt, wurde sie bei der Auswahl der hier aufgenommenen Titel im allgemeinen nicht berücksichtigt, da sie

---

2 Das Material befindet sich im Archiv des Volkskundlichen Seminars der Universität Bonn und kann dort eingesehen werden.

3 Die vorläufige Gesamtbibliographie kann im Volkskundlichen Seminar der Universität Bonn eingesehen werden. Georg Kehren bereitet eine Publikation vor.

oft kaum greifbar ist und in erster Linie auf einen begrenzten Raum (Dorf, Gemeinde, Stadt oder Stadtteil) zugeschnittenen ist. Die Volkskundliche Auswahlbibliographie wurde von Heidi Gansohr-Meinel und Georg Kehren bearbeitet.

INHALTSVERZEICHNIS

1. Tod und Sterben

1.1 Allgemeine Darstellungen

1. Ariès, Philippe: Geschichte des Todes. 2. Auflage der deutschen Übersetzung aus dem Französischen. München/Wien 1980. Dazu: Ariès, Philippe: Bilder zur Geschichte des Todes. München/Wien 1984.
Grundlegende mentalitätsgeschichtlich ausgerichtete Synthese der Geschichte des Todes im Abendland (Schwerpunkt Frankreich).
2. Becker, Hansjacob/Einig, Bernhard/Ullrich, Peter-Otto (Hg.): Im Angesicht des Todes. Ein interdisziplinäres Kompendium. St. Ottilien 1987.
Ein sehr breit gefächertes interdisziplinäres Werk aus unterschiedlichen Wissenschaftsrichtungen. Das zweibändige Buch ist in sieben Hauptkapitel eingeteilt, wobei der größte Teil theologischen Fachbereichen vorbehalten bleibt: V. Biblische Theologie, VI. Systematische Theologie und VII. Praktische Theologie. Ausgesprochen volkskundliche Beiträge sind nur durch den Beitrag von J. Baumgartner im Abschnitt II. Humanwissenschaften 1. Ethnologie/Volkskunde vertreten. Insgesamt bietet das Werk einen schlaglichtartigen und nicht repräsentativen Überblick über verschiedene Wissenschaftsdisziplinen zum Thema Sterben und Tod.
3. Boehlke, Hans-Kurt: Das Bestattungs- und Friedhofswesen in Europa. Wien 1977.
4. Braet, Herman/Verbeke, Werner: Death in the middleages. ML-Mediaevalia Lovaniensia, Series I/Studia IX, Leuven 1983, 19-77.
5. Brückner, Wolfgang: Das alte Thema Tod im Boom der neuen Literatur. In: Bayerische Blätter für Volkskunde, Jg. 11, 1984, 75-96.
6. Curare: Sterben und Tod. Eine kulturvergleichende Analyse. Verhandlungen der VII. Internationalen Fachkonferenz Ethnomedizin in Heidelberg, 5.- 8.4.1984, Hg. i.A. der Arbeitsgemeinschaft Ethnomedizin von Sich, Dorothea/Figge, Horst H./Hinderling, Paul. Sonderband 4/1985. Braunschweig/Wiesbaden 1986.
Ein Sammelband mit Beiträgen von Autorinnen und Autoren unterschiedlicher Disziplinen, wobei jedoch der Anteil der ethnologische Beiträge überwiegt. Die einzelnen Berichte reichen geographisch von Asien über Europa, Afrika bis zum amerikanischen Kontinent. Im Rahmen dieser Bibliographie wurde nur der volkskundliche Beitrag von Ebermuth Rudolph berücksichtigt. Am Ende des Werkes befindet sich eine ausführliche Bibliographie mit einer Literaturauswahl der beteiligten Fachrichtungen.
7. Fischer, Norbert: Vom Gottesacker zum Krematorium: Trauerkultur zwischen Tradition und bürgerlicher Rationalität. Eine sozialgeschichtliche

Studie zum Umgang mit den Toten in Deutschland 1780-1930. Diss. Hamburg 1994.

8. Gundolf, Hubert: Totenkult und Jenseitsglaube. Mödling 1967.
9. Hugger, Paul: Die Darstellung soeben Verstorbener durch Lebende. Eine vergleichende volkskundliche Studie. In: Schweizer Archiv für Volkskunde 65 (1969), 180-207.

   Hugger gibt zunächst einen Überblick über unterschiedlichste Bräuche zur Behandlung unlängst Verstorbener, wobei mit historischen und ethnologischen Beispielen aus den verschiedensten Teilen Europas, aber auch Amerikas und Asiens, Raum und Zeit überbrückt. Seine zentrale Frage ist dabei, ob sich die verschiedenen Erscheinungen auf gemeinsame Wurzeln zurückführen lassen oder ob es sich um mehr oder weniger zufällige Analogien in der Erscheinungsform der Bräuche handelt. Hugger kommt schließlich zu dem Ergebnis, daß die deutliche Ähnlichkeit verschiedener Bräuche um den Verstorbenen aus der Notwendigkeit der Trauerbewältigung von einzelnen Individuen enstanden und durch Imitation schließlich in Form von Bräuchen Teil der Volkskultur wurden.
10. Illhardt, Franz Josef: Tod - Trauer - Transzendenz. Europäische Traditionen in Auseinandersetzung mit dem Tod. In: Curare. Sonderband: Sterben und Tod. Braunschweig 1986, 23-34.

   Der Autor geht von drei Prämissen für die Auseinandersetzung mit dem Tod aus. 1. Der Tod ist der finale Bestimmungsgrund des Lebens, 2. der Tod ist Faktor von Bilanz und Ganzheit des Lebens, und 3. der Tod dient als Aspekt der End-Gültigkeit aller Einzelentscheidungen. Diese drei Bedeutungslinien sind bedingt von dem Bewußtsein von Transzendenz. Der Autor erläutert diese Auffassung anhand von Beispielen aus der Trostliteratur, der Theorie und Praxis der Trauer und der Ars-moriendi-Literatur. Im letzten Abschnitt soll aufgezeigt werden, daß eine Wiederbelebung alter Bräuche in der Auseinandersetzung mit dem Tod nicht möglich ist, da der Traditionsbruch durch eine moderne, kritische Auseinandersetzung an Religion und Transzendenz bedingt ist.
11. Meuli, Karl: Drei Grundzüge des Totenglaubens. In: Meuli, Karl: Gesammelte Schriften Bd. 1, hrsg. von Thomas Gelzer. Basel/Stuttgart 1975, 303-331.

   Meulis Aufsatz über die drei Grundzüge des Totenglaubens gehört zu den wenigen wichtigen volkskundlichen Beiträgen, in denen aus wissenschaftlicher Sicht versucht wurde, sich auf theoretischer Ebene dem Untersuchungsfeld Totenglaube und -brauch zu nähern. Drei Grundzüge liegen nach Meuli den Totenvorstellungen zugrunde: 1. die Anschauung, daß der

Tote weiterlebt, 2. die Überzeugung, daß er mächtig ist und 3. der Glaube, daß er gut und böse zugleich ist. Meuli greift die einzelnen Thesen auf und erläutert diese z.T. sehr ausführlich anhand von Beispielen. Als Quintessenz des Dargestellten ergibt sich, daß der Tote gut und böse zugleich ist und erst durch die Pflege und die Opfer im Rahmen des Totenkultus gnädig gestimmt wird und sich in ein dauerhaft gütiges Wesen verwandelt.

12. Ohler, Norbert: Sterben und Tod im Mittelalter. München 1993.
. Beschreibende Darstellung aufgrund historischer Quellen.

13. Schmidt, Leopold: Totenbrauchtum im Kulturwandel der Gegenwart. In: Anzeiger der phil.hist. Klasse der Österreichischen Akademie der Wissenschaften, Jg. 118, 1981, Nr. 6, 171-194 (=Mitteilungen des Instituts für Gegenwartsvolkskunde Nr. 10).

14. Schmied, Gerhard: Sterben und Trauern in der modernen Gesellschaft. Opladen 1985.

15. Stephenson, Gunther: Leben und Tod in den Religionen. Symbol und Wirklichkeit. Darmstadt 1980.
Leben und Tod haben seit Jahrtausenden einen allgegenwärtigen Einfluß auf das Denken der Menschen. In diesem Buch wird die Thematik in 19 Aufsätzen von Wissenschaftlern unterschiedlicher Disziplinen erörtert. Zunächst werden generelle Themen behandelt. Die folgenden vier Kapitel sind nach regionalen Aspekten unterteilt: Europa, Afrika, Asien und Amerika. Es ist jedoch nicht nur die regionale Differenziertheit, die den internationalen und multidisziplinären Ansatz dieses Buches unterstreicht; die Einbindung von Themenbereichen wie Musik und Kunst und die Sichtweise der Ethnologen und Volkskundler unterstreichen den breitgefächerten Ansatz dieses Werkes.

16. Stüber, Karl: Commendatio animae. Sterben im Mittelalter. Bern/Frankfurt 1976.

1.2 Überregionale Darstellungen

17. Becker, A.: Bestattungsbrauchtum vom Rhein zur Saar. In: Volk und Volkstum 2 (1937),76-84.

18. Döring, Alois: Der vergessene Tod. Ergebnisse einer Bestandsaufnahme alter Sterbe- und Totenbräuche im Rheinland. In: Katholisches Bildungswerk Bonn (Hg.): In Bonn katholisch sein. Ursprünge und Wandlungen in einer rheinischen Stadt. Bonn 1989, 159-168.

19. Der letzte Gang - De laatste gang: Totenbrauchtum - Gebruiken rond de Dood. Westmünsterland - Oost-Nederland - Kreis Borken. Enschede/Telgte/Vreden 1988.
"Der letzte Gang - De laatste gang" ist ein Sammelwerk verschiedener Aufsätze deutscher und niederländischer Autoren zum Thema Sterben und Tod. Das Spektrum der Aufsätze reicht von Themen zum Brauchtum bei Sterben und Tod über Friedhofsgestaltung und -gebäude bis hin zu Denkmälern und Gedächtnistafeln für Verstorbene und Andenken aus dem Haar Verstorbener. Sämtliche Aufsätze sind in einer niederländischen und deutschen Fassung abgedruckt.
20. Hain, Mathilde: Tod und Begräbnis. Berichte. (Hessische Abteilung im Institut für Volkskunde, Universität Frankfurt), Frankfurt 1956.
21. Illi, Martin: Wohin die Toten gingen. Begräbnis und Kirchhof in der vorindustriellen Stadt. Zürich 1992.
Das Werk beschäftigt sich mit dem Wandel der Begräbnisplätze von der Antike bis in die Gegenwart. In fünf Kapiteln werden die Leitlinien der Entwicklung dargestellt: Vom Gräberfeld zum Kirchhof, die Bestattungsplätze in der spätmittelalterlichen Stadt, Begräbniswesen und Bestattungsrituale, Begräbnis und Friedhof in der Reformationszeit, Zusammenfassung und Ausblick in die Moderne. Die aufgeführten Beispiele beziehen sich weitgehend auf die Schweiz. Ausführliche Literaturangaben.
22. Kolmer, L.: Sterben und Leben im späten Mittelalter. In: Wiedemann, F. (Hg.): Bilder aus der Heimat. Szenen und Begebenheiten aus der G-eschichte Ostbayerns. Regensburg 1989, 90-104.
23. Kyll, Nikolaus: Tod, Grab, Begräbnisplatz, Totenfeier. Zur Geschichte ihres Brauchtums im Trierer Lande und in Luxemburg unter besonderer Berücksichtigung des Visitationshandbuches des Regino von Prüm (+ 915). Bonn 1972.
Umfassende und profunde bis ins 20. Jh. reichende Darstellung aufgrund historischer, vor allem kirchlicher Quellen.
24. Lange, Erwin Rudolf: Sterben und Begräbnis im Volksglauben zwischen Weichsel und Memel. Würzburg 1955.
25. Löffler, Peter: Studien zum Totenbrauchtum in den Gilden, Bruderschaften und Nachbarschaften Westfalens vom Ende des 15. bis zum Ende des 19. Jahrhunderts (=Forschungen zur Volkskunde 47). Münster 1970.
Gilden, Bruderschaften und Nachbarschaften nahmen eine besondere Stellung bei der Tradition von Bräuchen ein. Löfflers Arbeit versucht am Beispiel der Region Westfalen die besondere Stellung dieser Gemeinschaften anhand des Totenbrauchtums herauszustellen. Unter Auswertung

archivalischer Quellen und Befragungsunterlagen aus den 30er und 50er Jahren wurden verschiedene Aspekte des Totenbrauchtums untersucht: Todansage, Totenwache, Leichenfolge, Leichenträger, Totengeläut, Totenlicht und Totenkerze, Bahrtuch, Totenmahl. Aufgrund der Stoffülle mußte aber auch auf einzelne Aspekte verzichtet werden. So wurde auf die Darstellung der liturgischen und volksreligiösen Aspekte des Totenbrauches verzichtet.

26. Metken, Sigrid (Hg.): Die letzte Reise - Sterben, Tod und Trauersitten in Oberbayern. München 1984. Ausstellungskatalog zur gleichnamigen Ausstellung im Münchner Stadtmuseum vom 4. Juli bis 9. September 1984. Die Beiträge sind in drei große Gruppen unterteilt: Memento mori, Die letzte Reise und In Memoriam. Insbesondere der zweite Abschnitt beinhaltet zwanzig Einzelbeiträge von den Bereichen "Sterben" über "Trauerkleidung" bis hin zu "Leichenschmaus". Abschnitt drei "In Memoriam" setzt Schwerpunkte in der Volkskunst, der Grabgestaltung und der Gefallenenbestattung im Wandel der Jahrhunderte. Die einzelnen Beiträge beziehen sich weitgehend auf den bayerischen Raum.

27. Schmidt, Volker: Slawische Bestattungssitten auf dem Territorium des Bezirkes Neubrandenburg. In: Neubrandenburger Mosaik (1983), 5-12.

28. Staffler, Richard: Totenbräuche in Süddtirol. In: Der Schlern 30 (1956), 414-423.

29. Tod und Begräbnis. Berichte. Hg. von der Hessischen Abteilung im Institut für Volkskunde, Universität Frankfurt, 1956.

30. Zur Geschichte des Bestattungswesens in Wien. Im Dienste der Gemeinschaft 1907-1982. 75 Jahre städtische Bestattung. Hg. v.Wiener Stadtwerke/Städtische Bestattung. Wien 1982.
Bildband: Totentransport, Aufbahrung, Kondukt, Erdbestattung, Feuerbestattung, Todesnachricht, Totengedenken, Friedhof).

1.3 Todesvorzeichen

31. Atlas der deutschen Volkskunde. Hg.v. Heinrich Harmjanz und Erich Röhr. Leipzig 1937-1940. Karten 107-109: Vögel, deren Ruf den Tod ankündet. Der Atlas der deutschen Volkskunde basiert auf Fragebogenmaterial, das zwischen 1930 und 1935 in ca. 20.000 Orten des deutschen Reiches in den Grenzen von 1937 und in den deutschen Sprachinseln Südosteuropas erhoben wurde.

32. Grober-Glück, Gerda: Todesvorzeichen bei Tod und Begräbnis. In: Zender, Matthias (Hg.): Atlas der deutschen Volkskunde NF, Erläuterungen Bd. II, Marburg 1966-1982, 411-426, Karten Atlas der deutschen Volkskunde NF 70-72d.
   Der Atlas der deutschen Volkskunde basiert auf Fragebogenmaterial, das zwischen 1930 und 1935 in ca. 20.000 Orten des deutschen Reiches in den Grenzen von 1937 und in den deutschen Sprachinseln Südosteuropas erhoben wurde.

2. Rechtliches

33. Meier, John: Ahnengrab und Rechtsstein. Untersuchungen zur deutschen Volkskunde und Rechtsgeschichte. Berlin 1950.
   Meiers Untersuchung liegt die These zugrunde, daß Ahnengrab und Rechtsstein ursprünglich identisch sind. Dabei sind die von Meier untersuchten Ahnengräber in erster Linie prähistorische Großsteingräber, die in späterer Zeit die Funktion von Thingplätzen oder anderen Rechtsplätzen erhielten.
34. Ranke, Kurt: Rosengarten. Recht und Totenkult. Hamburg 1951.
   Die noch häufig in Orts-, Flur- und Straßennamen auftauchende Bezeichnung des "Rosengartens" ist nach Ranke der Hinweis auf altgermanische Kultplätze. Dabei ist eine Funktion als Totenort, als Gerichtsstätte sowie als Hinrichtungsplatz denkbar.
35. Siuts, Hinrich: Bann und Acht und ihre Grundlagen im Totenglauben (=Schriften zur Volksforschung 1). Berlin 1959.

2.1 Todesstrafe

36. Barring, L.: Göttерspruch und Henkerhand. Die Todesstrafen in der Geschichte der Menschheit. Bergisch Gladbach 1967.
   Barring versucht, die Entwicklung und die Bedeutung der Todesstrafe in der Menschheitsgeschichte aufzuzeigen. Er folgt dabei nicht unbedingt einer Chronologie der Todesstrafe als zeitliche Abfolge der Entwicklung der Tötungstechniken, sondern der Autor war um eine sachliche Gruppierung bemüht, die jedoch in einem geschichtlichen Rahmen steht. Die Hauptthemengruppen bilden somit drei große Kapitel - vom Autor als

Bücher bezeichnet. Buch eins ist übertitelt mit "In der Hand der Götter" und beschäftigt sich mit den sogenannten Gottesurteilen. Buch zwei - "In der Hand des Henkers" - behandelt unterschiedliche Hinrichtungstechniken - Beil, Schwert, Galgen, Pfahl und Rad. Buch drei "Der Tod aus der Maschine" zeigt die Technisierung des staatlich sanktionierten Tötens auf. Im Anhang des Buches findet sich eine Zeittafel zur Geschichte der Hinrichtung.

37. Feucht, Dieter: Grube und Pfahl. Ein Beitrag zur Geschichte der deutschen Hinrichtungsbräuche. Diss. Tübingen 1967.
Feuchts Dissertation beschäftigt sich mit einer Sonderform der Hinrichtung, dem "Lebendigbegraben" und dem "Pfählen", die beide auch zusammen in unterschiedlichen Kombinationen auftreten konnten. Sein Hauptanliegen ist es, über historische Quellen die Herkunft und die Funktion dieser Strafform zu erklären und die Veränderungen im Laufe der Jahrhunderte aufzuzeigen.

38. Ilg, Karl: Späte Nachweise des "Lebendigeingrabens" als Strafvollzug aus den Alpenländern. In: Rheinisches Jahrbuch für Volkskunde 10 (1959), 232-237.

39. Leder, Karl Bruno: Die Todesstrafe. Ursprung, Geschichte, Opfer. München 1986.

2.1.1 Leichenbestrafung

40. Brückner, Wolfgang: Leichenbestrafung. In: Handwörterbuch zur deutschen Rechtsgeschichte, 16. Lieferung 1978, Sp, 1810-1814.
Die Bestrafung von vor der eigentlichen rechtskräftigen Hinrichtung Verstorbenen ist seit dem Mittelalter in vielen Fällen überliefert. Dazu zählt auch das Köpfen vor dem Rädern oder Vierteilen oder das Erdrosseln vor dem Verbrennen auf dem Scheiterhaufen. Brückner liefert eine Reihe von Beispielen aus verschiedenen Rechtsquellen über diese Form der Bestrafung.

2.1.2 Scharfrichter, Henker

41. Irsigler, Franz/Lasotta, Arnold: Bettler und Gaukler, Dirnen und Henker. Außenseiter in einer mittelalterlichen Stadt. Köln 1984, München 1989.

42. Schattenhofer, Michael: Der Tod durch den Henker. In: Metken, Sigrid (Hg.): Die letzte Reise. Sterben, Tod und Trauersitten in Oberbayern. München 1984, 163-174.

43. Schuhmann, Helmut: Der Scharfrichter. Seine Gestalt, seine Funktion. Kempten 1964.

44. Dülmen, Richard van: Das Schauspiel des Todes. Hinrichtungsrituale in der frühen Neuzeit. In: Dülmen, Richard van/Schindler, Norbert (Hg.): Volkskultur. Frankfurt 1984, 203-245.
Neben der Funktion der Hinrichtung in der Gesellschaft befaßt sich van Dülmen ausführlich mit der Entwicklung der einzelnen Formen der Hinrichtung vom 16. bis zum frühen 19. Jahrhundert. Anhand von vielen Beispielen aus verschiedenen deutschen Regionen werden die unterschiedlichen Arten der Hinrichtung (Verbrennen, Hängen, Köpfen, Ertränken etc.) in Verbindung mit den Straftaten und unterschiedlichen Ständen dargelegt. Dabei wird die staatspolitische Bedeutung der Todesstrafe und ihre Wirkung auf das Volk ausgeführt.

45. Elsener, Ferdinand: Zur "Befreiung" des Scharfrichters. In: Schweizer Archiv für Volkskunde 44 (1947), 66-72.
Der Beruf des Scharfrichters gehörte im Mittelalter und in der frühen Neuzeit zu den "unehrlichen" Berufen. Durch dieses Stigma durften Angehörige dieses Berufes keine "ehrlichen" Personen heiraten. Die einzige Möglichkeit für den Scharfrichter für sich und seine Familie, diesen Makel der Unehrlichkeit zu verlieren, bestand darin, nach der Berufsaufgabe den König um "Befreiuung" zu bitten. Elsener beschreibt einen solchen Fall aus der zweiten Hälfte des 18. Jahrhunderts.

2.1.3 Richtstätte

46. Helfer, Christian: Positionsmerkmale des Galgenplatzes am unteren Mittelrhein. In: Rheinisches Jahrbuch für Volkskunde 13/14, (1962/63), 39-59.
Helfer beschreibt einzelne verschiedene Topographien für die Hinrichtungsstätte. Dabei ist sein Untersuchungsraum auf die Umgebung von Bonn und die benachbarten Gemeinden beschränkt. Als topographische Klassifizierung unterteilt Helfer die Hinrichtungsstätten in solche auf einem Hügel oder erhöhter Position, auf freiem Feld, aber auch auf besondere Merkmale wie Nordlage oder Wassernähe des Hinrichtungsplatzes. Als weitere Merkmale werden die Grenznähe zur Nachbarge-

meinde, Dingplatz und Marktplatz mit Beispielen aus dem mittelrheinischen Raum erläutert.

2.2 Gewaltsamer Tod

2.2.1 Mord/Totschlag

47. Schmidt-Wiegand, Ruth: Mord und Totschlag in der älteren deutschen Rechtssprache. In: Forschungen zur Rechtsarchäologie und rechtlichen Volkskunde 10 (1988), 47-84.

2.2.1.1 Kindestötung/Abtreibung

48. Pfeil, Sigurd Graf von: Das Kind als Objekt der Planung. Eine kulturhistorische Untersuchung über Abtreibung, Kindertötung und Aussetzung. Göttingen 1979.
49. Stukenbrock, Karin: Abtreibung im ländlichen Raum Schleswig-Holsteins im 18. Jahrhundert. Eine sozialgeschichtliche Untersuchung auf der Basis von Gerichtsakten (= Studien zur Volkskunde und Kulturgeschichte Schleswig-Holsteins Band 28). Neumünster 1993.
    Stukenbrock betrachtet das Problemfeld Abtreibung im 18. Jahrhundert auf verschiedenen Ebenen: obrigkeitliche Verordnungen, rechtliche Bestimmungen, geistesgeschichtlicher Kontext, die herrschenden Vorstellungen über die soziale Wirklichkeit und die Lebenswelt des 18. Jahrhunderts.

2.2.2 Suizid

50. Geiger, Paul: Die Behandlung der Selbstmörder im deutschen Brauch. In: Schweizerisches Archiv für Volkskunde 26, 1925, 145-170.
    Aus den antiken Quellen läßt sich nicht erkennen, daß der Selbstmord bei den Germanen als unehrenhaft galt und besondere Maßnahmen für Selbstmörder ergriffen wurden. Erst seit dem Mittelalter sind Rechtsbräuche zur Behandlung von Selbstmördern überliefert. Seit dem 12. Jahrhundert sind auch profane Strafen bekannt. Diese reichen von Verbrennen bis zu Wegschwemmen in Fässern. In der Schweiz beginnt sich die Behandlung von Selbstmördern seit dem 17. Jahrhundert zu wandeln. Es kommt zu ersten ehrlichen Begräbnissen für diesen Personenkreis.

51. Kühnel, Harry: "...da erstach sich mit willn selber...": Zum Selbstmord im Spätmittelalter und in der frühen Neuzeit. In: Sprache und Recht, Berlin u.a. 1986, 474-489
Selbstmord konnte im Mittelalter selbst durch die drohende öffentliche Bestrafung nicht verhindert werden. Dem Selbstmörder drohte, nicht auf einem Kirchhof beerdigt zu werden und die Konfiskation seines Besitzes. Kühnel stellt anhand von Beispielen aus den Städten Frankfurt/Main und Nürnberg aus der Zeit vom 13. bis zum 16. Jahrhundert einerseits die Art der Selbsttötung (Erhängen, Ertränken, Sprung oder Erstechen), die jahreszeitlichen Schwankungen und die Häufigkeit der Selbstmorde nach Wochentagen dar. In einem weiteren Kapitel wendet er sich dem sozialen Status der Selbstmörder und deren Motiven - soweit dies aus den Quellen ersichtlich ist - zu.

3. Einstellung zu Sterben und Tod

52. Baum, Stella: Der verborgene Tod. Auskünfte über ein Tabu. Frankfurt/M. 1976.
53. Baum, Stella: Plötzlich und unerwartet. Todesanzeigen. Düsseldorf 1980.
Stella Baum sammelte über einen Zeitraum von 20 Jahren (1960-1980) Todesanzeigen aus der Tagespresse. Das Buch stellt den Versuch dar, die Quellengattung "Todesanzeige" als Quelle für die mutmaßliche Einstellung zum Verstorbenen zu nutzen. Die angeführten Beispiele werden jedoch nicht analysiert, die einzelnen Kapitel haben einen weitgehend deskriptiven Charakter. Auf die Verwendung von Sekundärliteratur wurde verzichtet.
54. Freudenthal, Herbert: Volkskundliche Streiflichter auf das Zeitgeschehen X, Nr. 48: Gedanken über den Tod. In: Beiträge zur deutschen Volks- und Altertumskunde 12 (1968), 141-145.
Grundlage für Freudenthals streiflichtartiger Betrachtung sind Umfragen des Allensbacher Instituts für Demoskopie zum Thema Tod. Anhand dieser Angaben versucht der Aufsatz aus volkskundlicher Sicht die Veränderung der Einstellung der Menschen zu Sterben und Tod in der Nachkriegszeit aufzuzeigen.
55. Helmers, Sabine: Tabu und Faszination. Über die Ambivalenz der Einstellung zu Toten. Berlin 1989.

56. Imhof, Arthur E.: Die gewonnenen Jahre. Von der Zunahme unserer Lebensspanne seit dreihundert Jahren, oder: von der Notwendigkeit einer neuen Einstellung zu Leben und Sterben. Ein historischer Essay. München 1981.

57. Imhof, Arthur E.: "Mitten im Leben sind wir vom Tod umgeben": im 16. Jahrhundert ja - heute nein. Der radikale Wandel der Sterblichkeit in den letzten vier Jahrhunderten und seine Auswirkungen (= Jahrbuch des Instituts für Geschichte der Medizin der Robert Bosch Stiftung Bd. 2, hg. v. Renate Wittern 1983). Sonderdruck Stuttgart 1985.

58. Jeggle, Utz: In stolzer Trauer. Umgangsformen mit dem Kriegstod während des 2. Weltkriegs. In: Tübinger Beiträge zur Volkskultur (1986), 242-262.

59. Kloke, Ines Elisabeth: Lebenslauf und Lebensende in Leichenpredigten des 16. bis 18. Jahrhunderts. In: Gerontologie und Sozialgeschichte (1983), 75-90.

Anliegen des Aufsatzes Klokes ist es, den Quellenwert der Textgattung "Leichenpredigt" in bezug auf die Personalia in zeitlicher, räumlicher und schichtenspezifischer Begrenzung ihrer Aussagefähigkeit zu untersuchen. Zwar lassen sich geschlechts- und schichtenspezifische Unterschiede erkennen, werden aber von dem kirchlichen Bestrebungen überdeckt, die Gleichheit des Menschen vor dem Tode zu betonen. Das zweite Anliegen des Aufsatzes war es, "Alter" als eine unbestimmte Lebensphase vor dem Tod auf der Basis der Leichenpredigten zu problematisieren. Auch hier stellt sich heraus, daß die letzte Phase vor dem Tode einem normativen Charakter unterliegt: der wahre Christ ist der, der sich lange auf den Tod vorbereitet.

60. Latzel, Klaus: Vom Sterben im Krieg: Wandlungen in der Einstellung zum Soldatentod vom Siebenjährigen Krieg bis zum 2. Weltkrieg. Warendorf 1988.

61. Mohr, Rudolf: Der unverhoffte Tod. Theologie- und kulturgeschichtliche Untersuchungen zu außergewöhnlichen Todesfällen in Leichenpredigten. Marburg 1982.

62. Narr, Dieter: Zum Euphemismus in der Volkssprache. Redensarten und Wendungen um "tot", "Tod" und "sterben". In: Württembergisches Jahrbuch für Volkskunde 2 (1956), 112-119.

63. Vovelle, Michel: Die Einstellungen zum Tode. Methodenprobleme, Ansätze, unterschiedliche Interpretationen. In: Imhof, Arthur (Hg.): Biologie des Menschen in der Geschichte. Stuttgart 1978, 174-197.

64. Wiebel-Fanderl, Oliva: "Wenn ich dann meine letzte Reise antrete..." Zur Präsenz des Todes und der Todesbewältigung in Autobiographien. In:

Heller, Andreas/Weber, Therese/Wiebel-Fanderl, Oliva (Hg.): Religion und Alltag. Interdisziplinäre Beiträge zu einer Sozialgeschichte des Katholizismus in lebensgeschichtlichen Aufzeichnungen. Wien/Köln 1990, 217-249.

65. Windau, Rolf: Einstellungen zu Tod und Sterben in der europäischen Geschichte. In: Windau, Rolf/Rosemeier, Hans Peter (Hg.): Tod und Sterben. Berlin 1984, 15-26.

3.1 Memento Mori/Ars moriendi

66. Harvolk, Edgar: In morte sumus. Ein Beitrag zur Ikonographie des Todes. In: Bayerisches Jahrbuch für Volkskunde 1982, 27-37.
Die ikonographische Darstellung des Todes ist seit der Zeit der frühen Neuzeit bis ins späte 19. Jahrhundert permanenten Veränderungen unterworfen. Dies betrifft nicht nur die Darstellung des baumfällenden Todes sondern auch andere Memento-mori-Bilder des späten Mittelalters und der frühen Neuzeit. Diese Veränderung gipfelt in dem Ersetzen des personifizierten Todes durch Chronos oder durch den sanften Todesengel bis zum Ende des 19. Jahrhunderts. Harvolk bewertet dies als einen "beginnenden Verzicht auf die Verbildlichung des Todes".

67. Imhof, Arthur E.: Normen gegen die Angst des Sterbens. In: Lenz, Rudolf (Hg.): Leichenpredigten als Quelle historischer Wissenschaften Bd. 3, Marburg 1984, 271-285.

68. Imhof, Arthur E.: Die Lebenszeit. Vom aufgeschobenen Tod und von der Kunst des Lebens. München 1988.

69. Imhof, Arthur E.: Ars moriendi. Die Kunst des Sterbens einst und heute. Wien/Köln 1991.

70. Rudolf, Rainer: Ars moriendi. Von der Kunst des heilsamen Lebens und Sterbens (=Forschungen zur Volkskunde 39). Köln, Graz 1957.
Das Werk ist in zwei große Blöcke geteilt. In Teil I, " Die Kunst des heilsamen Lebens", werden die die Betrachtung über den Tod, die Verachtung der Welt, die Gedichte über den Tod, das Vado mori und der Totentanz, in Teil II, " Die Kunst des heilsamen Sterbens", wird die Entwicklungsgeschichte der Ars moriendi anhand der bis zu Erscheinungsjahr des Bandes veröffentlichten Literatur und des Handschriftenbefundes nachgezeichnet.

4. Totenbrauch

71. Patricia Steines, Jüdisches Brauchtum um Sterben, Tod und Trauer. In: Becker, Hansjakob/Einig, Bernhard/Ullrich, Peter-Otto (Hg.): Im Angesicht des Todes. Ein interdisziplinäres Kompendium, Bd. 1 St. Ottilien 1987, 135-154.

4.1 Sterbebegleitung

72. Senger, Basilius: Die kirchliche Totenfeier. Eine Handreichung für die Trauergemeinde nach dem neuen Begräbnisritus. Kevelaer 1972.
73. Zulehner, P.M.: Heirat, Geburt, Tod. Eine Pastorale zu den Lebenswenden. Wien 1981/3.

4.1.1 Sakramente/Versehgang/Totenfeier

74. Baumgartner, Jakob: Christliches Brauchtum im Umkreis von Sterben und Tod. In: Becker, Hansjacob/Einig, Bernhard/Ulrich, Peter Otto (Hg.): Im Angesicht des Todes. Ein interdisziplinäres Kompendium. St. Ottilien 1987, 97-133.
75. Berger, Placidus: Religiöses Brauchtum im Umkreis der Sterbeliturgie in Deutschland (=Forschungen zur Volkskunde, Heft 41). Münster 1966.
Basis dieser Arbeit bildet neben allgemeinen volkskundlichen Quellen die gründliche Auswertung liturgischer Urkunden sowie zahlreicher ungedruckter und gedruckter Diözesan- und Klosterritualien aus der Zeit des 12. bis 19. Jahrhunderts. Die Untersuchung beschränkt sich dabei auf das unmittelbare Umfeld des Sterbens, das Sterbebrauchtum von der Vorbereitung auf den Tod über den Eintritt des Todes bis hin zum Beerdigungsbrauchtum. Dementsprechend gliedert sich das Werk in drei große Teile: Darstellung der Grundanschauung, die Vorbereitung zum Sterben und Brauchtum nach dem Eintritt des Todes.
76. Grass, Franz: Sakralkultur und Kirchenrecht. Zur Rechtsgeschichte der Prozessionen, Versehgänge sowie des Bruderschaftswesens in den österreichischen Alpenländern, besonders in Tirol. In: Österreichisches Archiv für Kirchenrecht 16 (1965), 263-275.
Grass zeichnet in seinem Aufsatz die Entwicklung der Prozessionen und der Versehgänge seit dem 14. bis zum 16. Jahrhundert nach. Dabei steht

weniger der volkskundliche Aspekt des Ablaufes eines Versehganges im Vordergrund, sondern mehr die Entwicklung von Bruderschaften oder ähnlichen Vereinigungen zur Begleitung und zum Schutz der Geistlichen und des Sakramentes vor Angriffen durch Protestanten.

77. Grass, Franz: Studien zur Sakralkultur und Kirchlichen Rechtshistorie Österreichs. Innsbruck 1967.

78. Grün, Hugo: Die kirchliche Beerdigung im 16. Jahrhundert. In: Theologische Studien und Kritiken 105/2 (1933), 138-209.
Im Laufe der Jahrhunderte hat sich ein breitgefächertes Spektrum verschiedener christlicher Bräuche um den Umkreis von Sterben und Tod entwickelt. Der Autor möchte den Wandel aufzeigen, den ausgewählte Bräuche aus diesem Bereich besonders in den letzten Jahrzehnten durchliefen. Dabei steht vor allen Dingen der Einfluß kirchlich-liturgischer Handlungen auf Bräuche im Vordergrund. Der erste Teil des Beitrags beschäftigt sich mit der Vorbereitung auf den Tod - das Sterben. Der zweite Teil beschäftigt sich mit den Bräuchen nach Eintritt des Todes. Er ist weiter untergliedert in Bräuche unmittelbar nach dem Eintritt des Todes (Todansagen u.ä.), Bräuche zwischen der Aufbahrung und der Beerdigung (Totenwache), Bräuche bei der Bestattung (Zug zum Grab, Leichenfolge, Leichenmahl) und schließlich das Gedenken nach dem Tod.Teil drei beschreibt den Wandel der Einstellung einhergehend mit der Aufgabe alter Bräuche. Die einzelnen Unterpunkte beleuchten den Wandel der Lebens- und Sterbebedingungen, die Verdrängung des Todes, den Schwund des Sterbebrauchtums in unserer Zeit sowie Relikte älteren Totenbrauchtums in unserer Zeit.

79. Heckel, Georg: Das evangelische Begräbnis. In: Metken, Sigrid (Hg.): Die letzte Reise - Sterben, Tod und Trauersitten in Oberbayern. München 1984, 145-148.
Heckel zeigt zunächst im Überblick die Geschichte des evangelischen Begräbnisses im Kirchenkreis München-Oberbayern auf, wobei jedoch die erste offizielle evangelische Beerdigung erst 1801 auf dem südlichen Friedhof in München stattfand. Schlaglichtartig werden kirchliche Betreuung der Sterbenden, das evangelische Begräbnis mit den Varianten Erdbestattung und Feuerbestattung sowie die Entwicklung des evangelischen Friedhofs erläutert.

80. Niedermeier, Hans: Der Versehgang. In: Bayerisches Jahrbuch für Volkskunde 1976/77 (1978), 157-172.

81. Schauerte, Heinrich: Volkskundliches zur heiligen Ölung und zum Versehgang. In: Theologie und Glaube 48 (1958), 121-128.

82. Schauerte, Heinrich: Totbeten und Totenmessen für Lebende. In: Theologie und Glaube 49 (1959), 141-144.
83. Schauerte, Heinrich: Die Totentaufe. In: Theologie und Glaube 50 (1960), 210-214.
84. Schreiber, Georg: Totendienst am Montag. Zur Rechtsgeschichte, Liturgiegeschichte, Volkskunde der Wochentage. In: Rheinisch-westfälische Zeitschrift für Volkskunde 5, 1958, 28-47.

4.1.2 Nachbarschaftshilfe beim Todesfall

85. Baruzzi-Leicher, Renate: Nachbarschaftshilfe beim Tod (unter Mitarbeit von Frauenknecht, Gertrud). In: Zender, Matthias (Hg.): ADV NF Erläuterungen II, Marburg 1966-1982, 303-312.
Der Atlas der deutschen Volkskunde basiert auf Fragebogenmaterial, das zwischen 1930 und 1935 in ca. 20. 000 Orten des deutschen Reiches in den Grenzen von 1937 und in den deutschen Sprachinseln Südosteuropas erhoben wurde. Die Auswertungen dieser Antworten sind im Hauptatlaswerk (ADV-NF) auf der Karte 47 b im Maßstab 1:4.000.000 festgehalten. Sonderformen, die nicht auf dieser Karte erfaßt werden konnten, sind auf weiteren Karten im Text dargestellt und im Text erläutert. Hauptanliegen ist es, die räumliche Verbreitung der Aufgaben und Pflichten der Nachbarschaft beim Todesfall aufzuzeigen und die Sonderformen zu beschreiben. Es findet keine interpretative Auseinandersetzung mit den Karteninhalten statt.
86. Löffler, Peter: Studien zum Totenbrauchtum in den Gilden, Bruderschaften und Nachbarschaften Westfalens vom Ende des 15. bis zum Ende des 19. Jahrhunderts (=Forschungen zur Volkskunde 47). Münster 1970.
87. Zender, Matthias: Gestalt und Wandel der Nachbarschaft im Rheinland. In: Aus Geschichte und Landeskunde. Forschungen und Darstellungen Franz Steinbach zum 65. Geburtstage. Bonn 1960, 502-534.
Behandelt werden: Grabmachen und Läuten der Nachbarn, Waschen und Kleiden des Toten, Tragen des Sarges sowie die Totenwache.

4.1.3 Fußfallbeten

88. Zender, Matthias: Spätmittelalterliche Frömmigkeit und Volksbrauch. Das Beten der sieben Fußfälle im Rheinland. In: Festschrift Josef Quint anläßlich seines 65. Geburtstages. Bonn 1964, 291-303.

4.2 Tod ansagen

4.2.1 Todesanzeige

89. Baum, Stella: Plötzlich und unerwartet. Todesanzeigen. Düsseldorf 1980.
Stella Baum sammelte über einen Zeitraum von 20 Jahren (1960-1980) Todesanzeigen aus der Tagespresse. Das Buch stellt den Versuch dar, die Quellengattung "Todesanzeige" als Quelle für die mutmaßliche Einstellung zum Verstorbenen zu nutzen. Die angeführten Beispiele werden jedoch nicht analysiert, die einzelnen Kapitel haben einen weitgehend deskriptiven Charakter. Auf die Verwendung von Sekundärliteratur wurde verzichtet.

90. Grümer, Karl-Wilhelm/Helmrich, Robert: Die Todesanzeige. Viel gelesen, jedoch wenig bekannt. Deskription eines wenig erschlossenen Forschungsmaterials. In: Historische Sozialforschung 19 (1984), 60-108.

4.2.2 Totenwache

91. Kyll, Nikolaus: Tod, Grab, Begräbnisplatz, Totenfeier. Zur Geschichte ihres Brauchtums im Trierer Lande und in Luxemburg unter besonderer Berücksichtigung des Visitationshandbuches des Regino von Prüm (+ 915). Bonn 1972.
Umfassende und profunde bis ins 20. Jh. reichende Darstellung aufgrund historischer, vor allem kirchlicher Quellen. Totenwache: S. 30-44; Entwicklung der Totenwache und ihre Reglementierung, Trinken und Spielen bei der Totenwache.

92. Zender Matthias: Das Volksleben in den Rheinlanden seit 1815. In: Rheinische Geschichte. Hg. v.Franz Petri und Georg Droege. Bd. 3, Düsseldorf 1979, 759-875.
Darin u.a. S.774 ff: Totenwache und ihre Reglementierung in Verbreitung und Entwicklung, Trinken und Spielen bei der Totenwache.

4.2.3 Totenklage

93. Cramer, Maria: Trauergewand und Totenklage in Nordwesteuropa und ihre Parallelen im Orient. In: Rheinisch-westfälische Zeitschrift für Volkskunde 1956, 1-20.
Der zweite Teil des Aufsatzes beschäftigt sich mit der Totenklage, wobei Cramer den Urtypus der Totenklage in der Klage von Isis und Nephthys sieht. Auch hier zieht Cramer Parallelen von der orientalischen Totenklage hin zur Totenklage im nordeuropäischen Raum. Trotz dieser Ähnlichkeiten bemerkt Cramer abschließend, daß "die Ähnlichkeiten im Totenkult bei Völkern verschiedenartigster Kulturen [...] keineswegs auf Beziehungen zueinander beruhen [müssen]" (S. 19). Sie sieht diese mehr als einen dem Menschen ureigenen "Kräftestrom".
94. Leicher, Richard: Die Totenklagen in der deutschen Epik. Breslau 1926.
95. Neumann, M.: Die Totenklage. Diss. Münster 1936.
96. Suppan, Wolfgang: Über die Totenklage im deutschen Sprachraum. In: Journal of the International Folk Music Council 15 (1963), 18-24.

4.3 Versorgung des Toten

4.3.1 Waschen des Toten

97. Wolf-Knuts, Ulrika: Die Totenwaschung als ein Weg zum Gleichgewicht. In: Ethnologia Scandinavica (1988), 142-145.

4.3.2 Totenkleid/Sterbehemd

98. Schade, Heidemarie: Das letzte Hemd. Sterbekleider aus Papier. In: Volkskunst 8/4 (1985), 36-40.
Seit Mitte des 19. Jahrhunderts wurde es in Deutschland besonders bei ärmeren Bevölkerungsschichten üblich, anstelle der besten Kleidung oder bereits zu Lebzeiten angeschaffter Sterbehemden spezielle Totenkleider zu benutzen. Eine besondere Form dieser speziellen Totenkleidung - besonders in Kriegs- und Krisenzeiten - waren solche aus Papier oder billigem Stoff, von denen sich nur wenige Exemplare in Archiven und Sammlungen erhalten haben. Sterbehemden und Sargaccessoirs aus Papier konnten jedoch nur in Kriegszeiten bestehen. Nach dem Krieg wurden sie wieder durch aufwendigere Produkte abgelöst. Sterbehemden aus Papier

wurden bis in die 60er Jahre hergestellt und besonders von ärmeren Leuten verlangt.

99. Zender, Matthias, Grabbeigaben. In: Atlas der deutschen Volkskunde NF. Hg. v. Matthias Zender, Erläuterungen, Bd.1, Marburg 1959-1964, 233-380.
Darin u.a. S.349-366: Beigaben und Bekleidung der toten Wöchnerin, Hochzeitsanzug/Brautkleid als Totenkleid, Schuhe und Pantoffel als Bestandteil der Totenkleidung.

4.3.3 Aufbahrung

100. Kip, Georg: Das Totenlaken. Der Gebrauch des schwarzen Leichentuchs, mit 4 Abb. In: Rheinisch-westfäliche Zeitschrift für Volkskunde 3, 1956, 224-226.

101. Steilen, Dietrich: Totenheck und Totenlaken. In: Heimat und Volkstum 1956, 32-35.

4.3.3.1 Totenbrett (zur Aufbahrung, Beerdigung; als Denkmal; als Todesanzeige)

102. Alteneder, Wilhelm: Totenbretter, Pfingstritt und Drachenstich. In: Bayernland 1965, 240-245.
Totenbrett zur Aufbahrung, Beerdigung, als Denkmal.

103. Hartinger, Walter: Das Totenbrett. Überlegungen zur Nomenklatur und Genese des Brauchs. In: Jahrbuch für Volkskunde 5 (1982),127-148.
Totenbrett zur Aufbahrung, Beerdigung, als Denkmal.

104. Huber, Josef, Das Brauchtum der Totenbretter. o.O. 1956.
Lediglich der deskriptive Teil der Arbeit (Verbreitung der Totenbretter) ist brauchbar.
Totenbrett zur Aufbahrung, Beerdigung, als Denkmal.

105. Lang, Josef: Die Totenbretter. In: Die Oberpfalz 1964, 248-250.

106. Plötz, Robert: Das Totenbrett im Totenbrauchtum des Niederrheins. Viersen o.J. (1983) (= Informationsblatt des niederrheinischen Freilichtmuseums Grefrath Nr. 1.).
Die niederrheinischen Totenbretter (nicht zu verwechseln mit den bayerischen Totenbrettern) gehörten der Kirche und wurden im Falle eines

Todes vor dem Sterbehaus aufgestellt, wo sie ausschließlich dazu dienten, den Todesfall anzuzeigen.

107. Werner, Paul/Werner, Richilde: Totenbrett und Gedenkbrett. In: Jahrbuch der Bayerischen Denkmalpflege 35 (1981), 200-234.
Totenbretter zur Aufbahrung, Beerdigung, als Denkmal.

4.3.3.2 Totenbahre

108. Cox, H.L.: Die Bezeichnungen des Sarges im Kontinental-Westgermanischen. Eine wortgeographisch-volkskundliche Untersuchung (=ADV NF Beiheft 2). Marburg 1967.
Dort: S.50-55: Bahre/Abbildungen.

4.3.3.3 Sarg/Urne

109. Cox, H.L.: Die Bezeichnungen des Sarges im Kontinental-Westgermanischen. Eine wortgeographisch-volkskundliche Untersuchung (=ADV NF Beiheft 2). Marburg 1967.
Die Arbeit beschreibt die bezeichnungsgeschichtliche Entwicklung der mundartlichen und hochsprachlichen Bezeichnungen des Sarges.

110. Zentralinstitut und Museum für Sepulkralkultur (Hg.): Vom Totenbaum zum Designersarg. Zur Kulturgeschichte des Sarges von der Antike bis zur Gegenwart. Ausstellungskatalog Kassel (Museum für Sepulkralkultur) 1993.

4.4 Bruderschaften/Gilden

111. Grass, Franz: Sakralkultur und Kirchenrecht. Zur Rechtsgeschichte der Prozessionen, Versehgänge sowie des Bruderschaftswesens in den österreichischen Alpenländern, besonders in Tirol. In: Österreichisches Archiv für Kirchenrecht 16 (1965), 263-275.
Grass zeichnet in seinem Aufsatz die Entwicklung der Prozessionen und der Versehgänge seit dem 14. bis zum 16. Jahrhundert nach. Dabei steht weniger der volkskundliche Aspekt des Ablaufes eines Versehganges im Vordergrund, sondern mehr die Entwicklung von Bruderschaften oder

ähnlichen Vereinigungen zur Begleitung und zum Schutz der Geistlichen und des Sakramentes vor Angriffen durch Protestanten.

112. Löffler, Peter: Studien zum Totenbrauchtum in den Gilden, Bruderschaften und Nachbarschaften Westfalens vom Ende des 15. bis zum Ende des 19. Jahrhunderts (=Forschungen zur Volkskunde 47). Münster 1970.

113. Mann, Harald Johannes: Die barocken Totenbruderschaften. Entstehung, Entwicklung, Aufgabe, Struktur, Verwaltung und Frömmigkeitspraxis. Eine kultur-, gesellschafts- und frömmigkeitsgeschichtliche Untersuchung. In: Zeitschrift für Bayerische Landesgeschichte 39 (1976), 127-151.
Die Ursprünge der Totenkonfraternitäten sind bis in die Antike nachzuvollziehen. Bis in die Neuzeit nahmen diese Bruderschaften eine wichtige Stellung im Totenbrauchtum ein, wurden aber mit zunehmender Säkularisierung seit dem 19. Jahrhundert recht schnell zurückgedrängt. Am ehesten in den Alpenländern haben sich solche Fraternitäten gehalten und besitzen auch heute noch eine wichtige Stellung im rezenten Totenbrauch.

4.4.1 Bestattungsunternehmen

114. Becker, Kurt/Ludwig Daniel: Moderne Gestaltungs- und Präsentationsformen im Bestattungsgewerbe. Diplomarbeit Offenbach (Hochschule für Gestaltung) 1988/89 (Teilveröffentlichung durch das Kuratorium Deutsche Bestattungskultur e.V. Bonnn o. J.).

115. Koch, Günter-Michael: Bestattungswagen im Wandel der Zeit. Von der Kutsche zum Fahrzeug der achtziger Jahre. Berlin 1987.

116. Schiller, Gisela: Der organisierte Tod. Beobachtungen zum modernen Bestattungswesen. Diss. Freiburg, Düsseldorf o.J. [1991].
Der Titel dieser Freiburger Dissertation verspricht mehr als die Arbeit tatsächlich hält. Die Verfasserin beschreibt unkritisch ihre über einige Wochen bei einem Freiburger Bestatter gemachten Beobachtungen.

117. Kaufmann, Ursula: Der Leichenhausdekorateur. In: Schweizer Volkskunde 69 (1979), 69-70.

4.5 Totenfeier

4.5.1 Totenkrone, -kranz

118. Segschneider, Ernst Helmut: Totenkranz und Totenkrone im Ledigenbegräbnis nach einer Dokumentation des Atlas der deutschen Volkskunde (=Werken und Wohnen 10). Köln 1976.
Der Brauch der Totenkrone bzw. des Totenkranzes bestand bis ca. 1870 noch in allen Teilen des deutschen Sprachgebietes. In der zweiten Hälfte des 19. Jahrhunderts setzt der Prozeß des Abbaus ein. Segschneider vermag auf Grund der Frage 164 des ADV ein für die Zeit um 1930 im großen und ganzen sachlich, räumlich und zeitlich gegliedertes Bild zu schildern. 33 Abbildungen und umfassende Literaturangaben.
119. Metken, Sigrid: Hochzeitskranz und Totenkrone. Der Rosmarin im Volksbrauch In: Volkskunst 11/1 (1988), 10-17.
Die Verwendung des Rosmarin als Accessoire von Hochzeitkranz und Totenkranz bzw. -krone steht im Vordergrund dieses Aufsatzes. Im Vergleich mit anderen Gelegenheiten wird deutlich, daß der Rosmarin in erster Linie bei Hochzeiten und Trauerfeiern von besonderer Bedeutung war und bei anderen Gelegenheiten nur selten Verwendung fand.

4.6 Begräbnis

4.6.1 Ledigenbegräbnis

120. Segschneider, Ernst Helmut: Totenkranz und Totenkrone im Ledigenbegräbnis nach einer Dokumentation des ADV (=Werken und Wohnen 10). Köln 1976.
Der Brauch der Totenkrone bzw. des Totenkranzes bestand bis ca. 1870 noch in allen Teilen des deutschen Sprachgebietes. In der zweiten Hälfte des 19. Jahrhunderts setzt der Prozeß des Abbaus ein. Segschneider vermag auf Grund der Frage 164 des ADV ein für die Zeit um 1930 im großen und ganzen sachlich, räumlich und zeitlich gegliedertes Bild zu schildern. 33 Abbildungen und umfassende Literaturangaben.
121. Zender Matthias: Das Volksleben in den Rheinlanden seit 1815. In: Rheinische Geschichte. Hg. v. Franz Petri und Georg Droege. Bd. 3, Düsseldorf 1979, 759-875.
Hierin: S.782 ff: Bräuche beim Begräbnis der Ledigen.

4.7 Grabmachen/Totengräber

122. Scheibmayr, Erich: Totengräber. In: Metken, Sigrid (Hg.): Die letzte Reise. Sterben, Tod und Trauersitten in Oberbayern. München 1984, 218-221.

4.7.1 Feuerbestattung

123. Thalmann, Rolf: Urne oder Sarg. Auseinandersetzungen um die Einführung der Feuerbestattung im 19. Jahrhundert (=Europäische Hochschulschriften, Reihe 19, Volkskunde, Ethnologie; Abt. A, Volkskunde Bd. 14). Bern/Frankfurt/Las Vegas 1978.
Der Verfasser beschreibt und Interpretiert den Innovationsverlauf der Feuerbestattung seit der 2. Hälfte des 19. Jahrhunderts. Der Untersuchungsraum umfaßt dabei die Schweiz, Deutschland und Italien, wobei der Verfasser eine in die Tausende zählende Menge von "Propagandaschriften" als Quelle heranzieht. Im dritten Kapitel befaßt sich T. mit den technischen Problemen der Feuerbestattung. Im letzten Kapitel rücken die Träger und der Ablauf derselben in den Blickpunkt der Erörterungen.

4.8 Grab

124. Meier, John: Ahnengrab und Rechtsstein. Untersuchungen zur deutschen Volkskunde und Rechtsgeschichte. Berlin 1950.
Meiers Untersuchung liegt die These zugrunde, daß Ahnengrab und Rechtsstein ursprünglich identisch sind. Dabei sind die von Meier untersuchten Ahnengräber in erster Linie prähistorische Großsteingräber, die in späterer Zeit die Funktion von Thingplätzen oder anderen Rechtsplätzen erhielten.

4.8.1 Grabschmuck

125. Bringemeier, Martha: Blumen im Beerdigungsbrauchtum. Von der Angleichung des Dorfes an die Stadt. In: Rheinische-westfälische Zeitschrift für Volkskunde 22, 1976, 86-90.

126. Segschneider, Ernst Helmut: Totenkranz und Totenkrone im Ledigenbegräbnis nach einer Dokumentation des ADV (=Werken und Wohnen 10). Köln 1976.
Der Brauch der Totenkrone bzw. des Totenkranzes auf dem Grabe oder auf dem Sarg bestand bis ca. 1870 noch in einigen Teilen des deutschen Sprachgebietes. In der zweiten Hälfte des 19. Jahrhunderts setzt der Prozeß des Abbaus ein. Segschneider vermag auf Grund der Frage 164 des ADV ein für die Zeit um 1930 im großen und ganzen sachlich, räumlich und zeitlich gegliedertes Bild zu schildern. 33 Abbildungen und umfassende Literaturangaben.

127. Zischka, Ulrike: Blechblumenschmuck und Perlkränze. In: Metken, Sigrid (Hg.): Die letzte Reise - Sterben, Tod und Trauersitten in Oberbayern. München 1984, 339-342.
Seit Mitte des 19. Jahrhunderts verdrängen Blechblumenschuck und Perlkränze den bis dahin vorherrschenden Grabschmuck aus echten Blumen. In kleinen Bereichen hat sich ein eigener industrieller Zweig entwickelt, der sich auf die Herstellung dieser Schmuckstücke spezialisiert hat.

4.8.2 Grabbeigaben

128. Schwebe, Joachim: Spuren wendischer Nachzehrer-Vorstellungen im östlichen Niedersachsen. In: Rheinisches Jahrbuch für Volkskunde 10 (1959), 238-252.
Nachzehrer sind Tote, die durch ihre Aktivität aus dem Grabe Angehörige oder andere Dorfbewohner nachholen (töten). Hier: u.a. Grabbeigaben zum Schutz gegen das Nachholen.

129. Zender, Matthias: Die Grabbeigaben im heutigen deutschen Volksbrauch. In: Zeitschrift für Volkskunde 55, 1959, 32-51.
M. Zender versucht den Nachweis zu erbringen, daß die Totenmünze als Grabbeigabe im mitteldeutschen Raum das Ergebnis zweier Kulturströmungen (einerseits über Griechenland, Italien und die Romania, anderseits über Griechenland und den Balkan) darstellt.

130. Zender, Matthias: Grabbeigaben. In: Zender, Matthias (Hg.): Atlas der deutschen Volkskunde NF, Erläuterungen Bd I, Marburg 1963, 233-380.
Das gesamte deutsche Sprachgebiet umfassende Arbeit auf Grund der Fragebogen des Atlas der deutschen Volkskunde. Dazu Karten ADV NF 13-20b:

Geldbeigaben, Brauchtum bei Geldbeigaben; Nahrungsmittel und zugehörige Gegenstände; Genußmittel und zugehörige Gegenstände; Waschzeug, Kamm, Bürste; Obst, insbesondere Zitrone; Blumen und Pflanzen; Gegenstände religiöser Art; andere Beigaben; Beigaben der toten Wöchnerin; Verbot von Beigaben).

4.9 Bestattungsorte

131. Gaedke, Jürgen: Handbuch des Friedhofs- und Bestattungsrechts. 6. Auflage, Köln 1992.
Mit ausführlicher Quellensammlung des geltenden staatlichen und kirchlichen Rechts. Stand 1. Januar 1992.

4.9.1 Kirche

132. Polley, Rainer: Das Verhältnis der josephinischen Bestattungsreformen zu den französichen unter dem Ancien Régime und Napoleon I. In: Boehlke, Hans-Kurt (Hg.): Vom Kirchhof zum Friedhof: Wandlungsprozesse zwischen 1750 und 1850. Kasseler Studien zur Sepulkralkultur 2, Kassel 1984, 109-124.
Der Beitrag gibt einen Überblick über die Wandlung der Sepulkralkultur unter Einfluß der josephinischen Reformen und den Erlässen unter dem Ancien Régime. Hier wird vor allen Dingen die Wandlung vom Begräbnis in der Kirche oder auf dem Kirchhof zu außerhalb liegenden Friedhöfen aufgezeigt. In einer Übersicht werden die wichtigsten Erlässe in den verschiedenen Regionen Deutschlands zum Verbot des Begräbnisses innerhalb der Kirche aufgeführt.

4.9.2 Kirchhof/Friedhof/Friedhofsordnungen/Bepflanzung

133. Arbeitsgemeinschaft Friedhof und Denkmal e.V. (Hg.): Umgang mit historischen Friedhöfen (=Kasseler Studien zur Sepulkralkultur 3). Kassel 1984.

134. Boehlke, Hans-Kurt (Hg.): Wie die Alten den Tod gebildet. Wandlungen der Sepulkralkultur 1750-1850 (=Kasseler Studien zur Sepulkralkultur 1;

Katalog der Ausstellung im Wissenschaftszentrum Bonn-Bad Godesberg 1979). Mainz 1979.

135. Boehlke, Hans-Kurt: Kirchhof - Gottesacker - Friedhof. Wandlungen der Gesellschaft - Wandlungen der Pietät. In: Im Angesicht des Todes. Liturgie als Sterbe- und Trauerhilfe. Ein interdisziplinäres Kompendium. Bd. 1, Mainz 1979, 163-180.

136. Boehlke, Hans-Kurt (Hg.): Umgang mit historischen Friedhöfen (=Kasseler Studien zur Sepulkralkultur 3). Tagung der Arbeitsgemeinschaft Friedhof und Denkmal e.V., Bielefeld 1983. Kassel 1984.
Der Autor gibt zunächst einen Überblick über die neuere Literatur zur Entwicklung des Friedhofes. Im zweiten Teil beschäftigt sich Boehlke mit den Wandlungsprozessen des Begräbnisplatzes in dem Zeitraum von 1750 und 1850. Er geht zunächst auf die Vorstufen von der Spätantike bis zum Mittelalter ein und wendet sich in einem weiteren Teil den Wandlungsprozessen bis in die Zeit der Aufklärung zu.

137. Boehlke, Hans-Kurt (Hg.): Vom Kirchhof zum Friedhof: Wandlungsprozesse zwischen 1750 und 1850. Kassel 1984.
Sammelband mit Beiträgen des Symposions zum Forschungsvorhaben "Erfassung und Dokumentation der Sepulkralkultur des Klassizismus, der Romantik und des Biedermeiers" vom 11. bis 13. Mai 1981 in Mülheim/Ruhr.

138. Dautermann, Christoph: Kirchhöfe und Kirchhofsspeicher in Nordwestdeutschland. Zur Stellung von Kleinbauten im dörflich-städtischen Bereich seit dem ausgehenden Mittelalter. In: Beiträge zum städtischen Bauen und Wohnen in Nordwestdeutschland. Münster 1988, 283-306.

139. Derwein, Herbert: Geschichte des christlichen Friedhofs in Deutschland. Frankfurt a.M. 1931.

140. Grün, Hugo: Der deutsche Friedhof im 16. Jahrhundert. In: Hessische Blätter 24 (1925), 64-97.
Grün versucht einen kurzen Abriß über die Geschichte des Friedhofs bzw. des Begräbnisplatzes allgemein aufzuzeigen. Dabei führt er auch die Gründe an, die zur Verlagerung der einzelnen Typen von Begräbnisstätten führten.

141. Happe, Barbara: Gottesäcker gegen Mitnacht und freyer Durchzug der Winde. Hygiene auf dem Friedhof des 18. Jahrhunderts. In: Jahrbuch des Instituts für Geschichte der Medizin der Robert Bosch Stiftung 7 (1990), 205-231.

142. Happe, Barbara: Die Entwicklung der deutschen Friedhöfe von der Reformation bis 1870. Tübingen 1991.

143. Kok, H.L.: Entstehung und Entwicklung der Friedhöfe in den östlichen Niederlanden. In: Der letzte Gang - De laatste gang: Totenbrauchtum - Gebruiken rond de dood. Westmünsterland - Oost-Nederland - Kreis Borken. Enschede/Telgte/Vreden 1988, 159-245.

144. Melchert, Herbert: Die Entwicklung der deutschen Friedhofsordnungen. Diss. Dessau 1929.

145. Peiter, K.: Der evangelische Friedhof - Von der Reformation bis zur Romantik. Diss. Berlin 1968.

146. Polley, Rainer: Das Verhältnis der josephinischen Bestattungsreformen zu den französichen unter dem Ancien Régime und Napoleon I. In: Boehlke, Hans-Kurt (Hg.): Vom Kirchhof zum Friedhof: Wandlungsprozesse zwischen 1750 und 1850. Kasseler Studien zur Sepulkralkultur 2, Kassel 1984, 109-124.

Der Beitrag gibt einen Überblick über die Wandlung der Sepulkralkultur unter Einfluß der josephinischen Reformen und den Erlässen unter dem Ancien Régime. Hier wird vor allen Dingen die Wandlung vom Begräbnis in der Kirche oder auf dem Kirchhof zu außerhalb liegenden Friedhöfen aufgezeigt. In einer Übersicht werden die wichtigsten Erlasse in den verschiedenen Regionen Deutschlands zum Verbot des Begräbnisses innerhalb der Kirche aufgeführt.

147. Richter, Gerhard: Die Wandlung des friedhofsarchitektonischen Erscheinungsbildes für die Zeit von 1750 bis 1850. In: Boehlke,Hans-Kurt (Hg.): Vom Kirchhof zum Friedhof: Wandlungsprozesse zwischen 1750 und 1850. Kasseler Studien zur Sepulkralkultur 2, Kassel 1984, 137-143.

Der Beitrag zeigt die einzelnen Faktoren und gestalterischen Einflüsse auf, die ausschlaggebend für das Erscheinungsbild der Friedhöfe seit der ersten Hälfte des 19. Jahrhunderts in Deutschland wurden.

148. Rietschel, Christian: Das Bild des Friedhofes in der Romantik. In: Boehlke,Hans-Kurt (Hg.): Vom Kirchhof zum Friedhof: Wandlungsprozesse zwischen 1750 und 1850. Kasseler Studien zur Sepulkralkultur 2, Kassel 1984, 145-158.

149. Richter, Gerhard: Zur historischen Pflanzenverwendung auf Friedhöfen. In: Schuchard, J./Claussen, H. (Hg.): Vergänglichkeit und Denkmal. Beiträge zur Sepulkralkultur. Bonn 1985, 33-41.

Der Beitrag stellt die historische Entwicklung der Verwendung verschiedener Pflanzen von der Römerzeit über das Mittelalter bis in die Neuzeit hinein vor. Ein Wandel ist besonders bei der metaphorischen Verwendung von Pflanzen zu beobachten, wobei der heutige Friedhof vom gepflegten "Kunstobjekt" bis hin zur ökologischen Grünzone reichen kann. Das

Thema "Das Bild des Friedhofes in der Romantik" wird in diesem Beitrag in erster Linie am Werk C.D. Friedrichs und seinem Freundeskreis aufgezeigt. Im Vordergrund steht der geistig-seelische Hintergrund der Künstler in ihrer Zeit, die das Bild des Friedhofes und des Todes zu einem Leitgedanken ihres Schaffens erhoben. Daneben wird aber auch der dokumentarische Wert der Bilder als Zeitdokumente analysiert.

150. Roth, Ernst: Zur Halachah des jüdischen Friedhofs. in: UDIM . Zeitschrift der Rabbinerkonferenz in der Bundesrepublik Deutschland 4 (1974), 97-121 und 5 (1975), 89-124.

151. Schmitt, Bernhard: Vom Kirchhof zum Friedhof. Worte und Bilder zur Neugestaltung unserer Friedhöfe (Sonderdruck aus Friedhof und Denkmal 1967)

152. Sörries, Reiner: Zum Umgang mit Grabkammern und anonymen Bestattungen. In: Der Friedhofsgärtner. Brauschweig 1993, 95-103.

153. Walzer, Albert: Zur Wehrfriedhof-Forschung. In: Deutsche Gaue 48 (1956), 84-88.

154. Schweizer, Johannes: Kirchhof und Friedhof. Eine Darstellung der beiden Haupttypen europäischer Begräbnisstätten. Linz 1956.
Das Werk setzt sich mit dem Themenbereich der christlichen Begräbnisstätten auseinander. In drei Kapiteln werden der katholische Kirchhof, der protestantische Kirchhof und der Friedhof behandelt. Dabei versucht der Autor für jede dieser Gattungen ein breites Spektrum von der geschichtlichen Entwicklung bis hin zu neuen Trends (1956) der Gestaltung aufzuzeigen. Abgerundet wird das Werk durch einen Bildteil, ein Sachregister und ausführliche Literaturangaben.

4.9.2.1 Beinhaus/Karner

155. Burgstaller, Ernst: Schädelbeschriftung und -bemalung in den österreichischen Alpenländern. In: Volkskunde im Ostalpenraum, Graz 1961, 71-84.
In Österreich, besonders im Bereich des Salzkammerguts, haben sich Reste des Brauches erhalten, die Toten nach einer gewissen Ruhezeit zu exhumieren und die Schädel zu beschriften und/oder zu bemalen. Burgstaller zeigt die Entwicklung dieses Brauches seit dem ausgehenden Mittelalter auf und bringt Beispiele verschiedener Formen der Schädelbehandlung bzw. -gestaltung. Mit dem beginnenden 20. Jahrhundert wurden in zunehmendem Maße die Ossuarien oder Karner aufgelöst und die dort aufgestellten Schädel wieder begraben. Die beigefügte Karte, die aufgrund

der Befragungen des Atlas der österreichischen Volkskunde enstand, zeigt die Verbreitung des Brauches der Schädelbeschriftung zu Beginn der 50er Jahre (1952).

156. Kyll, Nikolaus: Tod, Grab, Begräbnisplatz, Totenfeier. Zur Geschichte ihres Brauchtums im Trierer Lande und in Luxemburg unter besonderer Berücksichtigung des Visitationshandbuches des Regino von Prüm (+ 915). Bonn 1972.
Umfassende und profunde bis ins 20. Jahrhundert reichende Darstellung aufgrund historischer, vor allem kirchlicher Quellen. Beinhaus: S. 114-120.

157. Metken, Sigrid: Seelkerker, Schädel und Totengebein. In: Metken, Sigrid (Hg.): Die letzte Reise - Sterben, Tod und Trauersitten in Oberbayern. München 1984, 330-332.
Das Exhumieren und Aufstellen der ausgewählter Knochen Verstorbener - besonders des Schädels - und deren Bemalung war besonders im süddeutschen und im Alpenraum weit verbreitet. Metken gibt einen kurzen Überblick über die Entwicklung dieses Brauches in Oberbayern.

158. Hula, Franz: Mittelalterliche Kultmale. Die Totenleuchten Europas, Karner, Schalensteine und Friedhofsoculus. Wien 1970.

4.9.2.2 Totenleuchte

159. Hula, Franz: Mittelalterliche Kultmale. Die Totenleuchten Europas, Karner, Schalensteine und Friedhofsoculus. Wien 1970.

4.10 Leichenmahl

160. Frauenknecht, Gertrud/Prinz, Jutta/Wiegelmann, Günter: Das Totenmahl (Karte NF 21-29). In: Zender, Matthias (Hg.): Atlas der deutschen Volkskunde, NF, Erläuterungen Bd. I. Marburg 1959-1964, 393-624.
Hier: Speisen, Gebäcke, Getränke; Wandel und soziale Unterschiede; Ort, Teilnehmer; Bezeichnungen, Redensarten.
Der Atlas der deutschen Volkskunde basiert auf Fragebogenmaterial, das zwischen 1930 und 1935 in ca. 20. 000 Orten des deutschen Reiches in den Grenzen von 1937 und in den deutschen Sprachinseln Südosteuropas erhoben wurde.

161. Heizmann, Berthold: Ländliche Festspeisen im nördlichen Rheinland. Das Totenmahl zwischen 1870 und 1910 als Beispiel. In: Rheinisch-westfälische Zeitschrift für Volkskunde 29 (1984), 147-161
Das Totenmahl war noch im 19. Jahrhundert ein wichtiger Bestandteil des Begräbnisses. Verschiedene archivalische Quellen deuten darauf hin, daß die ausgedehnten Gelage im Anschluß an die Beerdigung z.T. Anlaß zu Klagen boten. Heizmann zeigt anhand eines Hausbuches einer Gastwirtschaft die Entwicklung der Speisen zum Totenmahl in dem Zeitraum von 1870 bis 1909 auf. Durch Einbeziehung des Fragebogenmaterials des Atlas der deutschen Volkskunde wird deutlich, daß das Totenmahl in der Zeit von 1870 bis in die 30er Jahre des 20. Jahrhunderts allmählich "zum Kaffee mit Imbiß verkümmert" (159).

162. Oexle, Otto Gerhard: Mahl und Spende im mittelalterlichen Totenkult. In: Frühmittelalterliche Studien 18 (1984), 117-133.

4.11 Trauer

163. Stubbe, Hannes: Formen der Trauer. Eine kulturanthropologische Untersuchung. Berlin 1984.
In "Formen der Trauer" wird ein breitgefächertes Spektrum der verschiedenen Aspekte zu Trauer und Trauern beleuchtet. Dabei wird dieser Themenkomplex in erster Linie aus ethnologischer Sicht analysiert. Einzelne Exkurse bzw. Kapitel behandeln Trauerpraktiken der südamerikanischen Indianer und afro-brasilianische Trauerriten. Kapitel 1.3 betrachtet die Trauer in der europäischen Kulturgeschichte, wobei der Bogen von der Antike bis zum 20. Jahrhundert gespannt wird. Ausführliche Literaturangaben.

164. Stubbe, Hannes: Prolegomena zu einer kulturanthropologischen Theorie der Trauer. In: Curare/Sonderband, Sterben und Tod. Braunschweig 1986, 237-255.
Trauer ist ein Objekt der kulturanthropologischen Forschung. Zunächst werden Grundbegriffe wie "Trauer" und "Kulturanthropologie" geklärt und das heute bekannte Wissen nach ethnographischen, kulturhistorischen, soziologischen, psychologischen und biologischen Methoden geordnet. Vor diesem Hintergrund werden die Kulturelemente der Trauer herausgestellt, die sich in allen Kulturregionen finden lassen. Abschließend wird der Trauerprozeß in seinen Phasen beleuchtet.

165. Staib, H.: "Arm und Reich im Tode gleich"? Zur Kultur des Trauerns und Gedenkens. In: Baden und Württemberg im Zeitalter Napoleons. Ausstellung des Landes Baden-Württemberg, Bd. 1.2, Katalog, Stuttgart 1987, 1252-1254.

4.11.1 Trauerzeit/Trauerkleidung/Trauerschmuck/Trauerfarbe

166. Brückner, Wolfgang: Roß und Reiter im Leichenzeremoniell. Deutungsversuch eines historischen Rechtsbrauches. In: Rheinisches Jahrbuch für Volkskunde 15/16, (1964/65), 144-209.
Brückner beschreibt Pferd und Reiter als Elemente des höfischen Leichenzeremoniells in Europa seit dem 14. Jahrhundert am Beispiel von Frankreich, England und Deutschland. Quellenkritisch widerlegt er ältere mythologische Deutungen des Pferdes im Begräbniszug als Relikt des kultischen Pferdeopfers bei den Germanen. Auf der Basis der historischen Entwicklung des höfischen Bestattungszeremoniells interpretiert Brückner das Trauerpferd im Gesamtzusammenhang des Rituals als nur eine Kategorie von Prunkrossen neben anderen (z.B. den 'Freudenrossen'). Dabei geht es weniger um eine Repräsentanz des Verstorbenen selbst als vielmehr um die Symbolisierung seines Standesdaseins und seiner Ämterfunktionen. Seit dem 17. Jahrhundert finden sich Pferd und Reiter nurmehr im militärischen Bereich, nämlich im Begräbniszeremoniell für herausragende Kriegshelden, und in der jüngsten Vergangenheit nur noch bei den Bestattungen von Königen und Staatspräsidenten als Oberbefehlshaber der jeweiligen nationalen Armee.

167. Cramer, Maria: Trauergewand und Totenklage in Nordwesteuropa und ihre Parallelen im Orient. In: Rheinisch-westfälische Zeitschrift für Volkskunde 1956, 1-20.
Bis zum Ende des 19. Jahrhunderts ist die "Hoike" - ein langes, bis zur Hüfte reichendes Kopftuch - ein Bestandteil der Trauertracht in weiten Teilen Deutschlands. Cramer sieht Parallelen zur orientalischen Trauertracht, wobei sie besonders ikonographische Darstellung aus Ägypten heranzieht. Der zweite Teil des Aufsatzes beschäftigt sich mit der Totenklage, wobei Cramer den Urtypus der Totenklage in der Klage von Isis und Nephthys sieht. Auch hier zieht Cramer Parallelen von der orientalischen Totenklage hin zur Totenklage im nordeuropäischen Raum. Trotz dieser Ähnlichkeiten bemerkt Cramer abschließend, daß "die Ähnlichkeiten im Totenkult bei Völkern verschiedenartigster Kulturen [...] keines-

wegs auf Beziehungen zueinander beruhen [müssen]." (S. 19). Sie sieht diese mehr als einen dem Menschen ureigenen "Kräftestrom".

168. Fick, Anton: Die weiße Trauerfarbe. Duderstadt 1958.

169. Heller-Winter, Elisabeth: Trauerkleidung. In: Metken, Sigrid (Hg.): Die letzte Reise - Sterben, Tod und Trauersitten in Oberbayern. München 1984, 186-193.
In weiten Teilen Europas gilt Schwarz als die klassische Trauerfarbe. Heller-Winter beschreibt die Entwicklung der Trauerkleidung seit dem 16. Jahrhundert bis in die Nachkriegszeit, wobei sie insbesondere ikonographische und schriftliche Quellen mit einbezieht. Neben der Beschreibung einzelner Attribute der Trauertracht geht die Autorin auch auf die Dauer der Trauerpflicht, also den Zeitraum, über den hinweg Trauerkleidung zumindest in Form bestimmter Trachtattribute getragen werden mußte, ein.

170. Reelfs, Hella: Trauerschmuck als Mode. Ein wenig bekanntes Sammelgebiet aus der Zeit der Empfindsamkeit. In: Kunst und Antiquitäten V/78 (1978), 61-68.

171. Schmidt, Jutta: Trauerzeiten in Westfalen (nach einer ADV-Befragung). In: Rheinisch-westfälische Zeitschrift für Volkskunde 21, 1974, 28-55 mit 4 Karten.

172. Wagner, Eckhard: Von Totenroß und Trauerrittern. Gedanken zu rituellen Phänomenen im abendländischen Begräbniskult und ihre Bedeutung als Rechtsträger. In: Jahrbuch des Emsländischen Heimatvereins 22 (1976), 141-155.

4.11.2 Gedächtnisfeiern/Allerseelen/Totensonntag

173. Burgstaller, Ernst: Allerseelengebäcke, Umrittsbrauchtum, Burschenschaften. In: Atlas von Oberösterreich, 1. Lieferung, Blatt 18 (4 Karten), Erläuterungsband zur 1. Lieferung, Linz 1958, 131-147.

174. Burgstaller, Ernst: Das Allerseelenbrot. Linz 1970.
Basis der Arbeit bilden drei volkskundliche Enqueten aus 1935, 1950 und 1956. Das Untersuchungsgebiet ist auf Österreich beschränkt. Burgstaller verbleibt nicht bei der Beschreibung dieser besonderen Gebildebrotform, sondern beschreibt durch historisch abgesichertes Material die Entwicklung des Allerseelenfestes seit seiner Formierung um die Jahrtausendwende.

175. Hanika, Josef: Heimatverlust und Totenehrung. Auf Grund der Sammlung A. Kasarek. In: Bayerisches Jahrbuch für Volkskunde 1955, 129-140.

176. Prinz, Jutta: Das Totenfest. Gebäcke zu Allerseelen. In: Zender, Matthias (Hg): Atlas der deutschen Volkskunde NF, Karte 20c und Erläuterungen Bd. 1, Marburg 1959-1964, 381-392.

177. Ranke, Kurt: Allerheiligen und Allerseelen in der Sagenüberlieferung. In: Rheinisches Jahrbuch für Volkskunde 9 (1958), 28-53.
Das Christentum begegnet den heidnischen Totenfesten erst relativ spät mit einem institutionalisierten Seelenfest. Dieses ursprünglich im Anschluß an die Ernte gefeierte Fest dauert in einigen Regionen Deutschlands unterschiedlich lang. An diesen Termin knüpfen sich eine Vielzahl von Sagen und Sagenmotiven. Diese sind aber nicht für dieses Datum eigentümlich, sondern die einzelnen Motive finden sich auch zu anderen Terminen im Jahreslauf. Ranke gelangt zu dem Schluß, daß die neue christliche Sinngebung der alten keltisch-germanischen Herbsttotenfeste es nicht vollbracht hat, eigene Brauchtums- und Sagenbereiche zu entwickeln.

4.11.3 Leichenpredigt/Leichenrede

178. Assion, Peter: Sterben nach tradierten Mustern. Leichenpredigten als Quelle volkskundlicher Brauchforschung. In: Lenz, Rudolf (Hg.): Leichenpredigten als Quelle historischer Wissenschaften Bd. 3, Marburg 1984, 227-248.

179. Bog, Ingomar: Leichenpredigt und Demographie. In: Lenz, Rudolf (Hg.): Leichenpredigten als Quelle historischer Wissenschaften, Bd. 2, Marburg 1979, 45-58.

180. Höck, Alfred: Begräbnisbrauchtum und Leichenpredigten. In: Lenz, Rudolf (Hg.): Leichenpredigten als Quelle Historischer Wissenschaften. Köln/Wien 1975, 295-311.

181. Hoof, Romana van: Bezeichnungen für das Sterben und Todesmetaphorik in Leichenpredigten. In: Lenz, Rudolf (Hg.): Leichenpredigten als Quelle historischer Wissenschaften Bd. 3, Marburg 1984, 249-270.

182. Imhof, Arthur E.: Leichenpredigten als historisch-demographische Quelle. In: Lenz, Rudolf (Hg.): Leichenpredigten als Quelle historischer Wissenschaften, Bd. 2, Marburg 1979, 74-94.

183. Kazmaier, Martin: Die deutsche Grabrede im 19. Jahrhundert. Aspekte ihrer Funktion innerhalb der bürgerlichen Bestattungsfeierlichkeiten. Stuttgart 1977.

Die 1974 als Dissertation eingereichte Arbeit gliedert sich in sechs große Kapitel, die sich mit der Leichenrede auseinandersetzen. Zunächst betrachtet der Autor die Formgeschichte der Leichenrede. Im zweiten Teil betrachtet Kazmaier die "Bestattung als bürgerliche Feierlichkeit". Im dritten Teil stehen die Rede und die Feierlichkeit im Vordergrund, wobei der "Rede" der weitaus größte Teil eingeräumt wird. Teil vier zeigt die Funktion der Grabrede zum Erstellen eines Bildes des Verstorbenen und dessen literarischen Verklärung. Im letzten Teil wird die Funktion der Grabrede als Andenken, als familiäres Erinnerungsstück dargestellt. Ausführliche Literaturangaben.

184. Lenz, Rudolf: Leichenpredigten. Eine bislang vernachlässigte Quellengattung. Geschichte, Forschungsstand, methodische Probleme, Bibliographie. In: Archiv für Kulturgeschichte 56 (1974), 296-312.

185. Lenz, Rudolf (Hg.): Leichenpredigten als Quelle historischer Wissenschaften. Köln/Wien 1975.

Das Hauptanliegen dieses Sammelbandes, der die Vorträge eines Personalschriftensymposions (14.-18.10. 1974) beinhaltet, ist es, die Quellengruppe der gedruckten Leichenpredigten aus der Zeit des 16. bis 18. Jahrhunderts aus verschiedenen wissenschaftlichen Disziplinen zu beleuchten und ihre disziplinimmanente Bedeutung aufzuzeigen. So bietet der Band Beiträge zum allgemeinen Forschungsstand aus Sicht der evangelischen und katholischen Theologie, der Sozial-, Stadt- und Kulturgeschichte, der Volkskunde, der Genealogie und Biographik, der Sprach- und Literaturwissenschaft, der Kunst- und Musikgeschichte sowie der Medizin- und Pharmaziegeschichte. Die einzelnen Beiträge sind mit fachspezifischen bibliographischen Hinweisen versehen.

186. Lenz, Rudolf (Hg.): Leichenpredigten als Quelle historischer Wissenschaften, Bd. 2, Marburg 1979.

In Band zwei wurden die Beiträge der Tagung zum Thema Leichenpredigt vom 10.-15.10.1977 in Marburg zusammengestellt. Er umfaßt die Themenschwerpunkte Rhetorik, Lexikographie, Geschichte des Buchwesens und Buchdruckes, EDV in den Geschichtswissenschaften, Bestandsaufnahme (NL), Arbeitsberichte/Generaldiskussion sowie Trauermusik des Barocks/Thanatomachia.

187. Mohr, Rudolf: Der unverhoffte Tod. Theologie- und kulturgeschichtliche Untersuchungen zu außergewöhnlichen Todesfällen in Leichenpredigten. Marburg 1982.

188. Pieske, Christa: Trauerreden und Nachrufe im Zeitalter des Barock. In: Der Wagen 1966, 71-76.

189. Rusterholz, Sibylle: Leichenreden. Ergebnisse, Probleme, Perspektiven ihrer interdisziplinären Erfoschung. In: Internationales Archiv für Sozialgeschichte der deutschen Literatur 4, 1979, 179-196.

5. Objekte des Totengedenkens

5.1 Grabmal/Grabkreuz

190. Baumann, Cornelia: Grabdenkmäler als Geschichtsquelle: Maßnahmen zu ihrer Erfassung und Sicherung. In: Schönere Heimat 76 (1987), 209-214.

191. Ritz, J.M.: Vom Kindergrabmal. In: der Zwiebelturm 3 (1948), 224-227.

192. Jacobeit, Wolfgang: Grabmale aus Holz. In: Rheinisch-westfälische Zeitschrift für Volkskunde 2 (1955), 127-128.

193. Hüppi, Adolf: Kunst und Kult der Grabstätten. Olten 1968.

194. Kok, H.L.: Totenhäuschen, ein Erbe der Jahrhunderte. In: Der letzte Gang - De laatste gang - Totenbrauchtum - Westmünsterland - Oost-Nederland - Kreis Borken. Enschede/Telgte/Vreden 1988, 273-287.

195. Kolks, Zeno/Verhagen, Jorie: Denkmäler und Gedächtnistafeln für Verstorbene beiderseits der deutsch-niederländischen Grenze 1600-1800. In: Der letzte Gang - De laatste gang. Westmünsterland - Oost-Nederland - Kreis Borken . Enschede/Telgte/Vreden 1988, 289-323.

196. Kunz, Hannelore: Die Entstehung des schmiedeisernen Grabkreuzes. In: Geschmiedete Grabzeichen. Katalog München 1982, 19.

197. Lörcher, Alfred: Das Grabkreuz aus Stein. Stuttgart 1929.

198. Lörcher, Alfred: Das Grabzeichen aus Holz. Stuttgart 1941.

5.2 Epitaphien

199. Narr, Dieter: Memento Mori in barocken Grabinschriften. In: Barock in Baden-Württemberg. Ausstellung des Badischen Landesmuseums in Schloß Bruchsal 1981. Bd. II, Bruchsal 1981, 201-211.

200. Röhrich, Lutz: Komische Grabpoesie. In: Schuchard, Jutta/Claussen, Horst (Hg.): Vergänglichkeit und Denkmal. Beiträge zur Sepulkralkultur. Bonn 1985, 93-110.
Röhrich stellt an zahlreichen Beispielen Grabinschriften mit z.T. komischen oder zumindest skurilem Inhalt vor. Die Inschriften kontrastieren

stark mit dem Pathos der Heldenfriedhöfe. Sie stellen Dokumente einer ehrlichen Auffassung dar, die im Gegensatz zur bürgerlichen Welt steht.

5.3 Totenzettel/Sterbebildchen

201. Aka, Christine: Tot und vergessen? Sterbebilder als Zeugnis katholischen Totengedenkens (= Schriften des Westfälischen Freilichtmuseums Detmold - Landesmuseum für Volkskunde - Band 10). Detmold 1993.
In der Arbeit wird die spezifisch katholische Art des Totengedenkens auf Totenzetteln ausgewertet. Dabei sind vor allen Dingen Kontinuität und Wandel, aber auch die Wirkung zentraldirigistischer Instanzen auf den Glauben des Volkes Gegenstand dieser Untersuchung. Es kristallisieren sich drei Phasen der Entwicklung heraus: Eine frühe Phase von 1850 bis 1900, die Zeit der Jahrhundertwende bis in die 60er Jahre und ein Phase des Wandels in der Religiösität seit den 70er Jahren. Ausführliche Literaturangaben.
202. Brückner, Wolfgang: Bild und Gebet. Vom Soldatenvotiv zum Kriegerdenkmal. In: Volkskunst 7, 1984, Heft 1, 15-23.
Soldatenbilder sind aus den druckgraphischen Massenquellen des 19. und 20. Jahrhunderts zu Tausenden bekannt. Die zentrale Frage des Aufsatzes ist, wie und wo das Bild des individuellen Soldatens vor dem Zeitalter der Fotografie in Erscheinung tritt. Brückner zieht einzelne z.T. unveröffentlichte bzw. nicht zugängliche Beispiele des frühen 19. Jahrhunderts aus Privatsammlungen heran, die im einzelnen ikonographisch analysiert werden. Nach 1870/71 treten zu den Sterbebildern auch verstärkt Gedenkmonumente für die Gefallenen der Kriege hinzu. Spätestens seit dem Ersten und besonders im Zweiten Weltkrieg haben Sterbebildchen mit Fotographien des Gefallenen die Funktion der gemalten Gedächtnistafeln übernommen.
203. Brunold-Bigler, Ursula: Das Totenbildchen. Entstehung und Wandel eines religiösen Brauches. In: Baumgartner, Jakob (Hg.): Wiederentdeckung der Volksreligiosität. Regensburg 1979, 291-301.
Der Beitrag basiert auf der Auswertung von 7.000 Sterbebildchen aus der deutschen und rätoromanischen Schweiz aus der Zeit von 1815 bis 1977. Brunold-Bigler zeigt zunächst die Entstehung des Sterbebildes seit dem 18. Jh. auf. In Kapitel 2 und 3 beschreibt sie Drucklegung, Verteilung und Aufbewahrungsorte sowie die Funktion des Sterbebildes. Ein Schwerpunkt liegt in Kapitel 4 mit der Auswertung der Ikonographie der Sterbebild-

chen, wobei sie einzelne Motiv herausgreift und näher beschreibt. Abschließend erfolgt eine kurze Betrachtung der Bildtexte.

204. Daxelmüller, Christoph: Verdrängte Erinnerung. Sensationsfälle und ihre Verharmlosung auf Totenbildern und Totenandenken des späten 19. und 20. Jahrhunderts. In: Bönisch-Brednich, Brigitte u.a. (Hg.): Erinnern und vergessen. Vorträge des 27. Deutschen Volkskundekongresses Göttingen 1989 (= Beiträge zur Volkskultur in Niedersachsen 5). Göttingen 1991, 243-262.
Daxelmüller benutzt als Aufhänger seiner Betrachtung über das Erinnern und Vergessen, oder - wie er es formuliert - das Ver-Innern, den Fall des Studenten Alfrod Bunth, der im Winter 1881 auf dem Weg von Stockholm nach Malmö ums Leben kam. Hierbei werden die Aufschriften des Totenbildes, Zeitungsausschnitte und die polizeilichen Protokolle der Augenzeugen gegenübergestellt und ihr Inhalt aus verschiedenen Interpretationsebenen beleuchtet. Daxelmüller kommt zu dem Schluß, daß folkloristisches Traditionsmaterial - hier das Totenbild des Alfrod Bunth - nur bedingt als einzige Quelle für die Volkskunde tauglich ist. Mit solchen Quellen läßt sich der Alltag nur schwer erfassen und darstellen.

205. Scharfe, Martin: Evangelische Andachtsbilder. Studien zur Intention und Funktion des Bildes in der Frömmigkeitsgeschichte vornehmlich des schwäbischen Raumes. Stuttgart 1968.

206. Schleicher, Herbert M.: 80.000 Totenzettel aus rheinischen Sammlungen. In: Veröffentlichungen der Westdeutschen Gesellschaft für Familienkunde NF 37 (1987).

207. Wolf, Herbert: Andachtsbildchen im Totenbrauch. In: Jahrbuch für Volkskunde 11 (1988), 236-239.

5.4 Memorialschmuck

208. Hempel, Gudrun: Schmuck aus Haaren. Katalog zur Ausstellung des Österreichischen Museums für Volkskunde, Wien 1981.

209. Schmitz, Gerda: Totenherzchen und Totengedichte. In: Rheinisch-westfälische Zeitschrift für Volkskunde 17, 1970, 91-100.

210. Schwering, Burkhard: In Memoriam. Verstorbenenandenken aus menschlichem Haar. In: Der letzte Gang - De laatste gang: Totenbrauchtum - Gebruiken rond de Dood. Westmünsterland - Oost-Nederland - Kreis Borken. Enschede/Telgte/Vreden 1988, 325-351.

Schmuck und Zierbilder aus Haaren bilden eine besondere Gruppe von Erinnerungsstücken an Verstorbene. In der Vergangenheit wenig beachtet rücken diese zunehmend in das Blickfeld von Sammlern und volkskundlicher Betrachtungen. Schwering gibt zunächst eine knappe Einführung in die Bedeutung des Haares im Brauch. Im zweiten Teil seines Aufsatzes greift er vier Beispiele von Haarbildern auf, die besonders auf ihren ikonographischen Inhalt hin analysiert werden.

211. Stille, Eva: Bilder und Schmuck aus menschlichem Haar. In: Volkskunst 1 (1978), 225-233.

212. Zick, Gisela: Gedenke mein. Freundschafts- und Memorialschmuck4.3.1. 1770-1870. Dortmund 1980.

5.5 Erinnerungszeichen an Todestellen

213. Atlas der deutschen Volkskunde NF. Hg. v. Matthias Zender. Marburg 1958-1984. Karte 72d: Zeichen an der Todeststelle und christliche Erinnerungszeichen. Dazu: Erläuterungen ADV NF Bd.III, 45-51 und 54-59. Karte NF 76c: Bezeichnung der Todesstelle. Dazu: Erläuterungen ADV NF Bd.III, 52-54.

Belege aus ca. 20 000 Orten des deutschen Reichens in den Grenzen von 1937 und den deutschen Sprachinseln in Südosteuropa.

214. Roth, Hans: Zeugnisse des Totengedenkens in der Landschaft. Sühnekreuz - Bildstock und Marterl - Totenbrett. In: Metken, Sigrid (Hg.): Die letzte Reise - Sterben, Tod und Trauersitten in Oberbayern. München 1984,257-263.

215. Lurz, Meinhold: Kriegerdenkmäler in Deutschland, 1-6. Heidelberg 1985-1987.

Das Gesamtwerk ist auf sechs Einzelbände ausgelegt, wobei jeder Band eine eigene Zeit behandelt: 1. Die Befreiungskriege, 2. Einigungskriege 1864-1866-1870/71, 3. I. Weltkrieg, 4. Weimarer Republik, 5. Drittes Reich und 6. Bundesrepublik Deutschland. Während jeder Band durch in die Zeit einführende Kapitel eingeleitet wird, sind die nachfolgenden Kapitel in allen sechs Bänden gleich übertitelt und erlauben somit einen synoptischen Vergleich: Gesetze und Kompetenzverteilung, Formen, Aufstellungsorte, Inschriften, Beiträge zu einer Sozialgeschichte der Kriegerdenkmäler. Der Beitrag beschäftigt sich mit Kleindenkmälern, die besonders im süddeutschen und alpinen Raum größere Verbreitung besitzen. In einzelnen Abschnitten betrachtet L. die Denkmalgattungen Sühnekreuz, Bildstock/Marterl und die Totenbretter.

216. Roth, Hans: Marterlsprüch. München 1973.
Marterln sind kleine Erinnerungsmale an der Stelle von Unfällen und Unglücken. Neben einer knappen Einführung zum Thema der Marterl und Marterlsprüche gibt Roth eine unkommentierte Auswahl von Sprüchen wieder.

217. Schott, Lothar: Totschlagsühne und Steinkreuzerrichtung. In: Wissenschaftliche Zeitschrift der Pädagogischen Hochschule Potsdam, Gesellschaftswissenschaftlich- Sprachliche Reihe 3 (1957), 41-53.

218. Werner, Paul: Flurdenkmale. Freilassing 1982.

219. Werner, Paul/Werner, Richilde: Totenbrett und Gedenkbrett. In: Jahrbuch der Bayerischen Denkmalpflege 35, 1981,(1983), 200-234.

220. Worschech, Reinhard: Bildstöcke. Wahrzeichen der Landschaft. Rosenheim 1981.

221. Zöpfl, Friedrich: Bildstock. In: Reallexikon zur deutschen Kunstgeschichte, Bd. 2, Stuttgart 1948, Sp. 695-707.

6. Totenglaube

6.1 Lebender Leichnam/nachholende Tote/Nachzehrer

222. Schwebe, Joachim: Spuren wendischer Nachzehrer-Vorstellungen im östlichen Niedersachsen. In: Rheinisches Jahrbuch für Volkskunde 10 (1959), 238-252.
(Nachzehrer sind Tote, die durch ihre Aktivität aus dem Grabe Angehörige oder andere Dorfbewohner nachholen).

223. Schürmann, Thomas: Nachzehrerglauben in Mitteleuropa. Marburg 1990.
Eine knappe Darstellung der verschiedenen Vorstellungen vom Nachholen durch Tote im ehemaligen deutschen Reich in den Grenzen von 1937 mit einigen Ausblicken in den slawischen Bereich. Analysiert werden: Mittelalterliche schriftliche Quellen und archäologische Zeugnisse; frühneuzeitliche Nachzehrervorstellungen und ihr Zusammenhag mit der Pest; jüngere Nachzehrer- vorstellungen in regionaler Gliederung; Wesenszüge von Nachzehrer und Vampir.

224. Grober-Glück, Gerda: Der Verstorbene als Nachzehrer. In: Zender, Matthias (Hg.): Atlas der deutschen Volkskunde, NF, Erläuterungen Bd. II, Marburg 1966-1982, 427-456, Karte NF 73-76a/b.
Der Atlas basiert auf Fragebogenmaterial, das zwischen 1930 und 1935 in ca. 20.000 Orten des deutschen Reiches in den Grenzen von 1937 und in den deutschen Sprachinseln Südosteuropas erhoben wurde.
225. Wiegelmann, Günter: Der lebende Leichnam im Volksbrauch. In: Zeitschrift für Volkskunde 1966, 161-183.

6.1.1 Wiedergänger

226. Lecouteux, Claude/Röhrich, Lutz: Geschichte der Gespenster und Wiedergänger im Mittelalter. Köln u.a. 1987.

6.2 Armerseelenkult/Fegefeuer

227. Wiebel-Fanderl, Oliva: Der Fegfeuer- und Armeseelenkult. Ein Beitrag zur Entstehung, Entwicklung und Phänomenologie volksfrommen Verhaltens. In: Metken, Sigrid (Hg.): Die letzte Reise - Sterben, Tod und Trauersitten in Oberbayern. München 1984, 243-249.
228. Hain, Mathilde: Arme Seelen und helfende Tote. Eine Studie zum Bedeutungswandel der Legende. In: Rheinisches Jahrbuch für Volkskunde 9 (1958), 54-64.
Erzählungen vom Gottesdienst der Toten finden sich besonders häufig in den Sagensammlungen des 19. und 20. Jahrhundert. Eine Vermischung mit anderen Motiven aus dem Totenglauben bewirkt zwar ein hohes Variationsspektrum, Quintessenz bleibt jedoch in allen Fällen, daß die Begegnung mit diesen Toten für grundsätzlich gefährlich gehalten wird.
229. Hartinger, Walter: Arme-Seelen-Darstellungen in der Volkskunst (Bayern - Böhmen - Österreich) Ausstellung in der Universität Passau. Passau 1980.
230. Kretzenbacher, Leopold: Legendenbilder aus dem Feuerjenseits. Zum Motiv des "Losbetens" zwischen Kirchenlehre und erzählendem Volksglauben. Wien 1980.
231. Moser-Rath, Elfriede: Arme Seele. In: Handwörterbuch der Sage, 3. Lieferung, Göttingen 1963, Sp. 628-641.

232. Koren, Hanns: Die Spende. Eine volkskundliche Studie über die Beziehung "Arme Seelen - arme Leute". Graz/Wien/Köln 1954.
Spende im hier verstandenen Sinne bezeichnet die Ausschüttung eines bestimmten, durch Verordnungen festgesetzten Betrages an die Armen nach den Gedächtnisfeiern des Sterbe- oder Todestages des Stifters. Auch wenn die Arbeit sich weitgehend auf den Einflußbereich des Salzburger Erzbischofs beschränkt, ist dieser Brauch im gesamten deutschsprachigen Gebiet seit dem 10. Jahrhundert belegt.

233. Leibbrand, Jürgen: Armeseelenkult und Andachtsgraphik im 19. und 20. Jahrhundert. In: Forschungen und Berichte zur Volkskunde in Baden-Württemberg 1 (1973), 21-41.

234. Ranke, Kurt: Allerheiligen und Allerseelen in der Sagenüberlieferung. In: Rheinisches Jahrbuch für Volkskunde 9 (1958), 28-53.
Das Christentum begegnet den heidnischen Totenfesten erst relativ spät mit einem institutionalisierten Seelenfest. Dieses ursprünglich im Anschluß an die Ernte gefeierte Fest dauert in einigen Regionen Deutschlands unterschiedlich lang. An diesen Termin knüpfen sich eine Vielzahl von Sagen und Sagenmotiven. Diese sind aber nicht für dieses Datum eigentümlich, sondern die einzelnen Motive finden sich auch zu anderen Terminen im Jahreslauf. Ranke gelangt zu dem Schluß, daß die neue christliche Sinngebung der alten keltisch-germanischen Herbsttotenfeste es nicht vollbracht hat, eigene Brauchtums- und Sagenbereiche zu entwickeln.

6.2.1 Letztes Gericht/Höllenstrafe

235. Kretzenbacher, Leopold: Die Seelenwaage. Zur religiösen Idee vom Jenseitsgericht auf der Schicksalswaage in Hochreligion, Bildkunst und Volksglaube. Klagenfurt 1958 (=Buchreihe des Landesmuseums für Kärnten 4).

236. Kretzenbacher, Leopold: Legende und Spiel vom Traumgesicht des Sünders auf der Jenseitswaage. Zu Fortleben und Gehaltswandel einer frühchristlichen Legende um einen "sozialen" Heiligen. In: Rheinisches Jahrbuch für Volkskunde 7 (1956), 145-172.

237. Kretzenbacher, Leopold: St. Michael, der Seelenwäger. Graz 1952.

238. Kretzenbacher, Leopold: Eschatologisches Erzählgut in Bildkunst und Dichtung. Erscheinungsformen und Exemplum-Funktion eines apokryphen Höllenstrafe-Motives. In: Volksüberlieferung. Festschrift für Kurt Ranke. Göttingen 1968, 133-150.

6.2.2 Aussehen/Form der scheidenden Seele

239. Grober-Glück, Gerda: Volksglaubensvorstellungen über die scheidende Seele. Erscheinungen in Deutschland und Österreich um 1930. In: Jahrbuch für Volkskunde NF 6, 1983, 149-181.
Die Grundlage für diesen Aufsatz bildet das Material des Atlas der deutschen Volkskunde (ADV). Bearbeitet wurde die Frage 159, die nach den Volksbräuchen beim Eintritt des Todes fragt. Grober-Glück bearbeitete ebenfalls die Unterfragen 159c nach der Gestalt der entweichenden Seele (Schatten, Wölkchen, Tier) und 159d nach dem Weg, den die scheidende Seele nimmt. Ergebnisse sind auf neuen Karten dargestellt und geben einen Einblick über die regionale Differenzierung von Glaubensvorstellungen im deutschsprachigen Raum.

7. Tod in der Volkskunst/Bildquellen

240. Brückner, Wolfgang: Totenbild, Toter. In: Lexikon für christliche Ikonographie IV, 1972, Sp. 340-343.
Gemäß der Gesamtkonzeption des LCI gibt Brückner Definitionen der Begriffe Totenbild bzw. Toter und deren Abgrenzung aus der Sicht der Ikonographie. Dabei werden in diesem ersten Abschnitt eine Fülle von Querverweisen zu anderen Schlagworten angeführt. Der zweite Teil befaßt sich mit der eigentlichen Ikonographie wie den "hinweisenden Zeichen auf den Tod" auf Bildern, "zwei Körper des Verstorbenen" mit Darstellung des verwesenden Leichnams und der lebenden Person mit all ihren weltlichen Attributen, dem "Portrait individueller Toter" und den "Erinnerungsdarstellungen Verstorbener". Im Rahmen der in diesem Lexikon gebotenen Kürze können die einzelnen Themen nur punktuell angesprochen und mit Sekundärliteratur versehen werden.
241. Brückner, Wolfgang: Barocke Bestattungsrequisiten. Zum Wirklichkeitsgehalt satirischer Bildquellen in der Aufklärungszeit. In: Volkskunst 8/4 (1985), 41-44.
Historische Bildquellen müssen, wollen sie als Quelle für weitere volkskundliche Forschungen Bestand haben, immer wieder auf ihren Wirklichkeitsgehalt überprüft werden. Brückner kann anhand von zwei Begräbnisutensilien - eine Madonnenfigur und ein geschnitztes Buch aus Mattersburg/NÖ, die wohl auf den Sarg beim Leichenzug gestellt wurden - in

Verbindung mit historischen Kupferstichen sowohl den Wahrheitsgehalt der satirischen Stiche als auch den Gebrauch der heute noch erhaltenen Objekte klären.

242. Kretzenbacher, Leopold: Eschatologisches Erzählgut in Bildkunst und Dichtung. Erscheinungsformen und Exemplum-Funktion eines apokryphen Höllenstrafe-Motives. In: Volksüberlieferung. Festschrift für Kurt Ranke. Göttingen 1968, 133-150.

243. Metken, Sigrid (Hg.): Die letzte Reise - Sterben, Tod und Trauersitten in Oberbayern. München 1984. Ausstellungskatalog zur gleichnamigen Ausstellung im Münchner Stadtmuseum vom 4. Juli bis 9. September 1984. Abschnitt drei "In Memoriam" setzt Schwerpunkte in der Volkskunst, der Grabgestaltung und der Gefallenenbestattung im Wandel der Jahrhunderte. Die einzelnen Beiträge beziehen sich weitgehend auf den bayerischen Raum.

244. Spamer, Adolf: Krankheit und Tod als Metapher. Zur Geschichte und Sinndeutung eines volkstümlichen Scherz- und Kampfbildes I und II. In: Niederdeutsche Zeitschrift für Volkskunde 17, 131-162.

7.1 Totentanz

245. Cosacchi, S.: Makabertanz. Der Totentanz in Kunst, Poesi und Brauchtum des Mittelalters. Meisenheim a. Glan 1965.

246. Hühns, Erik: Der Berliner Totentanz. In: Deutsches Jahrbuch für Volkskunde 14 (1968), 235-246.

247. Kaiser, Gert (Hg.): Der tanzende Tod. Mittelalterliche Totentänze. Frankfurt 1983.

248. Krüger, Annette: Heilsgeschichtliche Bezüge in spätmittelalterlichen Totentänzen. Unter besonderer Berücksichtigung von *Des dodes dantz,* Lübeck 1489.
In: Niederdeutsches Jahrbuch. Jahrbuch des Vereins für niederdeutsche Sprachforschung 117(1994), 109-129.

249. Rosenfeld, Hellmut: Der mittelalterliche Totentanz. Entstehung, Entwicklung und Bedeutung (=Beihefte zum Archiv für Kulturgeschichte 3). Köln-Graz 1968.
Rosenfeld stellt in einer Fülle von Einzelabschnitten die Genese der ikonographischen Entwicklung des Themas "Tod" dar. Er benutzt dazu memento mori, vade mori-Geschichten, ars moriendi-Bücher, Bilderbogen, Mahnverse, Fresken und Tafelbilder, Tanz mit dem Tode, Tanz der

Toten zusammen mit den lateinischen und volkssprachlichen Spruchbandtiteln und Totentanzdialogen. Die wichtigsten von Rosenfeld verwandten Quellentexte zum Totentanz sind beigegeben. Ausführliche Literaturangaben.

250. Stammler, Wolfgang: Der Totentanz. Entstehung und Deutung. München 1948.

251. Bilder und Tänze des Todes. Gestalten des Todes in der europäischen Kunst seit dem Mittelalter. Ausstellung Unna, evangelische Stadtkirche 1982, Erzbischöfliches Diözesanmuseum Paderborn 1982.

8. Tod in der Erzähltradition

252. Hain, Mathilde: Arme Seelen und helfende Tote. Eine Studie zum Bedeutungswandel der Legende. In: Rheinisches Jahrbuch für Volkskunde 9 (1958), 54-64.

Erzählungen vom Gottesdienst der Toten finden sich besonders häufig in den Sagensammlungen des 19. und 20. Jahrhundert, so daß Hain auf ein allgemein hohes Alter dieses Erzählstoffes schließt. Eine Vermischung mit anderen Motiven aus dem Totenglauben bewirkt zwar ein hohes Variationsspektrum. Quintessenz bleibt jedoch in allen Fällen, daß die Begegnung mit diesen Toten für grundsätzlich gefährlich gehalten wird.

253. Kvideland, Reimund: Kindergeschichten über den Tod. In: Jahrbuch für Volkskunde und Kulturgeschichte 23/8 (1980), 132-135.

254. Müller, Ingeborg/Röhrich, Lutz: Deutscher Sagenkatalog X. der Tod und die Toten. In: Deutsches Jahrbuch für Volkskunde 13 (1967), 346.

255. Petzoldt, Leander: Der Tote als Gast. Volkssage und Exempel (= FFC 200). Helsinki 1968.

256. Petzoldt, Leander: Volksballade, Sage und Exempel. Zur Stoff- und Überlieferungsgeschichte der Volkserzählung vom "beleidigten Totenschädel". In: Jahrbuch für Volksliedforschung 12 (1967), 103-140.

257. Rosenfeld, Hellmut: Sagentradition, Kulttradition und Völkerschichtung. Betrachtungen zu Gräbersagen und Dreifrauenkult. In: Bayerisches Jahrbuch für Volkskunde 1957, 144- 150.

Zu Beginn werden einzelne Beispiele aus Nordostdeutschland angeführt, bei denen Sagentradition mit archäologischen Befunden von Gräbern übereinstimmt. Angeführt wurden nur solche Sagen, deren Aufzeichnungsdatum vor dem archäologischen Fund lag und somit keine Nachdichtungen darstellten. Dabei ist auffällig, daß sich die Sageninhalte über Jahrtausende hinweg gehalten haben. Einzelne Schritte der Beweisführung sind zum Teil problematisch.

258. Rudolph, Ebermut: Wenn der Spiegel zerbricht und die Uhr nicht mehr tickt. Volkskundliche Motive aus dem Grenzbereich: Sterben - Tod - "Zwischenreich". In: Curare, Sonderband, Sterben und Tod. Braunschweig 1986, 85-94.
Im rezenten städtischen und ländlichen Erzählgut finden sich eine Reihe von Berichten merkwürdiger Ereignisse, die in Zusammenhang mit Verstorbenen und künftig Sterbenden gesehen werden. Der Beitrag zeigt Einzelbeispiele aus dem als Anmeldungen, Kündungen, Vorzeichen u.ä. bezeichneten Phänomene auf und versucht eine Interpretation derselben. Abschließend räumt der Autor ein, daß eine wissenschaftliche Klärung der Phänomene zum heutigen Zeitpunkt nicht möglich ist.

8.1 Tod in Sage, Märchen und Legende

259. Kretzenbacher, Leopold: Die Legende vom mitleidigen Todesengel. Motivbestand und Funktion in der Volksdichtung. In: Beiträge zur Südosteuropa-Forschung, anläßlich des I. internationalen Balkanologenkongresses in Sofia, 26.8.-1.9.1966. München 1966, 194-210.
260. Kretzenbacher, Leopold: Eschatologisches Erzählgut in Bildkunst und Dichtung. Erscheinungsformen und Exemplum-Funktion eines apokryphen Höllenstrafe-Motives. In: Volksüberlieferung. Festschrift für Kurt Ranke. Göttingen 1968, 133-150.
261. Moser-Rath, Elfriede: Arme Seele. In: Handwörterbuch der Sage, 3. Lieferung, Göttingen 1963, Sp. 628-641.
262. Röhrich, Lutz: Das Todesproblem im Spiegel der Sage. In: Blätter für Pfälzische Kirchengeschichte und religiöse Volkskunde 17 (1950), 90-99.
263. Röhrich, Lutz: Das Verzeichnis der deutschen Totensagen. In: Fabula 9, 1967, 270-284.
264. Röhrich, Lutz: Der Tod in Sage und Märchen. In: Stephenson, G. (Hg.): Leben und Tod in den Religionen. Darmstadt 1980, 165-183.
265. Röhrich, Lutz: Dankbarer Toter. In: Enzyclopädie des Märchens 3, 1981, Sp. 306-322.
Der Märchentyp vom "Dankbaren Toten" handelt von einem Held, der auf seiner Wanderschaft einem umherwandelnden Toten begegnet, dem wegen seiner Schulden ein ordentliches Begräbnis verweigert wurde. Der

Held bezahlt dessen Schulden und verschafft ihm so ein angemessenes Begräbnis. In der Folge erweist sich der Tote in - je nach Märchen - unterschiedlichen Situationen als dankbar. Röhrichs Beitrag beleuchtet die Forschungsgeschichte, Inhalt und Motivstruktur der Märchentypen und geht besonders in Abschnitt 5 und 6 auf die kulturgeschicht- lichen Hintergründe im Totenkult bzw. die mittelalterlich-christliche Totenfürsorge und die Arme Seelen-Hilfe ein.

266. Röhrich, Lutz: Das Verhalten zum Tod und zu den Toten in der Volksdichtung. In: Boehlke, Hans-Kurt (Hg.): Vom Kirchhof zum Friedhof: Wandlungsprozesse zwischen 1750 und 1850. Kassel 1984, 89-107.
Sagen über Tote bilden die größte Gruppe der Volkssagen. Der Beitrag beleuchtet das Auftreten von Tod und Toten in Märchen und Sage. Die unterschiedliche Stellung des Todes in Sage und Märchen wird analysiert.

267. Schwebe, Joachim: "Den Toten zu Gast laden" als Brauch und Erzählmotiv. In: Internationaler Kongreß der Volkserzählungsforscher. Berlin 1961, 391-397.

268. Zender, Matthias: Kobold, Totengeist und Wilder Jäger. In: Zender, Matthias: Gestalt und Wandel. Aufsätze zur rheinisch-westfälischen Volkskunde und Kulturraumforschung, Hg. von Cox, H.L. und Wiegelmann, Günter, Bonn 1977, 389-400.

9. Tod im Liedgut

269. Husenbeth, Helmut: Toten-, Begräbnis- und Armeseelenlied (Lieder aus dem Bereich des Totenbrauchtums). In: Handbuch des Volksliedes 1, München 1973, 463-481.

270. Kohlschmidt, Werner: Selbstgefühl und Todesschicksal im Liede des deutschen Soldaten. Untersuchungen zur Geschichte des deutschen Soldatenliedes und seiner Bestimmung des "sentimentalen" Volksliedes. Frankfurt 1940.

9.1 Trauermusik/Trauerlieder

271. Hark, Ann: Trauer-Lieder. In: American-German Review. Publ. bimonathly by the Carl Schurz Memorial Foundation 27 (1960), Nr. 1, 27-30.

10. Verschiedenes

272. Dieck, Alfred: Vom volkstümlichen Glauben an die Wiederbelebung Verstorbener im 19. und 20. Jahrhundert. In: Curare 3 (1980), 74-78.

273. Kamper, Dietmar/Wulf, Christoph (Hg.): Die Wiederkehr des Körpers. Frankfurt 1982.

274. Stoessel, Ingrid: Scheintod und Todesangst: Äußerungsformen der Angst in ihren geschichtlichen Wandlungen (17.-20. Jahrhundert) (=Kölner medizinhistorische Beiträge 30). Köln 1983.

Sachregister

Autoren

Prof. Dr. J. P. Beckmann
FernUniversität Hagen
Institut für Philosophie
Feithstraße 140/AVZ II
D-58084 Hagen

Prof. Dr. H. L. Cox
Universität Bonn
Volkskundliches Seminar
Am Hofgarten 22
D-53113 Bonn

Prof. Dr. U. Gerlach
em. Direktor der Medizinischen Univ.-Klinik
Institut für Arterioskleroseforschung
an der Universität
Domagkstraße 3
D-48129 Münster

Prof. Dr. A. Gethmann-Siefert
FernUniversität Hagen
Institut für Philosophie
Fleyerstr. 204
D-58084 Hagen

Prof. Dr. H.-J. Hannich
Direktor des Instituts für medizinische Psychologie
Ernst-Moritz-Arndt-Universität
Friedrich-Ludwig-Jahn-Straße
D-17489 Greifswald

Prof. Dr. G. Höver
Moraltheologisches Seminar
Universität Bonn
Am Hof 1
D-53113 Bonn

Privatdozent Dr. A. Nassehi
Universität Münster
Institut für Soziologie/Sozialpädagogik
Scharnhorststraße 121
D-48151 Münster

M. Palzkill
Wilhelm-Ostwald-Straße 8
D-80805 München

Prof. Dr. F. Rest
Fachhochschule Dortmund
Fachbereich Sozialarbeit
Emil Figge Straße 44
D-44221 Dortmund

P. Rulands
Adlerstraße 64
D-40211 Düsseldorf

Prof. Dr. K. Schreiner
Universität Bielefeld
Fakultät für Geschichtswissenschaft
und Philosophie
Universitätsstraße 25
D-33615 Bielefeld

M. Schroer
Universität Münster
Institut für Soziologie/Sozialpädagogik
Scharnhorststraße 121
D-48151 Münster

Prof. Dr. Dr. h.c. G. Weber
Universität Münster
Institut für Soziologie/Sozialpädagogik
Scharnhorststraße 121
D-48151 Münster

GPSR Compliance

The European Union's (EU) General Product Safety Regulation (GPSR) is a set of rules that requires consumer products to be safe and our obligations to ensure this.

If you have any concerns about our products, you can contact us on ProductSafety@springernature.com

In case Publisher is established outside the EU, the EU authorized representative is:

Springer Nature Customer Service Center GmbH
Europaplatz 3
69115 Heidelberg, Germany

Batch number: 10809636

Printed by Printforce, the Netherlands